JIWEIZHONGZHENG HULI
CHANGGUI
YU JISHUGUIFAN

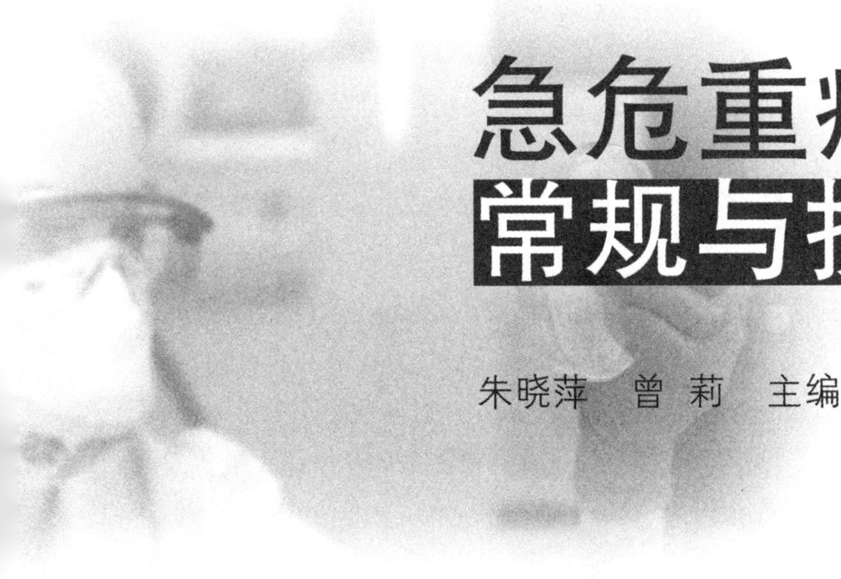

急危重症护理常规与技术规范

朱晓萍　曾　莉　主编

同济大学出版社·上海

内容提要

急危重症护理学是一门专业性、操作性非常强的学科，要求急危重症护理人员具有逻辑性思维和规范性操作。鉴于这个特点，本书梳理了急危重症常见疾病的护理常规与常见护理操作技术规范，并对其进行条理化、流程化、简洁化，同时引入知识链接拓展本书的深度及广度。本书编者均为工作在急危重症领域的临床护理专家，本书主要供急危重症领域的护理人员使用，也可供护理专业相关人员参考使用。

图书在版编目(CIP)数据

急危重症护理常规与技术规范 / 朱晓萍，曾莉主编
. —上海：同济大学出版社，2022.1
ISBN 978-7-5765-0098-1

Ⅰ. ①急… Ⅱ. ①朱… ②曾… Ⅲ. ①急性病-护理-技术规范 ②险症-护理-技术规范 Ⅳ. ①R472.2-65

中国版本图书馆CIP数据核字(2022)第003589号

急危重症护理常规与技术规范

朱晓萍　曾　莉　主编

责任编辑　沈志宏　　助理编辑　朱润超　　责任校对　徐春莲　　封面设计　陈益平

出版发行　同济大学出版社　www.tongjipress.com.cn
（地址：上海市四平路1239号　邮编：200092　电话：021-65985622）
经　　销　全国各地新华书店
排版制作　南京展望文化发展有限公司
印　　刷　大丰科星印刷有限责任公司
开　　本　787mm×1092mm　1/16
印　　张　20.5
字　　数　512 000
版　　次　2022年1月第1版
印　　次　2022年1月第1次印刷
书　　号　ISBN　978-7-5765-0098-1

定　　价　95.00元

编委会名单

主　编　朱晓萍　曾　莉

副主编　陈亚梅　姜金霞　卢　群

秘　书　贺学敏　陈淑娟

编　者

上海市第十人民医院

王　芳　王西英　卢　群　田晓岚　朱晓萍　刘　菲　孙　晓
李　娟　吴慧群　邱昌翠　张　琳　陈亚梅　邵海燕　金爱萍
施伟慧　姜金霞　贺学敏　徐　蕾　唐燕华　章桂飞　曾　莉

上海市第十人民医院崇明分院

刘泽威　费　燕

上海市第一妇婴保健院

段　霞

前　言

急危重症护理是护理学科的一个重要分支，具有“急”“重”“危”“精”的专科特色，其护理水平是护理学科高度的关键体现。按照中华人民共和国国家卫生健康委员会《全国医疗卫生服务体系规划纲要（2015—2020年）》《全国护理事业发展规划（2021—2025年）》的指示，进一步提升急危重症护理品质和急危重症护士核心技能是临床护理管理工作的重中之重。采用科学严谨的急危重症护理常规与技术规范进行培训是提升护士专业能力的重要手段，是提高急危重症护理质量的必备条件，是改善急危重症患者结局的重要抓手。

本书共有6章，分别阐述了急诊急救一般护理常规、危重症患者一般护理常规、急危重症常见症状护理常规、各专科急危重症护理常规、急危重症专科护理技术规范、急危重意外情况应急预案。本书追求重点且兼顾全面、阐述详细且流程清晰，相信本书能够为急危重症护士的培训提供参考，也为护理管理者、护理教育者提供有效的思路和启示。

本书汇集了几十名来自临床一线的急危重症护理骨干们的智慧，呈现的丰富内容、科学路径、规范流程正是她们对于急危重症护理专业的热爱。希望有更多的护士从中受益，能够学到专业、系统的知识，并把书中的知识活学活用到临床实践工作中去。由于编者能力有限，书中难免有疏忽纰漏之处，恳请读者们提出批评意见，我们会在再版时给予更正，致力为急危重症护理专业的发展提供更加精致、完善、实用的作品。

朱晓萍　曾莉

2021年12月

目　录

第一章
急诊急救护理

第一节　突发公共卫生事件护理

一、概念

突发公共卫生事件，是指突然发生，造成或者可能造成社会公众健康严重损害的重大传染病疫情、群体性不明原因疾病、重大食物和职业中毒以及其他严重影响公众健康的事件。突发性公共卫生事件的分类方法有多种，从发生原因上来分，通常可分为：生物病原体所致疾病，食物中毒事件，有毒有害因素污染造成的群体中毒、出现中毒死亡或危害，自然灾害（如地震、火山爆发、泥石流、台风、洪涝等的突然袭击），意外事故引起的死亡，不明原因引起的群体发病或死亡。

二、突发公共卫生事件的特点

1. 成因多样性

一方面，许多公共卫生事件与自然灾害有关，如地震、水灾、火灾等；另一方面，公共卫生事件与事故灾害也密切相关，如环境污染、生态破坏、交通事故等。社会安全事件也是形成公共卫生事件的一个重要原因，如生物恐怖等。另外，还有动物疫情、致病微生物、药品危险、食物中毒、职业危害等。

2. 分布差异性

在时间分布上，不同的季节，传染病的发病率不同，例如SARS发生在冬、春季节，肠道传染病则多发生在夏季；在空间分布上，传染病的区域分布也不一样；此外，还有人群的分布差异。

3. 传播广泛性

某一种疾病可以通过现代化的交通工具实现全球化的流动，一旦造成传播，其性质即为全球化的传播。除此以外，传染病一旦具备了传染源、传播途径及易感人群三个流通环节，就可以无视地域进而造成全球性的广泛传播，比如这次新型冠状病毒感染肺炎疫情的全球暴发。

4. 危害严重性

重大的卫生公共事件不仅使人的健康和生命严重受损，而且造成人群心理伤害，同时对全球的环境、经济乃至政治都有很大的影响。

5. 处置综合性

处置突发公共卫生事件时，需要联动责任部门及辅助部门进行综合治理。遇到重大事件，需要结合国际和国内的条件共同解决。

6. 新发事件不断滋生

例如，1985年的艾滋病、2003年的SARS，近几年出现的人禽流感、人感染猪链球菌病、手足口病等都严重威胁着人们的健康。

7. 食源性疾病和食物中毒问题日趋严重

据世界卫生组织（World Health Organization，WHO）估计，食源性疾病全球每年导致数十亿病例，其中约5亿病例与被污染的食物有关，包括常见的食物中毒、肠道传染病、人畜共患传染病、寄生虫病以及化学性有毒有害物质所引起的疾病。

8. 事件发生频率高

公共卫生事业经费投入不足、忽略生态保护、有毒有害物质滥用和管理不善等均会引起公共卫生事件的频繁发生。

三、突发公共卫生事件护理

1. 确保现场环境的安全

对于气象异常、自然灾害和事故灾害等引发的公共卫生事件，医护人员在进行医疗施救前，必须确保自身和周边环境的安全，必须把污染和灾害控制在一个特定的区域内。

2. 选择和使用合适的个人防护装备

进入污染区域的医护人员都必须掌握常用的个人防护知识，正确使用防护装备，尽量减少与污染物品、人员及环境的接触。

3. 分类和评估

对于事故灾害引发大规模伤亡的公共卫生事件，护理人员应第一时间使用SALT方法（sort分类，assess评估，life-saving interventions拯救生命的干预措施，treatment/transport治疗/转运）对各个年龄段和各种类型的患者进行快速检伤分类和评估。

1）总体分类　通过患者自我评估的方法完成患者的初步分类。

2）个体评估　对无法自行行走至指定地点、无法挥手示意或生命受到明显威胁的患者进行快速急救干预。例如：心肺复苏、球囊通气、建立高级气道、止血包扎控制大动脉出血等。

3）判定患者伤情并进行分类　病情危重、有生命危险但经过紧急处理后存活可能性较大者贴红色标签；需要治疗，但可延迟处理而不影响生存率者贴黄色标签；轻微受伤或者生病，无需治疗也可存活者贴绿色标签；目前存活，但在目前医疗资源下存活率低者贴灰色标签；无自主呼吸及循环者或经过急救干预后依然无自主呼吸及循环者贴黑色标签。

4）根据不同伤情分别救治　对于不同伤情的患者，根据各项专科护理常规实施治疗及护理。

5）构建安静的环境　让患者在平静的状态下接受心理护理，护理人员通过对患者实施心理干预，减少或解除创伤后应激障碍（post-traumatic stress disorder，PTSD）对患者的影响。

6）制定灾害应急响应计划　运用PREDISASTER（planning and practice计划与实践，resilience恢复力，education and training教育和培训，detection发现，incident management灾难处理，safety and security安全与保卫，assess hazards危险评估，support支持，triage and treatment检伤分类和治疗，evacuation疏散，recovery恢复）灾害处理流程培训护理人员应对突发公共事件的应急能力，从而降低患者在突发公共卫生事件中的伤亡率和经济损失。

【知识链接】　突发公共卫生事件护理应急管理体系

突发公共卫生事件具有突然性、复杂性、破坏性和不可预测性，及时、科学地处理突发公共卫生事件同人民的生命安全与社会稳定密切相关。护理应急管理体系是应对突发公共卫生事件的流程和策略，是救援成功的重要保障。

1. 护理应急管理双循环体系

以护理应急管理组织架构为基础，构建护理应急管理双循环体系，内循环为人员（staff）、物资（stuff）、场地（space）、制度（system），外循环为评估（assessment）、计划（plan）、实施（do）、评价（check）、处置（action）（APDCA循环）。

2. 护理应急管理内循环体系

① 护理人力资源紧急调度：充足的人力资源和合理的人力配置是医院应对突发公共卫生事件的有力保障，应通过需求评估、人力储备建立人力资源调配体系。② 应急培训：采取线下+线上方式进行"个人防护+心理调适"培训，由护理部统一进行现场培训和考核，并由科室组织演练和考核。③ 分类调度与动态调整："自下而上"（护士长申请—科护士长评估—护理部评估后调整）与"自上而下"（护理部评估后直接调整）相结合，实现护理人力调度与动态调整。

3. 护理应急管理外循环体系

① 评估：全面评估护理人力及能力、防护物资种类及数量、救援场地与虚拟场地位置及容量、应急管理相关制度和流程的科学性与全面性等，明确需求，梳理管理风险点。② 计划：拟定管理目标，确定各项目负责人，明确实施时间、地方、方法等。③ 实施：按照计划执行方案严格管控并动态调整。④ 评价：参照目标值，评估人力、物资、场地、制度等是否达到预期。⑤ 处置：

计划有效，则继续实施并形成管理规范；若未达到预定效果或无效，重新评估，再次启动APDCA循环。

——冯梅，刘闻捷，杜亮，等.新冠肺炎护理应急管理双循环体系的构建与实施[J].中国卫生质量管理，2021，28(5)：65-67，71.

第二节　急性中毒患者护理

一、有机磷农药中毒

(一)有机磷农药中毒护理常规

1. 概念

有机磷农药中毒(organophosphorous pesticide poisoning)是由于在生产或使用有机磷农药过程中违反操作规程或防护不周，或因误服、自服或摄入被有机磷农药污染的食物而引起的中毒。有机磷农药种类繁多，既有杀虫剂、杀菌剂，又有植物生长调节剂、除草剂。根据毒性强弱不同分为剧毒、高毒、中毒及低毒等四大类，临床常见的剧毒类有对硫磷(1605)、内吸磷(1059)等；高毒类有甲胺磷、氧乐果、敌敌畏等；中毒类有乐果、敌百虫等；低毒类有马拉硫磷、辛硫磷和毒死蜱等。有机磷农药对人畜的毒性主要在于抑制乙酰胆碱酯酶(acetylcholinesterase，AChE)，引起乙酰胆碱(acetylcholine，ACh)蓄积，使胆碱能神经受到持续冲动，导致先兴奋后衰竭的一系列毒蕈碱样、烟碱样和中枢神经系统症状，严重者可因昏迷和呼吸衰竭而死亡。

2. 临床表现

1)急性中毒　急性中毒发病时间和症状与毒物种类、剂量、入侵途径和机体状态(如空腹或进餐)密切相关。口服中毒一般10 min～2 h发病；经呼吸道吸入后约30 min发病；皮肤吸收后2～6 h发病。中毒后，出现急性胆碱能危象，表现分为以下三种情况。

(1)毒蕈碱样症状(muscarinic symptoms)　又称M样症状，主要是副交感神经末梢过度兴奋，类似毒蕈碱样作用。平滑肌痉挛表现为瞳孔缩小、腹痛、腹泻；括约肌松弛表现为大小便失禁；腺体分泌增加表现为大汗、流泪和流涎；气道分泌物增多表现为咳嗽、气促、呼吸困难、双肺干性或湿性啰音，严重者发生肺水肿。

(2)烟碱样症状(nicotinic symptoms)　又称N样症状，在横纹肌神经肌肉接头处ACh蓄积过多，出现肌纤维颤动、全身肌强直性痉挛，也可出现肌力减退或瘫痪，呼吸肌麻痹引起呼吸衰竭或停止。交感神经节节后纤维释放儿茶酚胺，表现为血压增高和心律失常。

（3）中枢神经系统症状　血AChE浓度明显降低而脑组织AChE活力值>60%时，通常不出现中毒症状和体征；脑AChE活力值<60%时，出现头晕、头痛、烦躁不安、谵妄、抽搐、昏迷等症状，部分患者发生呼吸、循环衰竭而死亡。

（4）局部损害　有些有机磷农药接触皮肤会导致过敏性皮炎、皮肤水泡，严重者甚至发生剥脱性皮炎。有机磷农药污染眼部时，患者可出现结膜出血和瞳孔缩小。

2）迟发性多发神经病（delayed polyneuropathy）　急性重度和中度有机磷农药（甲胺磷、敌敌畏、乐果和敌百虫等）中毒患者症状消失后2～3周出现迟发性多发神经病，表现为感觉、运动型多发神经病变，主要累及肢体末端，发生下肢瘫痪、四肢肌肉萎缩等。目前认为这种病变不是胆碱酯酶（cholinesterase，ChE）受到抑制引起，可能是由于有机磷农药抑制神经靶酯酶（nerve target esterase，NTE），使其老化所致。全血或红细胞ChE活性正常；神经肌电图检查提示神经源性损害。

3）中间型综合征（intermediate syndrome）　中间型综合征多发生在重度有机磷农药（甲胺磷、敌敌畏、乐果、久效磷）中毒后24～96 h及复能药用量不足的患者。此类患者经治疗后胆碱能危象消失，意识清醒或未恢复，未出现迟发性多发神经病，突然出现屈颈肌、四肢近端肌无力和第Ⅲ、Ⅶ、Ⅸ、Ⅹ脑神经支配的肌肉无力，出现睑下垂、眼外展障碍、面瘫和呼吸肌麻痹，引起通气障碍性呼吸困难或衰竭，可导致死亡。其发病机制与ChE长期受抑制，影响神经肌肉接头处突触后功能有关。全血或红细ChE活性在30%以下；高频重复刺激周围神经的肌电图，可见肌诱发电位波幅进行性递减。

3. 观察要点

1）生命体征　密切观察病人的生命体征，瞳孔、意识及皮肤黏膜的情况，口鼻咽分泌物的情况及有无肌颤的发生。

2）神志、瞳孔　多数患者在急性中毒后即出现意识障碍。患者瞳孔缩小为有机磷农药中毒的体征之一，瞳孔由小扩大则是达到“阿托品化”的判断指标之一。应严密观察患者神志及瞳孔变化，准确判断病情进展。

3）呼吸机辅助通气观察　对于有机磷中毒导致急性呼吸衰竭，应用呼吸机辅助通气的患者，要妥善固定经口气管插管、随时记录呼吸机的模式，观察病人有无烦躁，必要时应用镇静药物。

4）恢复期观察　恢复期加强观察，防止病人出现迟发性神经系统病变。

4. 护理问题

1）气体交换受损　与毒物引起呼吸道分泌物增多，支气管痉挛及肺水肿有关。

2）清理呼吸道无效　与意识障碍不能自主咳嗽有关。

3）急性意识障碍　与胆碱酯酶被抑制，使组织内乙酰胆碱大量积聚作用于中枢神经系统有关。

4）食管黏膜组织完整性受损　与口服毒物对食管损伤有关。

5）有感染的危险　与呼吸道分泌物增多、咳嗽反射减弱、机体抵抗力下降有关。

6）潜在并发症　如肺部感染，吞咽困难，喉头水肿，阿托品中毒等。

5. 护理措施

1）入院护理

（1）吸氧，保持气道通畅，维持有效通气功能，呼吸抑制者立即给予气管插管，机械通气。

（2）迅速清除尚未被吸收的毒物，经皮肤黏膜接触中毒者，迅速脱去污染衣物，用肥皂水及清水彻底清洗被污染的皮肤黏膜、毛发、外耳道、指甲及指缝等（敌百虫中毒禁用碱性溶液清洗或冲洗）。口服中毒者，根据情况即刻给予催吐、洗胃、灌肠或导泻。

2）洗胃护理

（1）洗胃应遵循尽早、彻底、反复进行的原则，直至洗出液澄清无味为止。

（2）有机磷农药种类不明确时，用清水彻底洗胃，及时留取标本送检。

（3）敌百虫中毒时应用清水洗胃，禁用碳酸氢钠溶液和肥皂水洗胃。

（4）洗胃过程中密切观察患者神志及生命体征变化，若发生呼吸、心脏骤停，立即停止洗胃并实施抢救。

3）用药护理

（1）阿托品　可与乙酰胆碱争夺胆碱能受体，阻断乙酰胆碱作用，能有效解除或减轻毒蕈碱样症状和中枢神经系统症状，改善呼吸中枢抑制。其对烟碱样症状和呼吸肌麻痹所致的周围呼吸衰竭无效，对胆碱酯酶复活亦无帮助。根据病情每10～30 min或1～2 h给药一次，直至毒蕈碱样症状消失或患者出现“阿托品化”表现，再逐渐减量或延长间隔时间。“阿托品化”表现包括：①瞳孔较前扩大；②颜面潮红；③皮肤干燥、腺体分泌物减少、无汗、口干；④肺部湿啰音消失；⑤心率增快。

护理上应注意：①“阿托品化”与阿托品中毒的剂量接近，因此使用过程中应严密观察病情，区别“阿托品化”与阿托品中毒（表1-2-1）；②阿托品中毒时可导致室颤，应予以预防，给予充分吸氧，使血氧饱和度保持在正常水平；③注意观察并遵医嘱及时纠正酸中毒，因胆碱酯酶在酸性环境中作用减弱；④大量使用低浓度阿托品输液时，可发生血液低渗，致红细胞破坏，发生溶血性黄疸。

表1-2-1　阿托品化与阿托品中毒的主要区别

	阿托品化	阿托品中毒
神经系统	意识清楚或模糊	谵妄、躁动、幻觉、双手抓空，抽搐、昏迷
皮肤	颜面潮红、干燥	紫红、干燥
瞳孔	由小扩大后不再缩小	极度散大
体温	正常或轻度升高	高热，>40℃
心率	≤120次/min，脉搏快而有力	心动过速，甚至有室颤发生

（2）盐酸戊乙奎醚　是一种新型长效抗胆碱药，主要选择性作用于脑、腺体、平滑肌等部位M_1、M_3受体，而对心脏和神经元突触前膜M_2型受体无明显作用，因此对心率影响小。

在抢救急性有机磷农药中毒时，与阿托品的区别为：① 拮抗腺体分泌、平滑肌痉挛等M样症状的效应更强；② 除拮抗M受体外，还有较强的拮抗N受体作用；③ 中枢和外周双重抗胆碱效应，且其中枢作用强于外周；④ 不引起心动过速，可避免药物诱发或加重心肌缺血；⑤ 半衰期长，无需频繁给药；⑥ 每次所用剂量较小，中毒发生率低。应用时也要求达到"阿托品化"，其判定标准与阿托品治疗时相似，但不包括心率增快。

（3）胆碱酯酶复能剂　能使被抑制的胆碱酯酶恢复活力，对解除烟碱样症状作用明显，但对毒蕈碱样症状作用较差，也不能对抗呼吸中枢的抑制，所以选择一种复能剂与阿托品合用，可取得协同效果。中毒后如果不及时应用复能剂治疗，被抑制的胆碱酯酶将在数小时至2～3 d内变为不可逆性，即所谓"老化酶"，最后被破坏。复能剂对"老化酶"无效，故须早期、足量应用。

护理上应注意：① 早期遵医嘱给药，边洗胃边应用特效解毒剂，首次应足量给药；② 复能剂若应用过量、注射过快或未经稀释，可发生中毒，抑制胆碱酯酶，发生呼吸抑制；③ 复能剂在碱性溶液中不稳定，易水解成有剧毒的氰化物，所以禁与碱性药物配伍使用；④ 碘解磷定药液刺激性强，漏于皮下可引起剧痛及麻木感，应确定针头在血管内方可注射给药，不宜肌内注射用药。

4）心理护理　主动关心患者，多与患者交流沟通，了解患者中毒的原因并针对性给予心理疏导，认真做好家属的思想工作。

6. 健康教育

1）有机磷农药是我国目前使用最广泛的农药，对人畜均有一定的危险性。因此应充分利用社区的各种媒体，向民众宣传有机磷农药中毒的防治知识，尤其是在夏秋季节。

2）加强农药的管理，家中存放农药应妥善安置，教育家人尤其是儿童勿乱动。

3）禁止用剧毒类农药灭虱蚊、苍蝇，禁止向人体或衣物上喷洒。使用农药人员应穿长筒袜、长袖衣，戴帽子和口罩，用毕换去衣服，彻底清洗皮肤。

4）禁用农药的包装袋放置粮食或衣物、禁食被农药毒死的牲畜及家禽。

5）出院后仍需在家休息2～3周，按时服药，不可单独外出，防止迟发性神经损害。

6）自杀中毒者出院时做好心理护理，争取家人及朋友的帮助支持。

（二）有机磷农药中毒急救护理

有机磷农药中毒急救护理流程见图1-2-1。

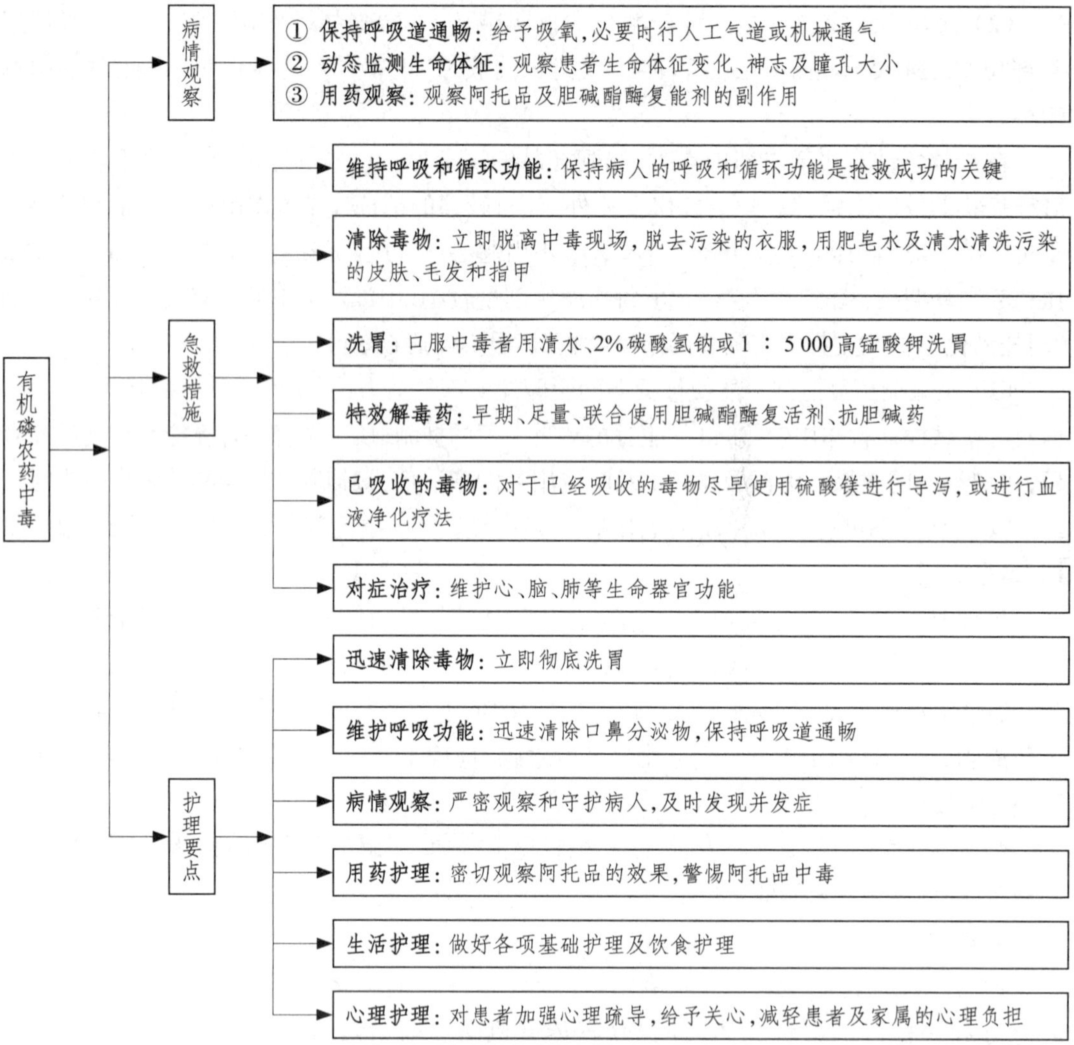

图1-2-1　有机磷农药中毒急救护理

【知识链接】 急性有机磷农药中毒的鉴别诊断

急性有机磷农药中毒的诊断依据包括毒物接触史、胆碱能兴奋为主的临床表现和胆碱酯酶活力下降。需鉴别诊断的疾病主要是有胆碱能兴奋表现的疾病和中毒，尤其是在毒物接触史难以明确或临床表现不典型时，进行鉴别诊断十分必要。

1. 与其他疾病的鉴别诊断

引起交感和副交感神经功能紊乱的疾病并不少见，同样可有腺体的分泌和平滑肌痉挛如急性胃肠炎等，但其程度远不及胆碱能危象的毒蕈碱样症状严重。经皮肤途径吸收中毒发病缓慢，胆碱能兴奋表现多不完全，教科书均要求与中暑、急性胃肠炎等鉴别，这可能与既往皮肤途径吸收多表现为轻度中毒有关。《急性有机磷农药中毒诊治临床专家共识（2016）》也提到要与中暑、急性胃肠炎或脑炎、脑血管意外、阿片类中毒等鉴别，在以消化道中毒途径为主的情况下，急性有机磷农药中毒与其鉴别并不困难，但与伴有自主神经紊乱表现的疾病相鉴别是必要的。

2. 与其他急性中毒的鉴别诊断

1）氨基甲酸酯类农药中毒　氨基甲酸酯类农药中毒机制与急性有机磷农药中毒极为相似，只是氨基甲酸胆碱酯酶容易解离，抑制时间较短。单从初期临床表现，两者几乎无法鉴别。在谈到急性有机磷农药中毒与其他农药中毒进行鉴别诊断时，氨基甲酸酯类农药中毒通常作为首选。由于胆碱酯酶复能剂应用原则的迥异，两者鉴别至为重要。其鉴别主要依据接触史和毒物检测分析，以及后续病情演变及胆碱酯酶恢复情况。至于有机磷农药有"大蒜样"气味，也是主观感受，与感受人经历等有关，尽管有学者将其作为诊断和鉴别诊断依据之一，但尚缺乏循证医学证据支持。

2）沙蚕毒素类农药中毒　沙蚕毒素类农药是仿生类新型烟碱受体阻滞剂农药，市场杀虫双、多噻烷、杀虫丹常见，又以杀虫双急性中毒报道多见。临床表现与急性有机磷中毒极其相似，毒物接触史不明时极易误诊为急性有机磷中毒。通过毒物接触史及胆碱酯酶活力正常或轻度下降、毒物分析一般可以鉴别。

3）其他存在胆碱能兴奋表现的急性中毒　有些急性中毒表现为典型或不完全胆碱能兴奋症状，应与急性有机磷农药中毒进行鉴别。一些生物毒素可引起典型的毒蕈碱样症状，如含毒蕈碱的毒蕈中毒、毛果芸香碱中毒，突出表现为M样症状；烟碱样受体兴奋剂中毒可突出表现为N样症状，如烟碱中毒、黑寡妇蜘蛛中毒等，新型农药吡虫啉、啶虫脒虽不归类为沙蚕毒素类杀虫剂，但毒理机制与沙蚕毒素类农药极其相似，均为新型烟碱样受体阻滞剂，急性中毒后表现也有相似之处，应注意鉴别。

4）解毒剂试验　即给予阿托品1～2 g肌内注射或静脉注射，或复能剂氯磷定或碘解磷定0.5～1 g，通过症状是否改善判断鉴别。

——崔晓磊，高恒波，田英平. 急性有机磷农药中毒的诊断及鉴别诊断——《急性有机磷农药中毒诊治临床专家共识（2016）》解读[J]. 河北医科大学学报，2019，40（8）：869-871，876.

二、一氧化碳中毒

（一）一氧化碳中毒护理常规

1. 概念

一氧化碳（carbon monoxide，CO）为含碳物质不完全燃烧所产生的一种无色、无味、无刺激的气体。一氧化碳中毒常见于生活用煤气外泄或用煤炉取暖时空气不流通。一氧化碳经呼吸道吸入后，与血红蛋白（hemoglobin，Hb）结合形成稳定的碳氧血红蛋白（carboxyhemoglobin，COHb），COHb不仅不能携氧，而且还影响血红蛋白的解离，阻碍氧的释放和传递，导致低氧血症，引起组织缺氧。中枢神经首先受累，严重时出现脑水肿、继发性脑血管病变、缺氧性脑病、心肌损害和心律失常。

2. 临床表现

急性一氧化碳中毒表现为急性脑缺氧性疾病，脏器也可出现缺氧性改变。部分患者可出现一氧化碳中毒神经精神后遗症，少数患者出现迟发性脑病。

1）皮肤黏膜　一氧化碳中毒时口唇黏膜及面颊、胸部皮肤会出现特有的樱桃红色，此种征象仅部分患者出现。某些患者的胸部和四肢皮肤可出现水疱和红肿，主要是由于自主神经营养障碍所致。

2）神经系统

（1）轻度一氧化碳中毒　可引起头痛、头晕、眼花、恶心、呕吐、四肢无力等症状，及时吸入新鲜空气后，相关症状可迅速消除。

（2）脑缺氧加重　可产生意识障碍，其程度与脑缺氧程度一致，表现为嗜睡、昏睡、谵妄、昏迷。

（3）脑缺氧严重　造成细胞内水肿及血管源性脑水肿，表现为去皮质综合征阳性，或出现抽搐、癫痫持续状态、去大脑强直。

（4）呼吸抑制　若形成小脑扁桃体疝可导致呼吸抑制。

（5）中枢性高热　脑干、下丘脑受损，可出现中枢性高热。

（6）周围神经炎　部分患者因局部缺氧或中毒损害而致周围神经炎，且多为单神经损害，主要表现为受损神经支配区麻木、疼痛、色素减退、水肿，甚至瘫痪等。

（7）迟发性脑病　部分一氧化碳中毒患者经抢救急性中毒症状消失，经过一段所谓“假愈期”，又出现一系列神经精神行为异常，称为迟发性脑病。最常见症状是精神行为异常、大小便失禁、步态不稳和缄默症，最常见的体征是面具脸、眉间征、抓握反射等。

3）循环系统　主要表现为心悸、气短、全身乏力、脉搏细数、血压下降等。心电图检查可见QT间期延长、T波改变、各种心律失常。心肌损害时常伴有各种心肌酶的升高。一氧化碳中毒导致的缺氧还可诱发心绞痛加重及心肌梗死，增加室颤的发生率。

4）呼吸系统　患者多表现为呼吸急促，呈现不同程度的呼吸困难，表现为点头样、叹息样或潮式呼吸。肺水肿征象也十分常见，如泡沫痰、双肺水泡音，X线示两肺阴影。

5）消化系统　轻度一氧化碳中毒时常伴有恶心、呕吐症状；重度一氧化碳中毒时出现大便失禁、消化道应激性溃疡、呕血或黑便。

6）泌尿系统　小便失禁是一氧化碳中毒患者经常出现的症状，重度中毒者可出现急性肾衰竭症状，部分患者表现为排尿困难或尿潴留。

7）其他　患者可伴发急性胰腺炎、血栓性血小板减少性紫癜、红细胞增多症等。

8）中毒分级

（1）轻度中毒　中毒时间短，血液COHb浓度为10%～20%。患者表现为不同程度头痛、心悸、恶心、呕吐、四肢无力，甚至出现短暂的昏厥，一般神志尚清醒。吸入新鲜空气，脱离中毒环境后，症状迅速消失，一般不留后遗症。

（2）中度中毒　中毒时间稍长，血液COHb浓度为30%～40%，在轻型症状的基础上，可出现虚脱或昏迷，皮肤和黏膜呈现一氧化碳中毒特有的樱桃红色。如抢救及时，可迅速清醒，数天内完全恢复，一般无后遗症状。

（3）重度中毒　发现时间过晚，吸入煤气过多，或在短时间内吸入高浓度的一氧化碳，血液COHb浓度大于50%，患者呈现深度昏迷，各种反射消失，大小便失禁，四肢厥冷，血压下降，常有脑水肿而伴有惊厥、呼吸抑制。危重患者常因呼吸循环衰竭而死亡。一般昏迷时间越长，预后越差，常留有痴呆、记忆力和理解力减退、肢体瘫痪等后遗症。

3. 观察要点

1）生命体征，尤其是呼吸和体温，高热和抽搐患者更应密切观察，防止坠床和自伤。

2）瞳孔大小、液体出入量及滴速等，防止肺水肿及水、电解质代谢紊乱等并发症发生。

3）神经系统的表现及皮肤、肢体受压部位损害情况。

4. 护理问题

1）气体交换受损　与COHb形成使血红蛋白失去携氧能力有关。

2）急性意识障碍　与COHb形成使血红蛋白失去携氧能力，导致脑组织细胞严重缺氧、脑水肿与颅内压增高有关。

3）颅内适应能力下降　与脑水肿有关。

4）皮肤完整性受损　与组织细胞缺氧性损伤有关。

5）潜在并发症　迟发性脑病、肺水肿、心肌损害、呼吸衰竭、上消化道出血等。

5. 护理措施

1）氧疗　氧疗能加速血液COHb解离和一氧化碳排出，是治疗一氧化碳中毒最有效的方法。氧疗的原则是高流量、高浓度，患者脱离中毒现场后应立即给氧。轻度中毒者给鼻导管或面罩低流量吸氧；中度中毒者给予高流量吸氧，氧流量为8～10 L/min，时间不超过24 h，以免发生氧中毒；重症患者应尽早采用高压氧治疗，与标准氧疗相比，高压氧治疗能增加血液中物理溶解氧含量，提高总体氧含量，缩短昏迷时间和病程，预防迟发性脑病。进行高压氧治疗前，应详细了解有无禁忌证。

2）病情观察　① 严密观察患者基本生命体征，尤其是呼吸和体温，高热和抽搐患者更应该密切观察，防止自伤和坠伤；② 瞳孔大小、液体出入量及静脉滴速等，防治脑水肿、肺水肿及水、电解质代谢紊乱等并发症发生；③ 神经系统症状及肢体受压部位皮肤损害情况，如有无癫痫、失语、惊厥、肢体瘫痪、压力性损伤、皮肤水疱及破溃等。

3）用药护理　严重中毒时，在积极纠正缺氧同时应给予脱水治疗。遵医嘱给予50%葡萄糖溶液、20%甘露醇或呋塞米。此外，还可以给予糖皮质激素、抗抽搐药物及促进脑细胞功能恢复的药物降低颅内压和恢复脑功能。

4）心理护理　向患者及家属介绍疾病的基本知识，减轻患者及家属的紧张情绪。重度或出现迟发性脑病的患者可留有严重的中枢神经系统后遗症，对清醒患者要有高度的同情心，给予无微不至的生活照顾，指导患者面对现实，增强康复信心，以便配合治疗和功能锻炼。

5）其他护理　脑水肿患者应绝对卧床休息，并把床头抬高15°～30°。遵医嘱使用脱水剂，记录24 h出入量。昏迷患者定时翻身，四肢皮肤易磨损或受压部位要铺棉垫或使用气垫床，以防压力性损伤。意识障碍患者宜取平卧位，头偏向一侧，以防误吸。进食困难者给予鼻饲饮食，计算出入量和热量。注意保暖，预防继发感染。肢体摆放功能位，预防四肢痉挛和足下垂，在康复师指导下进行肢体被动性功能锻炼。

6. 健康教育

1）加强预防一氧化碳中毒的宣传，向民众介绍一氧化碳中毒的基本知识和防护知识。

2）居室内火炉要安装管道、烟囱，其室内结构要严密，防止泄漏，室外结构要通风良好。厂矿使用煤气或产生煤气的车间、厂房要加强通风，配备一氧化碳浓度检测、报警设施。

3）出院时留有后遗症的患者，应鼓励其继续治疗，痴呆或智力障碍患者，应嘱其家属悉心照顾，并教会家属对患者进行语言和肢体锻炼的方法。

（二）一氧化碳中毒急救护理

一氧化碳中毒急救护理流程见图1-2-2。

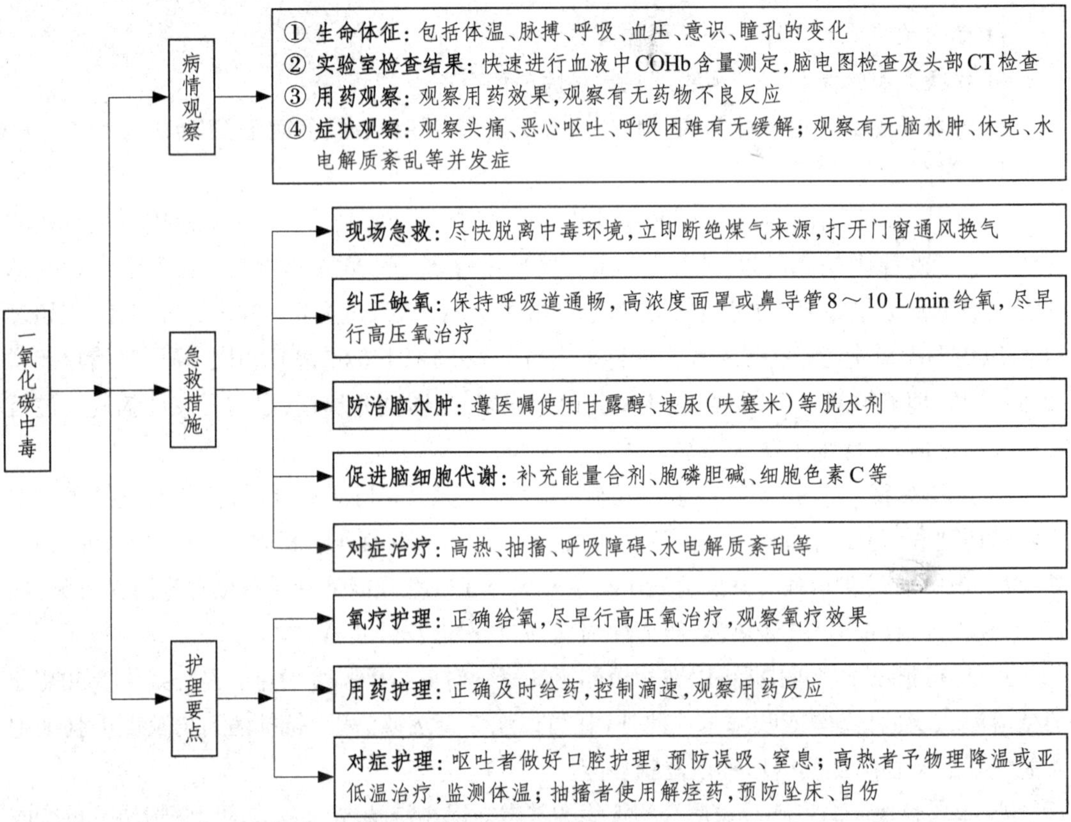

图1-2-2　一氧化碳中毒急救护理

【知识链接】 急性一氧化碳中毒迟发性脑病的预防

1. 缩短一氧化碳暴露时间

发生急性一氧化碳中毒时，应立即脱离中毒现场，转移至空气新鲜处。针对昏迷患者，清除呼吸道分泌物，保持呼吸道通畅。缩短暴露时间可降低急性一氧化碳中毒后迟发性脑病（delayed encephalopathy after acute carbon monoxide poisoning, DEACMP）的发生风险。

2. 纠正缺氧

目前采用的方法是高流量100%的常压氧，或高压氧。常压氧和高压氧能够增加氧分压，更快速地从血液中去除CO，增加CO与血红蛋白的解离率，缩短COHb的半衰期。当条件限制无法获取高压氧治疗时，应立即给予常压氧治疗，可采用鼻导管、面罩、简易呼吸器辅助呼吸给氧，一般氧流量为8～10 L/min，直到患者症状恢复和COHb正常（≤3%）（一般需6 h）。研究显示，24 h内给予1～2次高压氧，早期连续高压氧治疗>6 d，可降低DEACMP的风险。相对于常压氧而言，高压氧是否能更好改善患者长期认知方面的结局仍需更充分的多中心随机对照试验证实。而基于一项高压氧可明显改善患者长期认知结局的试验，有学者建议所有出现症状的急性一氧化碳中毒患者均应考虑使用高压氧治疗。

——王超英，樊宬诚，王桃丹. 护理要点集成释放方案在急性一氧化碳中毒患者院前急救中的应用[J]. 护理与康复，2021，20(1)：83-85.

三、镇静催眠药中毒

（一）镇静催眠药中毒护理常规

1. 概念

镇静催眠药中毒（poisoning of sedative-hypnotic drugs）是由于服用过量的镇静催眠药导致的一系列中枢神经系统过度抑制病症。镇静催眠药是中枢神经系统抑制药，具有镇静和催眠作用，小剂量时可使人处于安静或嗜睡状态，大剂量可麻醉全身，包括延髓中枢，一次性大剂量服用可引起急性镇静催眠药中毒。

2. 临床表现

1）急性中毒

（1）巴比妥类药物中毒临床表现　一次服大剂量巴比妥类药物，可引起中枢神经系统抑制，症状严重程度与剂量有关。① 轻度中毒：嗜睡、情绪不稳定、注意力不集、记忆力减退、共济失调、发音含糊不清、步态不稳和眼球震颤。② 重度中毒：进行性中枢神经系统抑制，由嗜睡到深昏迷；呼吸抑制由呼吸浅而慢到呼吸停止；可出现低血压或休克，常见肌张力下降、腱反射消失、大疱样皮损等表现；长期昏迷患者可并发肺炎、肺水肿、脑水肿和肾衰竭。

（2）苯二氮䓬类药物中毒临床表现　中枢神经系统抑制较轻，主要症状是嗜睡、头晕、言语含混不清、意识模糊和共济失调。很少出现严重的症状，如长时间深度昏迷和呼吸抑制等，如果出现，应考虑同时服用了其他镇静催眠药或饮酒等情况。

（3）非巴比妥非苯二氮䓬类中毒临床表现　其症状虽与巴比妥类中毒相似，但有其自身特点。① 水合氯醛中毒：可有心律失常和肝、肾功能损害。② 格鲁米特中毒：意识障碍有周期性波，有抗胆碱能神经症状，如瞳孔散大等。③ 甲喹酮中毒：可有明显的呼吸抑制，出现锥体束征（如肌张力增强、腱反射亢进和抽搐等）。④ 甲丙氨酯中毒：常有血压下降。

（4）吩噻嗪类中毒临床表现　最常见的为锥体外系反应，临床表现有以下三类：① 震颤麻痹综合征；② 静坐不能；③ 急性肌张力障碍反应如斜颈、吞咽困难和牙关紧闭等。

对氯丙嗪类药物过敏的患者，即使运用治疗剂量也有引起剥脱性皮炎、粒细胞缺乏症及胆汁淤积性肝炎而死亡者。一般认为当1次剂量达2～4 g时，可有急性中毒反应。由于这类药物有明显抗胆碱能作用，患者常有心动过速、高热及肠蠕动减少，对α-肾上腺素有阻滞作用，导致血管扩张及血压降低。由于药物具有奎尼丁样膜稳定及心肌抑制作用，中毒患者有心律失常、心电图PR及QT间期延长，ST段和T波变化。一次过量也可有锥体外系症状，中毒后有昏迷和呼吸抑制，全身抽搐少见。

2）慢性中毒　长期滥用大量催眠药的患者可发生慢性中毒，除有轻度中毒症状外，常伴有精神症状，如意识障碍、轻躁狂状态、智能障碍和人格变化等。

3）戒断综合征　长期服用大剂量镇静催眠药的患者，突然停药或迅速减少药量时，可发生戒断综合征。主要表现为自主神经兴奋性增高和轻中度神经和精神异常。

滥用巴比妥类药物者停药后发病次数较多，发病时间较早，且症状较重，出现癫痫样发作及轻躁狂状态者较多。滥用苯二氮䓬类者停药后发病较晚，原因可能与中间代谢产物排出较慢有关，症状较轻，以焦虑和失眠为主。

3. 观察要点

1）密切观察药物效果

2）严密监测药物不良反应　苯二氮䓬类可引起血压下降，应严密监测生命体征。应注意该类药物的作用存在较大个体差异，反复或长时间使用可使药物蓄积或诱导耐药的产生。心脏储备功能差、低血容量患者在使用丙泊酚的过程中应严密监测生命体征，另外，丙泊酚的溶剂为乳化脂肪，长期或大量使用应监测血脂。

3）实验室检查　尿或胃内容物的血药浓度测定，明确是否中毒及药物的种类，了解中毒的程度；血常规、血电解质、尿常规、动脉血气分析，判断肾功能；心电图、X线，判断心肺功能。

4. 护理问题

1）低效型呼吸形态　与药物抑制呼吸中枢，致呼吸肌功能、咳嗽反射减弱有关。

2）组织灌注不足　与药物抑制血管运动中枢，致血管扩张有关。

3）有跌倒受伤的危险　与药物致意识障碍、肌张力障碍有关。

4）有皮肤完整性受损的危险　与昏迷、皮肤大疱有关。

5）潜在并发症　肺炎、心律失常、急性肾衰竭等。

5. 护理措施

1）保持呼吸道通畅　① 仰卧位时头偏向一侧，可防止呕吐物或痰液阻塞气道；② 及时吸出痰液，并给予持续氧气吸入，防止脑组织因缺氧而加重脑水肿；③ 予心电血压监护，并尽快建立静脉通路。

2）严密观察病情　观察意识状态及瞳孔的变化，定时测量生命体征。

3）饮食护理　① 昏迷时间超过3 d，可由鼻饲补充营养和水分；② 鼻饲高蛋白的流质饮食；③ 静脉补充营养物质，以提高机体抵抗力。

4）心理护理　① 对服药自杀者，不宜让其单独留在病房内，防止再度自杀；② 耐心倾听患者对痛苦情感的表述；③ 鼓励患者接受一些乐观的信息；④ 与患者讨论解决困难或矛盾的方法。

6. 健康教育

1）告知家属不宜让服药自杀患者单独留在病房内，以防止其再度自杀。

2）向失眠者宣教导致睡眠紊乱的原因及避免失眠的常识。

3）长期服用大量催眠药的人，包括长期服用苯巴比妥的癫痫患者，不能突然停药，应逐渐减量后停药。

4）镇静催眠药处方的使用、保管应严加管理，特别是家庭中有情绪不稳定或精神不正常的人，要防止其产生药物依赖性。

（二）镇静催眠药中毒急救护理

镇静催眠药中毒急救护理流程见图1-2-3。

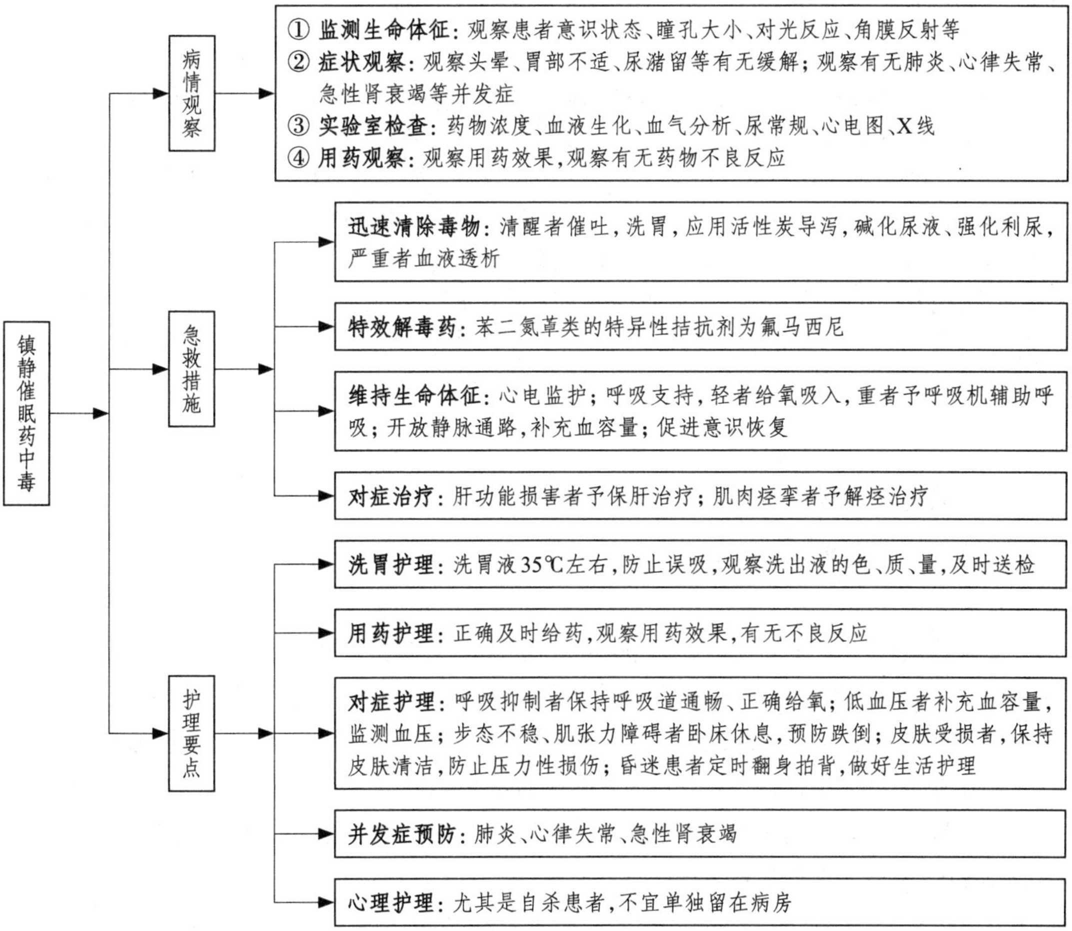

图1-2-3　镇静催眠药中毒急救护理

【知识链接】 镇静催眠药物滥用现状

尽管慢性失眠障碍和焦虑障碍首选非药物治疗，但使用苯二氮䓬类药物和非苯二氮䓬类药物治疗失眠障碍和焦虑障碍比非药物治疗方便。然而，长期使用此类药物有许多不良反应，例如不可忽视的依赖风险以及对精神活动的负面影响。研究发现过度镇静或宿醉反应可导致交通事故发生率上升，约50%的患者因用药超过1个月而产生药物依赖，且药物的后遗效应会影响白天的职业能力和人际交往，老年患者跌倒和骨折的风险有所增加。研究显示，长期使用此类药物对患者的认知功能存在潜在的负面影响，且患者的认知损害在停药后并不能完全恢复到原来的水平。

镇静催眠药导致的潜在成瘾性及不良反应，使得此类药物使用成为公共卫生问题。虽然中国尚缺乏大型流行病学研究数据，但小型散在的研究发现苯二氮䓬类药物使用广泛。如某精神专科医院有17.5%的门诊患者使用苯二氮䓬类药物，其中62.0%的患者将该药用于抗精神病和抗抑郁治疗；37.0%的住院患者使用苯二氮䓬类药物，其中55.0%的患者连续使用超过24周。来自综合性医院的研究发现该院1年收治苯二氮䓬类药物中毒患者69例，占药物中毒患者的34.0%。美国的一项研究显示，约5.2%的成年人（18～80岁）使用过苯二氮䓬类药物，长期使用的比例随着年龄的增长而增加，从14.7%（18～35岁）增加到31.4%（65～80岁）。加拿大不列颠哥伦比亚省苯二氮䓬类药物的使用率从1996年的7.8%增加到2006年的8.4%，长期使用率为3.5%。在欧洲，苯二氮䓬类药物的使用量甚至更高。西班牙的调查发现，苯二氮䓬类药物的每1 000名居民每天规定的日剂量值（defined daily dose per 1 000 inhabitants per day，DID）自2000年的56.7持续增长至2012年的89.3。研究还发现，75岁及以上年龄的社区居民，使用苯二氮䓬类药物至少4年的占比为16.6%。

近年来，非苯二氮䓬类药物的使用率逐年上升，即使是唑吡坦、佐匹克隆等成瘾性相对较小的药物，相关药物依赖的报道也屡见不鲜。目前，全世界范围的镇静催眠药物滥用，尤其是作为长期使用药物的情况越来越普遍，给家庭及社会造成沉重的负担。为减少与药物相关的伤害并减轻经济负担，应定期评估，逐渐减少，进而停止长期使用镇静催眠药。

——叶玉剑，钟娜，赵敏.镇静催眠药物滥用及干预方式的研究进展[J].上海交通大学学报（医学版），2021，41（1）：99-102.

四、细菌性食物中毒

（一）细菌性食物中毒护理常规

1. 概念

细菌性食物中毒（bacterial food poisoning，BFP）是指食用了被细菌或细菌毒素所污染的食物后引起的急性中毒性疾病，临床上可分为胃肠型食物中毒与神经性食物中毒两大类，其中以胃肠型多见。常见的细菌性食物中毒种类有沙门菌、变形杆菌和金黄色葡萄球菌，其次为副溶血性弧菌、蜡样芽孢杆菌。动物性食品是引起细菌性食物中毒的主要食品，其中以畜肉类及其制品为主，其次是禽肉、鱼、乳、蛋类。植物性食物如米饭、米糕、米粉易引起金黄色葡萄球菌、蜡样芽孢杆菌食物中毒。

2. 临床表现

细菌性食物中毒多集中爆发于夏季和秋季，具有潜伏期短、突发和集体爆发等特点。

1）沙门菌属食物中毒　潜伏期一般为4～24 h，最短的为2 h，长的可达2～3 d。起病急，常见症状有畏寒、发热伴呕吐、腹痛、腹泻等，大便呈水样便，量多，深黄色或绿色，有恶臭，严重者有脱水症状及中毒症状，小儿重症患者可出现昏迷、惊厥等。病程一般为3～5 d。

2）嗜盐菌食物中毒　潜伏期一般为6～20 h，有严重的上腹部绞痛的和腹泻，多为水样便，典型者为洗肉水样便。可有脱水表现，病程一般为3～5 d。

3）变形杆菌食物中毒　起病急骤，呈胃肠炎型和过敏型两类症状。胃肠炎型潜伏期为3～20 h，表现有恶心、呕吐、腹痛、腹泻、头晕、头痛和发热，病程1～3 d；过敏型潜伏期为0.5～2 h，主要表现为皮肤潮红、酒醉样、头痛及荨麻疹等，伴有胃肠道症状，病程1～2 d。

4）致病性大肠杆菌食物中毒　潜伏期通常为4～6 h，起病急，以腹痛腹泻为主要症状，重症者有发热。

5）金黄色葡萄球菌食物中毒　潜伏期短，通常为2～5 h，恶心、呕吐最为剧烈，呕吐物可含胆汁、黏液或血液，水样腹泻可导致虚脱。体温大多正常或偏高，多于1～2 d恢复。

6）肉毒杆菌食物中毒　潜伏期6～36 h，以神经系统症状为主，如眼肌和咽肌瘫痪，言语及呼吸困难等。体温一般不高，胃肠道症状轻。一般于数日内恢复，病重者可因呼吸中枢麻痹而死亡。

3. 观察要点

1）严密观察呕吐和腹泻的次数、量及吐泻物的颜色、性状，及时将呕吐物和粪便送检。同时注意观察伴随症状，如畏寒、发热和腹痛等。

2）注意观察患者的血压、神志、面色、皮肤黏膜弹性及温湿度，记录24 h出入量，及时发现脱水、酸中毒、周围循环衰竭等征象。

4. 护理问题

1）营养不良，低于机体需要量　与食物中毒引起呕吐、腹泻有关。

2）腹泻　与肠道炎症感染有关。

3）疼痛　如腹痛，与肠道炎症致平滑肌痉挛有关。

4）潜在并发症　酸中毒、休克。

5. 护理措施

1）病情观察　严密观察呕吐和腹泻的次数、量及吐泻物的颜色、性状，及时将呕吐物和粪便送检。同时注意观察伴随症状，如畏寒、发热和腹痛等。注意观察患者的血压、神志、面色、皮肤黏膜弹性及温湿度，记录24 h出入量，及时发现脱水、酸中毒、周围循环衰竭等征象。

2）对症护理　呕吐和腹泻有助于清除肠道内的毒素，一般不予止吐、止泻处理。呕吐频繁者可遵医嘱给药，腹泻者做好肛周护理，腹痛者注意腹部保暖，禁食冷饮，腹痛严重者遵医嘱口服颠茄合剂或皮下注射阿托品，以缓解疼痛。静脉补液者，注意呼吸、脉搏，防止输液过快。

3）用药护理　嘱患者正确用药，注意药物的种类、剂量及用药的时间等，注意观察药物的疗效及副作用。如阿托品用后可出现口干、心动过速、瞳孔变大、视力模糊等表现，应注意观察。

4）饮食护理　合理的饮食是预后的关键，鼓励患者多饮淡盐水，以补充液体，促进毒素的排泄。在患者好转后，指导患者多摄入低糖类食物，蔬菜以及富含钾、钙等元素的流质或半流质食物。呕吐剧烈者或腹泻频繁者应暂禁食，可静脉补充水和电解质，恢复期逐渐过渡到正常饮食。

5）消毒隔离　进行消化道隔离，防止交叉感染。由于腹泻的患者比较多，排泄物中大量的细菌容易污染环境及水源，因此应做好床边隔离，并对患者的排泄物用含氯消毒剂进行混合消毒，对衣物用具和食具等用含氯消毒剂消毒。

6）心理护理　在救治过程中护理人员须以熟练的护理技术操作、亲切的态度来缓解患者及家属的心理压力。及时清除患者的呕吐物及排泄物，保持空气流通，创造良好的治疗环境，使患者积极主动配合治疗。

6. 健康教育

1）健康教育是预防食物中毒的关键。俗话说“病从口入”，要教育患者把牢饮食关，注意养成良好的个人卫生习惯，养成饭前、便后洗手的习惯，不喝生水。

2）多进行体育活动，增强机体对疾病的抵抗力。

3）消灭苍蝇、老鼠、蟑螂等以免食物被污染。

（二）细菌性食物中毒急救护理

细菌性食物中毒急救护理流程见图1-2-4。

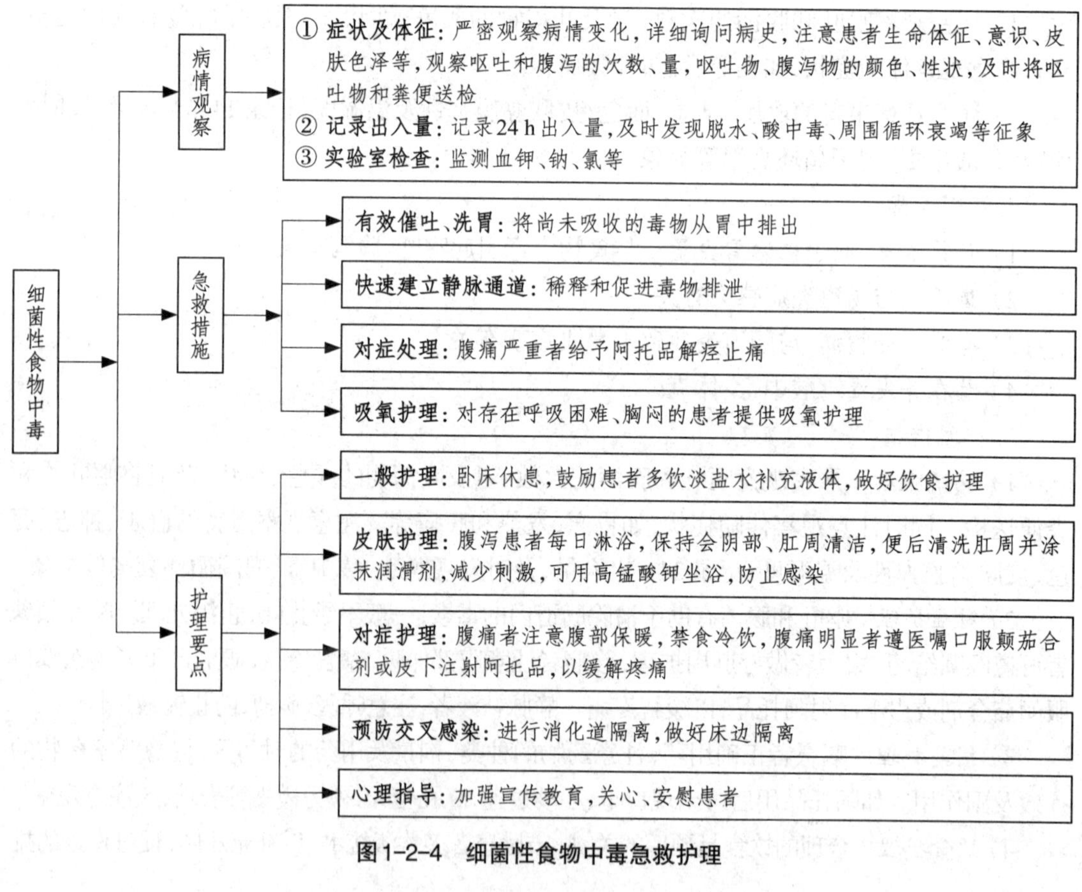

图1-2-4　细菌性食物中毒急救护理

【知识链接】　养成日常好习惯，预防食物中毒

1. 养成良好的手卫生习惯

不仅饭前便后要洗手，外出回家也要先洗手，如果在外摸到了可能有致病菌的物体，也要及时进行手消毒。尽量不要用手直接拿取食物入口，万一手上沾染了致病菌，那就真是“病从口入”了，用筷子或者刀叉更卫生。

2. 选择新鲜和安全的食品

在购买食品时，一定要关注生产日期、保质期、厂家以及商家的卫生许可证等内容，不要购买和食用来历不明的食物、死因不明的畜禽或水产品，更不能随意采摘蘑菇、野菜和野果。在外就餐则应选择干净卫生、有卫生许可证的地方。

3. 食物和厨房用品要彻底清洁

夏天想生吃蔬菜瓜果或者凉拌菜的时候，一定要清洗干净；需加热的食物则要保证烹饪至全熟。器皿、刀具、抹布、案板需保持清洁干净，还要做到生熟分开。

4. 注意食物的储藏，尽量不吃剩饭菜

买回家的食品要及时放进冰箱或阴凉通风处保管，不吃霉变的粮食、花生米以及发芽的土豆等食物，冰箱也需要定期、正确地清洁。剩饭菜是致病菌最好的繁殖基地，在家用餐也要养成“光盘”的习惯，不给致病菌可乘之机。

5. 警惕误食有毒有害物质

如有些人喜欢用饮料瓶装洗涤剂，此类物品应单独保管，并做好显著标识，且放在婴幼儿无法触及的地方。

6. 增强机体免疫力，抵御细菌的侵袭

除了预防“病从口入”外，还要适当锻炼，保证睡眠，保持积极乐观的心态，增强身体抵抗力。

——林晓烁，姚卫海. 食物中毒了，怎么办？[J]. 中医健康养生，2021，7(7): 54-57.

五、急性酒精中毒

（一）急性酒精中毒护理常规

1. 概念

急性酒精中毒（acute alcohol intoxication），亦称急性乙醇中毒，是指饮入过量乙醇（酒精）或酒类饮料引起的中枢神经系统由兴奋转为抑制的急性功能紊乱状态，并伴有消化系统、心血管系统等多系统损伤的过程，严重者可发生呼吸及循环衰竭而导致死亡。

2. 临床表现

1）急性中毒　一次大量饮酒中毒可引起中枢神经系统抑制，症状与饮酒量和血乙醇浓度以及个人耐受性有关，临床上分为3期，见表1-2-2。

此外，重症患者可并发意外损伤，酸碱平衡紊乱，水、电解质紊乱，低血糖症，肺炎，急性肌病，甚至出现急性肾衰竭。

表1-2-2 急性酒精中毒分期

临床分期	血乙醇浓度/(mg/dL)	症 状
兴奋期	50～74	头痛、欣快、兴奋
	75～99	健谈、饶舌、情绪不稳定、自负、易激怒,可有粗鲁行为或攻击行动,也可能沉默、孤僻
	100～149	驾车易发生车祸
共济失调期	150～199	肌肉运动不协调,行动笨拙,言语含糊不清,眼球震颤,视力模糊,复视,步态不稳,出现明显共济失调
	200～249	恶心、呕吐、困倦
昏睡期	250～399	患者陷入昏迷,表现为昏睡、瞳孔散大、体温降低
	>400	患者陷入深昏迷,心率快、血压下降,呼吸慢而有鼾音,可出现呼吸、循环麻痹而危及生命

2）戒断综合征　长期酗酒者在突然停止饮酒或减少酒量后,可产生下列4种类型戒断反应。

（1）单纯性戒断反应　在突然停止或减量饮酒后6～24 h发病。出现震颤、焦虑不安,兴奋、失眠、心动过速、血压升高、大量出汗、恶心、呕吐。多在2～5 d内缓解自愈。

（2）酒精性幻觉反应　患者意识清晰,定向力完整。以幻听为主,也可出现幻视、错觉及视物变形。多为被害妄想,一般可持续3～4周后缓解。

（3）戒断性惊厥反应　往往与单纯性戒断反应同时发生,也可在其后发生癫痫大发作。多数只发作1～2次,每次数分钟,也可在数日内多次发作。

（4）震颤谵妄反应　在停止饮酒后24～72 h发生,也可在7～10 h发生。患者精神错乱,全身肌肉出现粗大震颤。谵妄是在意识模糊的情况下出现生动、恐惧的幻视,可有大量出汗、心动过速、血压升高等交感神经兴奋的表现。

3. 观察要点

1）观察患者基本生命体征,尤其是神志、呼吸和呕吐物性状。

2）监测心律失常和心肌损害的表现。

3）维持水、电解质和酸碱平衡。

4）低血糖是急性酒精中毒最严重并发症之一,应密切监测血糖水平。急性意识障碍者可考虑应用葡萄糖溶液、维生素B_1、维生素B_6,以加速乙醇在体内的氧化。

4. 护理问题

1）急性意识障碍　与乙醇作用于中枢神经系统有关。

2）低效型呼吸形态　与高浓度乙醇抑制延髓中枢有关。

3）代谢异常　与乙醇在肝内代谢生成大量氧化物有关。

4）思维过程紊乱　与中毒早期，大脑皮层处于兴奋状态有关。

5）有受伤的危险　与乙醇作用于小脑、引起共济失调有关。

6）潜在并发症　如休克。

5. 护理措施

1）即刻护理措施

（1）催吐或洗胃　乙醇经胃肠道吸收极快，一般不需催吐或洗胃。如果患者摄入乙醇量极大或同时服用其他药物时，应尽早洗胃。

（2）保持呼吸道通畅　患者饮酒后有不同程度的恶心、呕吐、意识障碍。应取平卧位头偏向一侧，及时清除呕吐物及呼吸道分泌物，防止窒息，必要时配合给予气管插管、机械通气。观察呕吐物的量、性状，饮红酒者要注意鉴别，必要时留呕吐物标本送检。

（3）严密观察病情　对神志不清者观察意识状态、瞳孔及生命体征的变化，并做好记录。特别是有外伤史的患者，要加强意识、瞳孔的观察，必要时行颅脑CT检查。

（4）约束或限制活动　兴奋躁动患者应予适当约束，共济失调者应限制其活动，以免发生意外损伤。

（5）注意保暖　急性酒精中毒患者全身血管扩张，散发大量热量，有些甚至导致寒战。此时应采取适当提高室温，加盖棉被等保暖措施，并补充能量。及时更换床单、衣服，防止受凉诱发其他疾病。

2）用药护理

（1）纳洛酮　为阿片受体拮抗剂，具有兴奋呼吸和催醒的作用。由于其作用持续时间短，用药时需注意维持药效，尽量减少中断。心功能不全和高血压患者慎用。

（2）地西泮　对烦躁不安或过度兴奋者，禁用吗啡、氯丙嗪及苯巴比妥类镇静药，以免引起呼吸抑制。可遵医嘱应用小剂量地西泮，使用时注意速度宜慢。

3）血液透析　当血乙醇浓度>500 mg/dL时，伴有酸中毒或同时服用其他可疑药物者，应及早行血液透析治疗。透析过程中密切观察患者的生命体征及反应。

4）饮食护理　指导患者多饮牛奶，以免诱发或加重原有的消化性溃疡，在保护胃肠道黏膜的同时通过增加排尿，促使体内乙醇的排泄。

5）心理护理　患者清醒后常因饮酒住院有损面子或住院经济损失而懊悔、自责，又怕家人责备、埋怨。因此，护理人员应根据患者不同的心理状态，及时与患者或家属交流，关心和体贴患者，通过安慰开导和鼓励，帮助患者放下思想包袱，积极配合治疗。此外，应加强健康教育，使患者了解酗酒的危害性。

6. 健康教育

1）开展反对酗酒的宣传教育。

2）创造替代条件，加强文娱体育活动。

3）早期发现嗜酒者，早期戒酒，进行相关并发症的治疗和康复治疗。

（二）急性酒精中毒急救护理

急性酒精中毒急救护理流程见图1-2-5。

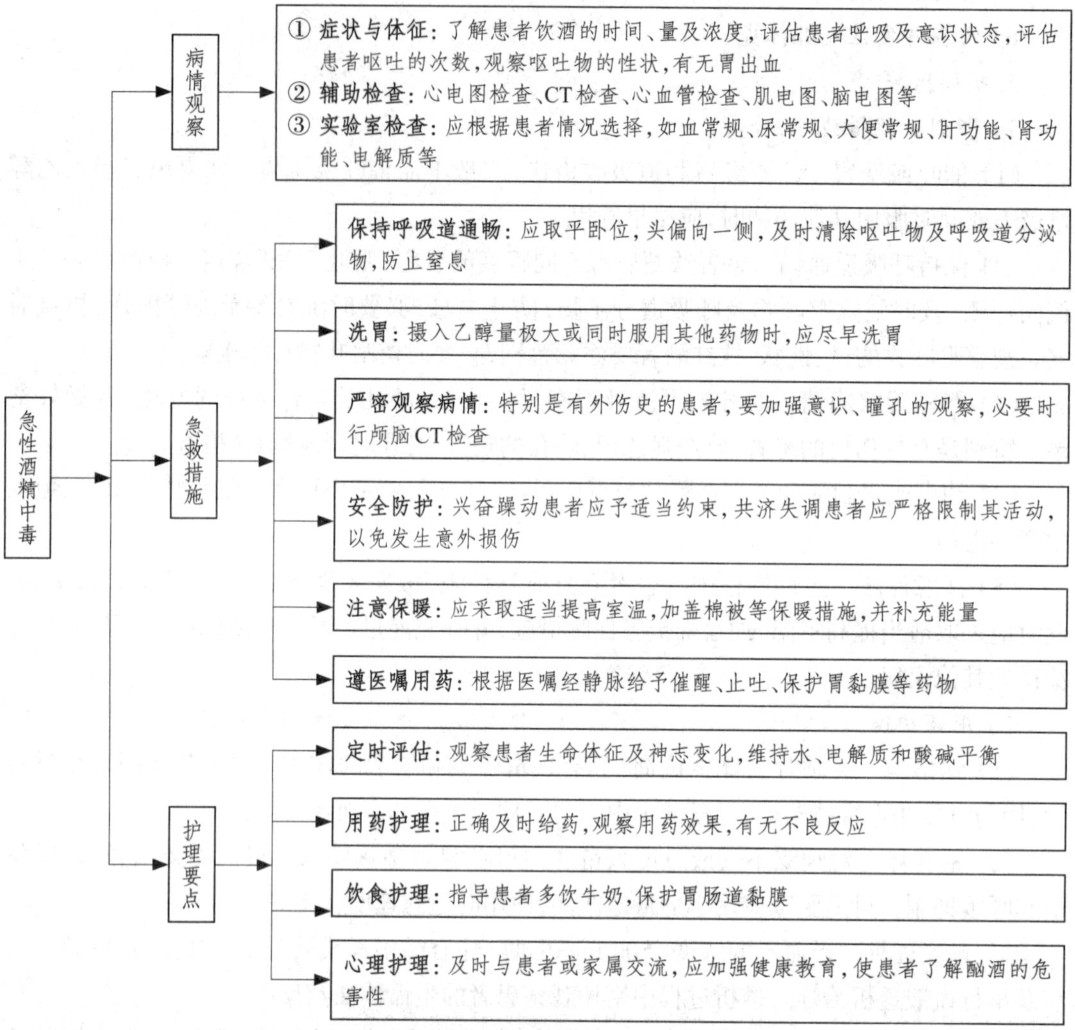

图1-2-5 急性酒精中毒急救护理

【知识链接】 急性酒精中毒急诊处置注意事项

在急性酒精中毒的诊治中，既要避免对病情评估不足延误诊治，也要避免过度医疗，浪费资源。

（1）留院观察指征：留院观察或住院治疗适用于中、重度中毒患者。

（2）辅助检查的合理应用：中、重度中毒应常规行血电解质、葡萄糖浓度检查，有条件者可行血气分析、血液或呼出气体乙醇浓度测定，有基础疾病或出现并发症者应进行针对性检查。一般以下情况应行头颅CT检查：① 有头部外伤史但不能详述具体情节的昏迷患者；② 饮酒后出现神经定位体征者；③ 饮酒量或酒精浓度与意识障碍不相符者；④ 经纳洛酮促醒等常规治疗2 h意识状态无好转反而恶化者。急性酒精中毒意识不清或不能准确叙述病史者应常规查心电图，特别是既往有心脏病史或高危因素者，必要时复查。

——急性酒精中毒诊治共识专家组.急性酒精中毒诊治共识[J].中华急诊医学杂志，2014，23(2)：135-138.

六、百草枯中毒

(一) 百草枯中毒护理常规

1. 概念

百草枯(paraquat，PQ)商品名“一扫光”“克芜踪”，是一种高效能的非选择性接触型除草剂，对人畜具有很强毒性，因误服或自服引起急性中毒时有发生，近年呈上升趋势，尤其是在发展中国家较为突出，已成为农药中毒致死事件的常见病因，在医院急诊科已成为继有机磷农药中毒之后第2位、死亡绝对数第1位的农药中毒类型。由于百草枯人畜的毒性和中毒后缺乏特效治疗方法，百草枯的广泛使用引起许多国际组织、环境保护部门等的重视，一些欧盟国家目前已禁止在其国家范围内使用百草枯，部分发展中国家也加入拒绝使用行列。成人致死量为20%水溶液5～15 mL(或20～40 mg/kg)。百草枯可经消化道、皮肤和呼吸道吸收，毒性累及全身多脏器，严重时可导致多器官功能障碍综合征(multiple organ dysfunction syndrome，MODS)。肺是主要靶器官，可导致“百草枯肺”，早期表现为急性肺损伤(acute lung injury，ALI)或急性呼吸窘迫综合征(acute respiratry distress syndrome，ARDS)，后期出现肺泡内和肺间质纤维化，是百草枯中毒患者致死的主要原因，病死率高达50%～70%。临床常见百草枯中毒多为自服或误服，经消化道吸收，注射途径极为少见。完整的皮肤能够有效阻止百草枯的吸收，但长时间接触、阴囊或会阴部接触、破损的皮肤大量接触，仍有可能造成全身毒性。

2. 临床表现

患者常表现为接触性皮炎、结膜充血、角膜灼伤、刺激性咳嗽、咽痛、口腔及食管黏膜腐蚀和溃烂、早期出现肺损伤，严重者可出现肺水肿、出血。病情大多呈进展式发展，短时间内机体易出现心、肝、肺、肾等多个脏器的衰竭，此过程中常伴有发热。

1) *局部刺激反应* 皮肤接触部位发生皮肤灼伤、高浓度污染指甲，指甲可出现白点、横断、脱落；呼吸道吸入后，易发生鼻出血。

2) *消化道表现* 口服后出现口咽部烧灼感、恶心、呕吐、腹痛、腹泻，甚至呕血、便血、胃穿孔等。重症患者有肝区疼痛、肝脏肿大、触痛、黄疸及肝功能异常。

3) *肺部表现* 肺部病变最突出，而且严重。患者主诉胸闷、咳嗽，进而出现进行性呼吸困难和发绀，两肺可闻及干、湿啰音。严重中毒者，24 h内出现肺水肿、肺出血，1～3 d内可因急性呼吸窘迫综合征(ARDS)死亡。一些患者急性中毒控制后发生肺间质进行性纤维化，通常呼吸窘迫再次出现并进行性加重，以致患者死于呼吸衰竭。

4）泌尿系统表现　中毒患者可出现尿频、尿急、尿痛等膀胱刺激症状及尿常规异常，甚至发生急性肾功能衰竭。

5）其他　可发生中毒性心肌炎、精神神经症状（抽搐、昏迷等），个别患者易发生高铁血红蛋白血症。

3. 观察要点

1）详细询问患者有无口服百草枯史或进食被污染的食物史，或职业接触史，找到服用百草枯的证据（包括百草枯的容器、残留毒物等）。

2）根据百草枯服用或接触的途径，观察并记录患者的局部刺激症状及全身各系统的临床表现，及时遵医嘱予以救治处理。

3）对于有明确百草枯接触史者，应密切予以观察，如出现下列情况，则提示为重度中毒且预后不良：① 白细胞计数及中性粒细胞数显著增加；② 肝肾功能损伤早而重；③ 明显的胸闷、气急、烦躁等症状；④ 胸片或胸部CT提示病变范围大、气胸、纵隔气肿；⑤ 予以呼吸机维持呼吸功能的重症患者，临床症状未见明显改善。

4. 护理问题

1）皮肤完整性受损　与毒物刺激局部皮肤、皮肤破溃、溃疡有关。

2）营养不良，低于机体需要量　与恶心、呕吐、腹泻等胃肠道反应、吞咽困难、机体营养摄入不足有关。

3）感染　与毒物腐蚀黏膜导致的破损有关。

4）疼痛　与毒物所致的咽喉部烧灼感、口腔黏膜糜烂、破溃、肝区疼痛有关。

5）低效型呼吸形态　与肺部损伤、胸闷、胸痛、呼吸困难、肺功能下降有关。

6）焦虑　与对疾病恐惧，担心预后有关。

7）知识缺乏　缺乏百草枯中毒的相关防护知识。

8）潜在并发症　ARDS、食管及胃穿孔、MODS。

5. 护理措施

1）现场急救　发现后立即予以催吐并口服白陶土悬液，或就地取用普通黏土与水混合，用纱布过滤后，服用泥浆水100～200 mL催吐。

2）清洗　及早脱去被污染的衣物，用流动肥皂水彻底清洁被污染的皮肤，切记不要造成皮肤损伤，以防止毒物从伤口进一步吸收。当眼部被毒物污染时，立即用流动水清洗，时间15～20 min。

3）阻断毒物的吸收　院前可刺激咽喉部催吐，院内应争分夺秒洗胃。洗胃溶液首选清水，也可选用肥皂水或1%～2%的碳酸氢钠溶液，一般洗胃液不少于5 L，直到洗出液体无色无味为止。伴有上消化道出血的患者可选用去甲肾上腺素冰盐水洗胃。洗胃动作应轻柔，避免引起食管或胃穿孔。洗胃完毕立即注入吸附剂白陶土悬液或活性炭（成人50～100 mg，儿童2 g/kg）以减少毒物在肠道内的吸收。

4）导泻 使用20%甘露醇（250 mL加等量水稀释）或33%硫酸镁液100 mL口服导泻。此后，患者可连续口服漂白土或活性炭2～3 d，也可试用中药（大黄、芒硝、甘草）导泻。

5）血液净化 在患者服毒后6～12 h内进行血液灌流或血液透析，血液透析仅用于合并肾功能损伤的百草枯中毒患者，对于口服百草枯中毒的患者应尽早行血液灌流，服药后2～4 h内实施者效果更佳。血液灌流对毒物的清除率是血液透析的5～7倍，如患者血中百草枯的浓度超过30 mg/L，则预后较差。

6）氧疗及机械通气 对于百草枯中毒的患者应避免常规给氧，建议对PaO_2<40 mmHg（5.3 kPa）或ARDS的患者采取氧疗或呼气末正压通气给氧。肺损伤早期给予正压机械通气联合使用激素，对于百草枯中毒引起的难治性低氧血症患者具有重要意义。

7）对症治疗 对于存在口腔溃疡或炎症的患者，早期用碳酸氢钠棉球进行口腔护理，可给予冰硼散、珍珠粉等喷洒于口腔创面，防止感染。早期给予患者进食流质食物，对于消化道穿孔或严重损伤的患者，给予肠外营养，保护重要脏器功能，防止肺水肿，积极控制感染并给予相应的治疗措施。

6. 健康教育

1）了解引起患者百草枯中毒的发生原因，如患者存在自杀倾向，及时做好心理疏导。

2）指导患者及家属遵循农药使用的安全操作规程，做好个人防护，一旦皮肤受到污染，应立即清洗。

3）对于日常工作需使用百草枯类药物的患者及家属，嘱咐将药物单独放置并做好明确的标识。

4）嘱咐患者出院后，按时服药，注意休息，疑有精神障碍及自杀倾向的患者避免独自外出。

（二）百草枯急救护理

百草枯急救护理流程见图1-2-6。

【知识链接】 百草枯中毒程度分级、分型

1. 急性百草枯中毒程度分级

百草枯中毒诊断与治疗"泰山共识"专家组根据中毒病例临床特点及毒物分析结果，参照国家职业卫生标准《职业性急性百草枯中毒的诊断》（GBZ 246-2013），提出和推荐了百草枯中毒诊断分级标准。（1）轻度中毒，除胃肠道症状外，可以伴有急性轻度中毒性肾病，早期尿液快速半定量检测（碳酸氢钠-连二亚硫酸钠法）百草枯浓度<10 mg/L。（2）中度中毒，在轻度中毒基础上，具备下列表现之一者：① 急性化学性肺炎；② 急性中度中毒性肾病；③ 急性轻度中毒性肝病。早期尿液快速半定量检测百草枯浓度10～30 mg/L。（3）重度中毒，在中度中毒基础上，具备下列表现之一者：① 急性化学性肺水肿；② ARDS；③ 纵隔气肿、气胸或皮下气肿；④ 胸腔积液或弥漫性肺纤维化；

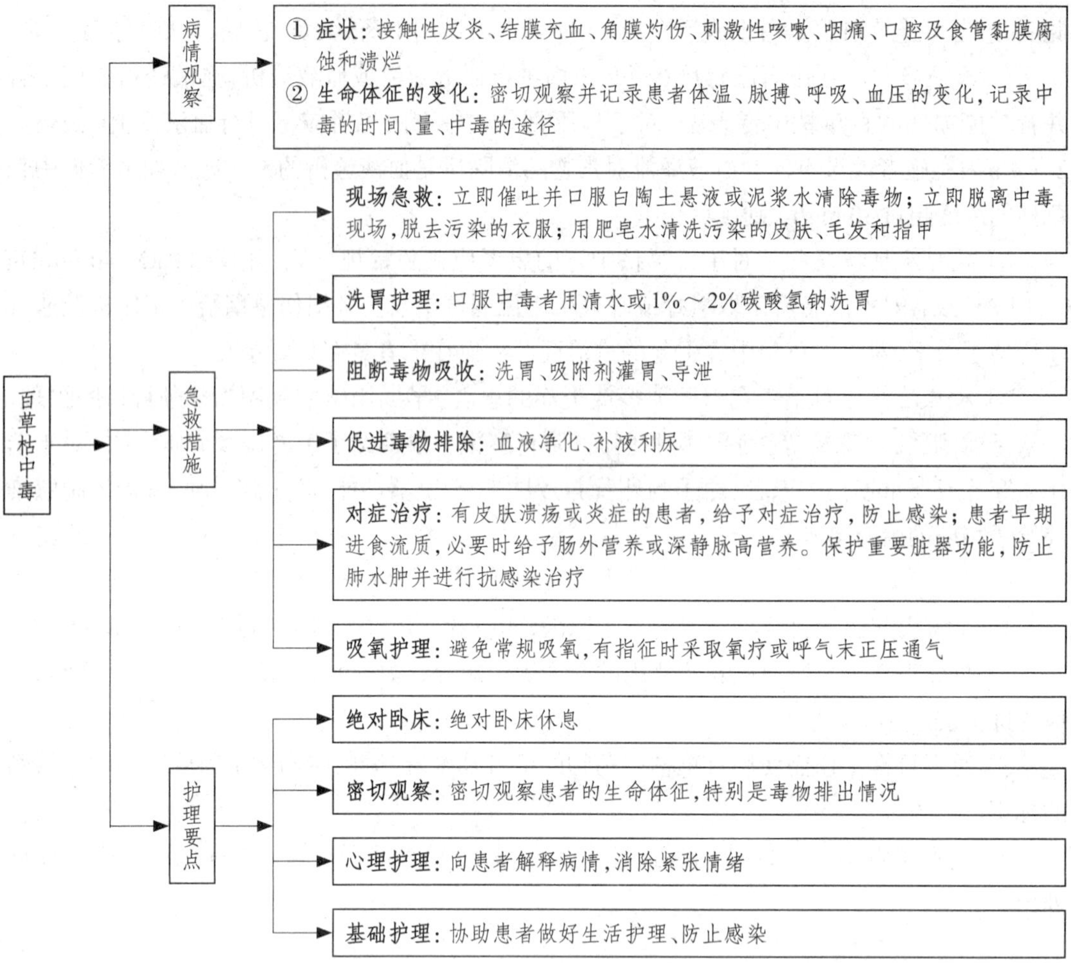

图1-2-6　百草枯中毒急救护理

⑤ 急性重度中毒性肾病；⑥ MODS；⑦ 急性中度或重度中毒性肝病。早期尿液快速半定量检测百草枯浓度>30 mg/L。

2. 急性百草枯中毒程度分型

中国医师协会急诊医师分会制定的《急性百草枯中毒诊治专家共识》(2013)根据患者服毒量将中毒早期分为3型。① 轻型：百草枯摄入量<20 mg/kg，患者除胃肠道症状外，其他症状不明显，多数患者能够完全恢复；② 中-重型：百草枯摄入量20～40 mg/kg，患者除胃肠道症状外可出现多系统受累表现，1～4 d出现肾功能、肝功能损伤，数日至2周出现肺部损伤，多数在2～3周死于呼衰；③ 暴发型：百草枯摄入量>40 mg/kg，有严重的胃肠道症状，1～4 d死于多器官功能衰竭，极少存活。

——张文武.急性百草枯中毒的国内诊治进展[J].中华危重病急救医学,2015(4):242-243.

七、亚硝酸盐综合征

(一) 亚硝酸盐综合征护理常规

1. 概念

亚硝酸盐综合征是由于误食含有亚硝酸盐的咸菜、肉类、不洁井水和变质腐败的蔬菜引起的中毒；亦可由于胃肠道功能紊乱时，胃酸分泌减少，胃肠道内硝酸盐还原菌(沙门菌属和大肠杆菌)大量繁殖，使得硝酸盐在体内还原成亚硝酸盐，蓄积后引起亚硝酸盐中毒。亚硝酸盐蓄积导致血液中正常携氧的低铁血红蛋白氧化成高铁血红蛋白，从而失去了携氧能力，引起组织缺氧、血管扩张、血压下降、休克等一系列综合征。

2. 临床表现

此类疾病主要以皮肤、黏膜、甲床出现不同程度发绀，发绀与呼吸困难不成比例，且高铁血红蛋白还原试验阳性为主要特征。

1）早期表现为发绀、胸闷、呼吸困难、呼吸急促、头晕、头痛、心悸、浑身无力、腹痛、腹泻、全身皮肤和黏膜可呈现不同程度青紫色。

2）中毒严重者还可出现恶心、呕吐、心律不齐、烦躁不安、精神不振、肺水肿、休克、惊厥或抽搐、反应迟钝或意识丧失、昏迷，甚至呼吸循环衰竭引起死亡。对近期有饱食青菜类或吃过短期腌制菜类而出现上述症状，皮肤黏膜呈典型的蓝灰、蓝褐或蓝黑色的患者，应高度怀疑亚硝酸盐中毒。

3. 观察要点

1）密切监测患者的神志及生命体征的变化。

2）观察患者的全身皮肤及黏膜的颜色改变。

3）对于亚硝酸中毒患者，要密切监测高铁血红蛋白还原试验结果，积极对症治疗。亚硝酸盐毒性大，摄入量达0.2～0.5 g时，亚硝酸盐与血红蛋白相结合，Fe^{2+}氧化成Fe^{3+}，形成高铁血红蛋白进而失去携氧能力，同时还阻止正常氧合血红蛋白(HbO_2)释放氧气，造成组织缺氧，引起中毒。当高铁血红蛋白含量大于50%时，可有心慌、心动过速、出冷汗等，如进一步增加可发生休克，甚至死亡。

4. 护理问题

1）气体交换受损　与毒物摄入、机体携氧能力下降有关。

2）营养不良，低于机体需要量　与恶心、呕吐、腹泻等胃肠道反应、吞咽困难、机体营养摄入不足有关。

3）低效型呼吸形态　与肢端紫绀、胸闷、胸痛、呼吸困难、肺功能下降有关。

4）焦虑　与对疾病恐惧，担心预后有关。

5）知识缺乏　缺乏亚硝酸盐中毒的相关防护知识。

6）潜在并发症　MODS、休克。

5. 护理措施

1）监测生命体征　密切监测患者的血压、呼吸、体温、血氧饱和度和心电图的变化，同时观察患者的意识及各种反射、全身皮肤黏膜的颜色改变。

2）详细询问患者及家属病史　由于亚硝酸中毒的患者明确诊断需要依靠实验室检查，因此早期问诊、查体非常重要，能为明确诊断提供第一手资料，为救治患者争取时间。

3）呼吸道管理　呼吸肌麻痹是亚硝酸盐中毒死亡的主要原因，因此保持呼吸道通畅，及时纠正缺氧是治疗亚硝酸盐综合征的关键。将患者置于通风环境良好的室内，适当保暖，及时清除口鼻腔内分泌物，给予患者吸氧。如果患者口唇、甲床发绀，应给予高流量的吸氧，氧流量为5～8 L/min，根据缺氧情况，随时调整氧流量。如遇呼吸困难的患者，应配合医生行气管插管或气管切开，备齐吸引用物，并设专人护理。

4）迅速排毒　对于神志清醒的患者，嘱其口服温开水300～500 mL后，用压舌板刺激其舌根，使其呕吐，直至呕吐物澄清为止。中毒严重者给予洗胃，一般选用清水洗胃，水温维持在25℃～38℃为宜。洗胃时置入胃管45～55 cm，每次灌入量为300～500 mL，每次灌入量和吸出量应保持相等，否则易造成胃潴留，直至吸出的溶液澄清、透明、无味、无食物残渣为止。

5）使用亚甲蓝的护理　亚甲蓝注射液（20 mg，2 mL）是亚硝酸盐中毒的特效解毒药，能还原高铁血红蛋白，恢复组织的正常输氧功能。本品为1%溶液，应用时需用25%葡萄糖注射液40 mL稀释，静脉缓慢注射（10 min注射完毕），注射速度不宜过快，以免发生恶心、呕吐、腹痛等不良反应。注射过程中密切观察患者发绀消退情况，及时停药，避免药物过量。如果患者出现巩膜紫蓝色表示已经过量，必须即刻停药。如用药12 h后，患者发绀情况仍不见消退可重复给药，每日剂量不超过200 mg。

6）血液灌流　重度亚硝酸盐综合征的患者可采用血液灌流治疗，利用灌流中活性炭的吸附作用，清除体内游离状态的毒物，迅速减轻中毒症状。血液灌流每日1次，每次约为2 h，直至病情好转；重症患者可连续灌流2～3次。基本步骤为先用5%葡萄糖注射液500 mL，生理盐水1 500 mL和肝素1.25万单位冲洗管道，然后通过股静脉穿刺建立血管通路，并遵医嘱给予肝素首剂量，一般为0.8～1 mg/kg，然后每30 min给予8～10 mg维持，灌流过程中应密切观察患者病情。灌流结束后采用空气回血法回抽血液。在整个治疗过程中应密切观察患者的病情变化，防止发生发热、血小板降低、血压下降、出血等不良反应，一旦发现问题，及时予以处理。

7）抗休克治疗　对于出现休克症状的患者，即刻给予抗休克治疗，取休克卧位（即去枕平卧或中凹位），加棉被保暖，保持两条或两条以上静脉通路通畅，遵医嘱补液或给予升压药物治疗，密切观察休克改善状况。

8）心理护理　面对突发中毒事件，患者大多精神紧张，情绪不稳定，担心自己能否得到及时的救治，多数表现为恐惧、紧张和焦虑。护理人员需运用和蔼的态度，亲切的话语，耐心疏导安慰患者，缓解其紧张恐惧的心理，使患者处于最佳的心理状态。

9）饮食护理　患者病情稳定后，可给予易消化、高维生素、高蛋白质流质或半流质饮食，嘱患者多饮糖水，促进毒物的排泄。

6. 健康教育

1）防止错把亚硝酸盐当食盐或碱面用。

2）蔬菜应妥善保存，防止腐烂，不食用变质的蔬菜。

3）勿大量食用刚腌制的菜，腌菜时应多放盐，至少腌制 15 d 再食用。

4）剩菜不可在高温下存放长时间后再食用。

5）苦井水勿用来煮粥，勿存放过夜。

（二）亚硝酸盐综合征急救护理

亚硝酸盐综合征急救护理流程见图 1-2-7。

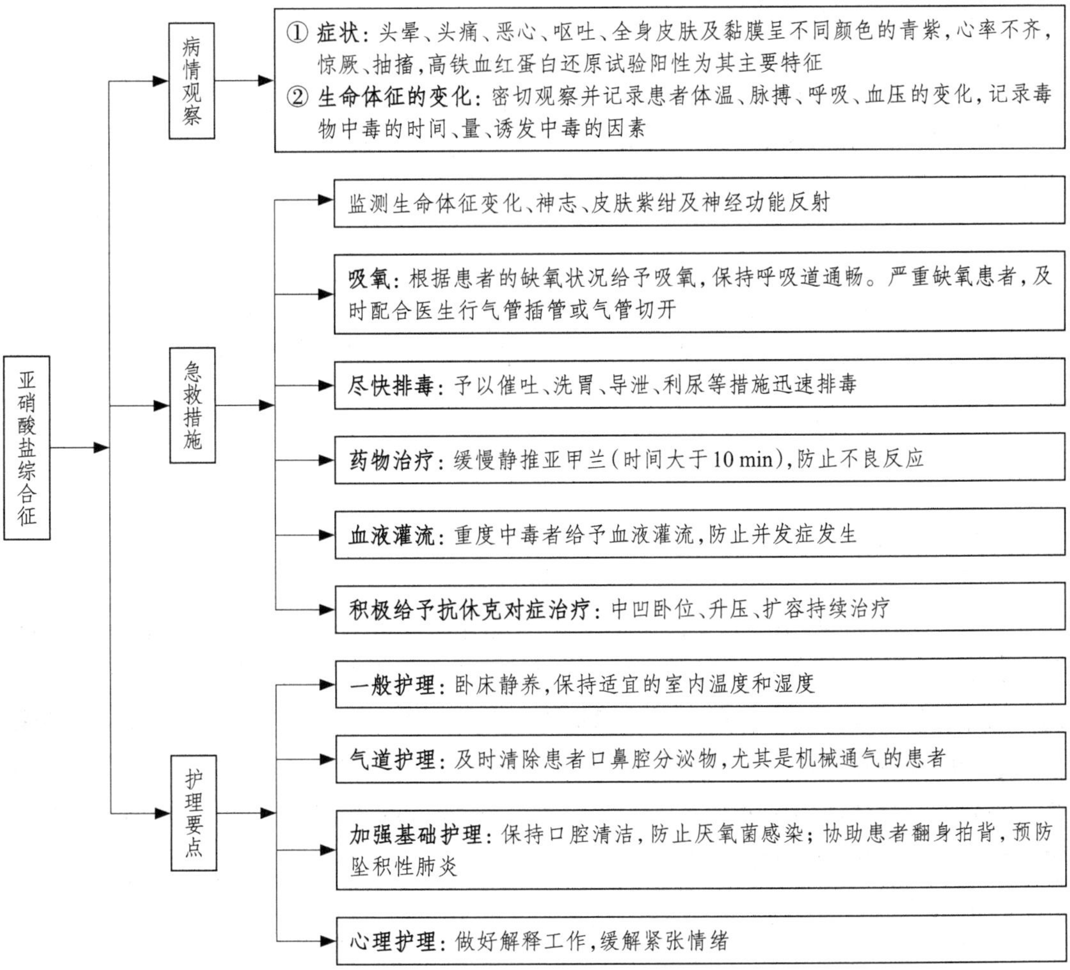

图 1-2-7　亚硝酸盐综合征急救护理

【知识链接】 亚硝酸盐中毒的急救治疗和预防

亚硝酸盐并非日常生活罕见之物，多存在于腌制的咸菜、肉类，不洁井水和变质腐败蔬菜等；部分新鲜蔬菜如小白菜、青菜、韭菜、菠菜、甜菜、小萝卜叶等也含有一定量的亚硝酸盐和硝酸盐。还有人们食用的灰菜、野荠菜等野生植物，都含有硝酸盐和亚硝酸盐类物质。亚硝酸盐在腐烂的菜叶和煮熟的剩菜中含量较高，而新腌泡的蔬菜及咸菜在腌后一周左右亚硝酸盐含量最高。

1. 亚硝酸盐中毒的救治

轻症病例无须特殊处理，经休息、大量饮水后一般可自行恢复。

对中毒程度重者应及时送医院，对中毒时间短的患者，首先用1 ∶ 5 000高锰酸钾液洗胃，导泻并灌肠，并用药用炭吸附。亚甲蓝是特效解毒剂，可用1%亚甲蓝10 mL置于20～40 mL 25%葡萄糖液中缓慢静脉推注，如发绀无消退，必要时可重复半量给药。经上述处理后病情仍不缓解的要同时给予生命支持治疗和对症治疗。也可以用大剂量维生素C，合理使用糖皮质激素。

2. 亚硝酸盐中毒的预防

1）防止错把工业用亚硝酸盐当食盐或碱面用。

2）蔬菜应妥善保存，防止腐烂，不吃腐烂的蔬菜。

3）食剩的熟菜不可在高温下存放长时间后再食用。

4）勿大量进食刚腌制的菜，腌制15 d以上再食用。

5）不要在短时间内吃大量的叶类蔬菜，可先用开水将叶类蔬菜浸泡5 min，弃汤后再烹调。

——柴枝楠. 亚硝酸盐中毒急救治疗和预防[J]. 中老年保健，2020，4(9): 34.

第三节 常见理化因素所致疾病护理

一、中暑

(一) 中暑患者护理常规

1. 概念

中暑(heat illness)是指人体在高温环境下，由于水和电解质丢失过多、散热功能障碍，所引起的以中枢神经系统和心血管功能障碍为主要表现的热损伤疾病。它是一种威胁生命的急症，可因中枢神经系统和循环功能障碍导致死亡、永久性脑损害或肾衰竭。临床上根据临床表现的轻重程度分为先兆中暑、轻症中暑和重症中暑。重症中暑根据发病机制和临床表现不同分为热痉挛(heat cramp)、热衰竭(heat exhaustion)和热射病(heat stroke)，但临床上常难以严格区分，可多种类型混合存在。

2. 临床表现

1）先兆中暑　在高温环境下工作一段时间后，出现大汗、口渴、头晕、头痛、注意力不集中、眼花、耳鸣、胸闷、心悸、恶心、四肢无力、体温正常或略升高，不超过38℃，如及时将患者转移到阴凉通风处安静休息，补充水、盐，短时间即可恢复。

2）轻症中暑 除上述先兆中暑症状加重外，体温至38℃以上，出现面色潮红、大量出汗、皮肤灼热等表现；或出现面色苍白、皮肤四肢湿冷、血压下降、脉搏增快等虚脱表现。如进行及时有效处理，可于数小时内恢复。

3）重症中暑

（1）热痉挛 是一种短暂、间歇发作的肌肉痉挛，与钠盐丢失相关。热痉挛常发生在高温环境强体力劳动或大量出汗后，仅补充水或低张液，补盐不足造成低钠、低氯血症，临床表现为四肢、腹部、背部肌肉的肌痉挛和收缩疼痛，尤以腓肠肌痉挛为特征，常呈对称性和阵发性。患者意识清楚，无明显体温升高。热痉挛也可为热射病早期表现。

（2）热衰竭 在热应激情况时因机体对热环境不适应引起脱水、电解质紊乱、外周血管扩张、周围循环血量不足而发生虚脱。表现为头晕、眩晕、头痛、恶心、呕吐、脸色苍白、皮肤湿冷、大汗淋漓、呼吸增快、脉搏细速、心律失常、晕厥、肌痉挛、血压下降甚至休克。体温可轻度升高，无明显中枢神经系统损害表现，病情轻而短暂者也称为热晕厥（heat syncope），如得不到及时治疗，可发展为热射病。

（3）热射病 又称中暑高热，属于高温综合征，是一种致命性急症。典型的临床表现为高热（直肠温度≥41℃）、无汗和神志障碍。发病原因不同，临床表现也有所不同。临床上根据发病时患者所处的状态和发病机制分为劳力性热射病和经典热射病。经典型热射病常发生在小孩、老年人和有基础疾病的人群，一般为逐渐起病，前驱症状不易发现，1～2 d后症状加重，出现神志模糊、谵妄、昏迷等，或有大小便失禁，体温高，可达40℃～42℃，可有心衰、肾衰等表现。劳力型热射病多发生在平素健康的年轻人，在高温高湿环境下进行剧烈体育运动或从事重体力劳动一段时间后忽感全身不适，发热、头痛、头晕、反应迟钝，或忽然晕倒、神志不清，伴恶心、呕吐、呼吸急促等，继而体温迅速升高达40℃以上，出现谵妄、嗜睡和昏迷，皮肤干热，面色潮红或苍白，开始大汗、冷汗，继而无汗，心动过速、休克等。劳力性热射病在热射病基础上伴有严重的横纹肌溶解，故急性肾衰竭、急性肝损害、弥散性血管内凝血（disseminated intravascular coagulation，DIC）出现早，在发病后十几个小时甚至几个小时即可出现，病情恶化快，病死率高。热射病是中暑最严重的类型，其病死率与温度的上升相关。

3. 观察要点

1）病情观察 密切观察神志、瞳孔、生命体征、尿量，做好动态病情记录。

2）体温监测 降温过程中应密切监测肛温，每15～30 min测量一次，根据肛温变化调整降温措施。观察末梢循环情况，以确定降温效果。如患者高热而四肢末梢厥冷、发绀，提示病情加重；经治疗后体温下降、四肢末梢转暖、发绀减轻或消失，则提示治疗有效。无论何种降温方法，只要体温降至肛温38℃左右即可考虑终止降温。

3）血压监测 收缩压维持在90 mmHg以上，谨防脱水休克，维持循环功能，补充血容量，维持水、电解质及酸碱平衡，保持尿量在30 mL/h以上。

4）预见性观察 DIC是中暑发展过程中的一种严重并发症，主要表现为高热、休克、出血(皮肤瘀斑、尿血、便血、呕血等),做好对症护理。

4. 护理问题

1) 体温过高　与长时间处于高温状态,机体热调节机制障碍有关;

2) 有效循环量不足　与出血、出汗和心功能不全有关;

3) 活动无耐力　与疲乏和虚弱有关;

4) 潜在并发症　惊厥、休克、DIC等;

5) 有皮肤受损的危险　与意识不清、烦躁有关。

5. 护理措施

1) 即刻护理措施　心力衰竭患者给予半卧位,血压过低患者取平卧位。昏迷患者要保持气道通畅,及时清除口、鼻腔分泌物,充分供氧,必要时可行气管切开,机械通气。

2) 保持有效降温

(1) 现场降温　迅速脱离高温高湿环境,转移至通风阴凉处,将患者平卧并去除全身衣物。用凉水喷洒或用湿毛巾擦拭全身;扇风,加快蒸发、对流散热;持续监测体温。

(2) 转运途中降温　密切监测体温,每0.5～1 h测量1次,持续有效地降温,打开救护车内空调或开窗,用冷水擦拭全身,体表冰敷降温,4℃～10℃生理盐水输注或口服。

(3) 病房内降温　室温调节在20℃～24℃,快速静脉输液;降温毯、冰袋置于散热较快的区域(双侧颈部、腹股沟和腋下);用4℃生理盐水200～500 mL进行胃灌洗或(和)直肠灌肠;血液净化;联合使用冬眠合剂等;有条件者可用血管内降温仪或将患者浸入冷水浴中(水温为15℃～20℃)。

3) 用药护理　药物降温常用氯丙嗪25～50 mg加入500 mL的冰葡萄糖盐水中静滴1～2 h,在用药过程中要注意输液速度慢而均匀,密切观察患者生命体征,对老年及重症者忌快速推注降温药,以免诱发心脏骤停或肺水肿;也可服用解暑中药;对于昏迷患者,可遵医嘱给予纳洛酮等药物,以降低应激反应,起到促醒作用;对抽搐、烦躁不安、肌肉痉挛者适当使用镇静药物;及时纠正水、电解质和酸碱平衡失调。

4) 饮食护理　由于过高热患者消耗大,补充营养、水分有利于患者机体抵抗力的恢复。给予充足的水分、注意补充盐分和矿物质,嘱患者多吃清淡、营养、富含维生素易消化的饮食,多吃新鲜蔬菜和水果。高温天气可饮用预防中暑的降温饮品,如山楂汤、冰镇西瓜露、绿豆酸梅汤等。

5) 皮肤护理　降温过程中大汗的病人应及时更换衣服、被褥,保持皮肤的清洁、舒适。卧床的病人,要定时翻身,防止压力性损伤。

6) 烦躁、惊厥患者的护理　可根据医嘱使用镇静剂并注意安全,必要时使用保护具、约束具,防止坠床或自伤。

7) 基础护理　病人卧床休息,病室保持安静、通风、温湿度适宜。注意口腔护理,每日1～2次,保持口腔清洁、防止口腔感染及黏膜破溃;保护心、脑、肾等重要器官的功能;呼吸困难者可给氧气吸入,必要时可行气管切开,机械通气。

8) 心理护理　患者体温过高、体力消耗大,易产生焦虑的情绪,这对稳定病情、减少体力消耗不利，应安慰患者，采取有效的降温措施，稳定患者情绪，使体温下降或恢复正常。

6. 健康教育

1）注意休息，保证充足的睡眠，睡觉时避免电风扇或空调直吹。

2）高温天气里应尽量在室内活动，户外活动时穿着合适的衣服并涂抹防晒霜，活动时间最好避开正午时段，尽量将时间安排在早晨或者傍晚。

（二）中暑患者急救护理

中暑患者急救护理流程见图1-3-1。

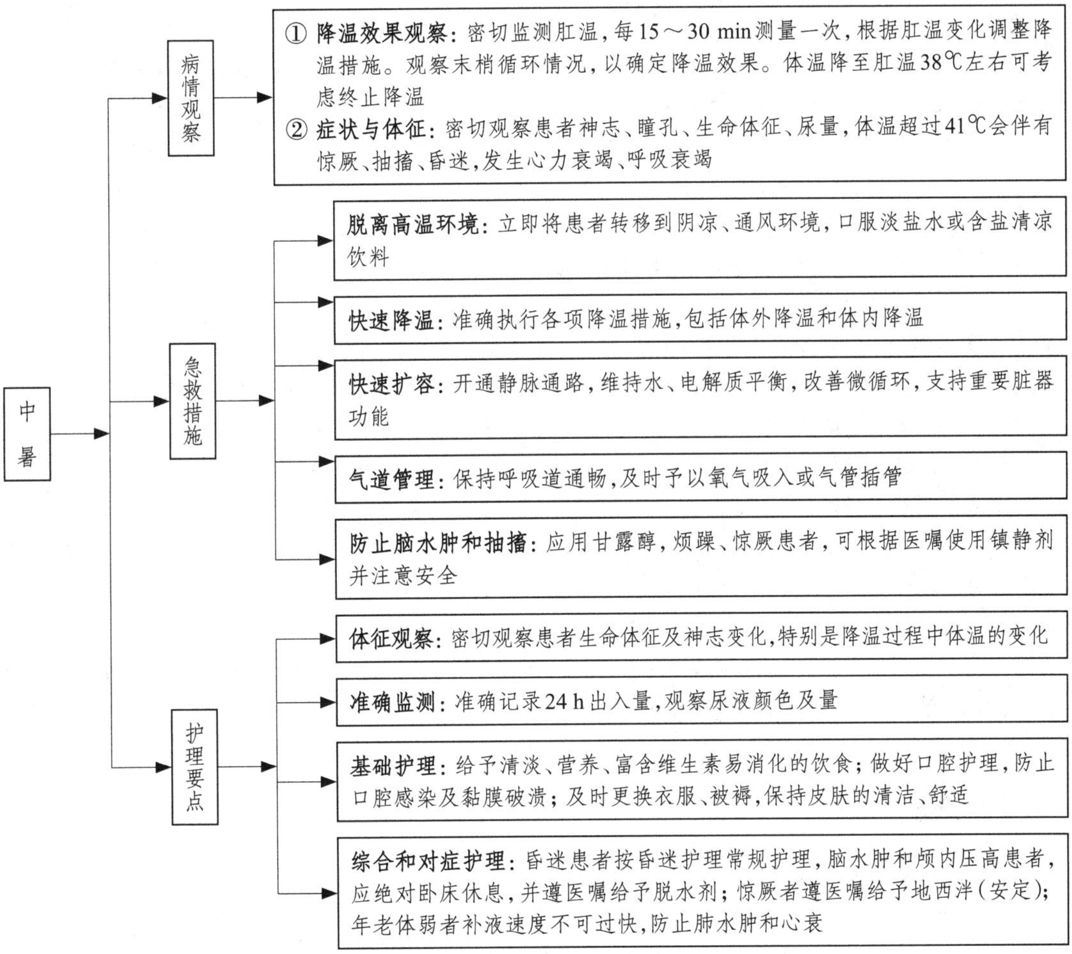

图1-3-1 中暑患者急救护理

【知识链接】 目标温度管理

目标温度管理（targeted temperature management, TTM）是指在特殊的患者群体中实现并维持特定的核心温度以改善临床预后的一种治疗策略。近几年来，人们逐渐认识到精确的体温管理在危重患者救治中的重要意义。对于热射病而言，精确的体温管理尤为重要，要求整个住院治疗期间持续实施TTM。

1. 持续体温监测

持续、准确地监测核心温度是TTM的基础。住院患者不建议使用体表测温（耳道、口腔、鼓膜、腋窝和颞部等）结果来估计核心温度，因为这些方法不能准确反映核心温度，并可能引起误导。测量直肠温度侵入性更小，更方便，能反映腹腔重要脏器的温度，建议尽可能使用直肠温度来监测热射病患者的核心温度。热射病患者在病情稳定前应持续监测核心温度，或者至少10 min测量一次。

2. 有效控制体温

根据不同的散热原理，住院患者有更多的降温措施可供选择，根据医院条件可单用或联用，以实现更精确的体温控制。其他可供选择的降温措施包括：① 控温毯，具有使用方便，简捷有效等优势，将控温毯的启动温度设定为38.5℃、停机温度37.5℃、毯面温度4℃，患者平卧于降温毯上，同时配合冰帽或冰枕，可实现快速降温；② 血管内热交换降温，包括体外机、泵、静脉导管等，降温迅速确切，已有成功用于热射病治疗的报道；③ 药物降温，临床常用的非甾体类解热镇痛药物（如阿司匹林、吲哚美辛等）不适用于热射病早期快速降温，且有可能增加肝脏毒性，不推荐使用；④ 连续性血液净化治疗（continuous blood purification，CBP），血液净化是热射病脏器支持的重要手段，同时也可实现血管内降温作用，由于血液引出体外，且使用透析/置换液，通过控制体外加温装置的温度，同时结合病房控温，可实现较快速的降温。

3. 维持目标温度

目前尚缺乏证据来确定降温治疗的最佳目标温度。传统观念认为，停止降温措施后核心温度可能进一步下降，为避免体温过低导致的潜在风险，如心律失常、凝血障碍等，通常建议降温治疗的目标温度应略高于正常体温。大多数研究推荐38.6℃～39.0℃时终止冷水浸泡降温措施，38℃时终止蒸发降温措施。建议核心温度管理的目标是维持直肠温度在37.0℃～38.5℃。

4. 诱导性亚低温

亚低温治疗在某些神经和心血管急症的治疗方面已经显示出潜力，包括急性卒中和心脏骤停等。然而这种治疗方法的有效性并未得到证实，目前仅以经验性个案报道为主。由于证据和经验有限，对于亚低温治疗在热射病中的应用目前无推荐意见。

——全军热射病防治专家组，全军重症医学专业委员会.中国热射病诊断与治疗专家共识[J].解放军医学杂志，2019，44(3)：181-196.

二、淹溺

（一）淹溺患者护理常规

1. 概念

淹溺（drowning），又称溺水，是人淹没于水或其他液体中，由于液体、污泥、杂草等物堵塞呼吸道和肺泡，或因咽喉、气管发生反射性痉挛，引起窒息和缺氧，肺泡失去通气、换气功能，使机体处于一种危急状态。淹溺是意外死亡的常见原因之一，是儿童伤害死亡的首位原因。

2. 临床表现

缺氧是淹溺者最重要的表现，可引起全身缺氧，导致心跳呼吸骤停、脑水肿，肺部吸入污水可发生肺部感染。在病程的演变过程中可发生低氧血症、弥散性血管内凝血（disseminated intravascular coagualation, DIC)、急性肾衰竭和多器官功能障碍综合征。患者常出现窒息、昏迷、意识不清，呼吸、心跳微弱或停止。有颜面、指端发绀，面部肿胀，双眼结膜充血，口鼻充满泡沫或杂质，肺部听诊可闻及湿啰音，四肢冰凉，腹部鼓胀，寒战。海水淹溺者有口渴感，可伴有头、颈部损伤。常伴有不同程度的低体温。各系统主要临床表现如下。

1）呼吸系统 剧烈呛咳、胸痛、血性泡沫痰，两肺可闻及干湿啰音，呼吸困难，呼吸表浅、急促或停止。

2）循环系统 脉搏细速或不能触及、心跳微弱或消失、心律不齐、血压不稳定，严重者出现室颤或心跳停止。

3）神经系统 头疼、烦躁不安、抽搐、昏睡、昏迷、肌张力增加、视觉障碍、牙关紧闭。

4）消化系统 吞入大量水致胃扩张，复苏时及复苏后有呕吐。

5）泌尿系统 尿液中出现游离血红蛋白，可出现少尿和无尿。淡水淹溺者复苏后的短期内可出现迟发性脑病及凝血障碍。

3. 观察要点

1）严密观察患者的神志、呼吸频率、深度，判断呼吸困难程度。观察有无咳嗽、痰的颜色、性质及心率、心律情况，测量血压、脉搏。

2）注意监测尿的颜色、量、性质，准确记录尿量。

3）将中心静脉压（central venous pressure, CVP）、动脉压和尿量三者结合起来分析、指导输液治疗。

4. 护理问题

1）窒息 与大量水分阻塞呼吸道有关；与溺水刺激喉痉挛而致声门关闭有关。

2）体液不足 与海水淹溺致血液浓缩、血容量减少有关。

3）体液过多 与淡水淹溺致血液稀释、血容量骤增有关。

4）清理呼吸道无效 与深昏迷、痰液无法自主排出有关。

5）体温过高 与淹溺导致误吸及下丘脑体温调节中枢障碍有关。

6）潜在并发症 吸入性肺炎、脑水肿、DIC、急性肾功能衰竭、继发感染等。

5. 护理措施

1）现场急救护理 畅通呼吸道，立即清除口鼻中泥沙等污物，用手指将舌头拉出口外，急救者取半跪位，将溺水者的腹部放在膝盖上，使其头部下垂，用手平压背部，倒出呼吸道内的水。还可以使用肩顶法或抱腹法，将溺水者头部向下，轻轻晃动或奔跑，倒出呼吸道内的水。保持呼吸道通畅，给予高流量吸氧，必要时行气管插管术或气管切开，机械通气辅助呼吸，维持呼吸功能。

2）输液护理 对淡水淹溺者，应严格控制输液速度，从小剂量、低速度开始，防止短时间内输入大量液体，加重血液稀释和肺水肿。对海水淹溺者出现血液浓缩症状的应及时遵医嘱输入5%葡萄糖和血浆液体等，切忌输入生理盐水。

3）复温护理 复温速度要求稳定、安全，复温的方法如下。① 体表复温法：迅速将低体温者移入温暖环境，脱掉衣服、鞋袜，采取全身保暖措施；加盖棉被或毛毯，用热水袋（注意不要直接接触皮肤，用垫子、衣服或毯子隔开，以防烫伤）放腋下及腹股沟，有条件者用电热毯包裹躯体，用热辐射（红外线和短波透热）进行复温等，也可将冻伤者浸入40℃～42℃温浴盆中，水温自34℃～35℃开始，5～10 min后提高水温到42℃，待肛温升到34℃，患者呼吸和心跳规则，停止加温；如患者意识存在，可给予温热饮料或小量酒，静脉滴注加温10%葡萄糖，有助于改善循环。② 中心复温法：低体温严重者，除体表复温外，也可采用中心复温法，如采用加温加湿给氧、加温静脉输液（43℃）等方法；有条件可采用体外循环血液加温和腹膜透析。

4）基础护理　急性期禁食，待肠蠕动恢复后可进富含营养易消化的食物，对昏迷者行鼻饲，防止呼吸道、泌尿系统感染以及压疮等并发症。

5）心理护理　抢救过程中，及时与家属沟通，缓解家属紧张情绪，增强患者及家属安全感。对于自杀淹溺的患者应尊重患者的隐私权，注意引导其正确对待人生、事业、他人。保持心理反应的适度，防止心理反应的失常而影响治疗。

6. 健康教育

1）了解淹溺的原因，向患者及家属介绍预防淹溺的重要性。

2）指导患者及家属遇到淹溺时有效的急救方法。

3）加强体育锻炼，提高身体抵抗力，如有不适及时就医。

（二）淹溺患者急救护理

淹溺患者急救护理流程见图1-3-2。

【知识链接】　淹溺自救

1. 水中自救

当人落水之后或发生淹溺时，最重要的是屏住呼吸，放松全身，去除身上重物，才能保存更多的体力。如果身体沉入水中，落水者应立即采取如下动作：双臂掌心向下，从身体两侧类似鸟类飞翔动作顺势向下划水，同时双足类似爬楼梯动作用力交替向下蹬水；当身体上浮时应冷静地采取头向后仰、面向上方的姿势，争取先将口鼻露出水面；一经露出水面，立即呼吸，此时呼气要浅，吸气宜深，尽可能保持使自己的身体浮于水面，同时大声呼救；同时踩水避免身体再次下沉。如果淹溺发生在游泳池深水区域或底部坚硬的水域及河床，落水者可在触底时用脚蹬地以加速上浮，浮出水面立即呼救，坚持到救援人员到达施救。如果淹溺发生时被水草或水下杂物缠住，应深吸气后屏气再钻入水中，睁眼观察被缠绕之处，同时用双手慢慢解脱杂物缠绕。此时切忌挣扎，减少身体需氧量，以延长水下耐受时间。发生呛水时应保持冷静，应克制咳嗽感，先在水面上闭气静卧片刻，再将头抬出水面，边咳嗽调整呼吸动作，待气管内的水分排除后，呼吸就会恢复正常。

2. 肌肉痉挛性收缩自救

肌肉痉挛性收缩俗称抽筋，是游泳及水下作业者突然发生的一种情况，较为常见。临床表现为某处肌肉突发性痉挛，局部肌肉发硬并剧痛。导致肌肉痉挛性收缩的原因多为水温较低或游泳及

- 淹溺
  - 病情观察
    - ① **生命体征**：包括体温、脉搏、呼吸、血压、意识、瞳孔的变化。缺氧常为比较明显的表现
    - ② **实验室检查结果**：低氧血症、高碳酸血症、酸中毒
    - ③ **注意水、电解质平衡**：记录24 h出入量
  - 急救措施
    - **即刻措施**：迅速将溺水者救离水中
    - **畅通气道**：迅速清除口鼻腔内污物，将舌拉出，防止后坠，保持呼吸道通畅
    - **控水处理**：急救者一腿跪地，另一腿屈膝，将淹溺者腹部横置于急救者屈膝的大腿上，使头低位，然后用手平压倒出
    - **心肺复苏**：呼吸心跳停止者立即进行心肺复苏（cardio pulmonary resuscitation，CPR）
    - **建立静脉通路**：立即建立静脉通路，静脉给予强心剂、抗心律失常药
    - **迅速转运**：迅速转运至医院，途中不中断救护
  - 护理要点
    - **气道护理**：保持呼吸道通畅，给予高流量吸氧，做好气管插管、机械通气准备
    - **严密观察病情**：密切观察生命体征（神志、意识、瞳孔变化，尿液的色、质、量等）
    - **输液护理**：输液时注意输液速度，防止心衰、肺水肿
    - **保温护理**：心跳呼吸恢复者，应注意保暖；对意识未恢复者，应设法进行头部降温，降低脑细胞需氧量，保护脑细胞
    - **防止并发症**：避免吸入性肺炎、脑水肿、DIC、急性肾功能衰竭、继发感染等并发症
    - **心理护理**：做好解释工作，消除患者及家属紧张、焦虑、恐惧心理，做好心理疏导

图1-3-2　淹溺患者急救护理

水下作业时过度疲劳、过度呼吸、服用某些药物以及体内某些微量元素不足（如缺钙等）等；常发生部位为腓肠肌，手指、足趾、大腿、上臂等处也时有发生。在游泳及水下作业时发生肌肉痉挛性收缩时要保持镇静，停止游动，仰面浮在水面上，并且依据不同的部位采取不同方法自救：① 腓肠肌或足趾：使身体呈仰卧姿势，用手紧握患肢足趾并用力向上拉，使发生痉挛的下肢伸直，并用另侧下肢踩水，用另一侧上肢划水，帮助身体上浮。② 大腿：弯曲发生肌肉痉挛性收缩的大腿，使其与身体呈直角并同时弯曲膝关节；然后用双手抱小腿，用力使其贴服大腿上并做震颤动作，随即向前伸直。③ 腹直肌：腹直肌抽筋即腹部（胃部）处抽筋，弯曲下肢靠近腹部，用手抱膝，随即向前伸直。④ 手指：将手握成拳头，然后用力张开，张开后再迅速握拳。⑤ 手掌：用另一侧手掌将患侧手掌用力压向背侧并作震颤动作。⑥ 前臂：将手握成拳头并尽量屈肘，然后再用力伸开。

3. 遇漩涡时自救

漩涡通常是流速较快的水流遇到障碍物时产生的，通常位于障碍物的下游。故接近障碍物（如水坝、河道突然变窄等）时应尽量远离障碍物；如果已经接近漩涡，应立刻放平身体俯卧浮于水面上，沿着漩涡边，用爬泳的方法借力顺势快速摆脱漩涡，身体必须平卧在水面上，切不可直立踩水或潜入水中；如果不慎已经进入漩涡并被拽入水下，则应立即屏气，然后尽量蜷缩身体，双手抱头，尽可能避免要害部位撞在障碍物上；当旋转解除后立即在水下睁眼观察周围情况，并迅速划水使自己上浮。

4. 汽车内淹溺自救

汽车内淹溺时有发生，最重要的自救策略寻找正确的自救方法避免被困；第一时间拨打救援电话报告自己方位。自救措施：① 故当车辆落水时选择手动操作，提前打开门锁及车窗。② 车辆刚落水时车内外大气压几乎相等，此时车门容易打开；有证据证明，在车辆最初入水的30 s至2 min是最佳逃逸时间。③ 如果车门已经无法打开，可尝试寻找车内重物，如工具箱中的榔头、千斤顶、便携式破窗器等，把车窗砸碎逃生；如果无法砸碎车窗玻璃，应抬高头部，便于得到空气，同时放松身体，平静呼吸，保存体力，冷静等待，直到车辆进水几乎达车顶时再打开车门逃生。

——中国研究型医院学会心肺复苏学专业委员会，中国老年保健协会心肺复苏专业委员会，中国老年保健协会全科医学与老年保健专业委员会，等. 中国淹溺性心脏停搏心肺复苏专家共识[J]. 中华急诊医学杂志，2020，29（8）：1032-1045.

三、触电

（一）触电患者护理常规

1. 概念

电击伤（electrical injury），俗称触电，是指一定量的电流通过人体引起全身或局部的组织损伤和功能障碍，甚至发生呼吸、心搏骤停。

2. 临床表现

轻者仅有瞬间感觉异常，重者可致死亡。

1）全身表现

触电后，轻者表现为痛性肌肉收缩、惊恐、面色苍白、四肢软弱、表情呆滞，呼吸及心跳加速，头痛、头晕、心悸等，皮肤灼伤处疼痛。高压电击时，患者常发生神志丧失，呼吸、心搏骤停。有些患者可能出现心跳、呼吸极其微弱或暂停，心电图可呈心室颤动状态，经积极治疗，一般可恢复，这种状态称为“假死状态”。昏迷或呼吸、心搏骤停者，如不及时复苏则会导致死亡，幸存者可有定向力丧失和癫痫发作。心室颤动是低压电电击后常见的表现，也是伤者致死的主要原因。组织损伤区或体表烧伤处丢失大量液体时，可出现低血容量性休克。低血压、电解质紊乱和严重的肌球蛋白尿可引起急性肾衰竭。电击时因肌肉剧烈收缩的机械暴力，可致关节脱位和骨折。

2）局部表现

（1）高压电引起电烧伤的典型特点　① 烧伤面积不大，但可深达肌肉、血管、神经和骨骼，有“口小底大，外浅内深”的特征；② 有一处进口和多处出口；③ 肌肉组织常呈夹心性坏死；④电流可造成血管壁变性、坏死或血管栓塞，从而引起继发性出血或组织的继发性坏死。

（2）低压电引起的烧伤　低压电引起的烧伤常见于电流进入点与流出点，伤口小，呈椭圆形或圆形，焦黄或灰白色，干燥，边缘整齐，与正常皮肤分界清楚，一般不损伤内脏。如有衣服点燃，可出现与触电部位无关的大面积烧伤。

3）并发症　可有短期精神异常、心律失常、肢体瘫痪、继发性出血或血供障碍、局部组织坏死并继发感染、弥散性血管内凝血、急性肾功能障碍、内脏破裂或穿孔、永久性失明或耳聋等。孕妇电击后常发生死胎、流产。

3. 观察要点

1）严重电击伤患者，应迅速补液，观察每小时尿量、周围循环情况，严密监测心肌标志物、血红蛋白尿、血气分析等。

2）严密观察心电图的变化，尽早发现心律失常。

3）电流可造成血管壁变性、坏死或血管栓塞，从而引起继发性出血或坏死，应严密观察受伤肢体远端的血液循环。

4. 护理问题

1）皮肤完整性受损　与触电引起的皮肤烧伤有关。

2）意识障碍　与触电引起的神经系统病变有关。

3）活动无耐力　与心律失常导致心排血量下降，组织缺血、缺氧有关。

4）自我认可紊乱　与触电后肢体残疾、功能障碍及毁容有关。

5）有感染的危险　与触电后创面感染、抵抗力下降有关。

6）潜在并发症　心律失常、休克、急性肾衰竭等。

5. 护理措施

1）即刻护理措施　心搏骤停或呼吸停止者按心肺复苏指南的流程进行复苏，应尽早尽快建立人工气道和机械通气，充分供氧，配合医生做好抢救。

2）严密观察病情变化　定时监测生命体征，谨防心律失常、心肌损伤、肾功能损伤。

3）用药护理　尽快建立静脉通路，按医嘱给予输液，恢复循环血容量。应用抗生素预防和控制电击伤损害深部组织后造成的厌氧菌感染，注射破伤风抗毒素预防破伤风发生。

4）合并伤的护理　因触电后弹离电源或自高空跌下，患者常伴有其他合并伤如颅脑伤、气胸、血胸、内脏破裂、四肢与骨盆骨折等。搬运患者过程中应注意有无头、颈部损伤和其他严重创伤，颈部损伤者要给予颈托保护，可疑脊柱骨折患者应注意保护脊柱，使用硬板床。

5）安全护理　急性期应绝对卧床休息，部分患者电击后处于精神亢奋状态，应强迫其卧床休息，对神志不清者，可采取保护性约束，防止其坠床。

6）其他护理措施　①防止厌氧菌感染，受伤后应常规注射破伤风抗毒素和类毒素，以及长期应用大剂量青霉素和（或）甲硝唑（坏死组织彻底清除干净后停用）；②清除坏死组织和截除坏死肢体时，做好术后常规护理。

7）加强基础护理　病情严重者注意口腔护理、皮肤护理，预防口腔炎和压疮的发生。

保持患者局部伤口敷料的清洁、干燥、防止脱落。

8）心理护理　电击伤患者都有不同程度的伤残，应做好患者的心理护理，增强患者战胜疾病的信心。

6. 健康教育

1）了解患者发生电击的原因，向患者及家属介绍电击的危害和严重性，并进行安全教育。

2）对已截肢的患者，积极进行心理护理，待合适时机配戴假肢，以适应伤残后的生活。

3）休息指导，卧床休息，防止因活动使血管血栓脱落，造成重要脏器血管栓塞。

（二）触电患者急救护理

触电患者急救护理流程见图1-3-3。

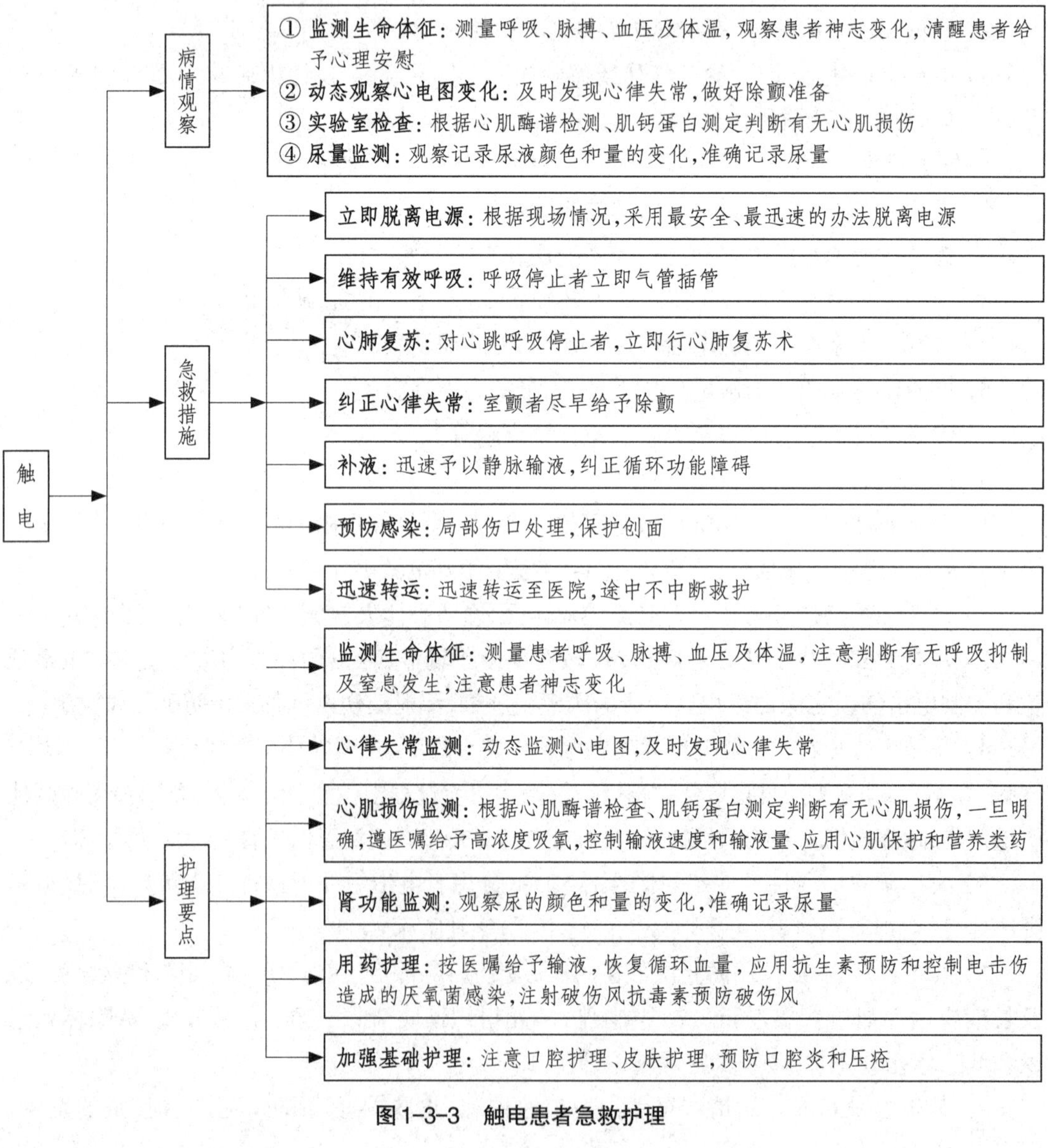

图1-3-3　触电患者急救护理

【知识链接】　成人心脏骤停医务人员基础生命支持流程图(2020)

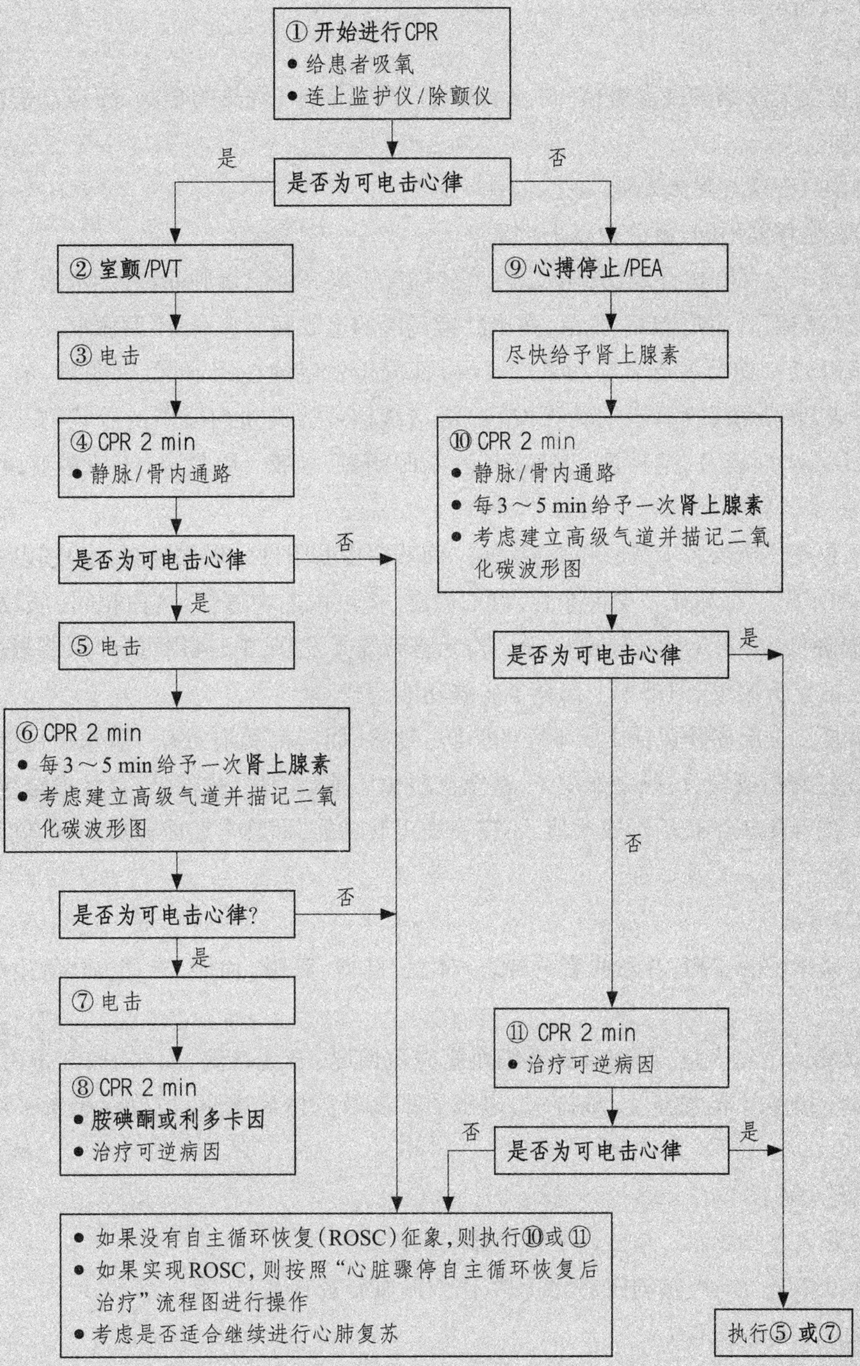

——何亚荣,郑玥,周法庭,等.2020年美国心脏协会心肺复苏和心血管急救指南解读——成人基础/高级生命支持[J].华西医学,2020,35(11):1311-1323.

四、烫伤

(一) 烫伤患者护理常规

1. 概念

烫伤是由无火焰的高温液体(沸水、热油)、高温固体(烧热的金属等)或高温蒸汽等所致的组织损伤。

2. 烫伤的分级与临床表现

根据烫伤程度不同,可分为以下4级。

1) Ⅰ度　又称红斑性烧伤,伤及表皮层,局部干燥、疼痛、微肿而红,无水泡,3～5 d后,局部由红转淡褐色,表皮皱缩、脱落,露出红嫩光滑的上皮面而愈合,不留瘢痕。

2) 浅Ⅱ度　伤及表皮全层和真皮浅层,部分生发层健在,局部红肿明显,有大小不一的水疱形成,内含淡黄色(有时为淡红色)澄清液体或含有蛋白凝固的胶状物。水疱伤及真皮乳头层,水疱较大,疱壁薄、基底潮湿、水肿明显,剧痛2周愈合,不留瘢痕,可有色素沉着。

3) 深Ⅱ度　伤及表皮全层和真皮深层,尚残留皮肤附件。局部肿胀,表皮较白或棕黄,或有较小的水疱。将坏死表皮去除后,创面微湿、微红或白中透红、红白相间,质较韧,感觉迟钝,皮温降低,并可见网状栓塞血管。若无感染等并发症,3～4周可愈,因修复过程中有肉芽组织,故留有瘢痕,但基本上保存了皮肤功能。

4) Ⅲ度　全层皮肤包括皮肤下面的脂肪、骨骼、肌肉都受到伤害。脱水后可形成焦痂,创面无水泡,蜡白或焦黄,触之如皮革,甚至已炭化。感觉消失,皮温低,自然愈合缓慢,须待焦痂脱落,肉芽组织生长后形成瘢痕,不仅丧失皮肤功能,而且常造成畸形,有的创面甚至难以自愈。

3. 观察要点

1) 生命体征的监测,注意患者的神志、体温、脉搏、呼吸、血压、末梢循环等生命体征的变化。

2) 记录24 h出入量,严密观察毛细血管充盈情况,有无口渴、血尿、血红蛋白尿、呼吸困难,及时、快速补充血容量,维持水、电解质平衡及胶体渗透压,以确保患者平稳度过休克期。

4. 护理问题

1) 皮肤完整性受损　与烫伤所致局部组织破坏有关。

2) 体液不足　与严重创伤、大面积烫伤致低血容量有关。

3) 焦虑　与烫伤有关。

4) 自我认可紊乱　与面部烫伤或烫伤后毁容、截肢、家庭关系失调等因素有关。

5) 潜在并发症　创面感染、脓毒症以及休克。

5. 护理措施

1）*创面护理*　保持创面的清洁，尽量减少创面的损害，降低创面面积的扩大，清创时尽量减轻患者的疼痛，预防创面的感染和并发症的出现。护理过程中，及时清除创面的坏死组织，防止病菌向深部或全身散播，重点设法保护创面，使创面始终保持湿润的状态，加速创面的愈合。

2）*疼痛护理*　① 观察患者疼痛的性质、持续的时间及患者所能忍受的范围；② 指导患者减轻疼痛的方法，保持情绪稳定，焦虑的情绪易引起疼痛加深，可听音乐、看小说等分散注意力；③ 根据患者的耐受程度选择适当的镇静止痛疗法；④ 保持环境安静舒适，执行保护性医疗制度，耐心听取患者倾诉，给予适当安慰，减轻患者心理负担，提高痛阈。

3）*饮食护理*　由于皮损创面的渗出，易出现水、电解质平衡失调，导致体液不足。应给患者进食高热量、高蛋白、易消化、易吞咽的食物，必要时遵医嘱给予补液，准确记录24 h出入量。定时复查生化，了解体内水电解质的平衡情况。

4）*心理护理*　烫伤患者大多发病突然，给患者及家属带来极大的恐慌，表现出焦虑和恐惧心理，特别是女性患者，更担心毁容、皮肤受损和影响外观，对治疗结果缺乏了解和信心，因此在治疗过程中医护人员的态度要和蔼，不仅需要给予情感上的理解，还需要耐心地给患者及其家属介绍烫伤康复治疗的注意事项，使患者树立治疗的信心，保持良好的精神状态，积极配合治疗。

5）*病房管理*　保持病房清洁和通风条件是护理的首要条件，烫伤患者病房管理的护理重点是防止交叉感染。因此，要认真执行消毒隔离制度，接触患者时要戴消毒手套，接触创面的一切用品均应进行无菌处理，同时保持病房的舒适、通风和定期消毒。

6. 健康教育

1）加强安全教育，正确使用易燃、易爆等危险物品。家用物品中如热水瓶、火盆等放置在适当地方，勿被小儿弄翻。

2）迅速避开热源，避免持续造成伤害。将覆盖在伤处的衣裤剪开，以避免使皮肤的烫伤变重。对于烫伤不严重者，一般可在家中先做处理，在水龙头下用冷水持续冲洗伤部，或将伤处置于盛冷水的容器中浸泡，持续30 min，这样经及时散热可减轻疼痛或烫伤程度。

3）比较严重的烫伤，尤其是头面、颈部，应立即用清洁的被单或衣服简单包扎，避免再次污染和再次损伤，保持创面清洁，尽快送至医院救治。

4）创面不要用红药水、紫药水等有色药液涂抹，以免影响医生对烫伤深度的判断，也不要用碱面、牙膏等乱敷，以免造成感染。

（二）烫伤患者急救护理

烫伤患者急救护理流程见图1-3-4。

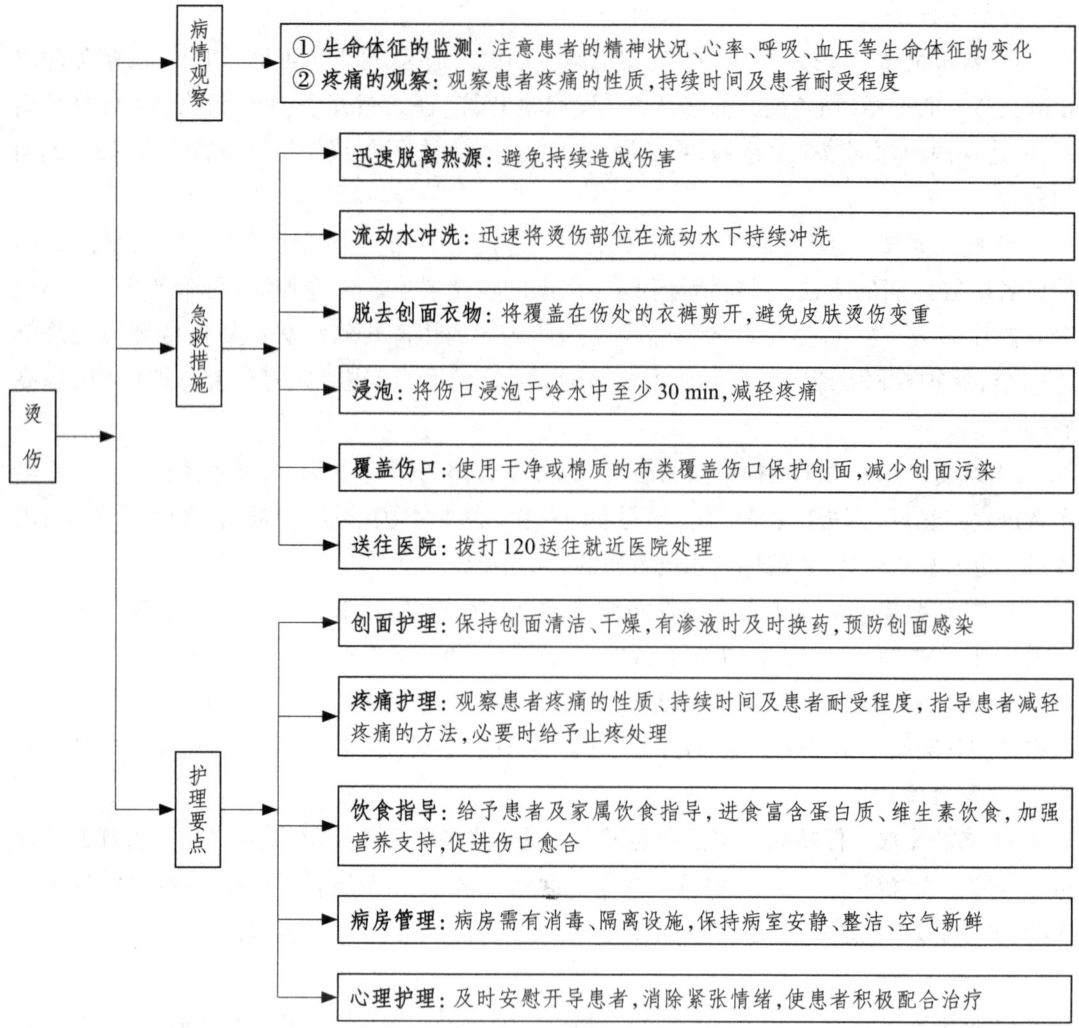

图1-3-4　烫伤患者急救护理

【知识链接】　烫伤的常见急救处理及误区

烫伤是我们日常生活中遇到比较多的意外伤害事故。儿童烫伤极为常见，家长在处理时常因缺乏常识导致手忙脚乱而进入误区，以致错过了减轻伤害、改善预后的最佳时机，甚至由于不正确的处理加重烫伤情况。

误区一：胡乱扯下衣服　发生烫伤时，需马上脱掉身上衣服以查看伤势，切忌胡乱扯下衣服，加重对烫伤皮肤的损害，甚至是将烫伤的表皮拉脱，正确的方法是：在流动水冲洗下，拿剪刀将衣服剪开，避免衣服对创面的摩擦。

误区二：烫伤部位涂抹牙膏　涂上牙膏非但没有治疗作用，还会引起感染，其凝结粘连伤口不但会增加医生处理创面的难度，颜色渗入组织还会影响医生判断创面的深浅程度，耽误治疗。正确的方法是用冰水浸泡的干净纱布或毛巾覆盖，或包一些冰块冷敷。

误区三：盲目弄破水泡　烫伤的水泡如果直径小于2 cm可不弄破，若水泡直径大于2 cm，或水泡位置在关节等活动频繁、极易摩擦处，要避免不小心弄破水泡，造成更大的伤口。正确的做法是用干净的毛巾或布块覆盖，前往医院由医务人员处理以降低感染几率。

误区四：立即送医院　烫伤了，马上送医院，对吗？不全对，医院是要送的，但在去医院之前也要做一些适当的处理。正确的做法是，如果是面积不大的肢体烫伤，可用干净的流动水冲洗或者浸泡，用冷水处理创面可以中和烫伤皮肤内残存的热量，减轻进一步的热损伤，使创面迅速冷却下来，达到止疼的效果。如果烫伤在其他部位，也可用冷毛巾覆盖创面，但切忌摩擦。

烫伤三步走

1. 冲　烫伤后应立即用自来水冲（用自来水冲烫伤部位时，要坚持15 min以上。冲的时候不要把水龙头直接对准烫伤部位，最好冲在伤口一侧，让水流到烫伤处，以防止自来水的压力过大，对烫伤处造成二次伤害），或把烫伤部位浸入洁净的冷水中。烫伤后越早用冷水浸泡，效果越佳；水温越低效果越好，但不低于6℃。用冷水浸泡时间一般应持续30 min以上，这样经及时散热可减轻疼痛或烫伤程度。

2. 脱　边冲边用轻柔的动作脱掉烫伤者的衣服，如果衣服粘住皮肉，不能强扯，可以在流动水下用剪刀剪开。

3. 盖　如烫伤创面过大、过深，可选择消毒敷料、光滑无毛边的布类，或经高温熨烫过的干净床单，覆盖伤口后抓紧时间送往医院处理。

——周凤鸣.烫伤急救处理5误区[J].家庭医药.快乐养生，2021，4：79.

第四节　多发伤护理

一、多发伤护理常规

1. 概念

多发伤（multiple injuries）是指在同一伤因的打击下，人体同时或相继有两个或两个以上解剖部位的组织或器官受到严重创伤，其中之一即使单独存在创伤也可能危及生命，受伤部位可以是人体的任何器官。常见的病因有两种：机械性钝力和利器两大类，常见的钝力包括高空坠落、交通事故、挤压伤等；常见的利器包括刀刺伤和锐器伤。日常生活中，最多见的原因是钝力引发的多发伤。多发伤分为10大类：头颅创伤、颌面创伤、颈部创伤、胸部创伤、腹部创伤、骨盆创伤、泌尿系创伤、脊柱创伤、四肢创伤和软组织伤。

临床上，多发伤有以下特点：① 易发生MODS，患者死亡率高；② 休克发生率高；③ 感染发生率高；④ 严重低氧血症；⑤ 容易漏诊；⑥ 病情复杂，处理困难。

2. 临床表现

根据不同的受伤部位，往往呈现出不同的临床表现。

1）颅脑创伤　表现为颅内血肿、脑挫裂伤、颅底骨折，患者进行性出现颅内高压、脑疝、脑干功能衰竭、呼吸心跳停止。

2）颌面创伤　颌面部开放性骨折合并大出血，患者易出现失血性休克，气道堵塞，引起窒息。

3）颈部创伤　颈部创伤合并大血管损伤、创伤性血肿、颈椎骨折，患者易出现失血性休克，血肿压迫伴气道窒息，损伤颈髓伴高位截瘫。

4）胸部创伤　多发性肋骨骨折、血气胸、肺挫伤、纵隔气肿、心脏大血管伤、气管损伤、膈肌破裂、连枷胸或心包填塞。患者常伴有呼吸功能障碍、低氧血症、心脏损伤、心肌供血供氧受限、心肌收缩力及pH值均下降、传导阻滞、心律失常、心力衰竭，最终引发心源性休克或心跳停止。

5）腹部创伤　腹腔内大出血、内脏损伤，患者常因肝、胆、肠破裂，引发腹膜炎，进而发展为感染性休克，导致微循环障碍及多器官功能障碍综合征（multiple organ dysfunction syndrome，MODS）。也可因肝、脾、肾破裂，进而发展成失血性休克，致使微循环障碍，导致心搏停止。

6）骨盆创伤　骨盆骨折合并腹膜后血肿及失血性休克。

7）泌尿系统创伤　肾脏损伤、膀胱破裂、子宫破裂、尿道断裂、阴道撕裂伤，可诱发失血性休克、肾功能衰竭、感染。

8）脊柱创伤　脊柱骨折合并神经系统损伤，导致患者截瘫。

9）肢体创伤　四肢开放性骨折、四肢长骨干骨折、四肢大血管损伤，易并发失血性休克，脂肪栓塞等。

10）软组织创伤　广泛性软组织损伤合并大出血或挤压综合征。

3. 观察要点

1）监测患者生命体征　对于患者的生命体征进行动态观察，注意伤员的面色以及表情，监测患者的血压、心率、呼吸、血氧饱和度，记录生命体征的变化。

2）意识状态　判断颅脑损伤程度和反映病情发展趋势的重要标志是患者的意识状态。运用格拉斯哥昏迷评分（glasgow coma scale，GCS），评估患者意识状况并做好记录。如患者GCS≤8分或存在意识障碍进行性加重，瞳孔直径不等大或变化等表现，考虑存在颅内压升高的颅脑损伤，结合颅脑CT表现联系神经外科进行减压处理。

3）尿量　对患者的尿量进行观察并给予记录，若患者出现少尿或者无尿等，提示患者情况发生变化，需要提高警惕，报告医生。

4）胸部损伤患者重点观察有无连枷胸，有无血气胸及心包填塞症状，如患者出现明显反常呼吸运动，应用胸带包扎固定胸部，以减轻疼痛和抑制反常呼吸，避免加重胸部损伤。

5）腹部创伤患者注意腹部压痛、肌紧张和反跳痛程度，有无移动性浊音、肠蠕动等，另外还要注意腹围情况，腹围增加1 cm，贮血量为2 900 mL；增加2 cm，贮血量为6 100 mL。

6）骨盆或长骨骨折后24～48 h，患者出现呼吸困难、发绀，伴有氧分压下降和二氧化碳分压升高，意识模糊、嗜睡、发热、心率快，则可能发生脂肪栓塞综合征，应给予激素、高压给氧、通气支持等对症治疗。

7）实施全身系统的检查，避免漏诊，运用“CRASHPLAN”顺序进行伤情评估（C：cardiac/心脏；R：respiration/呼吸；A：abdomen/腹部；S：spine/脊柱脊髓；H：head/头颅；P：pelvis/骨盆；L：limb/四肢；A：arteries/动脉；N：nerves/神经）。

8）多发伤患者有以下三个死亡高峰，医护人员必须观察患者的伤情变化，实时对症处理。① 第一个死亡高峰：伤后数分钟内，死亡原因主要为脑、脑干、高位脊髓的严重创伤或心脏主动脉等大血管撕裂。② 第二个死亡高峰：伤后6～8 h内，这一时间被称为抢救的“黄金时间”，死亡原因主要为颅内、硬膜下或硬膜外血肿、血气胸、肝脾破裂、骨盆及股骨骨折等引发的大出血，如及时且抢救措施得当，大部分患者可免于死亡，这类患者是抢救的主要对象。③ 第三个死亡高峰：伤后数天或数周，死亡原因主要为严重感染或MODS。

4. 护理问题

1）*皮肤完整性受损*　与长期皮肤受压，血液循环不良有关。

2）*营养不良，低于机体需要量*　与机体进食不足、能量消耗增加，机体处于高分解、高代谢状态有关。

3）*疼痛*　与外因所致的机体创伤有关。

4）*低效型呼吸形态*　与胸部损伤，胸闷、胸痛、反常呼吸、肺功能下降有关。

5）*焦虑*　与对疾病恐惧，担心预后有关。

6）*知识缺乏*　缺乏多发伤的相关防护知识。

7）*潜在并发症*　MODS、骨筋膜室综合征、坠积性肺炎、休克等。

5. 护理措施

1）*现场急救*　在急救过程中，由于患者整体伤情重，病情危急，需要紧急处理，必须遵循“先救命后治伤”的原则，积极心肺复苏，以挽救患者生命。其抢救程序VIPCOIN，包括V（ventilation）维持气道通畅、加强气道管理；I（Infusion）输液抗休克；P（pulse）维持正常泵血、心肺脑复苏；C（control）控制出血；O（operation）手术；I（intensive care unit）加强医疗；N（nurse）护理。配合医生尽快实施“一问（询问患者或家属患者的外伤史，了解患者受伤的外力来源方向、受伤部位）、二看（观看患者呼吸、面色、受伤部位等）、三测（对患者血压进行测量，评估患者是否处于休克状态）、四摸（摸脉搏、皮肤温度、胸部是否存在压痛、四肢是否异常活动）、五穿刺（对于疑似胸腹腔损伤的患者行腹腔穿刺）”的五步检诊程序。观察患者的意识、生命体征、瞳孔的变化，当生命体征发生变化时需优先处置，迅速评估伤情，用SAMPLE［S（symptoms and signs）症状和体征；A（allergy）过敏史；M（medications）用药史；P（past history）既往病史；L（last meal）最近一餐所吃的食物；E（event）事情经过］法快速问诊，了解病史，分析受伤状况。

2）保持呼吸道通畅　加强对患者的呼吸道护理，及时清除患者呼吸道内分泌物以及血块等，避免误吸现象发生。轻度缺氧患者及时给予吸氧，对于重度缺氧的患者，配合医生行气管插管或气管切开，备齐全套吸引物品，做好吸痰护理。

3）纠正休克　建立两条或两条以上的静脉通路，快速扩容，补充血容量，积极止血，治疗原发病。

4）伤口出血的处理　迅速控制活动性出血是早期急救护理的重要手段。对有明显外出血的患者应迅速控制伤口出血，用加厚敷料加压包扎伤口止血。

5）体位护理　患者昏迷时，头偏向一侧；颅脑损伤伴脑疝时抬高头部15°～30°；有胸部损伤或有胸腔引流的患者，如无休克可给予半卧位，以缓解呼吸困难和利于引流；有下肢供血不足时，则不宜抬高下肢，以防肢体缺血坏死；对休克循环状态不稳定的患者，以抢救生命为主，防止过多搬动、翻身，引起血压波动、休克加重导致死亡。

6）转运护理　多发伤患者经急诊抢救，生命体征平稳后方可转送检查、入院或手术治疗，医护人员须全程陪护。转送途中，保持患者呼吸道通畅及各种管道通畅，携带抢救药物、仪器，密切监测生命体征，做到安全转送，如病情发生变化就地进行抢救；到病房后，过床时注意平稳、轴线搬运，防止由于体位变化造成病情变化，同时认真做好病情、药物和治疗等的交班工作。

7）心理护理　多发伤患者均因突然受伤，面临致残或死亡威胁，外伤、出血、疼痛、胸闷、呼吸困难等症状，使患者躯体上的痛苦与心理的恐惧交织在一起，护士应主动关心、安抚患者及家属，紧急处理做到稳、准、轻、快、沉着冷静，让患者有安全感，消除其紧张、恐慌心理，使其树立战胜疾病的信心。

6. 健康教育

1）向患者告知疾病发生的原因，在日后的生活中注意安全，做好个人防护，杜绝此类事件的再次发生。

2）给予患者心理护理，解除患者对于疾病的忧虑。

3）指导患者必要的功能锻炼，嘱咐其定期门诊随访。

二、多发伤急救护理

多发伤急救护理流程见图1-4-1。

【知识链接】　多发伤患者救治护理的综合管理

严重多发性创伤是指患者由于车祸及各种暴力事件引起的全身多处受伤且危及生命的综合征。此类患者通常由高能量暴力所致，患者生命体征。极不平稳。快速诊断与救治、结构化的护理团队急救，对于提高患者抢救成功率有重要的意义。

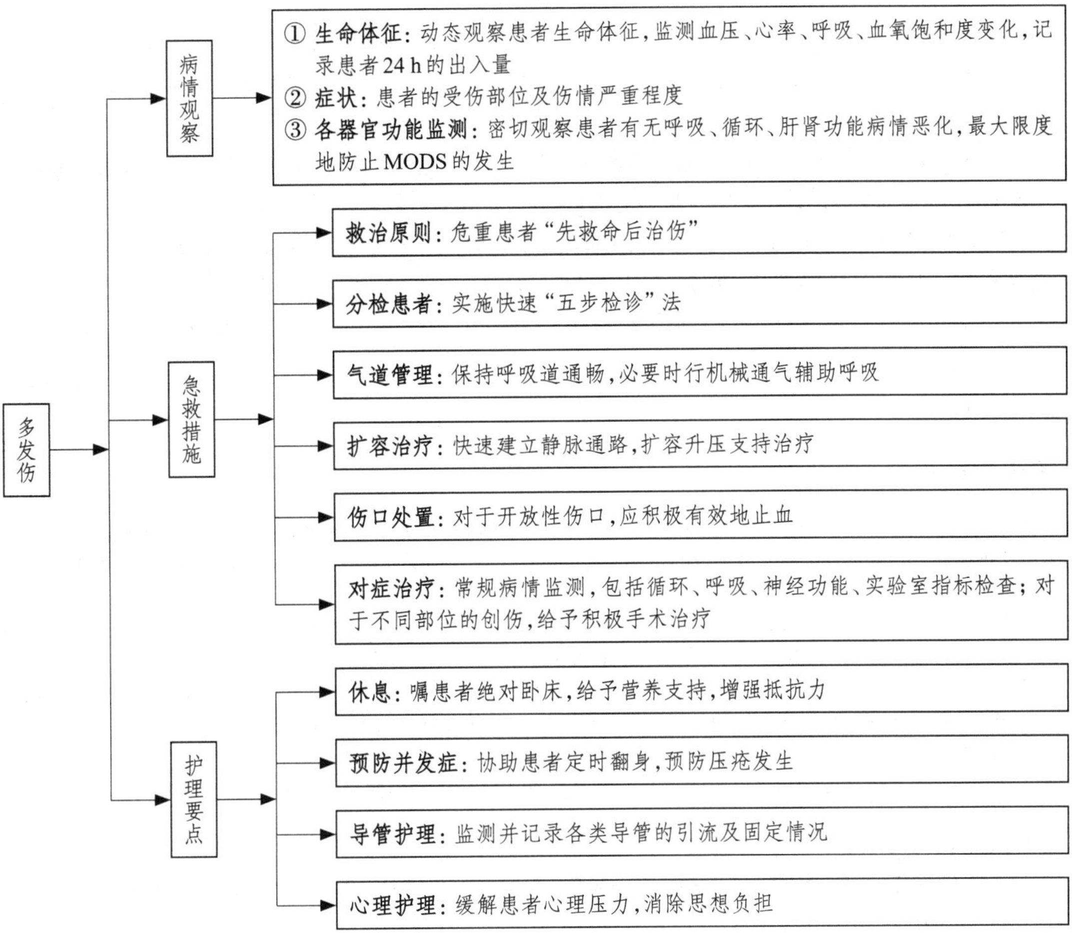

图1-4-1　多发伤急救护理

1. 多发伤诊断　多发伤通常包括三个方面的独立诊断：① 损伤诊断，包括损伤部位和损伤性质；② 损伤并发症诊断，包括失血性休克、感染、间室综合征、水电解质酸碱平衡紊乱和功能障碍等；③ 并存疾病诊断，包括心血管疾病、肺部疾病、代谢疾病、药物依赖等。

2. 损伤性质　通常多发伤的损伤性质包含10种类型：① 浅表损伤；② 开放性伤口；③ 骨折；④ 脱位、损伤及劳损；⑤ 神经和脊髓损伤；⑥ 血管损伤；⑦ 肌肉和肌腱损伤；⑧ 挤压伤；⑨ 创伤性切断；⑩ 内部脏器损伤。

3. 损伤诊断排列顺序　① 由上而下——头、面、胸、腹、四肢、体表；② 从内向外——某一部位损伤后按照“内脏—骨骼—皮肤”的顺序；③ 按病情危重程度，先重后轻原则。

4. 多学科协同治疗（multiple disciplinary team, MDT）模式护理团队　MDT护理团队由3名护士组成，具体包括1名创伤护士（固定岗位）、1名循环护士以及1名协调护士（由急诊科当值护士担任），其中创伤护士是整个团队的核心，负责团队的组织、监督、合作以及包括标准创伤评估及具体专项在内的操作培训和模拟演练；循环护士负责静脉通道快速建立及各种药物的输注、心电监护、气管插管准备/切开配合、吸氧、导尿以及抽输血等职责；协调护士负责创伤分级标准评估，各类标本的采集送检、急救物品及药品的供给、对外联系以及抢救记录等工作。打造一支职责明确、精准协作的护理团队，为患者的生命保驾护航。

——中华医学会创伤学分会创伤急救与多发伤学组.多发伤病历与诊断：专家共识意见(2013版)[J].创伤外科杂志，2014，16(2)：192-193.

陈倩，柴宇霞，胡琳琳，等.多学科协同治疗模式护理团队在急诊多发伤患者救治效果中的初步探索[J].中华现代护理杂志，2019，25(34)：4472-4475.

（姜金霞）

【参考文献】

[1] Koenig K L. Koenig and Schultz's Disaster Medicine[M]. Cambridge: Cambridge University Press, 2010.

[2] Burkle F M. Public health emergencies, cancer, and the legacy of Katrina[J]. Prehosp Disaster Med, 2007, 22: 291-292.

[3] Lerner I B, Schwarz R B, Coule P L, et al. Mass casualty triage: an evaluation of the data and development of a proposed national guideline[J]. Disaster Med Public Health Prep, 2008, 2(S1): S25-S34.

[4] Centers for Disease Control and Prevention(CDC). Public Health Emergency Response Guide for State, Local and Tribal Public Health Directors[M]. 2nd ed. Washington DC: US Department of Health and Human Services, 2010

[5] 乔文玲，杨文华.急诊护士突发公共卫生事件应急能力评价体系的构建[J].中国护理管理，2014，14(07)：696-699.

[6] 张波，桂莉.急危重症护理学[M].北京：人民卫生出版社，2017：171-175.

[7] 郑敏，吴辉燕，龚静，等.急性有机磷农药中毒患者标准化洗胃方案的建立及实施[J].中华护理杂志，2017，52(11)：1342-1346.

[8] 中国医师协会急诊医师分会.急性有机磷农药中毒诊治临床专家共识(2016)[J].中国急救医学，2016，36(12)：1057-1065.

[9] 孟庆冰，田英平.胆碱酯酶复能剂与抗胆碱能药物的具体应用——《急性有机磷农药中毒诊治临床专家共识(2016)》解读[J].河北医科大学学报，2019，40(3)：249-251，257.

[10] 葛环，高春锦，赵立明，等.一氧化碳中毒临床治疗指南(二)[J].中华航海医学与高气压医学杂志，2012，4(05)：315-317.

[11] 罗海波，何来英，叶伟杰，等.2004—2013年中国大陆食物中毒情况分析[J].中国食品卫生杂志，2015，27(01)：45-49.

[12] 李光辉，孙思胜，郭卫芸，等.2009—2015年全国食物中毒特征分析[J].食品工业，2017，38(06)：205-207.

[13] 宋阳，张誉，陈文，等.2004—2016年四川省食物中毒事件调查报告质量评价[J].现代预防医学，2018，45(19)：3513-3517.

[14] 朴泰弘.常见食物中毒的症状及其预防与急救方法总结[J].中国医药指南，2019，17(4)：89-89.

[15] 急性酒精中毒诊治共识专家组.急性酒精中毒诊治共识[J].中华急诊医学杂志，2014，23(2)：135-138.

[16] 高恒波，石汉文，田英平.2014年急性酒精中毒诊治共识解读[J].临床误诊误治，2014，(10)：5-6.

[17] 中国医师学会急诊医师分会.急性百草枯中毒诊治专家共识(2013)[J].中国急救医学，2013：484-489.

[18] 方拥，邓宏.经消化道急性百草枯中毒的救治及护理[J].护士进修杂志，2015，30(18)：1724-1725.

[19] 崔秋华.聚焦解决模式在急性百草枯中毒患者护理中应用的效果评价[J].中国实用护理杂志，2013，29(30)：15-17.

[20] 吴凤菊，杨丽，朱海燕.急性百草枯中毒护理进展[J].护理研究，2016，11：1295-1297

[21] 于慧敏，张艳云.急性亚硝酸盐的急救与护理[J].中国医药指南，2012，10(3)：251-253.

[22] 黄健兰.亚硝酸盐中毒患者的护理[J].中国实用护理杂志,2010,12: 9-10.
[23] 薛秀英,刘红娥.27例亚硝酸盐中毒的急救及护理[J].护理研究,2007,24: 2192-2193.
[24] 龚启慧,胡跃芬.突发亚硝酸盐群体性食物中毒病人的急救护理[J].护士进修杂志,2013,13: 1231-1232
[25] 全军热射病防治专家组,全军重症医学专业委员会.中国热射病诊断与治疗专家共识[J].解放军医学杂志,2019,44(3): 181-196.
[26] 中国心胸血管麻醉学会急救与复苏分会,中国心胸血管麻醉学会心肺复苏全国委员会,中国医院协会急救中心(站)管理分会,等.淹溺急救专家共识[J].中华急诊医学杂志,2016,25(12): 1230-1236.
[27] 李春娟,胡清,倪惠琴,等.多发伤的急救及护理现状[J].现代临床护理,2014,3: 80-83.
[28] 宋培琴.多发伤患者的临床急救及护理[J].中国实用护理杂志,2010,26(18): 17-18.
[29] 夏燕萍,陈莉,邓定伟.综合化急救护理在多发伤中应用的效果评价[J].中国中医急症,2017,26(1): 186-188.
[30] 胡波,张丽娜,郑瑞强,等.多发伤急性期诊治流程[J].中华重症医学电子杂志(网络版),2017,3(2): 122-126.
[31] 李志芹,毕淑娟,吴颖.标准化抢救护理流程配合创伤救治原则在严重多发性创伤患者救护中的应用[J].齐鲁护理杂志,2019,25(2): 120-122.
[32] 王瑞涛.程序化急救护理流程对急诊多发伤患者抢救成功率的影响[J].航空航天医学杂志,2020,31(11): 1374-1375.

第二章
急危重症患者护理

第一节　危重症患者护理

一、疼痛护理

（一）疼痛的护理常规

1. 概念

疼痛（pain）是伴随着现有的或潜在的组织损伤而产生的主观感受，是机体对有害刺激的一种保护性防御反应。疼痛有双重含义：痛觉和痛反应，痛觉是一种意识现象，是个体的主观和知觉体验；痛反应是机体对疼痛刺激所产生的一系列生理病理变化和心理变化。

慢性疼痛定义为超过6个月的持续或复发的不舒适感觉和情绪体验。慢性疼痛对个体生理、心理、行为产生重大的影响。慢性疼痛的患者发生其他疾病的患病率和死亡率都会提高。慢性疼痛的原因有许多，且各不相同。最常见的发生位置是后腰部位，最常见的发生原因是关节炎。

2. 临床表现

1）面部表情痛苦，皱眉咬牙、呻吟或呼叫、大汗淋漓等。

2）常采取强迫体位。

3）睡眠和休息受到影响。

4）常有焦虑、愤怒、恐惧等情绪反应。

5）血压升高，呼吸和心率增快，体温升高，面色苍白，严重者可致休克。

3. 观察要点

1）疼痛部位　检查疼痛的部位有无红、肿、热，有无外伤，有无包块和淋巴结肿大，有无机体活动受限。

2）疼痛性质　评估发作的特点，有无压痛、反跳痛或牵涉痛，密切关注生命体征。

3）疼痛程度　用文字描述评分法（VDS）、数字评分法（NRS）、视觉模拟评分法（VAS）、面部表情量表法（FPS-R）等方法评估。2018年，中国成人ICU镇痛和镇静治疗指南建议对于能自主表达的患者应用NRS评分，对于不能表达但具有躯体运动功能、行为可以观察的患者应用行为疼痛评分（BPS）或重症监护疼痛观察工具（CPOT）评分量表。

4）询问诱发疼痛或加重疼痛的因素

5）观察患者的精神心理状态　有无紧张、焦虑、睡眠障碍等。

4. 护理问题

1）疼痛　与组织创伤、炎症、缺血、缺氧以及体位不适、卧床过久、局部受压有关。

2）焦虑/恐惧　与疼痛引起的生理、认知、心理方面的不适有关。

3）睡眠形态紊乱　与疾病引起的不适有关。

4）潜在并发症　神经源性休克、躁动、谵妄等。

5. 护理措施

1）患者入院时、病情变化时（特别要留意癌症患者、持续性非癌性疼痛患者、骨关节炎患者、纤维肌痛患者和老年病患者等）、接受有创性操作时（如穿刺、置管、拔管），评估患者是否有疼痛。

2）尽可能减少或消除引起疼痛的原因，并向患者解释引起疼痛的原因，指导患者避免疼痛的诱发因素，提供社会心理支持。

3）疼痛治疗方法包括药物和非药物治疗。遵医嘱合理运用缓解或解除疼痛的药物，并观察与记录用药反应与效果。非药物的护理干预已作为重要的辅助治疗疼痛的方法，恰当地运用非药物治疗方法缓解疼痛，包括感官刺激、音乐疗法、认知行为疗法、健康教育、身体锻炼、磁场疗法和意向导引等。

4）密切观察有无心律失常、面色、心率、呼吸以及血压变化，并及时记录。

6. 健康教育

1）指导患者如何表达疼痛程度、性质、持续时间及部位。

2）指导患者遵医嘱用药，不能擅自服用或停用止痛药。

3）教会患者自我缓解疼痛的非药物干预方法。

4）教会家属给予患者适当的安慰与鼓励。

5）如疼痛难忍且无法缓解时，及时寻求医生帮助。

（二）疼痛护理工作流程

疼痛护理工作流程见图2-1-1。

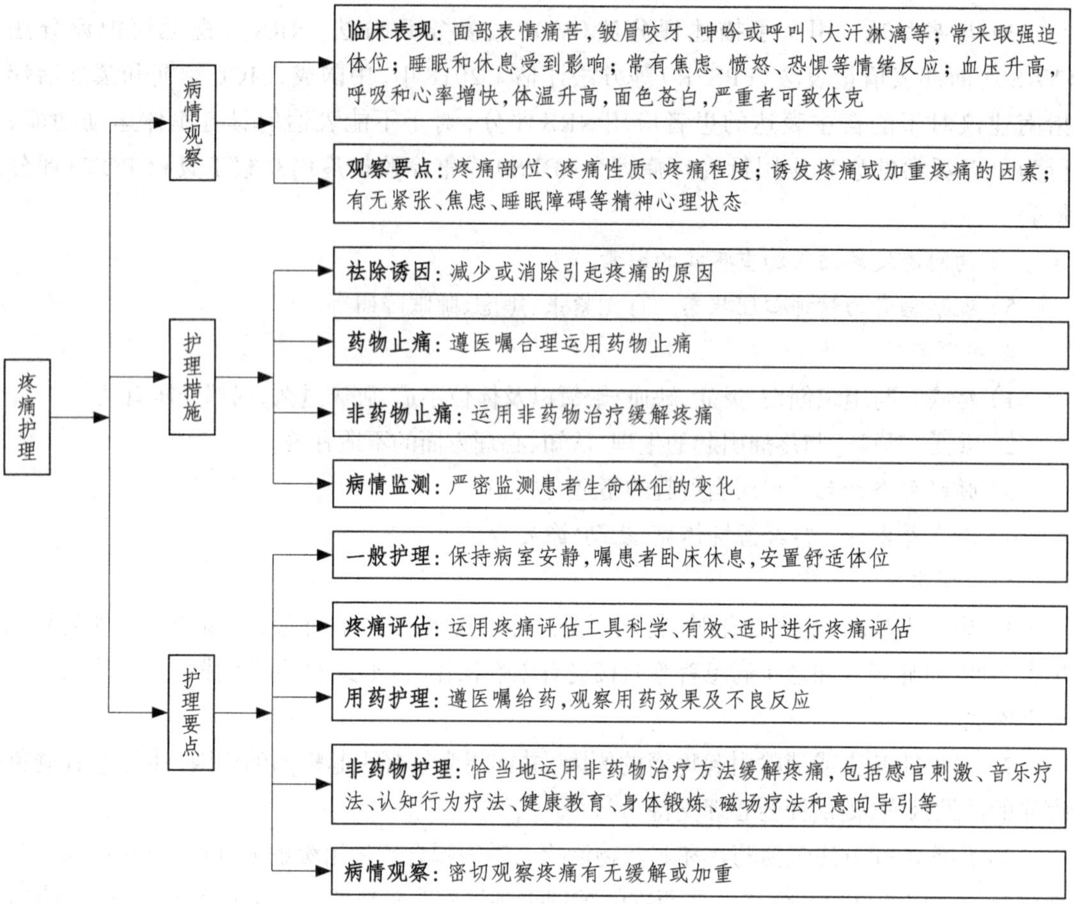

图2-1-1　疼痛护理工作流程

【知识链接】　疼痛评估工具的最佳证据

• 疼痛管理应基于患者自陈式的疼痛评估（B级推荐）。

• 单维度和多维度的疼痛评估工具都能够评估疼痛的严重程度。考虑到简便性和依从性，推荐使用数字评分法（NRS）。语言评价法（VRS）使用方便，能够很好地反映症状的变化，且使用的年龄范围广。视觉模拟量表（VAS）的可靠性高。在使用评估工具时，应注意量表的描述、量表的发放方法、时间跨度、量表使用的信息、临界值的解释、临床价值等方面需要统一（B级推荐）。

• 由于目前缺乏重症监护昏迷或镇静的患者疼痛评估工具有效性的证据，可以根据临床判断来选择评估工具（A级推荐）。

——复旦大学循证护理中心证据推送平台

二、营养护理

（一）营养护理常规

1. 概念

营养（nutrition）是指人体消化、吸收、利用食物或营养物质的过程，也是人类从外界获取食物满足自身生理需要的过程，包括摄取、消化、吸收和体内利用等。肠内营养（enteral nutrition，EN）是胃肠功能正常的患者进行营养支持的首要手段，其主要途径包括鼻胃管、鼻肠管、经皮内镜下胃造瘘术（percutaneous endoscopic gastrostomy，PEG）等。本篇主要涉及肠内营养的相关护理。

2. 临床表现

1）全身营养缺乏　肌肉萎缩，长期发热及恶病质。

2）全身营养障碍　营养摄入不足，出现蛋白质合成减少、皮下脂肪减少等。

3. 观察要点

1）采取合适的方法证实管道末端在胃肠道内，对于不确定位置者，必须用多种方法或者多人证实后方能给予肠内营养。

2）评估造瘘口周围皮肤是否正常，有无感染或者糜烂，有无渗液。

3）评估胃肠道耐受情况，有无恶心、呕吐、腹胀、便秘、腹泻等；观察有无胃潴留；询问大便颜色、次数及性状。

4）观察有无反流，注意痰液及口腔内分泌物颜色及性状，如果有类似营养液的物质，立即报告医生。

5）评估白蛋白水平、血色素、体重等营养状况。

4. 护理问题

1）角色应对无效　与患者不接受置管状态有关。

2）舒适度改变　与留置胃管引起恶心、呕吐有关。

3）有非计划性拔管的风险　与患者意识障碍、躁动、固定不牢固等有关。

4）有导管堵塞的风险　与未按时冲洗导管等有关。

5）潜在并发症　腹泻、恶心呕吐、倾倒综合征等。

5. 护理措施

1）床头抬高大于30°，以减少误吸、反流的概率。

2）妥善固定导管，防止导管扭曲、滑脱。建议每24 h或在给药、管饲前对导管位置进行核查。

3）定时冲管，保持喂养管的通畅，推荐在管饲前后对导管进行反复冲洗。为防止阻塞，给药及管饲前应用温水进行冲洗，在持续管饲时也应定时冲洗。若已发生阻塞，可在用温水冲洗时施加合适的压力和吸力，若无效，可尝试使用胰腺酶，禁止使用酸化剂如苏打水等以防管腔内发生凝结或沉淀。当导管发生阻塞而无法解决时，应重新置管。

4）加强口腔护理，保持患者口腔清洁，预防感染。

5）定时监测胃残余量，以防胃潴留。

6）合理设置营养液滴注速度及温度。肠内营养液温度控制在37℃～40℃，以防太冷刺激肠道易引起腹泻，太热易引起营养液凝结成块，导致管路堵塞。营养液开启后放置冰箱，24 h内有效。

7）定时更换喂养管，建议长期置管时，应每隔4～6周更换导管至另一侧鼻腔。当患者留管时间超过4周时，应考虑实施PEG。

8）准确记录出入量，如有异常，及时汇报医生作相应处理。

9）注意观察有无腹痛、腹泻、腹胀、便秘、恶心呕吐等胃肠道反应；观察血糖、电解质，肝功能等指标，有无代谢并发症。

6. 健康教育

1）向家属及患者讲解肠内营养的重要性。

2）宣教肠内营养的途径、方法及所灌注的营养液类型。

3）教会家属及患者观察肠内营养的并发症及简单的处理方法。

（二）营养护理工作流程

营养护理工作流程见图2-1-2。

【知识链接】 如何确定鼻胃管是否在胃内

- 对于机械通气的成年患者，推荐使用二氧化碳分析仪或比色式二氧化碳测定来确定胃管的置管位置（A级推荐）。
- 对于非机械通气的患者，可采用弹簧压力测量仪判断喂养管置管位置是否误入气道（B级推荐）。
- 超声波检查可判断带有不锈钢头端的鼻胃管的置管位置（B级推荐）。
- 肉眼观察抽取液性状和听诊气过水声是不可靠的指标，不可依赖此方法来判断置管位置（B级推荐）。

——复旦大学循证护理中心证据推送平台

三、心理护理

（一）心理护理常规

1. 概念

心理（psychology）护理是指护理过程中，由护士通过各种方式和途径（包括应用心理学技术），积极影响患者的心理活动，从而达到护理目标的心理治疗方法。

2. 临床表现

1）认知障碍　感知障碍、思维障碍、记忆障碍。

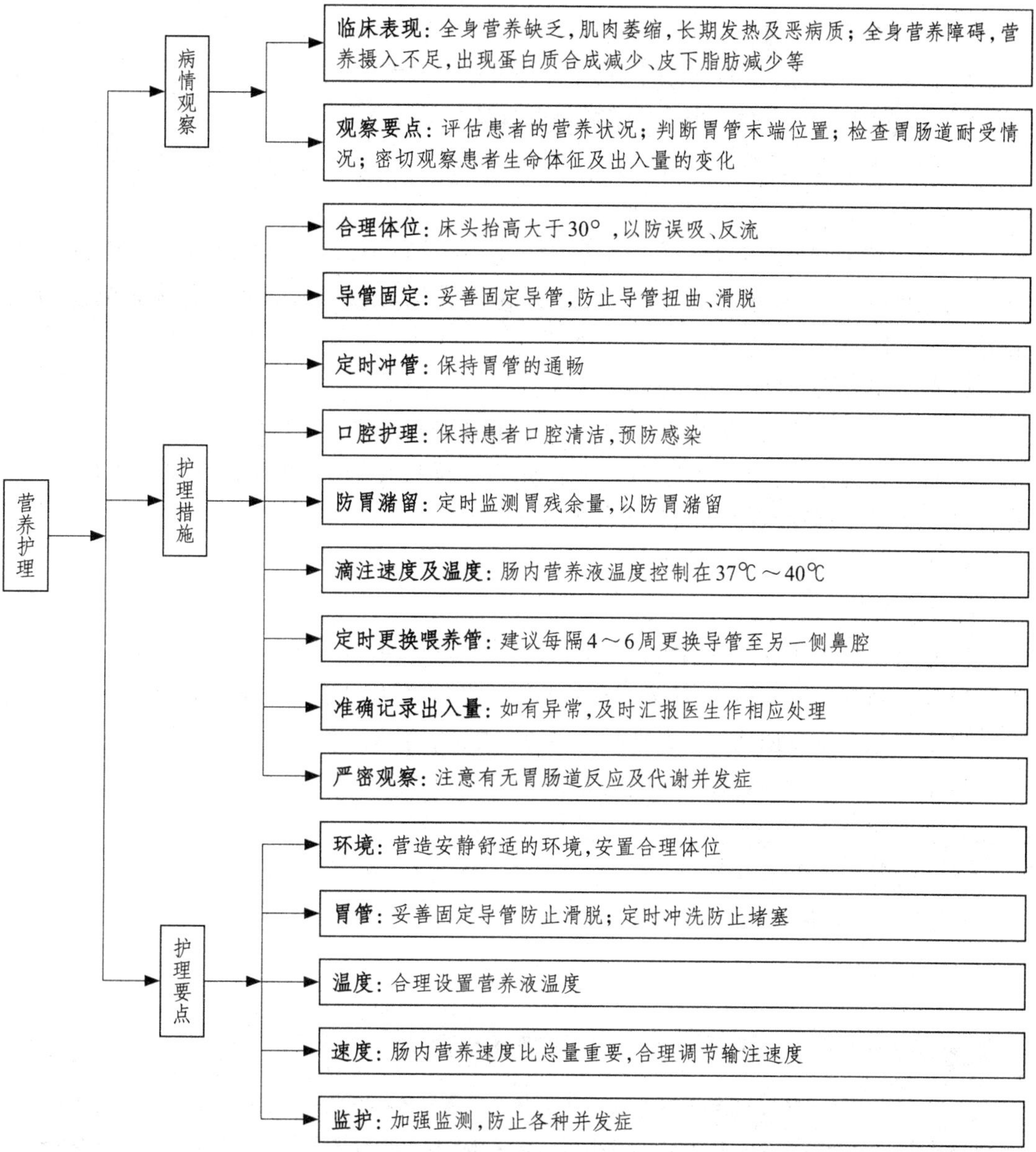

图2-1-2　营养护理工作流程

2）情感障碍　以程度变化为主的情感障碍，以性质改变为主的情感障碍。

3）意志行为障碍　意志增强、意志缺乏、意志减退、精神运动性兴奋。

3. 观察要点

1）观察患者的情绪及表情的变化。

2）观察患者的行为变化。

3）观察患者语言的改变。

4. 护理问题

1）焦虑与恐惧　与患者无法接受自己的病情有关。

2）被动依赖　与患者缺乏安全感，希望他人照护有关。

3）自我形象紊乱　与患者无法适应患者角色有关。

4）潜在并发症　抑郁、自杀倾向等。

5. 护理措施

1）主动向患者介绍病区相关情况及疾病专科知识，减轻患者焦虑与恐惧；各种治疗与护理操作前加强沟通解释，使患者积极主动配合治疗，避免直接影响患者的情绪。

2）鼓励患者表达自己的感受，倾听患者述说。

3）采取有效的措施去除或减少引起心理障碍的相关因素或刺激。

4）通过松弛疗法、音乐疗法、芳香疗法等，逐步缓解患者的心理压力，改善舒适度。

5）适时给予药物，观察药物疗效及不良反应。

6）要求家属亲友适当陪伴患者，给予情感支持。

6. 健康教育

1）向患者及家属宣讲疾病相关知识、常见症状及相应的防护措施。

2）给予睡眠与饮食指导，养成合理科学的饮食习惯，保证良好的睡眠质量。

3）鼓励家人亲友加强与患者之间的沟通与交流，给予必要的安慰与鼓励。

4）教会患者增加舒适感和放松的方法。

（二）心理护理工作流程

心理护理工作流程见图2-1-3。

【知识链接】　叙事护理——心理护理新途径

叙事护理（narrative nursing）是指护理人员通过对患者的故事倾听、吸收，帮助患者实现生活、疾病故事意义重构，并发现护理要点，继而对患者实施护理干预的护理实践。包括问题外化-解构-改写-外部见证人和治疗文件的叙事护理方法。

叙事护理能够使患者充分地表达自己的感情，诉说内心的痛苦和需求，建立积极的心理防御，有助于其医疗救治和疾病康复；能够激发护理人员共情，提升护理人员的沟通能力和人文素养，完善对患者的整体护理，丰富临床心理护理内涵和形式。

——中卫护研院微信推送平台

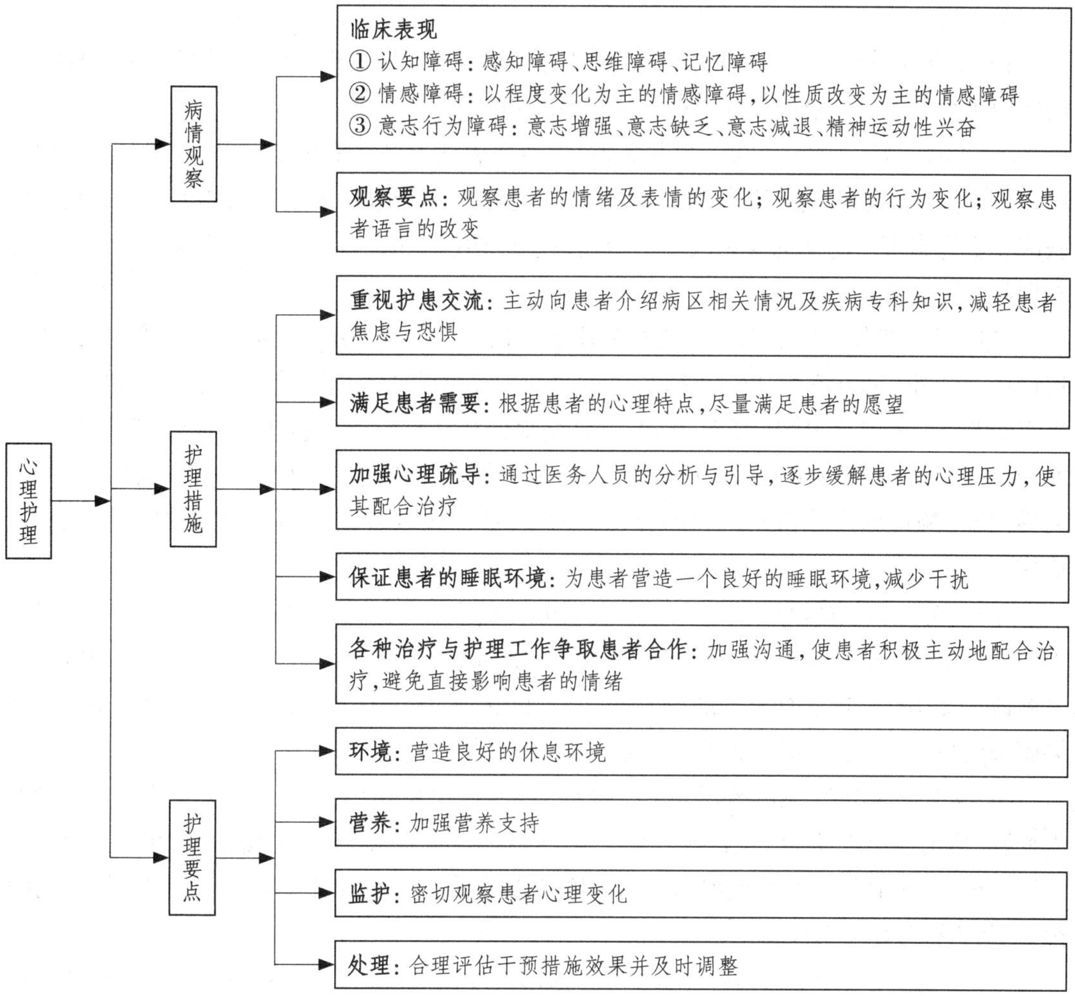

图2-1-3　心理护理工作流程

四、皮肤护理

（一）皮肤护理常规

1. 概念

压力性损伤（pressure injury，PI）是位于骨隆突处、医疗或其他器械下的皮肤和/或软组织的局部损伤。可表现为完整皮肤或开放性溃疡，可能会伴疼痛感。损伤是由强烈和/或长期存在的压力或压力联合剪切力引起。软组织对压力和剪切力的耐受性可能会受到微环境、营养、灌注、合并症以及软组织情况的影响。

失禁相关性皮炎（incontinence associated dermatitis，IAD）是指皮肤暴露于大小便中而引起的一种刺激性皮炎，是潮湿相关性皮肤损伤的一种临床表现，常发生在患者会阴部、骶尾部、臀部、腹股沟、男性阴囊、女性阴唇、大腿的内侧及后部。

2. 临床表现

1）压力性损伤　压力性损伤分为6期：1～4期压力性损伤、不可分期压力性损伤、深部组织压力性损伤。根据不同分期，临床表现不同。

（1）1期（指压不变白红斑，皮肤完整）　主要表现为局部皮肤完好，出现压之不变白的红斑，深色皮肤表现可能不同；指压变白红斑或者感觉、皮温、硬度的改变可能比观察到皮肤改变更先出现。此期的颜色改变不包括紫色或栗色变化，因为这些颜色变化提示可能存在深部组织损伤。

（2）2期（部分皮层缺失伴真皮层暴露）　主要表现为部分皮层缺失伴随真皮层暴露。伤口床有活性、呈粉色或红色、湿润，也可表现为完整的或破损的浆液性水疱，脂肪及深部组织未暴露，无肉芽组织、腐肉、焦痂。该期损伤往往是由于骨盆皮肤微环境破坏和受到剪切力，以及足跟受到的剪切力导致。该分期不能用于描述潮湿相关性皮肤损伤，比如失禁性皮炎、皱褶处皮炎，以及医疗黏胶相关性皮肤损伤或者创伤伤口（皮肤撕脱伤，烧伤，擦伤）。

（3）3期（全层皮肤缺失）　主要表现为全层皮肤缺失，常常可见脂肪、肉芽组织和边缘内卷，可见腐肉和/或焦痂。不同解剖位置的组织损伤的深度存在差异；脂肪丰富的区域会发展成深部伤口。可能会出现潜行或窦道，无筋膜，肌肉，肌腱，韧带，软骨和/或骨暴露。如果腐肉或焦痂掩盖组织缺损的深度，则为不明确分期压力性损伤。

（4）4期（全层皮肤和组织缺失）　主要表现为全层皮肤和组织缺失，可见或可直接触及到筋膜、肌肉、肌腱、韧带、软骨或骨头。可见腐肉和/或焦痂，常常会出现边缘内卷，窦道和/或潜行。不同解剖位置的组织损伤的深度存在差异。如果腐肉或焦痂掩盖组织缺损的深度，则为不可分期压力性损伤。

（5）不可分期（全层皮肤和组织缺失，损伤程度被掩盖）　主要表现为全层皮肤和组织缺失，由于被腐肉和/焦痂掩盖，不能确认组织缺失的程度。只有去除足够的腐肉和/或焦痂，才能判断损伤是3期还是4期。缺血肢端或足跟的稳定型焦痂（表现为：干燥，紧密黏附，完整无红斑和波动感）不应去除。

（6）深部组织损伤（持续指压不变白，颜色为深红色、栗色或紫色）　主要表现为完整或破损的局部皮肤出现持续指压不变白，颜色深红色、栗色或紫色，或表皮分离呈现黑色的伤口床或充血水疱。疼痛和温度变化通常先于颜色改变出现。深色皮肤的颜色表现可能不同。这种损伤是由于强烈和/或长期的压力和剪切力作用于骨骼和肌肉交界面导致。该期伤口可迅速发展暴露组织缺失的实际程度，也可能溶解而不出现组织缺失。如果可见坏死组织、皮下组织、肉芽组织、筋膜、肌肉或其他深层结构，说明这是全皮层的压力性损伤（不可分期、3期或4期）。该分期不可用于描述血管、创伤、神经性伤口或皮肤病。

2）失禁性皮炎　失禁性皮炎专家小组于2015年制定的《失禁性皮炎严重度分类工具》，是失禁性皮炎分度的最新工具，该工具将IAD分为轻度、中度、重度三期，不同分期的主要临床表现如下。

轻度失禁性皮炎患者表现为皮肤出现红斑，皮肤尚保持完整，触诊时皮肤温度升高，存在明显疼痛感觉；中度失禁性皮炎表现为局部皮肤通红，散在点状出血、疱疹、脱皮，存在明显疼痛感；重度失禁性皮炎表现为局部皮肤通红，脱皮，有渗液或出血。

3. 观察要点

1）观察患者局部受压部位皮肤情况，有无压力性损伤迹象，尤其是指压不变白红斑。

2）观察会阴部及肛周皮肤情况。

3）观察大小便情况。

4. 护理问题

1）皮肤完整性受损　与局部皮肤受压、患者排泄异常等有关。

2）潜在并发症　感染、疼痛、脓毒血症。

5. 护理措施

1）压力性损伤不同分期的护理

（1）1期PI的皮肤组织结构功能尚未受到破坏，属于可逆性改变，解除局部受压，定时翻身，改善局部血运，去除危险因素，可以阻止PI进一步发展恶化。可用泡沫敷料、皮肤保护膜、透明贴等粘贴在发红和容易受到摩擦的部位，以减轻摩擦力。

（2）2期PI局部减压，保护创面，防止水泡破裂，预防感染。未破的小水疱局部消毒后，用透明膜外贴保护防止其破裂，促进水泡自行吸收；未破溃的大水疱（直径大于5 mm）局部消毒后，用无菌注射器抽出疱内液体、保留疱皮，再用片状水胶体敷料外贴保护；创面渗液少的患者，伤口基底颜色较红，渗液相对较少，肉芽组织开始形成时可使用水胶体敷料；创面渗液多则用藻酸盐/护肤粉+水胶体敷料/泡沫敷料外敷；创面无渗液，且基底部呈现红色，为表皮生长过程，选用水凝胶类敷料或者透明贴保护。

（3）3、4期PI清除坏死组织，控制感染，促进肉芽生长，保护新生组织。一般选用藻酸盐类、水凝胶类、泡沫类及水胶体类敷料进行封闭治疗。联合清创是最佳的清创方法，可及时清除坏死组织，控制感染。

（4）不可分期PI只有去除足够多的腐肉或焦痂，暴露伤口床底部，才能准确评估压疮的真正深度，确定分期。缺血下肢及足跟处稳定的焦痂可以作为人体自然的覆盖予以保留。清创、减压、控制感染是基本的处理原则。

（5）深部组织损伤应谨慎处理，病情恶化很快，即使给予积极的处理，病变仍可迅速发展，致多层皮下组织暴露。为避免患者已出现压之不变白的红斑的骨隆突处受压，不得按摩骨突压红的部位，不得使用气圈类装置，应维持足够水分摄入，避免皮肤干燥。

2）失禁性皮炎不同分期的护理

（1）在轻度失禁性皮炎的护理中，主要是寻找患者失禁或腹泻的原因并及时给予对症处理，在清洁与保湿皮肤的基础上，当患者下床活动或坐轮椅时使用具有吸收作用的垫料或其他收集工具，在其他时间尽量将患者的局部皮肤暴露在空气中。

（2）在中度失禁性皮炎患者的护理中，应当在轻度患者护理的基础上，避免患者的局部皮肤受到摩擦,在去除便渍后涂抹锌氧油、山茶油、美宝湿润烧伤膏等药物。

（3）在重度失禁性皮炎患者的护理中,主要是在上述护理方法的基础上,促使患者的局部皮肤暴露于空气中,应用碱式醋酸铝等收敛剂,同时应用收集工具避免皮肤受到潮湿环境等刺激。

6. 健康教育

1）加强营养支持,改善患者全身营养状况。

2）保持皮肤清洁、干燥,及时清洗排泄物,避免长期接触刺激物,清洗皮肤时应当保持动作轻柔,应用接近皮肤酸碱值的清洗液。可使用皮肤保护剂,将皮肤与周围环境进行隔离。

3）正确使用气垫床、水垫、海绵垫、软枕头、翻身垫等。

4）保持正确舒适的体位,可取30°低半卧位,定时翻身（2 h）以间歇解除身体各部位的压力,指导家属掌握翻身技巧,避免拖、拉、推等动作。

（二）皮肤护理工作流程

皮肤护理工作流程见图2-1-4。

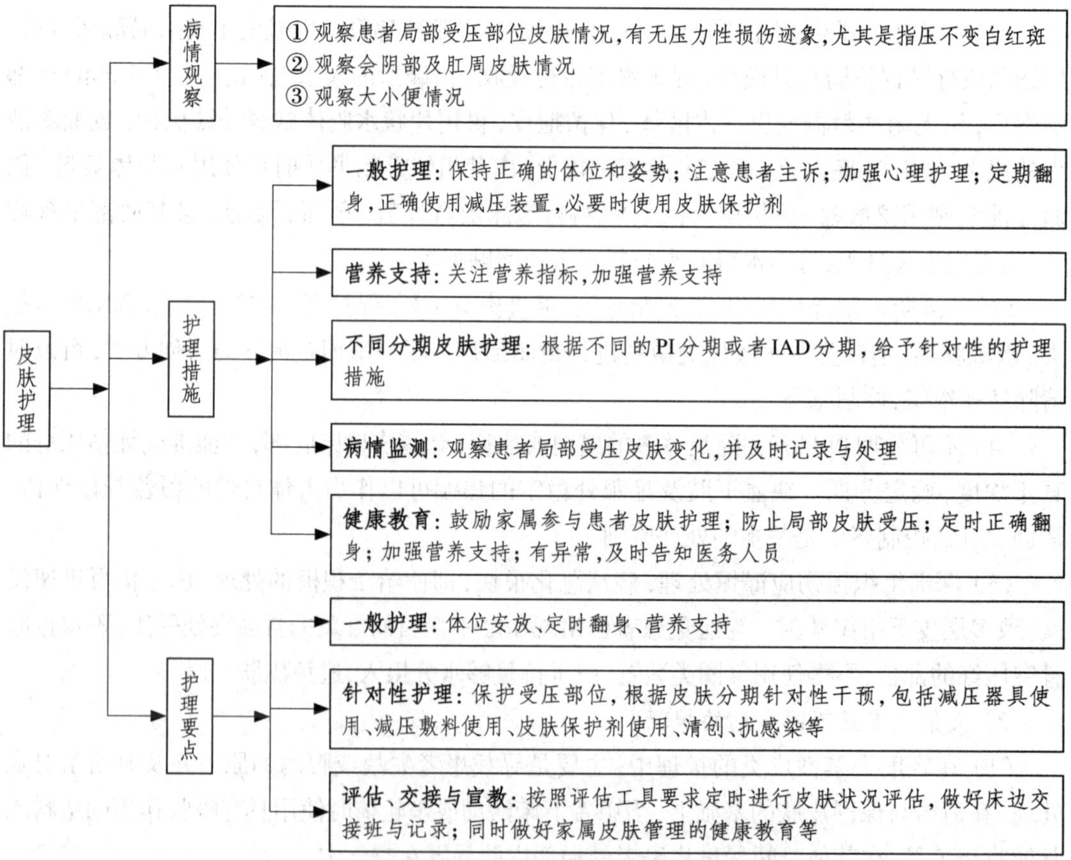

图2-1-4 皮肤护理工作流程

【知识链接】　对压力性损伤认识的三次重要变化

术语名	压　疮	压力性溃疡	压力性损伤
年份	1998年	2007年	2016年
分期	（一）淤血红润期 （二）炎性浸润期 （三）浅度溃疡期 （四）坏死溃疡期	Ⅰ期压疮 Ⅱ期压疮 Ⅲ期压疮 Ⅳ期压疮 不可分期 可疑深部组织损伤	1期：指压不变白红斑，皮肤完整 2期：部分皮层缺失伴真皮层暴露 3期：全层皮肤缺失 4期：全层皮肤和组织缺失 不可分期：全层皮肤和组织缺失，损伤程度被掩盖 深部组织损伤：持续的指压不变白。颜色为深红色，黑色或紫色
分期数字		罗马数字 （Ⅰ，Ⅱ，Ⅲ，Ⅳ）	阿拉伯数字 （1,2,3,4）
更改			将“可疑深部组织损伤”，改为“深部组织损伤”
新增		不可分期 可疑深部组织损伤	医疗设备相关压力性损伤 黏膜压力性损伤

五、排泄护理

（一）排泄护理常规

1. 概念

排泄（excretion）是机体将新陈代谢所产生的废物排出体外的生理过程，是人体基本生理需要之一，也是维持生命活动的必要条件之一。

2. 观察要点

1）观察尿液及粪便的色、质、量以及气味。

2）观察患者出现排泄问题的原因。

3. 护理问题

1）皮肤完整性受损　与患者排泄异常的严重程度、营养状态有关。

2）电解质紊乱　与排泄异常，体液丢失有关。

3）营养失调，低于机体需要量　与患者病情消耗及营养摄入程度有关。

4）焦虑　与排泄异常引起的心理压力有关。

5）潜在并发症　感染、疼痛、脓毒血症。

4. 护理措施

1）排尿

（1）提供隐蔽的排尿环境　关闭门窗，用屏风遮挡，请无关人员回避。适当调整治疗和护理时间，使患者安心排尿。

（2）调整体位和姿势　酌情协助卧床患者取适当体位，如扶患者略抬高上身或坐起，尽可能使患者以习惯姿势排尿。对绝对卧床休息或某些手术患者，应事先有计划地训练床上排尿，以免因不适应排尿姿势的改变而导致尿潴留。做好皮肤护理，防止压力性损伤发生。

（3）保持尿道口清洁　防止逆行感染。

（4）热敷、按摩　热敷按摩可放松肌肉，促进排尿。如果患者病情允许，可用手按压协助排尿。切不可用力按压，以防止膀胱破裂。

（5）排尿困难者利用条件诱导排尿，如让患者听流水声，温水冲洗会阴部；上述无效者给予留置导尿。

（6）注意患者主诉并观察尿液情况。

（7）心理护理，给予安慰和鼓励。

（8）必要时根据医嘱使用导尿术。

2）排便

（1）对排便习惯进行健康指导。

（2）指导患者合理饮食。

（3）便秘者鼓励适当运动或腹部按摩。

（4）创造有利的排便环境。

（5）腹泻患者卧床休息，给予充足营养，防止水电解质紊乱。

（6）保护肛周皮肤，便后用温水清洗肛门及臀部皮肤，保持清洁干燥，以预防失禁性皮炎等。

（7）心理护理　应给予患者心理安慰和支持，帮助其树立信心，配合治疗和护理。

5. 健康教育

1）向患者及家属解释疾病相关知识，鼓励其参与自我护理。

2）留置导尿的患者保持引流管的通畅，离床活动时妥善固定尿袋。

3）如因排泄障碍导致皮肤不适，及时告知医务人员。

（二）排泄护理工作流程

排泄护理工作流程见图2-1-5。

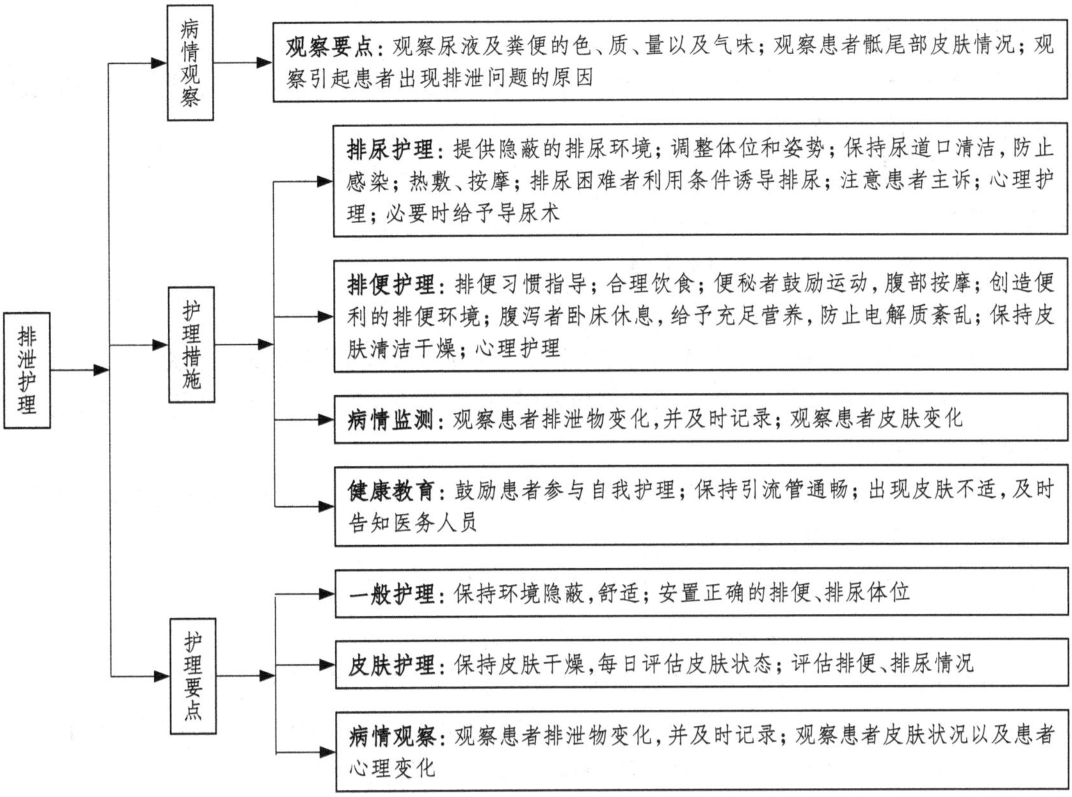

图2-1-5 排泄护理工作流程

六、镇静护理

（一）镇静护理常规

1. 概念

镇静（sedation）是指应用药物、精神和心理的照护与抚慰等措施，减轻患者焦虑、躁动和谵妄，使危重症患者处于安静状态，催眠并诱导顺行性遗忘的治疗方法。

2. 临床表现

1）生命体征变化　患者出现心率与呼吸加快。

2）情绪的改变　患者神志模糊或烦躁不安；焦虑、恐惧；也可表现出异常的安静，神志淡漠。

3）应激反应增强　高血糖、心动过速、代谢增加、氧耗增加。

3. 观察要点

1）评估　评估患者的心理及意识状态。

2）生命体征　镇静过程中严密观察患者的生命体征及神志变化。

3）密切观察药物效果　使用药物后护士应观察药物的起效时间，持续评估患者的镇静程度。如果镇静效果不理想应及时报告医生，对药物进行调整。

4）密切监测药物的副作用

（1）苯二氮䓬类　负荷剂量可使血压下降，尤其是对于血流动力学不稳定的患者，护士应严密监测生命体征。

(2) 丙泊酚　单次注射可出现暂时性呼吸抑制和血压下降、心动过缓，护士应密切监测呼吸和循环功能差的患者的生命体征。

(3) α_2受体激动药　右旋美托咪定由肝脏代谢，经肾排出，故肝肾功能障碍的患者应减少使用量。

5) 每日评估镇静剂使用的必要性

4. 护理问题

1) 清理呼吸道低效或者无效　与患者镇静后排痰能力减弱或者消失有关。

2) 循环功能障碍　与血流动力学不稳定、低血容量或交感兴奋性升高的患者使用镇静药引起低血压有关。

3) ICU获得性肌无力　与长期深度镇静、长期制动、炎症反应、使用神经-肌肉阻滞剂、使用糖皮质激素等多种因素有关。

4) 便秘和腹胀　与阿片类镇痛药物可抑制肠道蠕动有关。

5) 有受伤的危险　与镇静后意识状态改变有关。

6) 恐惧/焦虑　与清醒期患者身处ICU与外界隔离和担心病情有关。

7) 有皮肤完整性受损的可能　与患者活动力下降或者深度镇静后处于被动卧位有关。

8) 有深静脉血栓的可能　与患者镇静后活动度下降有关。

5. 护理措施

1) 镇静后患者的自我防护能力减弱甚至消失，护士应谨慎操作，确保患者安全。

2) 减轻或去除导致疼痛、焦虑和躁动的诱因，如：精神因素、环境因素或身体自身因素等。

3) 遵医嘱给予镇静镇痛，对于合并疼痛患者，在实施镇静之前应给予充分的镇痛治疗。

4) 根据镇痛镇静效果不断调整剂量，及时观察评估镇痛镇静的效果。

5) 镇静过程中实施每日唤醒计划，避免过度镇静。

6) ICU护理人员应采用Richmond躁动-镇静评分量表(richmond agitation sedation scale，RASS)每4 h对患者镇静效果进行评估并记录，维持0分到2分最为理想，同期对其各项生命体征、镇静药物进行观察记录。

7) 做好呼吸道管理，患者排痰能力减弱，尤其是使用呼吸机支持呼吸的患者，应定时评估呼吸系统分泌物和肺部呼吸音情况。

8) 加强宣教，向患者及家属宣讲使用镇静剂的目的与意义，取得配合。

9) 严密监测及处理不良反应，防止并发症发生。如：因患者自动调整体位的能力减弱或消失，应为患者定时翻身，预防压力性损伤。

10) 加强心理护理。

6. 健康教育

1) 告诉患者及家属使用镇静剂能增加患者舒适感，对使用呼吸机的患者能够减少患者对呼吸机的对抗，且迅速、完全苏醒。

2）告知患者家属，如果患者出现神志淡漠、呼吸加快或心率加快、减慢等生命体征的变化，及时通知工作人员。

（二）镇静护理工作流程

镇静护理工作流程见图2-1-6。

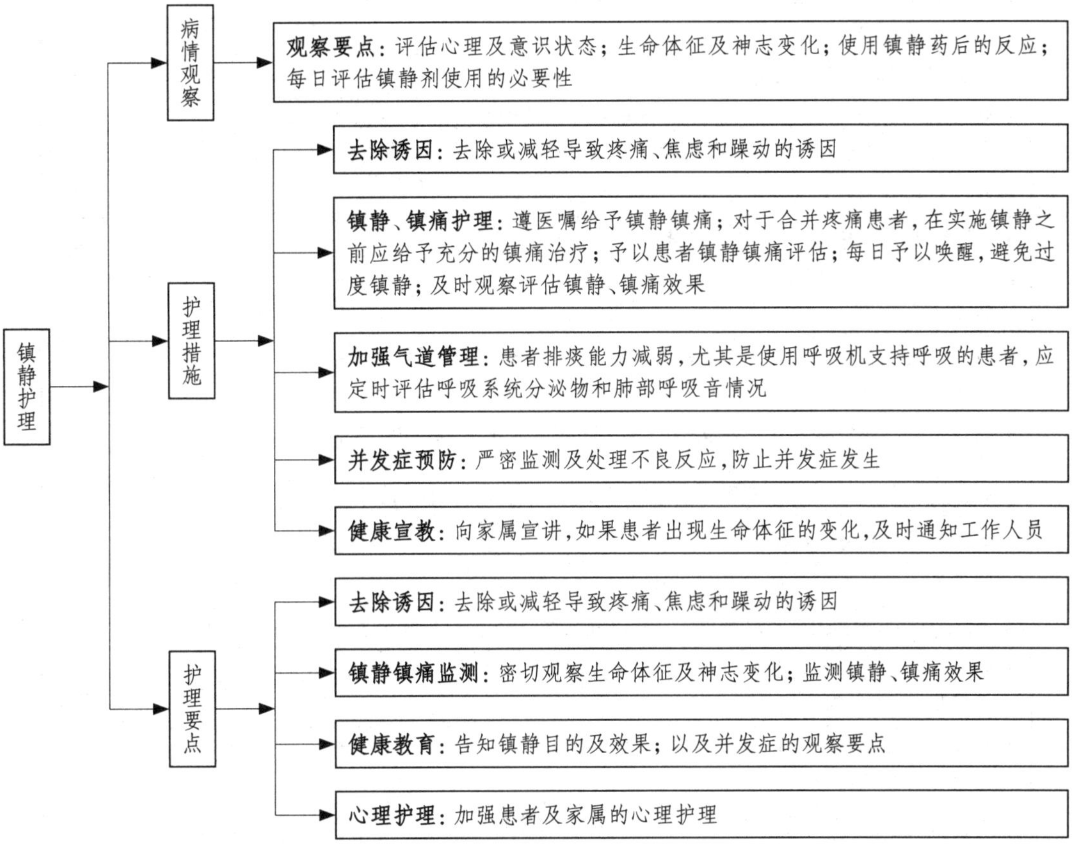

图2-1-6　镇静护理工作流程

【知识链接】　中国成人ICU镇痛和镇静治疗

措　施	证据等级	推荐等级
• 推荐镇痛、镇静作为ICU治疗的重要组成部分	最佳实践证明（BPS）	
• 需尽可能祛除ICU中导致疼痛、焦虑和躁动的诱因	BPS	
• 推荐在ICU通过改善患者环境、降低噪声、集中进行护理及医疗干预、减少夜间声光刺激等策略，促进睡眠，保护患者睡眠周期	中级	强

（续表）

措　施	证据等级	推荐等级
• 建议在可能导致疼痛的操作前，预先使用止痛药或非药物干预，以减轻疼痛	中级	弱
• 推荐实施镇痛镇静治疗前后应该常规评估患者的器官功能状态和器官储备能力	BPS	
• 推荐ICU患者应常规进行疼痛评估	中级	强
• 建议对于能自主表达的患者应用NRS评分，对于不能表达但具有躯体运动功能、行为可以观察的患者应用CPOT或BPS评分量表	中级	弱
• 推荐在镇静治疗的同时或之前给予镇痛治疗	中级	强
• ICU患者非神经性疼痛，建议首选阿片类药物作为镇痛药物	低级	弱
• 建议联合应用非阿片类镇痛药物以减少阿片类药物的用量及相关不良反应	高	弱
• 推荐在实施镇痛后，要对镇痛效果进行密切评估，并根据评估结果进一步调整治疗方案	BPS	
• 建议ICU患者根据器官功能状态个体化选择镇静深度，实施目标指导的镇静策略	中级	弱
• 应根据镇静状态的评估结果随时调整镇静深度，对于深度镇静患者宜实施每日镇静中断	中级	弱
• 苯二氮䓬类和丙泊酚仍然应作为目前镇静治疗的基本药物	BPS	
• 所有神经-肌肉阻滞药物必须在充分镇痛镇静治疗的基础上加以应用	BPS	
• 对于重度ARDS早期患者，在充分镇痛镇静治疗的基础上可以考虑使用神经-肌肉阻滞剂	中级	弱
• 推荐实施镇静后要对镇静深度进行密切监测，RASS和SAS评分是常用可靠的镇静评估工具	中级	强
• 对于联合使用神经-肌肉阻滞剂患者的镇静程度评估，建议使用客观脑功能监测	低级	弱
• 谵妄是ICU患者预后不佳的危险因素，推荐密切关注并早期发现ICU患者的谵妄	中级	强
• 建议对于RASS评分≥-2分，且具有谵妄相关危险因素的ICU患者应常规进行谵妄评估。建议使用CAM-ICU或ICDSC作为ICU患者的谵妄评估工具	低级	弱
• 推荐通过改善睡眠及早期活动等措施减少ICU患者谵妄的发生	中级	强
• 右美托咪定可以减少ICU患者谵妄的发生	中级	弱
• 不建议应用氟哌啶醇、他汀类药物、多奈哌齐和抗精神病药物来预防及治疗谵妄	中级	弱

——中华医学会重症医学分会.中国成人ICU镇痛和镇静治疗指南[J].中华重症医学电子杂志,2018,4(2): 90-113.

七、临终护理

(一) 临终护理常规

1. 概念

临终(termination)又称濒死,一般指由于各种疾病或损伤而造成人体主要器官功能趋于衰竭,经积极治疗后仍无生存希望,各种迹象显示生命活动即将终结的状态。

2. 临床表现

1) 循环系统　心音低落,心脏每搏输出量减少,脉搏由快到弱而不规则,血压下降,皮肤苍白、湿冷,指甲呈灰白或青紫色,四肢发硬,出现向中央发展的淤血斑点。

2) 呼吸系统　呼吸困难,带鼾声、痰鸣或鼻翼扇动,呼吸由快变慢,由浅变深,出现潮式呼吸,点头样呼吸。

3) 消化与泌尿系统　呃逆、恶心呕吐、腹胀,还可发生大小便失禁或便秘、尿潴留等症状。

4) 神经系统　出现临终前意识状态,如昏睡、木僵、昏迷。

3. 观察要点

1) 观察患者的生命体征变化。

2) 观察患者神志变化。

3) 观察患者情绪及心理变化。

4. 护理问题

1) 角色适应不良　与患者不接受自己即将死亡的状态有关。

2) 恐惧　与患者害怕死亡有关。

3) 呼吸困难　与患者濒死,呼吸系统衰竭有关。

4) 疼痛　与患者疾病,如癌症晚期有关。

5) 活动无耐力　与濒死,各器官衰竭有关。

6) 营养不良　与疾病消耗有关。

5. 护理措施

1) 疼痛控制

(1) 帮助患者解除疼痛造成的痛苦。

(2) 选择减轻疼痛的有效方法,若采用药物镇痛,可根据WHO推荐的三步阶梯法控制疼痛。

(3) 其他缓解疼痛的方法,如音乐疗法、按摩、放松术、针灸等。

2) 改善呼吸功能

(1) 保持病室空气新鲜,保持患者呼吸道通畅。

(2) 给氧,纠正缺氧状态,改善呼吸功能。

(3) 采取合适的卧位,神志清醒者可采用半卧位,昏迷者可采用仰卧位,头偏向一侧,防止呼吸道分泌物误吸。

（4）保持呼吸道通畅，雾化吸入稀释痰液，拍背辅助排痰。

3）促进患者舒适

（1）保持环境整洁、安静，保持床单位清洁、干燥、平整、舒适。

（2）维持良好舒适的体位，定时翻身，促进血液循环，预防压力性损伤的发生。对于压力性损伤的高风险患者，应尽量避免采用易产生剪切力的体位。

（3）加强皮肤护理，保持皮肤的清洁干燥，特别是大小便失禁者，注意会阴、肛周的皮肤，必要时可留置导尿。大量出汗时，应及时擦洗干净，勤换衣裤。

（4）加强口腔护理，每天帮助患者清洁口腔，保持口腔卫生，观察患者口腔卫生状况，对于口腔卫生较差的患者，清洁口腔洗剂可选用含氯己定漱口液。

（5）保暖，患者四肢冰凉不适时，应加强保暖，必要时给予热水袋，水温应低于50℃，防止烫伤。

4）加强营养，增进食欲

（1）主动向临终患者及家属解释恶心、呕吐的原因，以减轻其焦虑的心理，获得心理支持。

（2）根据患者的饮食习惯调整饮食，尽量创造条件增加患者的食欲。注意食物的色、香、味，尝试新的花样，少量多餐。应给予高蛋白、高热量、易于消化的饮食，并鼓励患者多吃水果蔬菜。

（3）创造良好的进食环境。

（4）给予半流或半流质饮食，便于患者吞咽，必要时采用鼻饲或完全胃肠外营养，保证患者的营养供给。

5）加强心理护理

根据患者的心理变化提供相应的心理支持。切实做好临终患者家属的思想工作，帮助他们从痛苦中解脱出来。

6. 健康教育

1）向家属说明临终阶段患者的生命体征及症状，以便能从容面对死亡。

2）告知家属尽力满足患者的需求。

3）临终患者听觉消失比较迟，嘱家属讲话时应特别注意，避免造成临终不良刺激。

4）抉择宣教。患者临终时，抢救往往是象征性的，已无法治疗和挽救患者，有时反而会增加临终患者的痛苦，请家属理解与配合。

（二）临终护理工作流程

临终护理工作流程见图2-1-7。

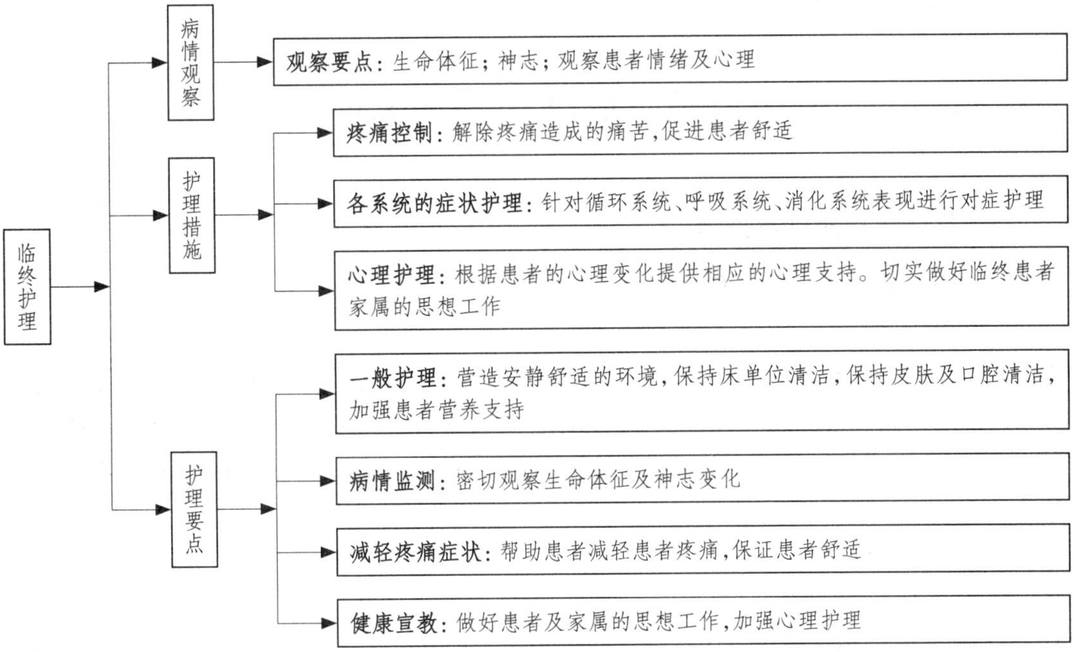

图2-1-7　临终护理工作流程

【知识链接】　临终患者的心理评估及护理

否认期	耐心倾听诉说，根据患者对病情的认识程度进行沟通，经常陪在患者身旁，注意非语言交流技巧
愤怒期	认真地倾听患者诉说，允许患者以发怒、抱怨、不合作行为宣泄内心的不满、恐惧；做好患者家属和朋友的工作，给予患者关爱、理解和宽容
协议期	积极主动关心和指导患者，加强护理，尽可能满足患者的需要；鼓励患者说出内心的感受，尊重患者的信仰，积极引导教育患者
忧郁期	陪伴患者，允许其用不同方式发泄情感；密切观察患者，预防患者的自杀倾向
接受期	积极主动帮助患者完成未完成的心愿；给予临终患者安静、舒适的环境，减少外界的干扰

——李小寒，尚少梅.基础护理学［M］.北京：人民卫生出版社，2018：523-523.

（邱昌翠　孙　晓）

第二节　脏器功能衰竭护理

一、急性肾功能衰竭护理

(一) 急性肾功能衰竭护理常规

1. 概念

急性肾功能衰竭(acute renal failure, ARF),也称急性肾损伤(acute kidney injury, AKI)是一种由多种病因引起的急性肾损害,可在数小时至数天内使肾单位调节功能急剧减退,以致不能维持体液电解质平衡和排泄代谢产物,而导致高血钾、代谢性酸中毒及急性尿毒症。

2. 临床表现

1) 少尿期

(1) 大多数在先驱症状12～24 h后开始出现少尿(24 h尿量少于400 mL)或无尿(24 h尿量少于100 mL),一般持续2～4周。

(2) 可有厌食、恶心、呕吐、腹泻、呃逆、头昏、头痛、烦躁不安、贫血、出血倾向、呼吸深而快等症状,甚至昏迷、抽搐。

(3) 代谢产物蓄积,血尿素氮、肌酐等升高,出现代谢性酸中毒。

(4) 电解质紊乱,可有高血钾、低血钠、高血镁、高血磷、低血钙等,尤其是高钾血症,严重者可导致心脏骤停。

(5) 水平衡失调,易产生水潴留,严重者导致心力衰竭、肺水肿或脑水肿。

(6) 易继发呼吸系统及尿路感染。

2) 多尿期

(1) 少尿期后尿量逐渐增加,当每日尿量超过500 mL时,即进入多尿期。

(2) 此后尿量逐日成倍增加,最高尿量每日3 000～6 000 mL,甚至可达到10 000 mL以上。

(3) 在多尿期初始,肾脏清除率仍低,体内仍存在代谢产物的蓄积。约4～5 d后,血尿素氮、肌酐等随尿量增多而逐渐下降,尿毒症症状也随之好转。

3) 恢复期　尿量逐渐恢复正常,3～12个月肾功能逐渐复原,大部分患者肾功能可恢复到正常水平,只有少数患者转为慢性肾功能衰竭(chronic renal failure, CRF)。

3. 观察要点

1) 少尿期　观察尿量、血压、血钾变化;观察有无嗜睡、肌张力低下、心律不齐、恶心、呕吐等症状;观察有无心功能不全、尿毒症脑病(uremic encephalopathy, UE)的先兆。

2) 多尿期　注意监测尿量、血钾、血钠及血压的变化。

3）恢复期　注意用药不良反应。

4. 护理措施

1）环境　保持室内空气新鲜、清洁，定期进行空气消毒，以防感染。

2）休息与活动　急性发作期以及浮肿高血压时应绝对卧床休息，恢复期可逐步起床活动。

3）病情监测

（1）少尿期　观察有无嗜睡、肌张力低下、心律不齐、恶心、呕吐等高钾血症症状及血压变化、心功能不全、尿毒症脑病的先兆。监测水、电解质、酸碱平衡、肌酐、尿素氮等。

（2）多尿期　注意血钾、血钠及血压的变化。

（3）恢复期　观察用药不良反应，定期复查肾功能。

4）安全护理　有抽搐昏迷者应采取保护措施，防止坠床。烦躁不安者，应用镇静剂，注意保持呼吸道通畅。

5）体液管理　严格限制液体进入量，以防水中毒，按医嘱准确输注液体；准确记录液体出入量，特别是尿量。无尿者应限制钠盐及水的摄入，每日控制在600～800 mL。少尿期患者遵循“量出为入”原则，进水量为前一天液体总排出量加500 mL。做好血液透析、血液滤过、腹膜透析的准备工作。

6）饮食护理

（1）少尿期既要限制入量又要适当补充营养，原则上应是低钾、低钠、高热量、高维生素及适量的优质蛋白饮食，严格控制含钾食物、水果的摄入。

（2）多尿期供给足够热量和维生素，蛋白质可逐日加量，以保证组织的需要，给予含钾丰富的食物。

7）用药护理　及时准确应用相关药物，并观察治疗效果，慎用肾毒性药物。

8）基础护理　及时更换衣服、被褥，保持皮肤的清洁、舒适。控制瘙痒，防止抓伤感染。卧床的患者，要定时翻身，防止压力性损伤。做好口腔护理，经常漱口，避免口腔溃烂及口腔炎。

9）心理护理　给予心理安慰与支持，针对不同患者心理状况，采用不同的护理措施，缓解其不良情绪，配合治疗。耐心讲解肾病相关知识，教会患者自我观察和自我护理的方法，增强其治疗信心。

5. 护理问题

1）体液过多　与肾小球滤过功能受损有关。

2）营养失调，低于机体需要量　与患者食欲减退、限制蛋白质摄入、透析和原发病等因素有关。

3）有感染的危险　与限制蛋白质饮食、透析、机体抵抗力降低等有关。

4）恐惧　与肾功能急剧恶化、病情等因素有关。

5）潜在并发症　电解质紊乱、高血压脑病、急性左心衰竭、心律失常、DIC、多脏器功能衰竭等。

6. 健康教育

1）预防疾病指导　慎用氨基糖苷类等肾毒性抗生素，尽量避免需用大剂量造影剂的X线检查，尤其是老年人及肾血流灌注不良者（如脱水、失血、休克患者）。加强劳动保护，避免接触重金属、工业毒物等。误服或误食毒物时，应立即洗胃或导泻，并采用有效解毒剂。

2）疾病期的生活指导　恢复期应增加营养；适当参加活动，增强体质，避免过度劳累；注意个人清洁卫生，注意保暖，防止受凉；避免妊娠、手术、外伤等。强调监测肾功能、尿量的重要性，叮嘱患者定期随访，并教会其测量和记录尿量的方法。

（二）急性肾功能衰竭护理工作流程

急性肾功能衰竭护理工作流程见图2-2-1。

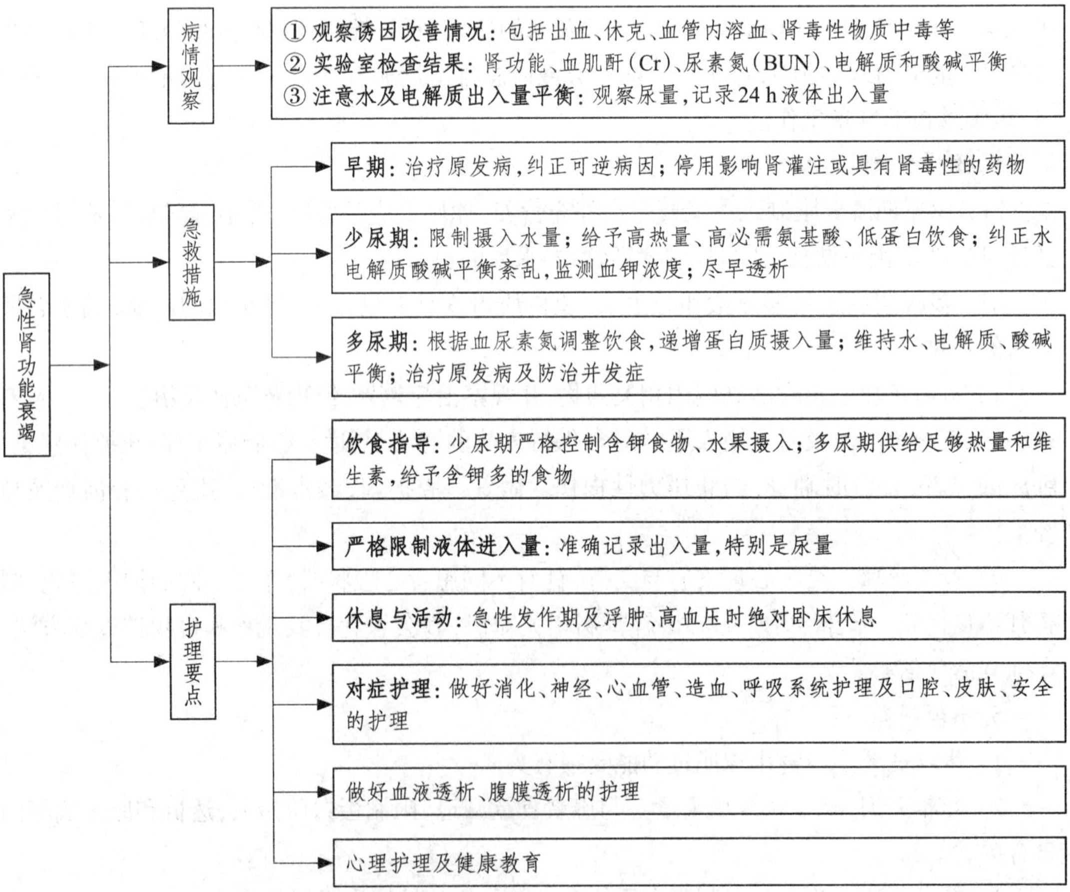

图2-2-1　急性肾功能衰竭护理工作流程

【知识链接】 急性肾损伤标准分期标准

分期	血清肌酐	尿量
1期	基线值的1.5～1.9倍；或血肌酐值的增加≥26.5 μmol/L	<0.5 mL/(kg·h)，持续6～12 h
2期	基线值的2.0～2.9倍	<0.5 mL/(kg·h)，持续12 h以上
3期	基线值的3.0倍；或血肌酐值的增加≥353.6 μmol/L；或开始肾脏替代治疗；或<18岁的患者，估算肾小球滤过率（eGFR）下降至<35 mL/(min·1.73 m^2)	<0.3 mL/(kg·h)，持续24 h以上；或无尿>12 h

——急性肾损伤专家共识小组.急性肾损伤诊断与分类专家共识[J].中华肾脏病杂志，2006，22(11)：661-663.

二、急性呼吸衰竭护理

（一）急性呼吸衰竭护理常规

1. 概念

急性呼吸衰竭（acute respiratory failure，ARF）是指各种原因引起的肺通气和换气功能严重障碍，以致在静息状态下亦不能维持足够的气体交换，导致低氧血症伴（或不伴）高碳酸血症，进而引起一系列病理生理改变和相应临床表现的综合征。

2. 临床表现

1）呼吸困难　早期表现为呼吸频率增快、发绀，病情加重时出现呼吸困难、辅助呼吸肌活动加强，如三凹征。

2）精神神经症状　急性缺氧可出现精神错乱、躁狂、昏迷、抽搐等症状。

3）循环系统表现　多数患者有心动过速，严重低氧血症、酸中毒可引起心肌损害、血压下降、心律失常及心脏骤停等。

4）消化和泌尿系统表现　上消化道出血、蛋白尿、红细胞和管型尿等。

3. 观察要点

1）观察患者的神志、生命体征、皮肤颜色、尿量和大便颜色等，观察有无休克、肺性脑病、消化道出血等。

2）观察各类药物药效和不良反应（尤其是呼吸兴奋剂）。

3）监测动脉血气和各项化验指标变化。

4）观察机械通气患者的缺氧程度和通气效果。

4. 护理措施

1）环境　保持室内空气新鲜，湿度与温度适宜，保持病室安静，减少环境中嘈杂声音的干扰。

2）病情观察　观察患者呼吸困难及缺氧的情况，观察神志、生命体征变化，昏迷患者要检查瞳孔大小、对光反射等病理特征等。

3）保持呼吸道通畅 鼓励指导患者咳嗽、咳痰，更换体位和多饮水。必要时翻身、拍背。提倡雾化吸入疗法，建议从雾化开始的0、5、10、30 min评估疗效。使用机械通气患者应及时吸痰，注意无菌操作，加强湿化吸入，并注意观察痰的颜色、性质、量，及时做好记录。

4）给氧 根据血气分析和临床情况合理给氧，Ⅰ型呼吸衰竭时，短时间给予高流量吸氧；Ⅱ型呼吸衰竭时，经鼻导管吸氧者，要给予控制性低流量吸氧，吸氧流量为1～2 L/min。使用鼻罩或口鼻面罩加压辅助机械通气者，做好该项护理有关事项。

5）人工气道护理 病情危重患者建立人工气道应严格按照人工气道护理要求实施护理。

6）安全护理 躁动患者加床档，系约束带。

7）饮食护理 鼓励清醒患者进食，增加营养，给高蛋白、高脂肪、高维生素和低碳水化合物的饮食，如瘦肉、鸡蛋等（安置胃管患者应按胃管护理要求）。

8）皮肤护理 按时翻身拍背、按摩骨突处、变换体位，防止压力性损伤及坠积性肺炎的发生。

9）用药护理

（1）呼吸兴奋剂 用药过程中应保持呼吸道通畅，滴速不宜过快，观察患者呼吸频率与节律变化；用药后可出现血压增高、心悸、心律失常、烦躁不安、发热等不良反应，中毒时出现惊厥，继之中枢抑制。洛贝林过量导致心动过缓和传导阻滞应及时通知医生。

（2）镇静药 原则上呼吸衰竭患者应禁止应用镇静药，但气管插管机械通气的患者常会出现烦躁不安，可以适量使用，但不能过量，用药时要注意患者的自主呼吸情况，密切监测动脉血压变化。

（3）利尿剂 应观察患者水肿、呼吸困难症状是否减轻，记录尿量，注意低钾低氯性碱中毒表现。

10）心理护理 对于呼吸困难的患者，尽量减少患者的说话次数。同患者交谈时要有耐心，态度和蔼，创造一个轻松和谐的气氛，安排熟悉患者情况、能与患者有效沟通的护士，提供连续性护理，减少无效交流次数。

5. 护理问题

1）清理呼吸道无效 与呼吸道感染、分泌物过多或黏稠、咳嗽无力及大量液体和蛋白质漏入肺泡有关。

2）气体交换受损 与通气功能障碍有关。

3）体液不足 与大量痰液排出、出汗增加、摄入减少有关。

4）营养失调，低于机体需要量 与食欲下降、进食减少、消耗增加有关。

5）语言沟通障碍 与呼吸困难、人工气道建立或辅助呼吸有关。

6）潜在并发症 肺心病、肺性脑病、电解质紊乱、消化道出血等。

6. 健康教育

1）饮食指导

（1）重症期 给予高蛋白、高热量、高维生素、易消化的流质或半流质饮食。在心功能允许的情况下，鼓励患者多饮水，补充足够的水分，使痰液易于咳出，减少并发症。

（2）缓解期　指导患者逐步增加食物中的蛋白质和维生素，食物以软而易于消化的半流质为主，可选用稀肉粥、馒头、新鲜蔬菜及水果等，每天5～6餐。

（3）恢复期　指导患者进普食，食物宜软，清淡可口。

2）休息与活动指导　重症期应卧床休息，帮助患者取舒适且有利于改善呼吸状态的体位，可协助半卧位或坐位，病情允许可协助患者趴伏在桌上。缓解期和恢复期应根据患者的情况指导患者进行合理的活动和休息，指导患者避免耗氧量较大的活动，并在活动中增加休息。

3）氧疗指导　遵医嘱吸氧，Ⅰ型呼衰患者可吸入浓度大于35%的氧，Ⅱ型呼衰患者给予低浓度持续氧（浓度小于35%），注意做好吸氧安全、湿化及消毒指导。

4）日常生活指导　告诫患者戒烟，少食多餐，保持大便通畅等，增强体质，避免疲劳、情绪激动等不良因素刺激。

（二）急性呼吸衰竭护理工作流程

急性呼吸衰竭护理工作流程见图2-2-2。

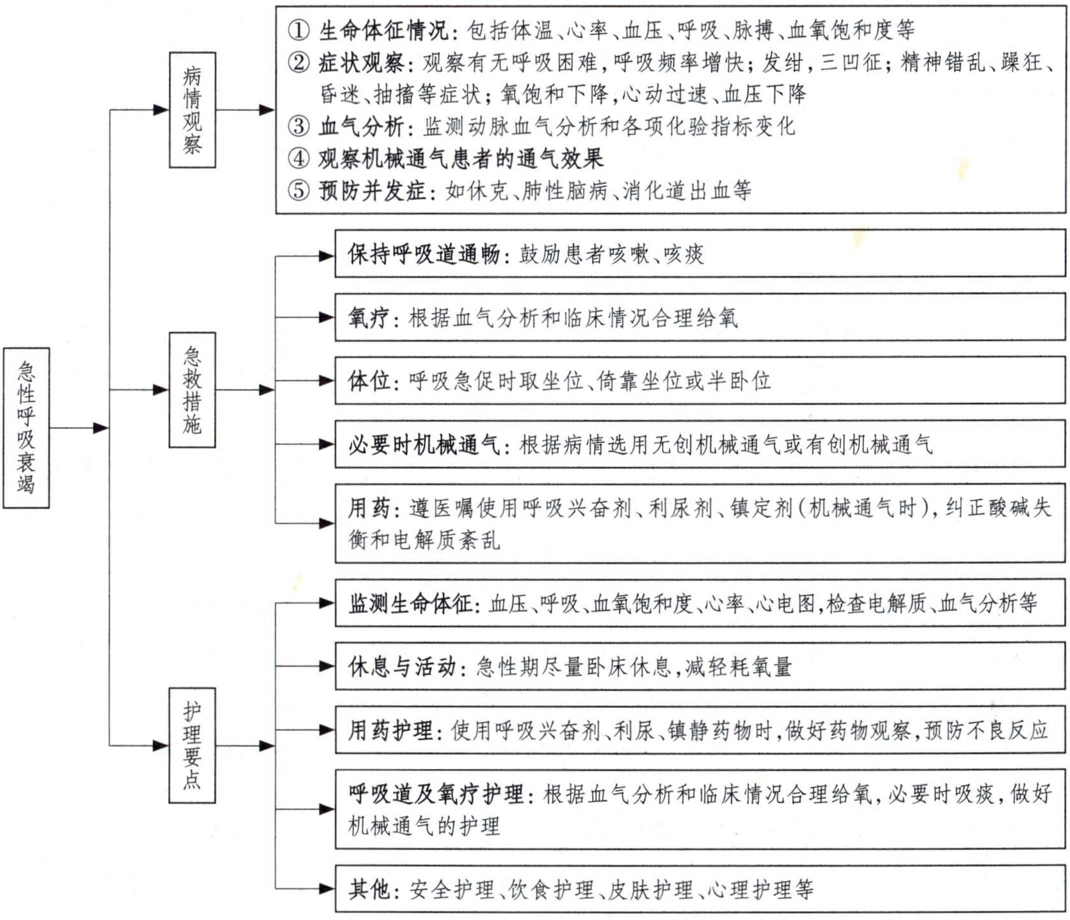

图2-2-2　急性呼吸衰竭护理工作流程

【知识链接】 急性呼吸衰竭的人工气道管理

- ARDS患者实施机械通气时应采用肺保护性通气策略，气道平台压不超过30～35 cmH_2O（B级推荐）。
- ARDS患者机械通气时应尽量保留自主呼吸（C级推荐）。
- 若无禁忌证，机械通气的ARDS患者应采用30°～45°半卧位（B级推荐）。
- 对机械通气的ARDS患者，应制定镇静方案（镇静目标和评估）（B级推荐）。

——Davidson AC, Banham S, Elliott M, et al. BTS/ICS guideline for the ventilatory management of acute hypercapnic respiratory failure in adults[J]. Thorax, 2016, 71: 1-35.

三、急性心力衰竭护理

（一）急性心力衰竭护理常规

1. 概念

急性心力衰竭（acute heart failure，AHF）是指心衰的症状和体征急性发作或急性加重的一种临床综合征。临床上以急性左心衰较为常见，多表现为急性肺水肿或心源性休克，是严重的急危重症，急性右心衰较少见。急性左心衰是指急性发作或加重的左心功能异常所致的心肌收缩力明显降低、心脏负荷加重，造成急性心排血量骤降、肺循环压力突然升高、周围循环阻力增加，从而引起肺循环充血而出现急性肺淤血、肺水肿，以及伴组织器官灌注不足的心源性休克的一种临床综合征。

2. 临床表现

急性心衰发作迅速，可以在几分钟到几小时，或数天至数周内恶化。患者的症状也可有所不同，从呼吸困难、外周水肿加重到威胁生命的肺水肿或心源性休克均可出现。急性心衰症状也可因不同病因和伴随临床情况而不同。

1）基础心血管疾病的病史和表现　大多数患者有各种心脏疾病史，存在引起急性心衰的各种病因。老年人中主要病因为冠心病、高血压和老年性退行性心瓣膜病，年轻人中多由风湿性心瓣膜病、扩张型心肌病、急性重症心肌炎等所致。

2）早期表现　原来心功能正常的患者出现原因不明的疲乏或运动耐力明显减低，以及心率增加15～20次/min，可能是左心功能降低的最早期征兆。继续发展可出现劳力性呼吸困难、夜间阵发性呼吸困难、不能平卧等；检查可发现左心室增大、舒张早期或中期奔马律、肺动脉区第二心音（P2）亢进、两肺尤其肺底部有湿性啰音，还可有干啰音和哮鸣音，提示已有左心功能障碍。

3）急性肺水肿　起病急骤，病情可迅速发展至危重状态。突发严重呼吸困难、端坐呼吸、喘息不止、烦躁不安，并有恐惧感，呼吸频率可达30～50次/min；频繁咳嗽并咯出大量粉红色泡沫样血痰；听诊心率快，心尖部常可闻及奔马律；两肺满布湿啰音和哮鸣音。

4）心源性休克　主要表现如下。

（1）持续性低血压　收缩压降至90 mmHg以下，且持续30 min以上，需要循环支持。

（2）血液动力学障碍　肺毛细血管楔压（PCWP）≥18 mmHg，心脏指数≤2.2 L/（min・m^2）（有循环支持时）或1.8 L/（min・m^2）（无循环支持时）。

（3）组织低灌注状态　可有皮肤湿冷、苍白和发绀，尿量显著减少（<30 mL/h），甚至无尿，意识障碍，代谢性酸中毒。

3. 观察要点

1）生命体征　有无心率增快，突发严重呼吸困难，端坐呼吸（频率可达30～40次/min），早期一过性血压升高，继而血压持续下降直至休克。

2）症状的观察　观察意识、精神状态，有无烦躁不安、恐惧，有无咳嗽、咳痰和咯血，有无疲乏、头晕和心悸、胸闷、呼吸困难，观察皮肤有无水肿、颜色及温度的变化，有无面色灰白或发绀、大汗、皮肤湿冷。

3）尿量　记录24 h出入量，观察有无尿量减少。

4）心电监护　有无房颤等心律失常，血氧、血气分析、血氧饱和度的变化。

4. 护理措施

1）病情观察　严密监测血压、呼吸、血氧饱和度、心率、心电图，检查电解质、血气分析等。观察患者意识、精神状态、皮肤颜色、温度及出汗情况、肺部啰音或哮鸣音的变化，记出入量。

2）体位　出现突发性呼吸困难时，立即协助患者取端坐或半位，双腿下垂，以减少静脉回流，减轻心脏负荷。出现意识丧失、大动脉搏动不明显甚至消失时，应立即给予患者复苏体位，做好心肺复苏抢救准备。

3）休息与活动　急性期（一般2～4周）应绝对卧床休息，床上大小便，专人留陪。

4）饮食　急性期应禁食，病情缓解后给予低盐低脂饮食，少食多餐，不宜过饱。

5）急救护理

（1）保持呼吸道通畅　床边备吸痰器，及时清除呼吸道分泌物，分泌物较多时头偏向一侧。

（2）氧疗　开放气道，立即给予6～8 L/min的高流量氧气吸入，AHF伴低氧血症患者，不推荐给予酒精湿化吸氧，这可能导致支气管和肺泡壁损伤。病情严重者可给予面罩给氧或正压通气治疗，以上措施无法提供时可给予气管插管，呼吸机辅助呼吸。

（3）迅速开放两条静脉通道　遵医嘱正确使用药物，严格控制输液速度。输液滴速原则上应≤30滴/min，休克抢救情况下除外。

6）药物观察　遵医嘱正确使用强心、利尿、扩血管等药物，观察药物疗效与不良反应。

（1）吗啡　警惕患者呼吸抑制、心动过缓、意识改变的发生。呼吸衰竭、昏迷、严重休克者禁用。

（2）快速利尿剂　观察尿量及生命体征的变化，以评价利尿剂疗效（开始2 h尿量

>100 mL/h）。

（3）血管扩张剂及升压药物　根据血压调整剂量，维持收缩压在90～100 mmHg，建议采用静脉泵入方式。使用硝酸甘油、硝普钠等血管活性药物须严密观察血压的变化，预防静脉炎的发生，硝普钠要避光。

（4）洋地黄制剂　使用时应注意稀释，静脉推注速度超过5 min，并持续监测患者血压、心率/律。

7）心律失常的预防性护理

（1）评估发生室性心律失常的危险因素，左心室扩大和左心室射血分数降低的患者常表现为快速性室性心律失常。

（2）检测并预防或消除心律失常发生的诱因，如应用胺碘酮等药物治疗。

（3）持续心电、血压监测，及时发现室性心律失常以及猝死的早期征兆，遵医嘱采取急救措施和药物治疗。

（4）监测电解质和酸碱平衡状况。

（5）准备好急救车、除颤仪和简易呼吸气囊等急救设备。

8）心理护理　医护人员应保持镇静，操作熟练，做好护理记录；同时与患者及家属保持密切接触，多给予安抚，向其解释检查治疗的目的，使患者产生信任和安全感，积极配合治疗。

5. 护理问题

1）气体交换受损　与肺水肿淤血有关。

2）体液过多　与静脉系统淤血、肾灌注不足、排尿减少有关。

3）潜在并发症　心源性休克、多器官功能衰竭、电解质紊乱等。

6. 健康教育

1）向患者及家属介绍急性心力衰竭的原因，指导其针对病因和诱因继续治疗。

2）消除急性心力衰竭的诱因，如避免感冒、腹泻、输液过快过多等，纠正贫血、电解质紊乱。

3）降低新的心脏损害危险性因素，如戒烟、戒酒，肥胖患者应减轻体重，控制高血压、糖尿病。

4）低盐、低脂饮食，忌食腌制食品及含盐炒货，每日摄盐量少于6 g（约1啤酒瓶盖），提倡食用低脂肪低胆固醇食物，如鸡、鱼肉、鸡鸭蛋的蛋白、豆腐等，不建议食用肥肉、动物内脏、鱼子、蟹黄等动物性脂肪和高胆固醇食物，同时应注意避免暴饮暴食。重度心力衰竭者应限制入水量并每日称体重，及早监测病情变化。

5）严格按照医嘱服药，不得随便改变药物的用法和用量，特别是服用利尿剂时应观察24 h的尿量情况；服用地高辛前注意数脉搏，应≥60次/min，并观察有无洋地黄中毒表现，如心律失常、恶心、呕吐、头晕、视物模糊、黄视、绿视等，以免发生不良反应。

6）密切观察病情变化，定期随访。

（二）急性心力衰竭护理工作流程

急性心力衰竭护理工作流程见图2-2-3。

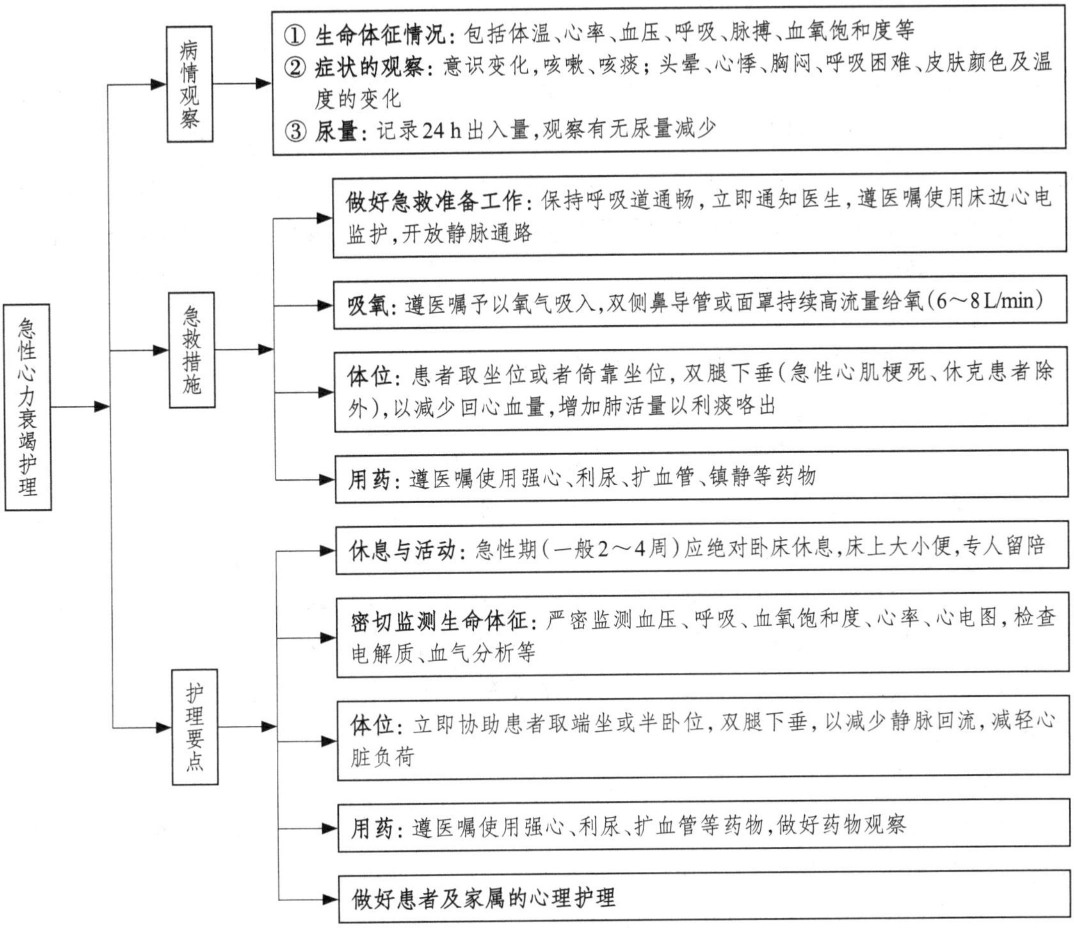

图2-2-3　急性心力衰竭护理工作流程

【知识链接】　急性心力衰竭药物治疗

- 袢利尿剂（如呋塞米、布美他尼和托拉塞米）作为治疗AHF的一线药物（C级推荐）。
- 有低灌注表现的AHF患者，在达到足够的灌注前，应避免用利尿剂（B级推荐）。
- 收缩压<90 mmHg或有症状性低血压的患者应避免使用血管扩张剂（B级推荐）。
- 静脉使用正性肌力药物限用于心输出量严重降低导致组织器官低灌注的患者（C级推荐）。
- 不推荐常规使用吗啡。对烦躁不安又除外持续低血压、意识障碍、严重慢性阻塞性肺疾病的患者，可小剂量缓慢静脉注射，同时注意个体化（B级推荐）。

——中国医师协会急诊医师分会，中国心胸血管麻醉学会急救与复苏分会.中国急性心力衰竭急诊临床实践指南（2017）[J].中华急诊医学杂志，2017，26（12）：1347-1357.

四、急性肝衰竭护理

(一) 急性肝衰竭的护理常规

1. 概念

急性肝衰竭(acute liver failure, ALF)是指原来无肝脏基础性疾病而短时间内发生大量肝细胞坏死及严重肝功能损害,并引起肝性脑病(hepatic encephalopathy, HE)的一组严重临床综合征。其临床特点是以往无慢性肝病史,骤然起病,迅速出现黄疸、肝功能衰竭、出血和神经精神症状等,短期内可合并多器官功能障碍综合征。本病病死率高,属于危重病症之一,目前无特效治疗方法。

2. 临床表现

1) 黄疸 绝大多数患者都出现黄疸,在短时间内迅速加深,并呈进行性加重,且黄疸持续时间长,若经2～3周黄疸仍不退提示病情严重。

2) 出血倾向 可出现皮下出血点、淤斑、牙龈出血、鼻黏膜出血,甚至消化道出血,多为呕血和便血,颅内出血也可发生,往往后果严重。主要与肝功能衰竭致凝血因子合成障碍、血小板质与量的异常、DIC伴局部继发纤溶等因素有关。

3) 肝臭、肝萎缩 早期可出现肝臭,与含硫氨基酸分解出的硫醇不能被肝代谢,由肺排出所致;急性肝功能衰竭患者的肝常迅速、进行性缩小,是重要的体征。

4) 消化道症状 有明显消化道症状,如食欲减退、恶心、呕吐、腹胀、腹泻;患者腹胀明显,可能由内毒素致肠麻痹引起。

3. 观察要点

1) ALF患者应住院(最好住在ICU)并监测生命体征变化,15～30 min巡视一次,及早发现脑水肿、脑疝及其他并发症,并及时处理。

2) 观察患者神志、行为、性格、睡眠等变化。

3) 观察黄疸进展,如患者皮肤、巩膜黄染程度和尿量、尿色深浅变化。出现食欲不振、乏力、高度腹胀、睡眠颠倒、顽固呃逆为病情加重征兆,应及早采取治疗措施。

4) 每天测腹围,每周测体重,准确记录24 h液体出入量,定期测血电解质,维持水电解质平衡。

5) 观察出血症状,如皮肤瘀斑、齿龈出血、鼻衄、呕吐物、排泄物颜色及量的变化等。

4. 护理措施

1) 一般护理措施 患者应绝对卧床休息,给予高糖、低脂、丰富维生素、适量蛋白质(25 g/d)、易消化饮食。有腹水者限制钠盐的摄入;有肝性脑病者可予鼻饲流质。根据病因采取相应的隔离措施。

2) 病情观察

(1) ALF患者应住院(最好住在ICU),严密观察生命体征,如体温、脉搏、呼吸、血压及神志、瞳孔、尿量的变化,给予心电监护,及时发现和处理肝性脑病、肝肾综合征、脑水肿等。

（2）及时发现和纠正出血倾向，保持口腔、鼻腔和皮肤的清洁，不用手挖鼻，不用牙签剔牙，延长注射部位压迫时间。仔细观察出血部位、性质、程度以及有关症状、体征，并及时准确记录。及时取血、查血型并配血备用。有消化道出血时按消化道出血护理。

（3）观察患者有无性格和行为的改变、定向力和计算力有无下降、神志情况，及时发现肝性脑病先兆，并通知医生，及时去除诱因和给予治疗。

3）护肝药物应用　推荐应用抗炎护肝药物、肝细胞膜保护剂、解毒保肝药物以及利胆药物。不同护肝药物分别通过抑制炎症反应、解毒、免疫调节、清除活性氧、调节能量代谢、改善肝细胞膜稳定性、完整性及流动性等途径，达到减轻肝脏组织损害，促进肝细胞修复和再生，减轻肝内胆汁淤积，改善肝功能的目的。

4）预防感染　感染常是促进病情恶化的常见诱因，注意观察体温、血常规及各器官感染的表现，常见的感染部位是口腔、肺部、腹腔、肠道等，可出现相应的症状和体征，应注意观察，并做好口腔护理，定时翻身，清除呼吸道分泌物，防止口腔和肺部感染。发生感染后遵医嘱使用抗菌药物。

5）重视清洁肠道　保持大便通畅，消化不良、肠蠕动减弱、便秘等都可增加肠腔毒素的吸收，不利于肝病的恢复，特别是革兰阴性杆菌内毒素经肠吸收可诱发上消化道出血、肝肾综合征和弥散性血管内凝血。一般可通过调整饮食，如多吃蔬菜、喝菜汤、暂时减少蛋白质摄入量、口服乳酸杆菌或双歧杆菌等微生态制剂解决。便秘可用温生理盐水保留灌肠，也可口服乳果糖。

6）做好心理护理和生活护理　安排环境舒适的病房，制订合理的生活制度。随时了解患者的心理活动，及时与之交谈，讲解有关疾病的知识，起到疏导、抚慰和鼓励的作用。做好皮肤的护理，满足患者生活上的需要，确保其身心得到充分休息。

5. 护理问题

1）活动无耐力　与肝功能状况、发热等有关。

2）营养失调，低于机体需要量　与肝脏合成代谢、摄入不足等有关。

3）体液过多/不足　与凝血功能下降所致出血、腹水形成有关。

4）感染　与肝细胞吞噬功能减退有关。

5）潜在并发症　出血、肝性脑病、感染等。

6. 健康宣教

1）针对患者可能发生肝衰竭的原因，给予针对性的预防指导。

2）指导患者注意饮食，限制动物性蛋白质的摄入。

3）指导患者保持大便通畅，每日1～2次。

4）指导患者遵医嘱服药，定期复查。

（二）急性肝衰竭护理工作流程

急性肝衰竭护理工作流程见图2-2-4。

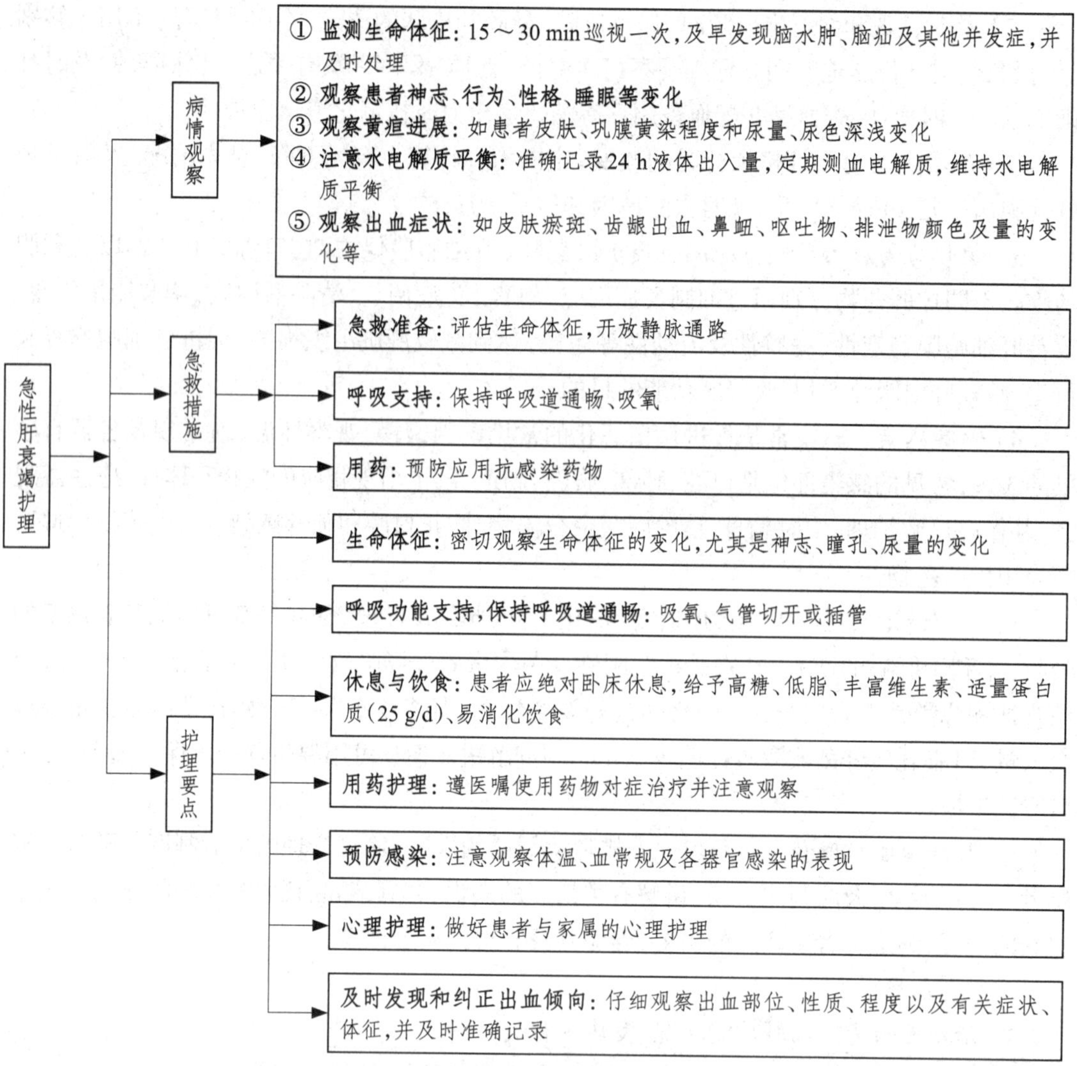

图2-2-4 急性肝衰竭护理工作流程

【知识链接】 美国胃肠协会(AGA)对急性肝衰竭诊断和管理的指南推荐内容

序号	推荐意见内容	推荐强度	证据质量
1	对ALF患者，指南推荐不常规检测Wilson's病	有条件推荐	极低
2	对ALF患者，指南推荐检测单纯疱疹病毒，并治疗单纯疱疹病毒感染患者	有条件推荐	极低
3	对免疫功能正常的ALF患者，指南推荐不常规检测水痘带状疱疹病毒	有条件推荐	极低

（续表）

序号	推荐意见内容	推荐强度	证据质量
4	出现ALF的妊娠女性，指南推荐检测戊型肝炎	有条件推荐	极低
5	对ALF患者，指南推荐不进行肝活检	有条件推荐	极低
6	对ALF患者，指南推荐进行自身抗体检测	有条件推荐	极低
7	针对ALF患者的预后评估模型，AGA推荐使用终末期肝病模型（MELD）评分而不使用国王学院标准（KCC）	有条件推荐	极低
8	针对ALF合并颅内压增高患者，AGA推荐不使用经验性治疗方案降低患者颅内压	有条件推荐	极低
9	对ALF患者，指南推荐体外人工肝支持系统，仅可用于临床试验范围	无	无
10	针对对乙酰氨基酚相关ALF患者，指南推荐使用N-乙酰半胱氨酸	强推荐	极低
11	针对非对乙酰氨基酚相关ALF的患者，指南推荐N-乙酰半胱氨酸只可用于临床试验范围	无	无

——杨淑娟，赵英仁，何英利.2017年AGA关于急性肝衰竭诊断和管理指南解读[J].中国循证医学杂志，2017，17(12)：1394-1399.

五、中枢神经系统衰竭护理

（一）中枢神经系统衰竭护理常规

1. 概念

中枢神经系统功能衰竭（central nervous system function failure，CNSF）又称脑功能衰竭，是多种病因所致的一种以不同程度意识障碍为主要表现的危重临床综合征。

2. 临床表现

主要表现为意识障碍，意识障碍按程度分为嗜睡、意识模糊、昏睡、昏迷。

1）嗜睡　病理性睡眠过多、过深，能被各种刺激唤醒，并能正确做出反应及回答问题，但刺激去除后，又很快入睡。

2）意识模糊　患者反应慢，回答语言简单、迟钝，注意力不集中，对刺激的反应不及时、不确切，定向能力发生障碍。

3）昏睡　患者多不易被唤醒，只有在持续强烈刺激（如压迫眶上神经）下能做出睁眼、呻吟、躲避及模糊而简短的回答，很快又入睡。

4）昏迷　是意识障碍的严重阶段，临床上将昏迷分3个阶段。

（1）轻度昏迷（浅昏迷） 意识大部分丧失，无自主运动，患者对强烈刺激仍有防御性反应。瞳孔对光反射、角膜反射等基本生理反应存在。生命体征（呼吸、血压、脉搏等）一般无明显改变。

（2）中度昏迷 对剧烈刺激可出现防御反射，角膜反射减弱、瞳孔对光反射迟钝，呼吸、血压、脉搏出现异常。

（3）深度昏迷 对各种刺激均无反应，瞳孔散大，对光反射及角膜反射消失，肌肉松弛、大小便失禁，呼吸不规则，血压下降。

3. 观察要点

1）意识 可按照Glasgow昏迷计分法，总分为15分，小于8分提示预后不良，该评分简单易行。

2）体温 下丘脑体温调节中枢损伤时，可有中枢性高热。

3）呼吸 广泛脑损伤时可出现潮式呼吸，中脑、桥脑损伤时可发生过度换气，桥脑下部损伤时出现喘息样呼吸，两侧额叶损害时可发生呼吸暂停。

4）血压 血压升高，常见于高血压脑病、颅内压升高。

5）瞳孔 注意观察瞳孔的大小、对称性及对光反射是否存在。

6）神经系统其他检查 角膜反射、腱反射及脑膜刺激征的检查，若脑膜刺激征阳性，提示有脑膜炎、蛛网膜下腔出血等疾病。

4. 护理措施

1）病情观察 严密观察神志、瞳孔、生命体征变化，中脑损伤主要观察意识变化，桥脑损伤主要观察呼吸节律，延髓损伤主要观察呼吸频率。

2）促进脑功能恢复 抬高床头30°～45°或给予半卧位姿势，遵医嘱给予药物治疗和氧气吸入。

3）建立并保持呼吸道通畅 取侧卧位头偏向一侧，随时清除气管内分泌物，备好吸痰用物随时吸痰。

4）早期营养 第2天开始给患者置胃管行鼻饲，注意有无胃出血现象，防止应激性溃疡的发生，保持静脉输液通畅，严格记录24 h出入量，保持平衡。

5）功能锻炼 取得家属配合，指导家属对患者进行相应的意识恢复训练，保持肢体功能位，定期给予患者肢体被动活动与按摩，预防手足挛缩、变形及神经麻痹。

6）维持正常排泄功能 定时检查患者膀胱有无尿潴留，按时给予床上便器，协助按摩下腹部促进排尿，导尿或更换尿袋时应注意无菌操作。

7）维持清洁与舒适 取出义齿、发卡，修剪指（趾）甲；每日进行口腔护理两次，保持口腔清洁湿润，可涂石蜡油（唇膏）防止唇裂；定时进行床上擦浴和会阴冲洗，更换清洁衣服。

8）注意安全 躁动者应加床档，若出现极度躁动不安者，适当给予约束；意识障碍伴高热抽搐、脑膜刺激征时，应给予有效降温并放置牙垫，防止咬伤舌颊部；固定各种管路，避免滑脱。

9）预防肺部感染　定时翻身拍背，刺激患者咳嗽，及时吸痰；注意保暖，避免受凉，使用热水袋时水温不宜超过50℃，不能直接接触皮肤，防止烫伤。

10）预防压力性损伤　使用气垫床，骨突出部分加用海绵垫，保持床单位整洁、平整，每1～2 h翻身1次。

11）眼部护理　患者眼睑不能闭合时，定时用生理盐水擦洗眼部，用眼药膏或凡士林油纱保护角膜，预防角膜干燥及炎症。

12）颅内压（intracrania pressure，ICP）监测的护理　监测前调整好记录仪和传感器，操作时注意严格无菌操作，保持引流管通畅，避免引流液反流，每日消毒1～2次，避免颅内感染；躁动患者可适当给予镇静剂，以免影响颅内压；观察患者有无头痛、恶心、呕吐等临床表现，如出现注意引流速度是否过快。

13）脑疝先兆观察及脑疝护理

（1）脑疝先兆　注意观察患者有无脑疝先兆，头痛、呕吐、视乳头水肿、血压急剧升高、呼吸不规则，瞳孔不等大，出现后要立即通知医生。

（2）脑疝护理　出现脑疝后，要保持呼吸道通畅，高流量给氧，按医嘱30 min内快速静脉滴注20%甘露醇250 mL，同时可应用地塞米松10 mg静脉注射；用药后严密观察患者生命体征，紧急情况下，配合医师行脑室穿刺置管引流。

5. 护理问题

1）清理呼吸道无效　与疾病引起的意识障碍有关。

2）舒适的改变　与颅内压增高有关。

3）自理能力缺陷　与活动无耐力或肢体功能障碍有关。

4）恐惧　与对疾病不了解及担心疾病的预后有关。

5）有受伤的危险　与疾病引起的意识障碍有关。

6）有皮肤完整性受损的危险　与躯体活动障碍、瘫痪有关。

7）潜在并发症　脑疝。

6. 健康教育

1）了解患者中枢神经系统衰竭发生的原因，向患者及家属介绍预防及处理的措施。

2）指导患者家属正确判断患者的神志情况，指导家属对患者进行相应的意识恢复训练，帮助患者肢体被动活动与按摩。

3）指导患者家属正确判断患者是否出现头痛、呕吐、视乳头水肿等脑疝先兆症状，及时就医。

（二）中枢神经系统衰竭护理工作流程

中枢神经系统衰竭护理工作流程见图2-2-5。

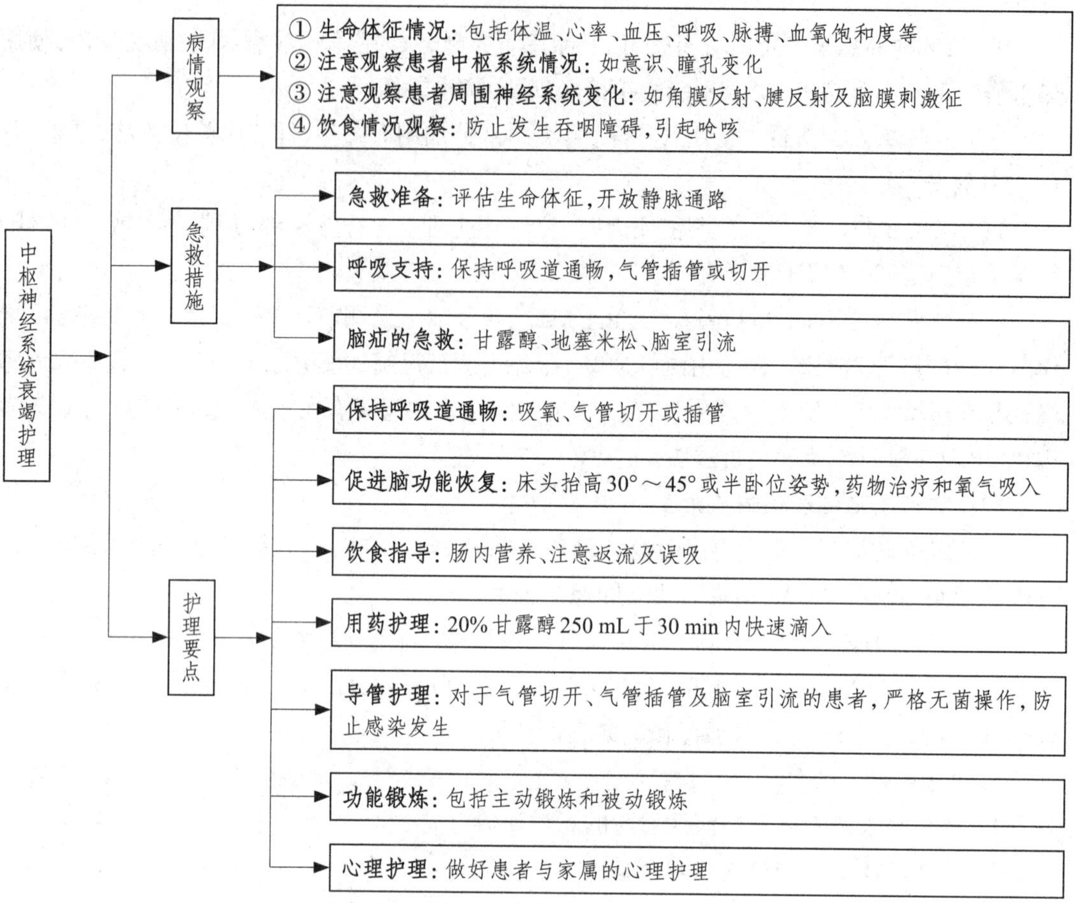

图2-2-5　中枢神经系统衰竭护理工作流程

【知识链接】　中枢神经系统诊治体系有哪些

● 推荐急救转运系统与医院建立有效联系及转运机制，医院建立院内脑卒中诊治绿色通道，有条件的医院逐步建立规范的远程卒中诊治系统（A级推荐）。

● 对突然出现疑似脑卒中症状的患者，应进行简要评估和急救处理并尽快送往就近有条件的医院（A级推荐）。

● 收治脑卒中患者的医院应尽可能建立卒中单元，所有急性缺血性脑卒中患者应尽早、尽可能收入卒中单元接受治疗（A级推荐）。

● 按诊断流程对疑似脑卒中患者进行快速诊断，尽可能在到达急诊室后60 min内完成脑CT等基本评估并开始治疗，有条件应尽量缩短DNT（A级推荐）。

——中华医学会神经病学分会，中华医学会神经病学分会脑血管病学组. 中国急性缺血性脑卒中诊治指南2018[J]. 中华神经科杂志，2018，51(9)：666–682.

六、全身炎症反应综合征护理

（一）全身炎症反应综合征护理常规

1. 概念

全身炎症反应综合征（systemic inflammatory response syndrome，SIRS）是指机体在各种严重感染、创伤、烧伤、缺氧及再灌注损伤等感染与非感染等因素刺激产生的一种失控的全身炎症反应的统称。因此，它不是一种新发现的疾病，而是近10年来对于感染-炎症-危重症的病理生理过程深入研究后提出的新概念。

2. 临床表现

1）呼吸频率与心率加快　体温与外周白细胞总数或分类计数异常。

2）高代谢状态　即高耗氧量，通气量增加，高血糖，蛋白质分解增加，呈负氮平衡。

3）高动力循环状态　即高心输出量和低外周阻力。

4）脏器灌注过低　低氧血症、少尿、高乳酸血症、急性神志改变如兴奋、烦躁不安或嗜睡等。

5）过度炎症反应　血液中多种炎症介质和细胞因子如TNF-a、IL-1、IL-6、IL-8的含量及内源性一氧化氮（NO）浓度与C反应蛋白的测定值明显高于正常。

3. 观察要点

1）控制体温　注意体温和血白细胞的变化，寒战高热时正确采集血培养标本，一般每4 h测一次体温，遵医嘱应用抗菌药，观察物理、药物降温的效果，应在30 min后复测体温一次，并记录在护理病历上，及时补充电解质。若血白细胞数量大于10×10^9/L或少于4×10^9/L，及时通知医生处理。

2）病情观察　观察患者的神志、体温、脉搏、呼吸、血压、末梢循环、血白细胞等生命体征的变化。SIRS、脓毒症（sepsis）、脓毒性休克（septic shock）和MODS是同一病理过程的不同阶段。在病情观察中注意患者的伴随症状的变化，如脏器功能损伤、感染性休克等，以协助诊断、配合抢救。

3）记录出入量　严格记录出入量及体温变化，特别是血白细胞急剧增高或降低的患者，要注意患者末梢循环的变化，预防休克的发生。

4. 护理措施

1）心理护理　患者体温过高、体力消耗大，易产生焦虑的情绪。护理人员应对意识清楚的患者及家属解释治疗的目的、过程，取得其理解与配合。

2）体温护理　严密监测体温变化及体温下降的幅度，观察患者有无畏寒、寒战，测量末梢循环温度，可加盖棉被给患者保暖。

3）饮食护理　过高热患者消耗大，补充营养、水分有利于机体抵抗力的恢复。给予充足的水分、清淡、营养、富含维生素、易消化的饮食。

4）皮肤护理　降温过程中大汗的患者应及时更换衣服、被褥，保持皮肤的清洁、舒适。卧床的患者，要定时翻身，防止压力性损伤。

5）安全防护　烦躁、惊厥的患者，可根据医嘱使用镇静剂并注意安全，必要时使用保护具、约束具，防止坠床或自伤。

6）并发症的预防　全身炎症反应多易引发MODS、休克、脓毒血症等，应密切观察患者生命体征，预防并发症的发生，发现异常及时通知医生处理，避免加重病情。

5. 护理问题

1）体温过高　与感染、血白细胞异常有关。

2）焦虑　与体温过高、脏器低灌注有关。

3）潜在并发症　MODS、脓毒血症、脓毒性休克。

6. 健康教育

1）告知患者及家属引起疾病的原因及发病机制，可能出现的并发症，并介绍并发症的预防措施。

2）嘱患者高热期间应卧床休息，多饮水，进食富含营养、清淡的半流质食物；告诫患者不随意用退热药，以防掩盖病情。出现体温增高、呼吸困难、疲乏无力、烦躁不安等症状及时告知医务人员，以防病情进一步恶化。

3）做好患者的心理护理，避免焦虑的发生，指导患者及家属正确判断体温的升、降及降温的有效方法。

（二）全身炎症反应综合征护理工作流程

全身炎症反应综合征护理工作流程见图2-2-6。

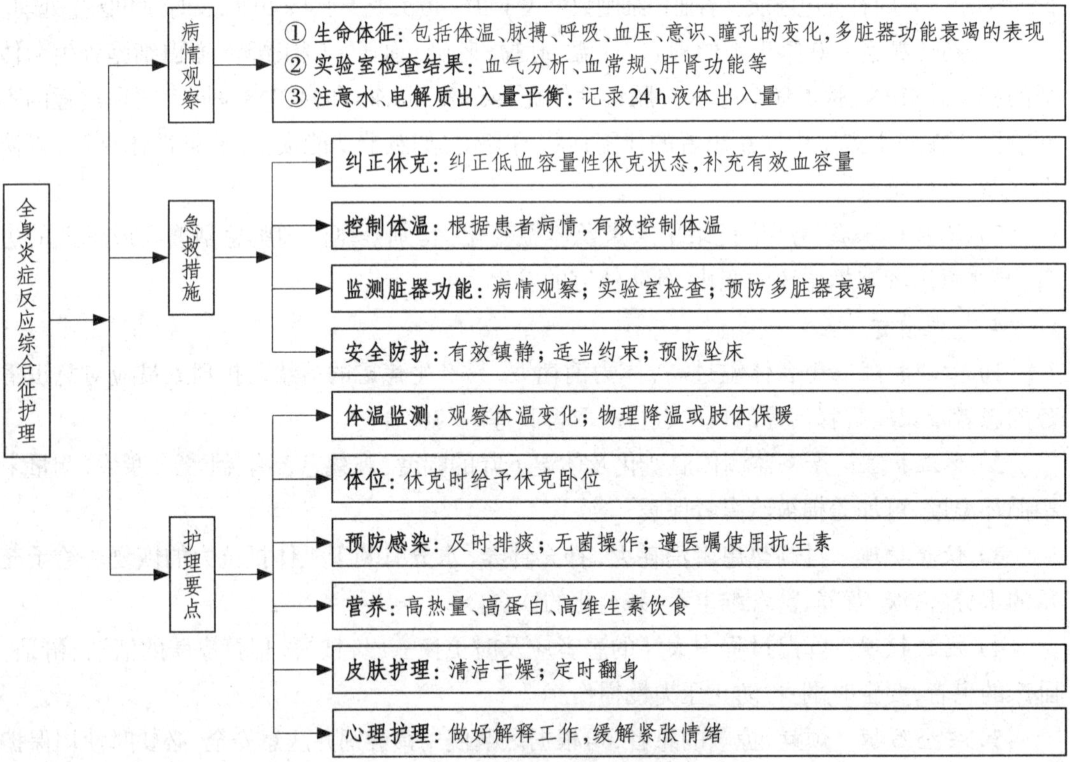

图2-2-6　全身炎症反应综合征护理工作流程

【知识链接】 全身炎症反应综合征诊治最佳证据

● 建议对有潜在感染的重症患者进行常规脓毒症的筛查，确定是否发生了严重脓毒症/脓毒性休克（C级推荐）。

● 推荐在抗菌药物应用前，均需留取恰当的标本进行需氧瓶、厌氧瓶的培养或其他特殊的培养（C级推荐）。

● 建议应用降钙素原对可疑感染的重症患者进行脓毒症的早期诊断（B级推荐）。

● 推荐初始经验性抗感染治疗方案采用覆盖所有可能致病菌（细菌和/或真菌）且在疑似感染源组织内能达到有效浓度的单药或多药联合治疗（B级推荐）。

——中华医学会重症医学分会.中国严重脓毒症/脓毒性休克治疗指南(2014)[J].全科医学临床与教育,2015,13(4): 365-367.

七、脓毒症和脓毒症性休克护理

（一）脓毒症和脓毒症性休克的护理常规

1. 概念

1）脓毒症（sepsis） 脓毒症是宿主对感染的免疫反应失调而引起的危及生命的器官功能障碍综合征，是重症患者死亡的重要原因之一。

2）脓毒症性休克（septic shock） 脓毒症性休克是指脓毒症伴其所致的低血压，虽经液体治疗后仍无法逆转。

2. 临床表现

1）脓毒症的临床表现

（1）SIRS的表现 指具有2项或2项以上的下述临床表现：① 体温>38 ℃或<36 ℃；② 心率>90次/min；③ 呼吸频率>20次/min或$PaCO_2$<32 mmHg；④ 外周血白细胞>12×10^9/L或<4×10^9/L或未成熟细胞>10%。

（2）脓毒症患者一般都会有SIRS的一种或多种表现 最常见的有发热、心动过速、呼吸急促和外周血白细胞增加。但2001年“国际脓毒症专题讨论会”认为，SIRS诊断标准过于敏感，特异性不高，将脓毒症的表现总结为3类：① 原发感染灶的症状和体征；② SIRS的表现；③ 脓毒症进展后出现的休克及进行性多器官功能不全表现。

2）脓毒症性休克的临床表现 早期为呼吸性碱中毒，随着休克的进展，代谢性酸中毒随之发生。早期表现为低氧血症，心电图ST段压低，T波倒置，由于肾功能衰竭和肌酐清除率降低，血尿素氮和肌酐浓度逐渐上升。

3. 观察要点

1）注意患者体温变化，正确采集血培养标本，控制感染，合理使用抗生素。

2）密切监测患者中心静脉压（central venous pressure，CVP）和肺动脉楔压（pulmonary artery wedge pressure，PAWP），注意血乳酸值的变化。

3）记录出入量，根据CVP数值调整补液量，注意血压变化，合理使用血管活性药物。休克患者早期复苏。

4. 护理措施

1）严密观察病情，及早预防和发现休克　密切观察患者病情变化，休克患者给予休克卧位，吸氧，注意患者尿量变化，严格记录出入量，注意血压的改变，注意患者神志的改变。

2）及时完善相关检查及标本采集　各种生化检验标本应尽早、正确采集送检。

3）早期复苏　推荐对脓毒症导致组织低灌注（经过最初的液体冲击后持续低血压或血乳酸≥4 mmol/L）的患者采取早期目标导向的液体复苏。在进行初始复苏的最初6 h内，下述复苏目标可以作为规范化治疗的一部分：① 中心静脉压8～12 mmHg；② 平均动脉压（MAP）≥65 mmHg；③ 尿量≥0.5 mL/（kg · h）；④ 上腔静脉血氧饱和度≥0.70或混合静脉血氧饱和度≥0.65。

4）控制感染　推荐在抗菌药物应用前，均需留取恰当的标本进行需氧瓶、厌氧瓶的培养或其他特殊的培养。建议同时留取2个或2个以上不同部位的血培养，以提高培养的敏感性。建议留取2套血培养标本，至少1份外周血标本，每个血管通路装置内留取1份血标本（48 h内置入的血管通路除外），不同部位的血培养应同时抽取。确诊后12 h内干预控制感染灶，怀疑导管相关血流感染，应在其他血管通路建立后及时拔除，降低呼吸机相关性肺炎的发生率，做好口腔护理。

5）积极配合早期液体复苏　3 h内快速扩容，增加心输出量，抗生素使用前采集血培养。

5. 护理问题

1）体温过高　与病菌感染有关。

2）气体交换受损　与气道阻塞、通气不足、分泌物过多有关。

3）营养失调，低于机体需要量　与摄入不足、生理状态紊乱及机体高代谢状态等有关。

4）疼痛　与疾病本身的炎症刺激及原发病灶有关。

5）有感染加重的危险　与原发疾病有关。

6）潜在并发症　脓毒症性休克、ARDS、深静脉血栓形成、应激性溃疡、脑出血、DIC。

6. 健康教育

1）了解患者感染发生的原因，向患者及家属介绍预防的措施。

2）指导患者及家属相关导管的重要性，勿自行拔除，意外脱落应立即通知医护人员。

3）高热期间应卧床休息，注意保暖和个人卫生，每日擦浴，勿淋浴，以免加重感染灶的感染，告知患者应用抗生素的必要性和合理性，减轻患者及家属的焦虑。

（二）脓毒症护理工作流程

脓毒症护理工作流程见图2-2-7。

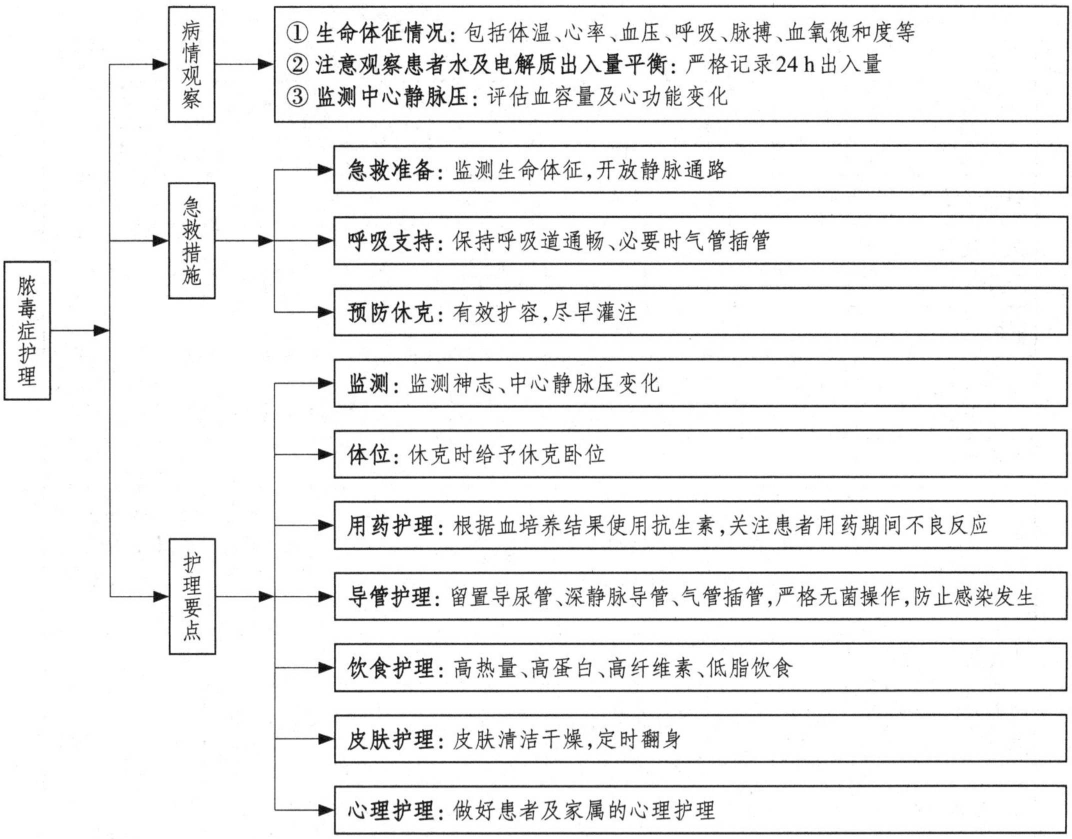

图2-2-7 脓毒症护理工作流程

【知识链接】 脓毒症的诊断标准

对于感染或疑似感染的患者，使用床旁快速脓毒症相关序贯器官衰竭评分[quick sequential (sepsis-related) organ failure assessment，qSOFA]识别重症患者。

qSOFA标准：① 呼吸频率≥22次/min；② 意识改变；③ 收缩压≤100 mmHg。如果符合qSOFA标准中的至少2项时，应进一步评估患者是否存在脏器功能障碍。使用脓毒症相关序贯器官衰竭[sequential (sepsis-related) organ failure assessment，SOFA]评分进行评估，若SOFA评分≥2分，则可诊断脓毒症。

SOFA评分标准

系 统	评分/分				
	0	1	2	3	4
呼吸系统					
PaO_2/FiO_2 (mmHg/kPa)	≥400 (53.3)	<400 (53.3)	<300 (40.0)	<200 (26.7)+机械通气	<100 (13.3)+机械通气

（续表）

系　统	评分/分				
	0	1	2	3	4
凝血系统					
血小板（$\times 10^3$/ul）	≥150	<150	<100	<50	<20
肝脏					
胆红素［mg/dl（ummol/L）］	<1.2（20）	<1.2～1.9（20～32）	2.0～5.9（33～101）	<6.0～11.9（102～204）	≥12.0（204）
心血管系统					
	MAP ≥70 mmHg	MAP <70 mmHg	多巴胺<5或多巴酚丁胺（任何剂量）①	多巴胺5.1～15.0或肾上腺素≤0.1或去甲肾上腺素>0.1①	多巴胺>15.0或肾上腺素>0.1或去甲肾上腺素>0.1①
中枢神经系统					
格拉斯哥昏迷量表评分②/分	15	13～14	10～12	6～9	<6
肾脏					
肌酐［mg/d（ummol/L）］	<1.2（110）	1.2～1.9（110～170）	2.0～3.4（171～299）	3.5～4.9（300～440）	>4.9（440）
尿量（mL/d）	—	—	—	<500	<200

注：① 儿茶酚胺类药物剂量单位为ug/（kg·min），给药至少1 h；② 格拉斯哥昏迷量表评分范围为3～15分，分值越高代表神经功能越好。

——中国医师协会急诊医师分会，中国研究型医院学会休克与脓毒症专业委员会.中国脓毒症/脓毒性休克急诊治疗指南（2018）［J］.临床急诊杂志，2018，19（9）：567-588.

（段　霞）

第三节　重要脏器功能的监测与护理

一、循环功能监测及护理

循环功能监测是急危重症监护的一项重要内容，主要反映循环系统的功能状况，通过对患者进行动态监测，能及时发现患者的危急情况，为临床诊断、治疗和护理提供可靠的依据。循环功能监测可分为无创监测和有创监测。无创监测是应用非机械性损伤的方法来获得各种循环系统的功能指标，如无创动脉血压、心电活动、脉搏血氧饱和度、混合静脉血氧饱和度、无创心功能监测等，其特点是安全、很少发生并发症、患者易于接受；有创监测是指经体表插入各种导管或监测探头至心脏或血管腔内，利用监测仪直接测定各项生理学参数，从而深入全面地了解病情，有利于对疾病诊治和预后的评价，但操作相对复杂，并有发生并发症的危险，常见的有创监测包括有创动脉血压、中心静脉压、毛细血管楔压、左房压、心排出量监测等。

（一）无创监测

1. 无创血流动力学监测

血流动力学监测（hemodynamic monitoring）是指根据物理学定律，结合病理学和生理学概念，对循环系统中血液运动的规律进行定量、动态、连续地测量和分析，得到的数据不仅能作为危重患者的诊断依据，而且能及时反映患者的治疗效果，从而使患者得到及时、正确、合理的救治。最常用的无创血流动力学监测有无创动脉血压监测与心排出量监测。

1）无创动脉血压监测　手动测压法虽然具有操作方便、费用低、便于携带等优点，但不能连续监测动脉血压及无法设定报警限，且可因袖套或听诊等因素产生误差，因此，在急危重症患者监测中并不适用。目前，在急诊与ICU广泛应用的测量动脉血压的方法是自动测压法。

（1）自动间断测压法　又称自动无创伤性测压（automated noninvasive blood pressure，ANIBP或NIBP），是临床应用最为广泛的一种动脉血压监测方法，主要采用振荡技术通过充气泵定时地使袖带充气和放气来测定血压，能够自动定时显示收缩压、舒张压、平均动脉压和脉率，且当血压超过预设的报警上限或低于报警下限时能够自动报警，其对伪差的检出较可靠，如稳定后自动重新开始进行充气测压。

（2）自动连续测压法　主要是通过红外线、微型压力换能器或光度测量传感器等实现对瞬时血压的测量，可以反映每个心动周期动脉血压的变化，但由于需要和标准的NIBP法做数据差异比较，因而尚未在临床得到广泛应用。

2）无创心排出量监测　心排出量（cardio output，CO）是指一侧心室每分钟射出的血液总量，正常人左右心室的射血量基本相等。CO是反映心脏泵血功能的重要指标，对评价心功能、机体液体容量状态，以及指导血管活性药物治疗均具有重要意义。

（1）胸腔生物阻抗法（thoracic electrical bioimpedance，TEB）　是采用生物电阻抗技术测量每个心动周期胸腔电阻抗值的变化，其改变主要与心脏、大血管血流的容积密切相关。通过公式计算可以得出CO的数值。该方法操作简单，使用安全，准确性较高，重复性好，可长时间连续监测，并可与计算机相连动态地监测CO的变化，现已成为一种实用的无创心功能监测方法。但其抗干扰能力较差，易受患者异常呼吸、心律失常及操作等因素影响，有时很难鉴别，因而在一定程度上限制了其在临床的广泛应用。

（2）多普勒心排出量监测（doppler cardiac output monitoring，DCOM） 是通过多普勒超声技术测量红细胞的移动速度来计算主动脉血流，进而计算CO，实现连续性的CO监测。根据超声探头放置位置不同可分为经食管和经气管两种途径。此种方法测定CO的前提是升主动脉与降主动脉的血流分配比例恒定。为保证测量的准确性，探头的声波方向与血流方向的夹角不能超过20°，对探头的放置位置要求较高，躁动及不合作的患者不适宜此方法。此外，有严重出血倾向、气管或食管疾病患者亦不适合。

3）心电图监测 心电图（electrocardiography，ECG）是各种危重患者的常规监测手段。

（1）心电图监测的意义 心电图监测的意义主要包括：① 持续观察心电活动；② 持续监测心率、心律变化，监测有无心律失常；③ 观察心电波形变化，诊断心肌损害、心肌缺血及电解质紊乱；④ 监测药物对心脏的影响，并作为指导用药的依据；⑤ 判断起搏器的功能。

（2）心电图监测的分类

① 12导联或18导联心电图：是用心电图机进行描记而获得的即时心电图，12导联心电图包括3个标准肢体导联，即Ⅰ、Ⅱ和Ⅲ导联；3个加压肢体导联，即aVR、aVL和aVF导联；6个胸导联，即V_1、V_2、V_3、V_4、V_5、V_6导联。18导联心电图是在12导联心电图基础上增加了6个胸导联，即V_3R、V_4R、V_5R、V_7、V_8、V_9导联。

② 动态心电图：可进行24～48 h的动态心电图监测，常用于心律失常及心肌缺血的监测，尤其是无症状性心肌缺血的诊断与评估。但由于心电异常只能通过回顾性分析，不能反映即时的心电图变化，因此，不能用于危重患者连续、实时的心电图监测。

③ 心电示波监测：通过心电监护仪连续、动态反映心电图的变化，能够及时发现心电图异常，是ICU最常用的心电图监测方法。是由多台床旁心电监护仪、计算机、打印机及心电图分析仪等构成的心电监护系统。

（3）标准心电导联电极放置位置

① 标准肢体导联：属于双电极导联。I导联为左上肢（+），右上肢（−）；Ⅱ导联为左下肢（+），右下肢（−）；Ⅲ导联为左下肢（+），左上肢（−）。

② 加压肢体导联：属于单极导联。aVR、aVL和aVF导联探测电极分别置于右腕部、左腕部及左足部。

③ 胸前导联：属于单极导联。V_1导联置于胸骨右缘第4肋间，V_2导联置于胸骨左缘第4肋间，V_4导联置于左侧锁骨中线与第5肋间相交处，V_3导联置于V_2和V_4的中点，V_5导联置于左侧腋前线与V_4同一水平，V_6导联置于左侧腋中线与V_4、V_5同一水平，V_7导联置于左侧腋后线与第5肋间相交处，V_8导联置于左侧肩胛线与第5肋间相交处，V_9导联置于第5肋间同水平脊柱左缘，V_4R位于右侧锁骨中线与第5肋间相交处，V_3R在V_1与V_4R的中点，V_5R位于右侧腋后线与第5肋间相交处。

（4）监护仪导联电极置放位置 相对于标准心电图导联而言，监护导联是一种模拟的、综合的导联形式。常用的心电监护仪有3个电极、4个电极和5个电极3种类型。每种监护仪器都标有电极放置示意图，可具体参照执行。常用的综合监护导联如下。

① 综合Ⅰ导联：左锁骨中点下缘（+），右锁骨中点下缘（-），无关电极置于剑突右侧，其心电图波形近似标准Ⅰ导联。

② 综合Ⅱ导联：左腋前线第4肋间（+），右锁骨中点下缘（-），无关电极置于剑突右侧，其心电图振幅较大，波形近似V_5导联。

③ 综合Ⅲ导联：左腋前线第5肋间（+），左锁骨中点下缘（-），无关电极置于剑突右侧，其心电图波形近似于标准Ⅲ导联。

④ 改良的胸前导联（CM导联）：为双电极导联，是临床监护中常选用的导联连接方法。正极置于胸前导联（V_1～V_6）位置，负极置于胸骨上缘或右锁骨附近。CM_5、CM_6因其不影响手术切口消毒，成为手术患者监护的理想导联选择，同时也是监测左心室壁心肌缺血的理想监护导联。

除上述的导联外，还有食管心电图导联、气管心电图导联、心内心电图导联、希氏束心电图导联等方法。新型心电监护仪安置7个胸部电极，可获得与标准12导联心电图极为近似的心电图曲线。心电图操作流程见图2-3-1。

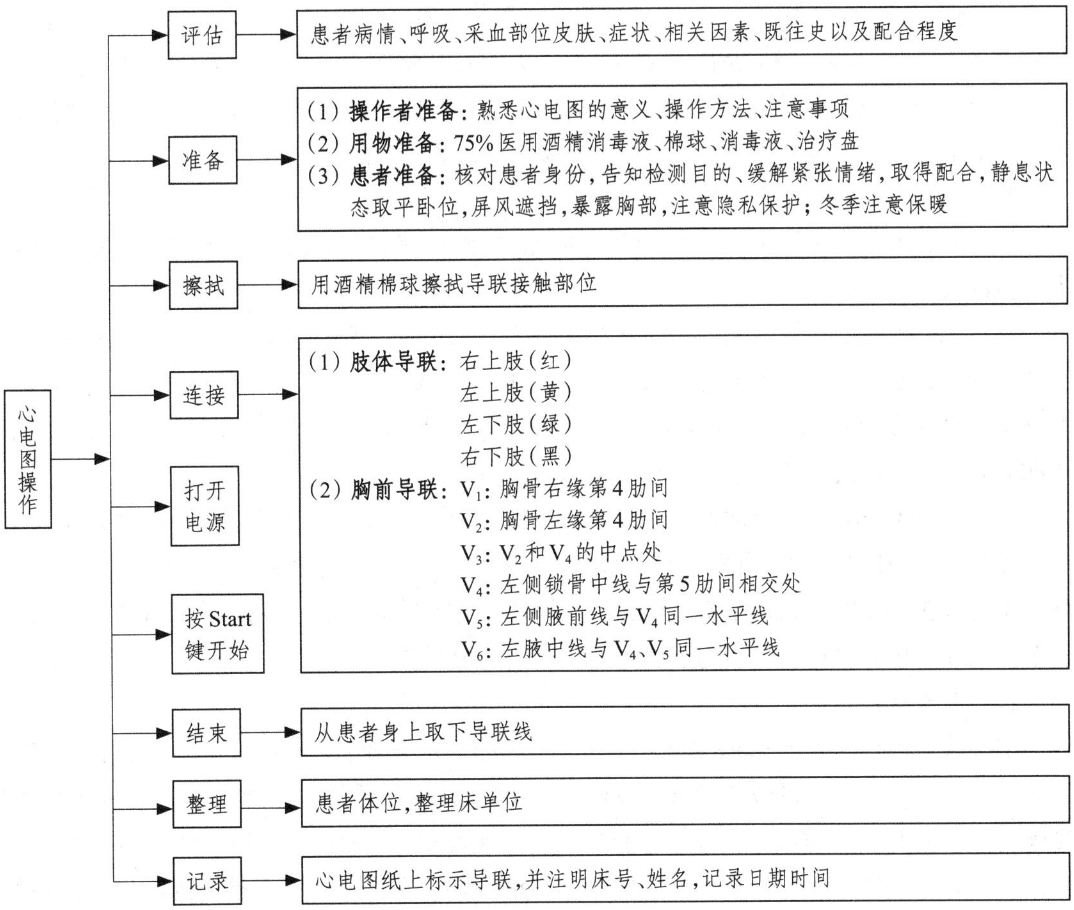

图2-3-1　心电图操作流程

（二）有创血流动力学监测

有创血流动力学监测（invasive hemodynamic monitoring）是急危重症患者病情评估及抢救治疗中重要的监测手段。目前常用的有创监测主要有动脉血压、中心静脉压，以及以心排血量为中心的系列监测，包括心排血量、心排血指数、体循环和肺循环阻力、肺动脉楔压、混合静脉血氧饱和度等多项指标。心排血量的测定，主要有肺动脉气囊漂浮导管（Swan-Ganz导管）热稀释法、经肺温度稀释法、经食管彩色超声心动图法等；另外可以通过血乳酸监测、胃黏膜内pH（pHi）值监测、混合静脉血氧饱和度的测定等了解氧代谢状况，这些监测能够较为全面地反映患者的循环功能和代谢状况。

1. 有创动脉血压监测

有创动脉血压监测（invasive arterial blood pressure monitoring）是动脉穿刺置管后通过压力测量仪进行实时的动脉内测压，能够准确反映每个心动周期动脉收缩压、舒张压和平均动脉压的变化数值与波形，是一种常用的有创血流动力学监测方法，其抗干扰能力较无创动脉血压监测好，测量结果可靠，尤其适用于严重低血压、休克、周围血管收缩或痉挛等患者的动脉血压监测。

1）测压途径　动脉内测压应选择具有一定侧支循环的动脉，防止发生血栓时远端组织的血液供应受到影响。桡动脉因其表浅、易于固定及穿刺成功率高而作为首选途径。但穿刺前需做Allen实验以判断尺动脉的循环是否良好，若Allen实验阳性则不宜选用桡动脉穿刺。除桡动脉外还可选择肱动脉、腋动脉、尺动脉、足背动脉或股动脉途径。

2）测压方法

（1）测压器材　主要包括动脉穿刺针、换能器、测压管道系统、肝素稀释液、加压袋及压力测量仪或多功能监测仪等。

（2）动脉穿刺置管与测压　持动脉穿刺针沿向心方向穿刺进入动脉，拔出针芯同时推进外套管后有血液喷出证明穿刺成功，指压动脉防止血液持续流出，连接已经排气及肝素化的测压管道系统，并通过换能器与压力测量仪相连，即可显示动脉压的波形与数值。注意测压前应对压力测量仪进行校零，换能器的高度应与心脏在同一水平。

（3）并发症的防治　最常见的并发症是血栓形成或栓塞，严重时可引起肢体缺血、坏死。除此之外，还可能发生出血、感染和动静脉瘘等。预防并发症的措施有：选择的动脉穿刺针不宜太粗，操作时注意严格无菌技术，尽可能减少动脉损伤；穿刺置管时间不宜过长，一般不超过7 d；定时用肝素稀释液加压冲洗测压管道系统。

2. 中心静脉压的监测

中心静脉压（central venous pressure，CVP）是指血液流经右心房及上、下腔静脉胸段产生的压力，即近右心房的胸腔内大静脉的压力，反映右心前负荷。主要经颈内静脉或锁骨下静脉，将导管插至上腔静脉，也可经股静脉用较长导管插至下腔静脉测得。CVP由4部分组成：① 右心室充盈压；② 静脉内壁压即静脉内血容量；③ 作用于静脉外壁的压力，即静脉收缩压和张力；④ 静脉毛细血管压。CVP是反映右心功能和血容量的常用指标，但不能反映左心功能，常作为监测右心功能、控制输液或输血量的指标。

1）正常值及临床意义　临床监测CVP主要用于评估回心血容量与右心射血功能，CVP正常范围为5～12 cmH_2O，小于5 cmH_2O表示循环容量不足，需要快速补充血容量；大于15 cmH_2O，提示右心功能不全或容量超负荷，此时应严格控制输液速度和输液量，或暂停输液，临床上应动态地观察CVP的变化，同时结合动脉血压来综合判断。测定CVP应注意及时完成零点校正。

2）适应证　① 各类大中手术，尤其是心血管、颅脑和胸部大而复杂的手术；② 各种类型的休克；③ 脱水、失血和血容量不足；④ 心力衰竭；⑤ 大量静脉输血、输液或需要肠外营养治疗者。

3）注意事项　① 确保导管插入上、下腔静脉或右心房无误；② 将玻璃管零点置于第四肋间右心房水平；③ 确保静脉内导管和测压管道系统内无凝血、无空气，管道无扭曲；④ 测压时确保静脉内导管通畅无阻；⑤ 加强管理，严格遵守无菌操作。

4）并发症的防治　穿刺时注意无菌操作，置管期间加强观察与护理，以减少感染。穿刺时若误入动脉应局部压迫止血，防止发生出血和血肿。避免出现气栓、血栓、气胸、血胸、神经损伤等并发症，预防措施关键在于熟悉解剖结构及严格遵守操作规程。

中心静脉压监测操作流程见图2-3-2。

二、呼吸功能监测及护理

（一）呼吸运动监测

1. 呼吸频率

呼吸频率（respiratory rate，RR）是指每分钟呼吸次数，反映患者通气功能及呼吸中枢的兴奋性，是呼吸功能监测中最简单、最基本的监测项目。可用简单的目测计数，也可用仪器测定。正常成人RR值为10～18次/min，小儿随年龄减小而增快，8岁儿童约为18次/min，1岁为25次/min，新生儿为40次/min左右，如成人RR<6次/min或>35次/min提示呼吸功能障碍。

2. 呼吸幅度、节律及呼吸周期的吸呼比率

1）呼吸幅度　是指呼吸运动时患者的胸腹部起伏程度，一般男性及儿童以腹式呼吸为主，女性以胸式呼吸为主。正常胸式呼吸时两侧胸廓同时起伏，幅度一致，呼吸运动时胸腹部的起伏幅度可以大致反映潮气量的大小。胸式呼吸不对称时常提示一侧胸腔积液、气胸、血胸或肺不张等；胸式呼吸增强常因腹部病变或疼痛限制膈肌运动而引起；胸式呼吸减弱或消失可见于两侧胸部均有损伤或病变，亦可见于高位截瘫或肌松剂副作用；胸式呼吸与腹式呼吸不能同步常提示有肋间肌麻痹。

2）呼吸节律　是指呼吸的规律性，正常呼吸应是节律自然而均匀。观察呼吸节律的变化，可以及时发现异常呼吸类型，提示病变部位，如伴有喘鸣和呼气延长的呼吸状态多由慢性阻塞性肺疾病所致；呼吸频率快、潮气量小、无气道狭窄和阻塞却有呼吸急促表现的可见于肺、胸廓限制性通气障碍、急性呼吸窘迫综合征、心脏疾病或其他心肺以外疾病。

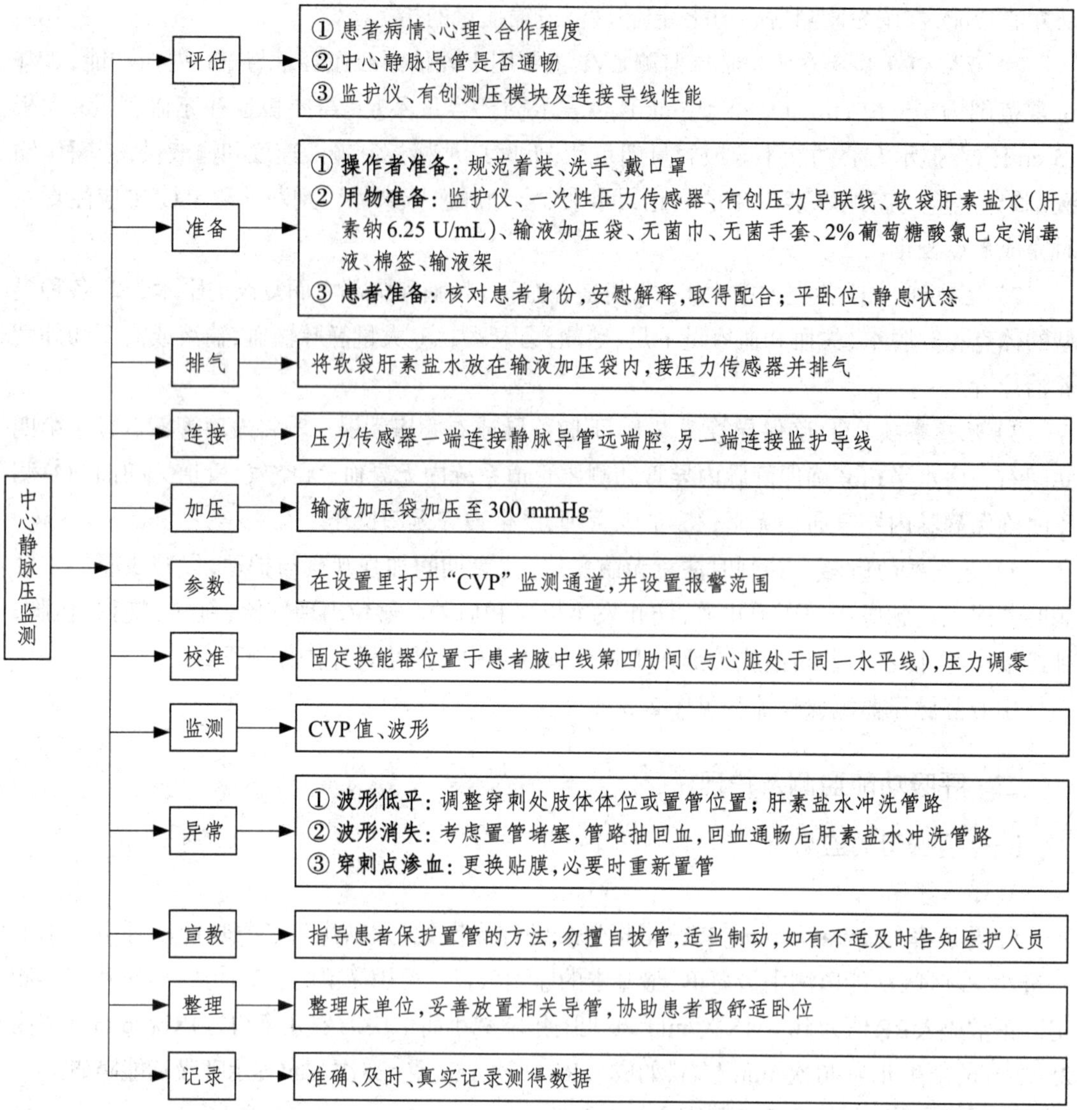

图2-3-2　中心静脉压监测操作流程

3）呼吸周期的吸呼比率　又称吸呼比，是指一个呼吸周期中吸气时间与呼气时间之比。正常吸呼比为1∶1.5～1∶2，吸呼比的变化反映肺的通气与换气功能。可通过直接目测或使用人工呼吸机（非控制呼吸时）呼吸活瓣的运动情况进行评估，精确测量时需通过呼吸功能监测仪来测定。

3. 常见的异常呼吸类型

1）哮喘性呼吸　发生在哮喘、肺气肿及其他喉部以下有阻塞者，其呼气时间较吸气时间明显延长，并伴有哮鸣。心源性哮喘是哮喘性呼吸困难的一种，以左心室病变引起者为多，表现为阵发性端坐呼吸，呼吸困难常在夜间及劳累后出现，可持续数分钟到数小时之久。

2）紧促式呼吸　呼吸运动浅促而带有弹性，多见于胸膜炎、胸腔肿瘤、肋骨骨折、胸背部剧烈扭伤、颈胸椎疾病引起疼痛者。

3）深浅不规则呼吸　常以深浅不规则的方式进行呼吸，多见于周围循环衰竭、脑膜炎或各种因素引起的意识丧失。

4）叹息式呼吸　呼吸呈叹息状，多见于神经过度疲劳等患者，有时亦可见于周围循环衰竭者。

5）蝉鸣样呼吸　因会厌部发生部分阻塞致空气吸入困难，使患者在吸气时发生高音调啼鸣声。

6）鼾音呼吸　患者在呼吸期间可闻及大水泡音，主要是上呼吸道有大量分泌物潴留，当空气进出气管时形成。多见于昏迷或咳嗽反射无力者。

7）点头式呼吸　因胸锁乳突肌收缩所致，在吸气时下颏向上移动而在呼气时下颏重返原位，类似点头样，故此得名。多见于垂危患者。

8）潮式呼吸　是一种交替出现的、阵发性的急促深呼吸及此后出现的一段呼吸暂停。

呼吸运动监测操作流程见图2-3-3。

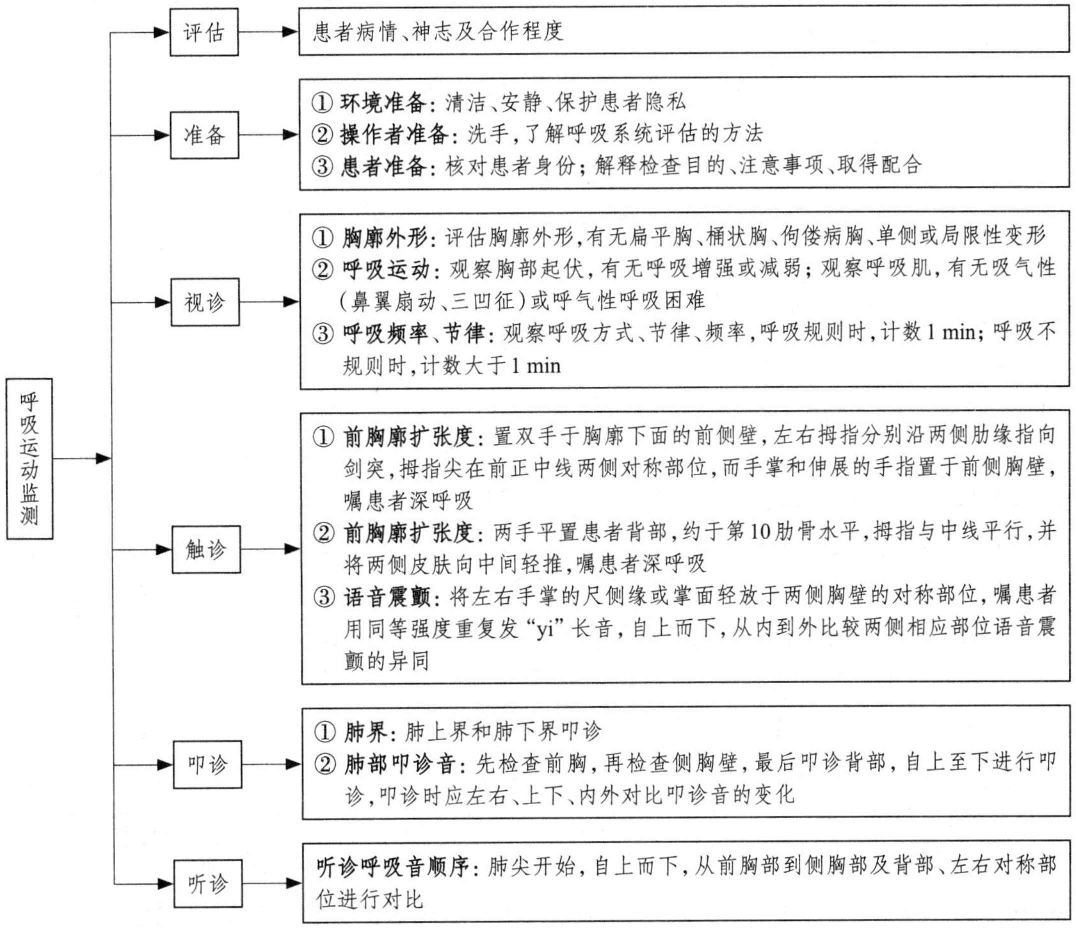

图2-3-3　呼吸运动监测操作流程

（二）呼吸容量监测

1. 潮气量（tidal volume，V_T）

潮气量是指在平静呼吸时，一次吸入或呼出的气体量。V_T可用肺功能监测仪或肺量仪直接测定，由于测定方便，已成为呼吸容量中最常用的测定项目之一。正常值为8～12 mL/kg，平均约为10 mL/kg，男性略大于女性。V_T反映人体静息状态下的通气功能，在使用人工呼吸机时还可通过测定吸气与呼气V_T的差值反映呼吸管道的漏气状况。

2. 每分通气量（minute ventilation，MV或V_E）

每分通气量是指在静息状态下每分钟呼出或吸入的气体量。$V_E=V_T \times RR$。正常值为6～8 L/min，是肺通气功能最常用的测定指标之一，成人$V_E>10$ L/min常提示通气过度，$V_E<3$ L/min则提示通气不足。

3. 生理无效腔容积（volume of physiological dead space，V_D）

生理无效腔容积是指解剖无效腔（anatomical dead space）与肺泡无效腔（alveolar dead space）的容积之和。解剖无效腔是指从口、鼻、气管到细支气管之间的呼吸道所占空间，肺泡无效腔是指肺泡中未参与气体交换的空间。健康人平卧时解剖无效腔与生理无效腔容积近似相等，疾病状态生理无效腔容积可增大。V_D/V_T的比值反映通气的效率，正常值为0.2～0.35，主要用于评价无效腔对患者通气功能的影响，可帮助寻找无效腔增加的原因。

4. 肺泡通气量（alveolar ventilation，V_A）

肺泡通气量是指在静息状态下每分钟吸入气量中能到达肺泡进行气体交换的有效通气量。$V_A=(V_T-V_D) \times RR$。正常值为4.2 L/min，它反映真正的气体交换量。

（三）呼气末二氧化碳监测

呼气末二氧化碳（end-tidal carbon dioxide，$ETCO_2$）监测包括呼气末二氧化碳分压（pressure of end-tidal CO_2，$P_{ET}CO_2$）或呼气末二氧化碳浓度（concentration of end tidal CO_2，$C_{ET}CO_2$）、呼出气体二氧化碳波形及其趋势图监测，属于无创性监测方法，可反映肺通气功能状态和计算二氧化碳的产生量，另外，也可反映循环功能、肺血流情况等。呼出气体二氧化碳波形及趋势图是呼吸周期中测得的$P_{ET}CO_2$的变化曲线图，现已成为临床常用的监测方法，在手术室、ICU和急诊科均有广泛的应用，可用于监测气管插管的位置是否正确、自主呼吸是否恢复、机械通气时参数设置是否合理及心肺复苏是否有效等。

1. $P_{ET}CO_2$监测原理

可根据红外线光谱原理、质谱原理或分光原理来测定呼气末部分气体中的CO_2分压，其中红外线光谱法应用最为广泛，主要原理为CO_2能吸收波长为4.3μm的红外线，使红外线光束量衰减，其衰减程度与CO_2浓度成正比。目前有人采用比色法来测定，以探测器的色泽变化来判断导管是否在气管内和$ETCO_2$浓度。当有胃液或其他酸性物质接触后探测器上色泽则不能复原，是一种简便有用的方法，特别在儿童中应用为佳。$ETCO_2$监测时气体采样方法有两种：旁流式和主流式，很长一段时期以采用旁流式为主，主要原因是主流式的传感器放在气管导管的接卸口，其较重且固定不便，且传感器内有转盘等机械装置易损坏，所以不易普及应用。近年来有一种新的主流式传感器（novametrix）问世，传感器中已无机械装置，全部采用光学处理，重量仅60 g左右，不易损坏，定标容易，预热时间短，反应快，也可作旁流式使用，图形显示更加确切，在小儿潮气量较低时也能应用。监测中显示的数字固然重要，但从目前的观点来看，显示的图形对临床诊治更具有意义，如呼吸道梗阻、慢性呼吸道疾病、阻塞性肺疾病、气道漏气、二氧化碳蓄积等均有特殊图形。

2. $P_{ET}CO_2$ 监测的临床意义

1）判断通气功能　$P_{ET}CO_2$的正常值是35～45 mmHg。在无明显心肺疾病的患者，$P_{ET}CO_2$的高低常与$PaCO_2$数值相近。因此，可以根据$P_{ET}CO_2$的监测结果来判断患者的通气功能状况，并可据此调节通气量，避免通气过度或通气不足。

2）反映循环功能　$P_{ET}CO_2$也可在一定程度上反映循环系统功能。低血压、低血容量、休克及心力衰竭时，随着肺血流量减少，$P_{ET}CO_2$也降低，呼吸心跳停止时$P_{ET}CO_2$迅速降为零，复苏后逐步回升。

3）判断人工气道的位置与通畅情况　通过$P_{ET}CO_2$监测可以帮助判断气管插管是否在气管内、判断气管-食管导管（esophageal tracheal combitube，ETC）的正确位置。气管插管移位误入食管时，$P_{ET}CO_2$会突然降低接近于零；ETC导管双腔中随呼吸有明显$P_{ET}CO_2$变化的应为气管开口。另外，通过$P_{ET}CO_2$监测可了解气管与气管内导管的通畅情况，当发生阻塞时，$P_{ET}CO_2$与气道压力均升高。

呼气末二氧化碳监测操作流程见图2-3-4。

（四）脉搏血氧饱和度监测

脉搏血氧饱和度（pulse oxygen saturation，SpO_2）监测是通过动脉脉搏波动分析来测定血液在一定氧分压下氧合血红蛋白占全部血红蛋白的百分比，该种监测亦属于无创性监测。

1. SpO_2 监测原理

血红蛋白具有光吸收的特性，但氧合血红蛋白与游离血红蛋白吸收不同波长的光线，利用分光光度计比色的原理，可以测得随着动脉搏动血液中氧合血红蛋白对不同波长光线的吸收量，从而间接了解患者血氧分压的高低，判断氧供情况。

2. SpO_2 监测方法

小儿监测时多采用耳夹法，成人多用指夹法，如果患者指甲较厚或末梢循环较差时应选用耳夹法。

3. SpO_2 监测的临床意义

SpO_2的正常值为96%～100%，临床上SpO_2与动脉血氧饱和度（SaO_2）有显著的相关性，故被广泛应用于各种危重症的监护，常用于监测呼吸暂停、发绀和缺氧的严重程度。SpO_2<90%时常提示有低氧血症。但一氧化碳中毒时由于碳氧血红蛋白与氧合血红蛋白的

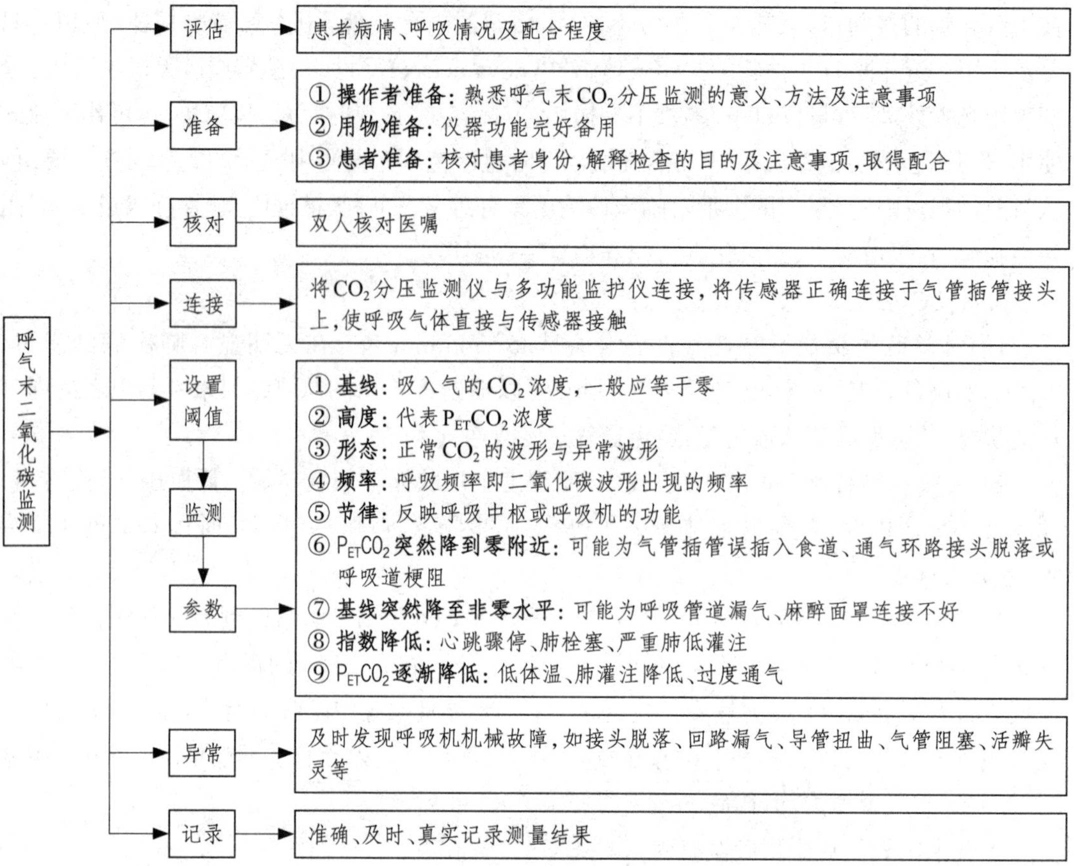

图2-3-4 呼气末二氧化碳监测操作流程

吸收光谱非常近似，可能会因正常的SpO_2监测结果而掩盖严重的低氧血症，因此一氧化碳中毒时不能以SpO_2监测结果来判断是否存在低氧血症。

血氧饱和度监测操作流程见图2-3-5。

（五）呼吸力学监测

呼吸力学监测包括与呼吸相关的压力、阻力、顺应性及呼吸做功等参数的监测，是诊断与确定呼吸治疗的重要手段。

1. 呼吸压力监测

随着呼吸运动胸腔容量发生变化，会引起一系列的压力变化。

1）经肺压　是指气道开口压与胸膜腔压之间的差值，反映了在相应的肺容量时需要克服肺的阻力大小，也是产生相应的肺容量变化消耗于肺的驱动压力。胸膜腔压力一般通过食管囊管法测量食管中下三分之一交界处的压力来反映。

2）经胸壁压　是指胸膜腔压与体表压力的差值，反映了在相应的容量时胸廓的阻力，也是产生相应的胸廓容量变化所需消耗的驱动力。当呼吸肌肉完全放松时，由于体表压力

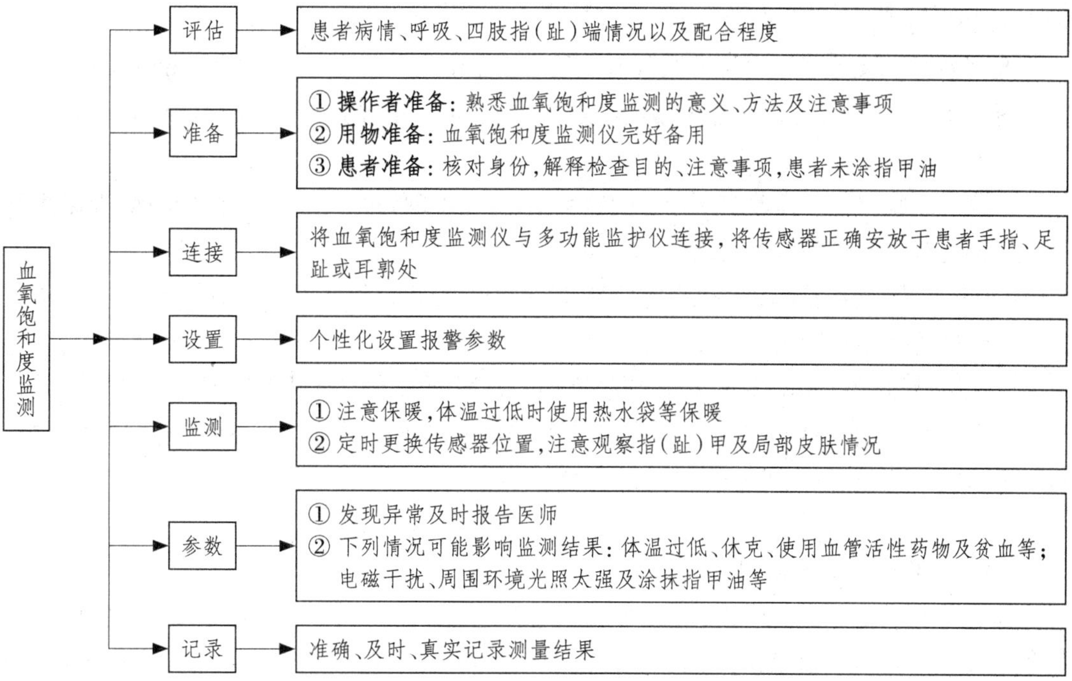

图2-3-5　血氧饱和度监测操作流程

为标准大气压(参照零点),胸膜腔压能反映出经胸壁压。

3) 经呼吸系统压　是指呼吸运动过程中所需要克服的整体压力,是经肺压与经胸壁压的总和。

4) 气道压　是指气道开口处的压力。在呼吸运动的动态变化过程中,常用峰压、平台压与平均气道压等指标来描述气道压力变化,是机械通气时最常用的监测指标。

(1) 峰压　是整个呼吸周期中气道压力的最高值,在吸气末测定,正常值为9～16 cmH_2O。

(2) 平台压　是指吸气后屏气时的压力,正常值为5～13 cmH_2O。

(3) 平均气道压　是指连续数个呼吸周期中气道内压的平均值,它反映了对循环功能的影响程度。平均气道压越高,对循环的抑制就越重。一般平均气道压小于7 cmH_2O时对循环功能无明显影响。

5) 最大吸气压力　是反映呼吸肌吸气力量的指标,正常男性<-75 cmH_2O,女性<-50 cmH_2O。

6) 最大呼气压力　是反映呼吸肌呼气力量的指标,正常男性>100 cmH_2O,女性>80 cmH_2O。

7) 呼气末正压(PEEP)　正常情况下呼气末肺容量处于功能残气量时,肺和胸壁的弹性回缩力大小相等,而力的方向相反,因此,呼吸系统的弹性回缩压为零,肺泡压也为零。但病理情况下,呼气末肺容量可高于功能残气量,使呼吸系统的静态弹性回缩压与肺泡压均升高,会产生内源性呼气末正压(PEEPi)。机械通气时可以人为地外源性设置PEEP。

2. 气道阻力监测

气道阻力是指气流通过气道进出肺泡所消耗的压力,用单位流量所需的压力差来表示,通常分为吸气阻力与呼气阻力。

吸气阻力=(峰压－平台压)/吸气末流量。正常值为5～15 cmH_2O/(L·min)。

呼气阻力=(平台压－呼气早期压)/呼气早期流量。正常值3～12 cmH_2O/(L·min)。

3. 顺应性监测

顺应性是指单位压力改变所产生的容量变化,是反映弹性回缩力大小的指标,根据测量方法不同可分为静态顺应性与动态顺应性。

1) 静态顺应性(Cst):是指在呼吸周期中阻断气流的条件下测得的顺应性。计算公式:Cst=潮气量/(平台压－P_{peep})

2) 动态顺应性(Cdyn):是指在呼吸周期中不阻断气流的条件下通过寻找吸气末与呼气末的零流量点而测得的顺应性,其结果不仅与呼吸系统的弹性有关,还受气道阻力影响,故Cdyn<Cst。计算公式:Cdyn=潮气量/(峰压－P_{PEEP})

(六) 动脉血气分析监测

维持呼吸功能稳定、氧疗及应用呼吸机是急危重症患者的常用治疗手段。动脉血气分析能够反映肺泡气与肺循环之间的交换情况,是危重患者呼吸功能监测的常用指标之一。结合动脉血气分析对呼吸状态进行全面判断,已成为危重患者监测治疗必不可少的项目。

1. 动脉血氧分压

动脉血氧分压(PaO_2)是指溶解在血浆中的氧产生的压力,血液中溶解的氧随氧分压的升高而增多。正常人PaO_2为80～100 mmHg,并随着年龄的增加而下降。血氧分压与组织供氧有直接关系,氧气向组织释放主要取决于PaO_2的高低,因为氧从毛细血管向组织方向的弥散动力正是两者的氧分压差。因此,在临床上主要用PaO_2衡量缺氧的程度。PaO_2在60～80 mmHg提示轻度缺氧,PaO_2在40～60 mmHg提示中度缺氧,PaO_2在0～40 mmHg提示重度缺氧。此外,PaO_2还作为诊断呼吸衰竭的重要指标和诊断酸碱失衡的间接指标,具有重要的临床意义。

2. 动脉血氧饱和度

动脉血氧饱和度(SaO_2)是指血红蛋白被氧饱和的程度,以百分比表示,即血红蛋白的氧含量与氧容量之比乘以100%,正常值为96%～100%。血氧饱和度与血红蛋白含量无关,与血红蛋白和氧的结合能力有关。氧与血红蛋白的结合能力与氧分压有关,受温度、CO_2分压、H^+浓度等影响,也与血红蛋白的功能状态有关,如碳氧血红蛋白、变性血红蛋白就不再具有携氧能力。

3. 动脉血氧含量

动脉血氧含量(CTO_2)是指100 mL动脉血中所含氧的量,以mL为单位,即除了溶解于动脉血中的氧量以外,还包括与血红蛋白结合的氧量。1 g血红蛋白完全与氧结合,可结合氧1.34 mL。CTO_2正常值为16～20 mL/dL。CTO_2与氧分压之间存在一定的关系,但是当血氧分压超过100 mmHg时,随氧分压的增高血红蛋白的携氧量将不再继续增加,而呈平行比例关系。

4. 动脉血CO_2分压

动脉血CO_2分压($PaCO_2$)是指溶解在动脉血中的CO_2所产生的压力，是反映通气状态和酸碱平衡的重要指标，正常值为35～45 mmHg。$PaCO_2$降低表示肺泡通气过度；$PaCO_2$增高表示肺泡通气不足，出现高碳酸血症。$PaCO_2$增高是诊断Ⅱ型呼吸衰竭必备的条件。

5. 二氧化碳总量

二氧化碳总量(TCO_2)是指存在于血浆中一切形式CO_2的总和，正常值为28～35 mmol/L。一般在$PaCO_2$增高时TCO_2增高；而血中HCO_3^-增高时TCO_2亦增高。

动脉血气分析监测操作流程见图2-3-6。

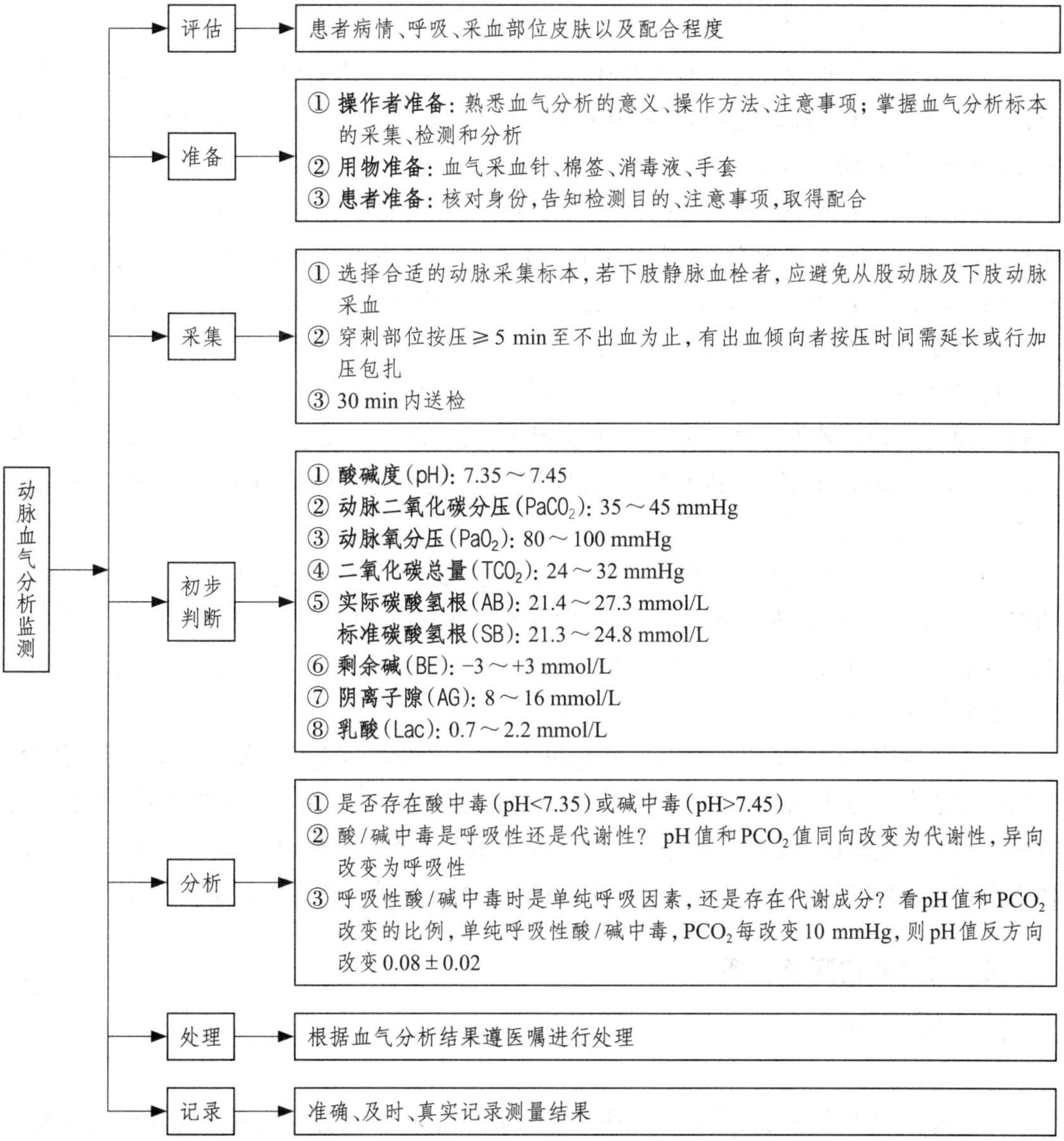

图2-3-6　动脉血气分析监测操作流程

（七）呼气峰值流量监测

呼气峰值流量（peak expiratory flow，PEF）是指用力呼气时的最高流量，亦称最高（大）呼气流量、呼气峰流量（速）等。PEF是检查肺通气功能的常用项目之一，与肺量计测定的第一秒用力呼气容积（FEV_1）具有良好的相关性，能较好地反映气道的通畅性，也可用于测定大气道功能和了解呼吸肌肉力量。正常情况下人体PEF也有一定波动，一般清晨最低、下午最高，但变化程度较小；非稳定期哮喘患者PEF变异率较大，并随患者病情改变而变化，因此在临床中被广泛应用。

（八）呼吸功能监测的护理

1. 清除呼吸道分泌物的护理

1）有效咳嗽　护理人员应对患者进行指导，帮助患者学会有效咳嗽。患者取坐位或半卧位，放松双肩，上身前倾，协助患者固定胸腹部或手术伤口处，嘱深吸气后屏气3 s再用力做爆破性咳嗽，将痰液咳出。咳嗽间歇让患者休息。

2）叩击　患者取坐位或侧卧位，将手固定成半空掌，有节奏地自下而上、由外而内轻轻叩打，叩击时可鼓励患者咳嗽，效果会更好。可单手叩击，也可双手同时叩击，叩击时不可在裸露的皮肤上进行，不可在乳房、脊柱、肋骨以下部位及伤口处叩击，以免引起患者不适，叩击力度以患者不觉疼痛为度，操作时暂停吸氧。

3）体位引流　是将患者置于特殊的体位，借重力使肺部及深部支气管的痰液引流至较大的支气管而咳出体外的方法。主要用于支气管扩张、肺脓肿等大量浓痰者。严重高血压、心力衰竭、高龄、极度衰弱、意识不清等患者应避免体位引流，以免给患者造成伤害。

4）吸痰法　用吸痰装置经口腔、鼻腔、人工气道将呼吸道的分泌物吸出，以保持呼吸道通畅，预防吸入性肺炎、肺不张、窒息等并发症的一种方法。临床上主要用于危重、年老、昏迷及麻醉后等各种原因引起的不能有效咳嗽的患者。

2. 氧气疗法

通过给氧提高动脉血氧含量及血氧饱和度，纠正各种原因造成的缺氧状态，促进代谢。根据吸氧浓度分为低、中、高浓度和高压给氧。① 低浓度氧疗：又称控制性氧疗，吸氧浓度<40%，用于低氧血症伴CO_2潴留患者；② 中浓度氧疗：吸氧浓度40%～60%，用于肺水肿、休克患者；③ 高浓度氧疗：吸氧浓度>60%，用于CO_2中毒等；④ 高压氧疗。

三、肾功能监测及护理

（一）尿液监测

1. 尿量

尿量是反映机体重要脏器血液灌注状态的敏感指标之一，尿量异常是肾功能改变最直接和最常见的指标。24 h尿量<400 mL为少尿，<100 mL为无尿，>2 500 mL为多尿。危重患者病情变化快,观察每小时尿量的变化更具意义。正常成年人每小时尿量为0.5～1 mL/kg,当每小时尿量<17 mL时即为少尿。

2. 尿比重

浓缩尿液是肾脏的重要功能,危重患者肾功能不全最常见于肾小管受损,因此,与测量尿量相比测量尿比重有时更有意义,临床常结合24 h尿量综合判断和分析患者的血容量及肾脏的浓缩功能。尿比重的正常值为1.001～1.022,尿比重>1.025为高比重尿,提示尿液浓缩,肾脏本身功能尚好;尿比重<1.010为低比重尿,提示肾脏浓缩功能降低,见于肾功能不全恢复期、尿崩症、利尿剂治疗后、慢性肾炎及肾小管浓缩功能障碍等情况。

3. 尿渗透压

尿渗透压测量的意义同尿比重,主要用于评估患者的血容量及肾脏的浓缩功能。临床上血、尿渗透压常同时监测,两者的比值可反映肾小管的浓缩功能。尿渗透压的正常值为600～1 000 mOsm/(kg·H_2O),血渗透压的正常值为280～310 mOsm/(kg·H_2O),尿/血渗透压的比值为2.5 ± 0.8。急性肾衰时尿渗透压接近于血浆渗透压,两者的比值降低,可小于1.1。

4. 尿常规

尿常规检查主要检查尿中是否出现红细胞、白细胞、管型及蛋白等,可有助于评估患者泌尿系统感染或肾损害情况。

(二) 血液透析

血液透析(hemodialysis,HD),简称血透,是利用半透膜原理,通过扩散、对流、超滤和吸附等方式,使体内各种有害物质、过多的水分和电解质排出体外,达到净化血液的目的。随着透析机、透析器和相应的透析技术的日益完善,近年来HD发展迅速,已成为临床急救的重要手段之一。

1. 透析前护理

遵医嘱查患者肝肾功能、电解质、血糖、血色素和胸部X片等,第一次透析上机前查丙型肝炎、乙型肝炎两对半、梅毒、艾滋病等。测量患者生命体征,对有传染病的患者分区透析,分区护理,严格执行消毒隔离制度。

2. 生命体征监测

使用心电监护仪持续监测患者的血压、心率、呼吸等情况。密切观察患者血氧饱和度、意识变化和体温情况。如出现血压过低或过高、心律失常、发热、肌肉痉挛、恶心、呕吐等并发症,应立即向医生报告并配合紧急处理。

3. 压力监测

压力监测是确保体外循环安全的重要保证,通常直接监测的压力包括:动脉压(PA)、滤器前压(PBF)、静脉压(PV)、超滤液侧压(PF)等。通过直接测量的值计算的压力参数包括跨膜压(TMP)、滤器压力降(PFD)。

4. 安全性监测

安全性监测包括空气监测、漏血监测、容量平衡监测、温度监测和漏电保护监测等。

5. 液体出入量监测

准确记录出入液量，根据患者的心、肺、肾的功能和状态制订相应的计划，正确设置血流量、每小时脱水量、置换液速率等，根据病情及血流动力学监测指标及时调节各流速，达到良好的治疗效果。

6. 血电解质和血气的监测

大多数患者存在少尿或无尿症状和水、电解质、酸碱平衡失调，因此，肾功能、电解质、酸碱平衡的监测十分重要，应严密监测患者的血生化、血气分析等指标。

7. 出血的预防和监测

体外循环中抗凝剂的应用可增加出血危险，应密切观察患者各种引流液、大便颜色、伤口渗血等情况，严密监测活化凝血时间（ACT）或部分凝血活酶时间（APTT）等凝血指标，及早发现出血并发症，调整抗凝剂的用量或方法。

8. 血管通路的护理

血管通路是血液透析治疗的重要保证，应严格执行无菌操作，治疗期间固定血管通路，防止脱管。治疗结束后严格消毒接口处，妥善封管，用无菌敷料覆盖固定，防止扭曲、污染、漏血。

9. 饮食护理

影响患者血液透析预后的重要因素是饮食护理，合理的饮食可以预防高钾血症、充血性心力衰竭、贫血、肾衰竭等并发症。患者透析期间，需要严格控制体重增长，嘱患者注意限制水、钠摄入，使两次透析期间体重增加量不超过原体重的4%～5%。

血液透析操作流程见图2-3-7。

（三）血生化监测

1. 血肌酐

血肌酐（serum creatinine, Scr）是肌肉中肌酸的代谢产物，血中肌酐分为外源性和内源性两种。外源性肌酐是肉类食物在体内代谢后的产物；内源性肌酐是体内肌肉组织代谢的产物。在肉类食物摄入量及身体的肌肉代谢稳定的情况下，肌酐的生成就会比较恒定。肌酐由肾小球滤过而排出体外，血肌酐的正常值是83～177 umol/L（1～2 mg/dL），肌酐浓度升高可反映肾小球的滤过率降低，肾功能不全时血清肌酐水平明显增高。

2. 血尿素氮

血尿素氮（blood urea nitrogen, BUN）是体内蛋白质的代谢产物，正常情况经肾小球滤过而随尿液排出体外。BUN的正常值为2.9～6.4 mmol/L（8～20 g/dL），BUN增加程度与肾功能损害程度成正比，对BUN的检测有助于诊断肾功能不全，尤其对尿毒症的诊断更有价值。肾前性和肾后性因素引起尿量减少或尿闭时可使BUN增高，体内蛋白质分解过多时

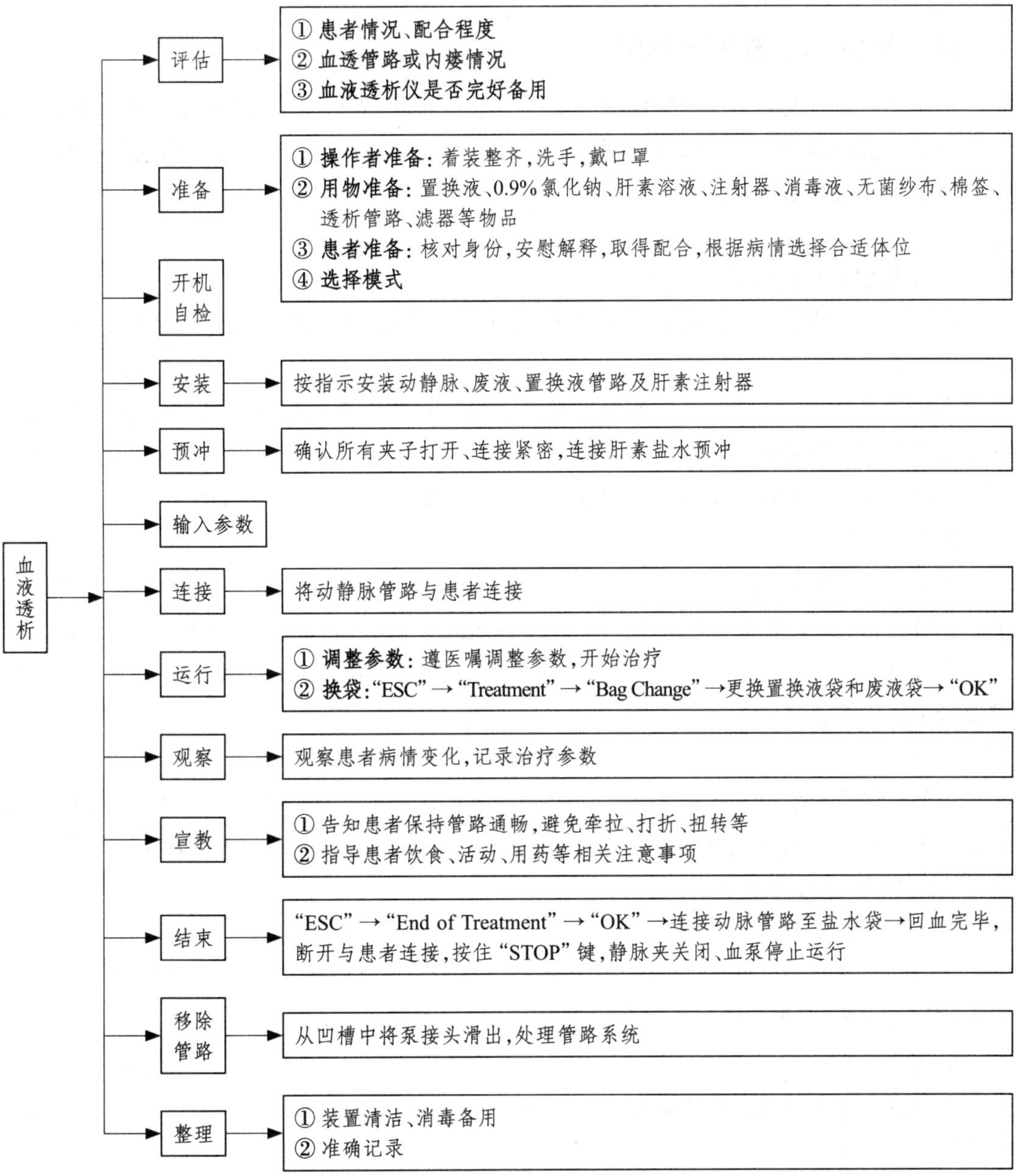

图2-3-7　血液透析操作流程

也可引起BUN增高。

3. 内生肌酐清除率

内生肌酐清除率（endogenous creatinine clearance rate，Ccr）是反映肾小球滤过功能的重要指标。成人Ccr的正常值为80～100 mL/min，当Ccr降低至正常值的80%以下时提示肾小球功能减退，Ccr降至51～70 mL/min为轻度，降至31～50 mL/min为中度，降至30 mL/min为重度，多数急性和慢性肾小球肾炎患者可发生Ccr降低。

四、神经系统功能监测及护理

对于危重患者尤其是颅脑损伤或颅脑疾病患者来说，监测神经系统功能非常重要，一般为避免单一指标的局限性，常需结合临床表现、神经系统检查、仪器监测结果进行综合分析，及时做出有效的判断。

（一）神经系统体征动态检查

神经系统的体征主要包括意识状态、眼部体征、神经反射、肌张力及运动功能等。

1. 意识状态

意识状态是神经系统功能监测时最常用、最简单、最直观的观察项目，可以直接反映大脑皮层及其联络系统的功能状况。正常人意识清醒，当神经系统损伤或发生病变时，将可能引发意识障碍。一般将意识障碍分为嗜睡、昏睡、浅昏迷与深昏迷4个级别。

2. 眼部体征

眼部体征主要包括瞳孔变化及眼球位置变化，正常人瞳孔等大等圆，对光反射灵敏。一侧瞳孔散大，常提示可能发生脑疝，一侧瞳孔对光反射的灵敏程度与昏迷程度成反比，观察眼球位置时应注意有无斜视、偏视或自发性眼颤，通过观察眼球的运动情况可以进一步帮助判断脑干的功能状况。

3. 神经反射

神经反射主要包括正常的生理性反射及异常的病理性反射两部分，生理性反射的减弱或消失及病理性反射的出现均提示神经系统功能发生改变，通过检查神经反射可以帮助判断疾病的性质、严重程度及预后。

4. 体位与肌张力

去大脑强直时四肢可呈现伸展体位，有时可呈角弓反张姿势，两侧大脑皮层受累时可见去皮质强直状态，肌张力的变化可在一定程度上反映病情的转归。

5. 运动功能

主要观察患者的自主活动能力，判断是否存在瘫痪，并辨别瘫痪的类型。

（二）颅内压监测

颅内压（intracranial pressure，ICP）是指颅内容物对颅腔壁产生的压力。ICP监测是诊断颅内高压最迅速、客观与准确的方法，也是观察危重患者病情变化、指导临床治疗与预后判断等的重要手段。

1. 监测方法

1）脑室内测压　在无菌条件下进行颅骨钻孔，将头端多孔的硅胶管插入侧脑室，经三通管连接传感器和监护仪进行ICP监测。主要优点是：① 测压准确可靠；② 可经导管放出适量脑脊液以降低ICP；③ 可经导管取少量脑脊液进行化验或注入药物；④ 根据脑室容量压力了解脑室的顺应性。缺点是：① 当颅内病变使中线移位或脑室塌陷时穿刺难度较大；② 有颅内感染的危险，一般置管不超过1周。

2）硬脑膜下测压　在无菌条件下行颅骨钻孔，打开硬膜，拧入特制的中空螺栓与蛛网膜紧贴，螺栓内注入液体，外接监护仪进行ICP监测。优点是：可多处选择测压点，不穿透脑组织。缺点是：硬膜开放增加了感染的概率，并且影响因素较多，不易保证测压的准确性。

3）硬膜外测压　是将传感器直接置于硬膜与颅骨之间进行ICP监测的方法。由于该法保持了硬膜的完整性，颅内感染的概率较低，可用于长期监测。通常此法测压的结果较脑室内测压略高2～3 mmHg。

2. ICP分级

ICP超过15 mmHg称为颅内压增高。一般将ICP分为四级：ICP<15 mmHg为正常值；15～20 mmHg为轻度升高；21～40 mmHg为中度升高；>40 mmHg为重度升高。

3. 影响ICP的因素

1）$PaCO_2$　$PaCO_2$下降导致pH值上升，脑血流和脑血容量减少，ICP下降；$PaCO_2$增高时pH值下降，脑血流和脑血容量增加，ICP升高。

2）PaO_2　PaO_2的改变对ICP的影响不敏感，在60～300 mmHg时，脑血流量和ICP基本不变。当PaO_2低于50 mmHg时，脑血流量增加，ICP增高。但当低氧血症持续时间较长，形成脑水肿时，即使PaO_2改善，ICP也不能很快恢复。

3）血压　平均动脉压在50～150 mmHg波动时，由于脑血管的自动调节机制，ICP可维持不变，超过一定的限度，ICP将随血压的升高或降低而呈平行改变。

4）CVP　CVP升高可影响脑静脉，使静脉回流发生障碍，ICP升高；反之，CVP降低，ICP降低。

5）其他　使脑血流增加的药物可导致ICP增高；渗透性利尿剂使脑细胞脱水，可起到降低ICP的作用；体温每下降1℃，ICP可降低5.5%～6.7%。

4. 颅内压监测的护理

1）系统校验　为了获得准确的监护数据，监护前应调整记录仪与传感器的零点，监护的零点参照点一般位于外耳。在较长时间的ICP监护中，对于正常监护系统必须定期进行校验，必要时应做腰椎穿刺进行核对。做好每次使用情况的登记工作；定期检查仪器使其处于备用状态；在每次断开探头导丝与监护仪的连接后，重新连接前要注意重新校零。

2）颅内压监测系统的护理　ICP监护仪应稳固地放置在患者床头不易触碰到的地方，防止监护仪意外摔落砸伤患者头部；进行操作或护理时，应防止传感器牵拉、扭曲、打折、受压、脱出或损坏，进而导致脑脊液引流不畅引起颅内压升高；为防止患者头部的导丝及信号线与头部其他导管或心电监护的导线缠绕混淆，护士应做好标记；要随时观察头部伤口敷料，注意有无血液、脑脊液或其他分泌物渗出，定期做好局部皮肤和引流管接头处的清洁和消毒工作，引流管接头处应每日在无菌操作下更换无菌敷料覆盖，注意观察结合是否紧密；监测结束取出探头后，探头按医用垃圾分类放置集中销毁处理，做好仪器清洁消毒工作，妥善保管备用。

3）数据测量与病情观察　正确解读颅内压监测数据是指导临床治疗及护理的关键。护士应随时观察，定时记录颅内压监测的数值，同时要结合意识、瞳孔、生命体征的变化来判断病情变化，在记录过程中，对一些影响颅内压变化的因素应及时记录，同时做好标记。

4）并发症的预防与护理　持续颅内压监测是一项较为成熟和安全的技术，并发症发生率低且并发症多较轻微。常见并发症包括：颅内感染、脑脊液漏、引流管堵塞、探头脱出等。

颅内压监测操作流程见图2-3-8。

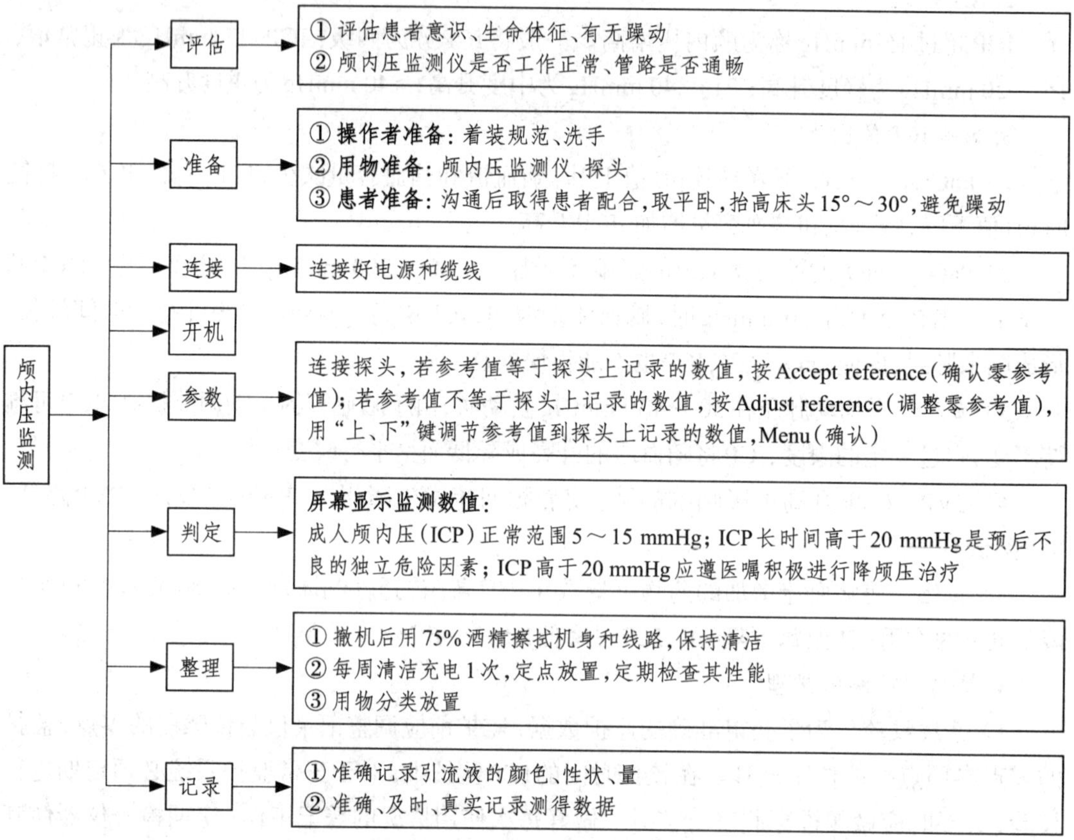

图2-3-8　颅内压监测操作流程

（三）脑电图监测

1. 脑电图分析

脑电图（electroencephalogram，EEG）显示的是脑细胞群自发而有节律的生物电活动，是皮质锥体细胞群及其树突突触后电位的总和。正常人的脑电图波形根据振幅和频率不同可分为四类。

（1）α波　频率为8～13 Hz，振幅平均为25～75 μV，是成人安静闭眼时的主要脑电波，睁眼时，α波减弱或消失。

（2）β波　频率为18～30 Hz，振幅平均为25 μV，情绪紧张、激动和服用巴比妥类药时增加。

（3）θ波　频率为4～7 Hz，振幅平均为20～50 μV，见于浅睡眠时。

（4）δ波　频率低于4 Hz，振幅小于75 μV，见于麻醉和深睡眠状态。

2. 在危重症监护中的应用

1）脑缺血缺氧的监测　EEG对脑缺血缺氧十分敏感。缺血缺氧早期，出现短阵的EEG快波，当脑血流继续减少，EEG波幅开始逐渐降低，频率逐渐减慢，最后呈等电位线。

2）昏迷患者的监测　EEG是昏迷患者脑功能监测的重要指标，可协助判断病情及预后。昏迷时EEG一般常呈现δ波，若恢复到θ波或α波，表明病情有所改善；反之，若病情恶化，δ 波将逐渐转为平坦波型。

3）异常阵发性事件的鉴别诊断　EEG监测可以帮助我们鉴别突发的、刻板的、难以解释的临床事件是否为癫痫发作；最大作用是监控和及时处理电发作。

3. 脑电图监测的护理

1）局部保护　防止头部局部皮肤压疮的发生。

（1）护士协助医生为患者换药时在每一根电极导向螺丝的外露根部与皮肤接触点用75%酒精棉条缠绕，以避免电极导向螺丝对皮肤的直接摩擦，在减少局部皮肤压疮的同时还可以降低切口感染的发生。

（2）用10～15层无菌中纱布覆盖头部电极，重点将双颞及枕部加厚，可在患者卧床时起到缓冲作用，降低电极与头部皮肤之间的压力，避免皮肤压疮的发生，同时也减少了患者卧床时的不适感。

2）固定牢靠　防止电极与导线脱落。

3）用药指导　防止癫痫持续状态。

4. 脑血流监测

脑是对缺血缺氧十分敏感的器官，脑血流供应状况对维持脑功能极为重要。脑的某些病理状态，如ICP增高，直接影响脑的血液供应，因此，脑血流的监测有重要的临床意义。常用的脑血流监测方法主要有经颅多普勒超声、激光多普勒流量计、正电子发射断层扫描及同位素清除法等。

5. 脑氧供需平衡监测

ICP、脑电图、脑血流的监测可间接反映脑的供氧情况，而脑氧供需平衡监测能够更为直接地反映脑的供氧情况，它主要是进行脑氧饱和度测定。监测方法有两种：一种是颈内静脉血氧饱和度监测，主要反映整个脑组织的氧供需平衡状况；另一种是近红外光谱脑氧饱和度仪监测，主要反映局部脑组织氧供需平衡状况。

（李　娟）

【参考文献】

[1] 中华医学会重症医学分会.中国成人ICU镇痛和镇静治疗指南[J].中华重症医学电子杂志,2018,4(2):90-113.

[2] 中华医学会.临床诊疗指南——肠外肠内营养学分册[M].北京：人民卫生出版社,2009.

[3] The National Pressure Ulcer Advisory Panel. National pressure ulcer advisory panel (NPUAP) announces a change in terminology from pressure ulcer to pressure injury and updates the stages of pressure injury[EB/OL].(2016-04-13)[2021-12-10]. https: //www. npuap. org.

[4] 陶然,陈利群,吴俊梅,等.标准化镇静护理给药方案的制订及在ICU患者镇静治疗中的应用[J].护理学杂志,2013,28(09): 1-4.

[5] 黄辉,刘义兰.叙事护理临床应用的研究进展[J].中华护理杂志,2016,51(2): 196-200.

[6] 李小寒,尚少梅.基础护理学[M].北京：人民卫生出版社,2018.

[7] 王泠,郑小伟,马蕊,等.国内外失禁相关性皮炎护理实践专家共识解读[J].中国护理管理,2018,18(1): 3-6.

[8] 张波,桂莉.急危重症护理学[M].北京：人民卫生出版社,2017.

[9] 蒋国平,田昕.中国成人ICU镇痛和镇静治疗2018指南解读[J].浙江医学,2018,40(16): 1769-1774,1778.

[10] 黎晓艳,童莺歌,邱文波.美国姑息照护指南、专家共识解读及其对我国开展姑息照护的启示[J].护理研究,2016,30(35): 4422-4425.

[11] 王婧婷,吴傅蕾,张颖婷,等.2017版NCCN肿瘤患者安宁疗护临床实践指南要点解读[J].上海护理,2017,17(5): 9-12.

[12] 王海燕,侯凡凡,梅长林.肾脏病学[M].北京：人民卫生出版社,2008.

[13] 汤晓静,梅长林.KDIGO指南解读：急性肾损伤的诊治[J].中国实用内科杂志,2012,32(12): 914-917.

[14] 中华医学会呼吸病学分会呼吸危重症医学学组.急性呼吸窘迫综合征患者机械通气指南(试行)[J].中华医学杂志,2016,96(06): 404-424.

[15] Sweet D G, Carnielli V, Greisen G, et al. European consensus guidelines on the management of neonatal respiratory distress syndrome in preterm infants — 2013 update[J]. Zhonghua Er Ke Za Zhi, 2014, 97(4): 402-417.

[16] Force A D T, Ranieri V M, Rubenfeld G D, et al. Acute respiratory distress syndrome: the Berlin definition[J]. Jama, 2012, 307(23): 2526-2533.

[17] 张劼,周筠.胸外科术后并发成人呼吸窘迫综合征的临床护理分析[J].国际护理学杂志,2014(9): 2389-2391.

[18] Rochwerg B, Brochard L, Elliott M W, et al. Official ERS/ATS clinical practice guidelines: noninvasive ventilation for acute respiratory failure[J]. European Respiratory Journal, 2018, 50(2): 1602426.

[19] Tay C K, Sung K, Cho Y H. Clinical pearls in venovenous extracorporeal life support for adult respiratory failure[J]. Asaio Journal, 2017, 64(1): 1-1.

[20] Davidson A C, Banham S, Elliott M, et al. BTS/ICS guideline for the ventilatory management of acute hypercapnic respiratory failure in adults[J]. Thorax, 2016, 71 (S2): ii1-ii35.

[21] 胡小华,舒燕,周爱花.机械通气治疗急性呼吸功能衰竭患者的护理[J].中国实用护理杂志,2011,27(21): 19-20.

[22] 中国医师协会急诊医师分会,中国心胸血管麻醉学会急救与复苏分会.中国急性心力衰竭急诊临床实践指南(2017)[J].中华急诊医学杂志,2017,26(12): 1347-1357.

[23] 中华医学会心血管病学分会.中国心力衰竭诊断和治疗指南2018[J].中华心血管病杂志.2018,46(10): 760-789.

[24] 李庆印,李峥,康晓凤,等.成人急性心力衰竭护理实践指南[J].中国护理管理,2016,16(09): 1179-1188.

[25] National Clinical Guideline Centre (UK). Acute heart failure: diagnosing and managing acute heart failure in adults[J]. Encyclopedia of Intensive Care Medicine, 2014, 1-26.

[26] 程凯,徐峰,陈玉国.2015年欧洲《急性心力衰竭院前和院内早期处理共识》解读[J].中华急诊医学杂志,2015,24(7): 697-700.

[27] 杨淑娟,赵英仁,何英利.2017年AGA关于急性肝衰竭诊断和管理指南解读[J].中国循证医学杂志,2017,17(12): 1394-1399.

[28] William M, Lee M, Larson A M, et al. AASLD position paper: the management of acute liver failure: update[J].

Hepatology, 2011, 41(5): 55–74.
[29] 闫国华.美国肝病学会急性肝衰竭处置指南要点[J].临床肝胆病杂志,2013,29(5): 1–2.
[30] 史淑杰.神经系统疾病护理指南[M].人民卫生出版社,2013.
[31] Giacino J T, Katz D I, Schiff N D, et al. Practice guideline update recommendations summary: disorders of consciousness[J]. Archives of Physical Medicine and Rehabilitation, 2018, 91(10): 450–460.
[32] 王琴,李默奇,柏晓鑫,等.全身炎症反应综合征患者行连续性肾脏替代治疗的护理[J].解放军护理杂志,2014(20): 37–38.
[33] 曹钰,柴艳芬,邓颖,等.中国脓毒症/脓毒性休克急诊治疗指南(2018)[J].临床急诊杂志,2018,19(09): 567–588.
[34] 中华医学会重症医学分会.中国严重脓毒症/脓毒性休克治疗指南(2014)[J].全科医学临床与教育,2015,13(4): 365–367.
[35] Rhodes A, Evans L E, Alhazzani W, et al. Surviving sepsis campaign: international guidelines for management of sepsis and septic shock: 2016.[J]. Critical Care Medicine, 2017, 45(3): 486–552.
[36] Alan L, Joseph A, Rajesh K, et al. American college of critical care medicine clinical practice parameters for hemodynamic support of pediatric and neonatal septic shock[J]. Critical Care Medicine, 2017, 45(6): 1061–1093.
[37] 彭蔚,王利群.急危重症护理学[M].武汉:华中科技大学出版社,2017.
[38] 张波,桂莉.急危重症护理学[M].北京:人民卫生出版社,2012.
[39] 中华医学会麻醉分会.中国麻醉学指南与专家共识[M].北京:人民卫生出版社,2014.
[40] 胡丽庆,吕鹏,周永列.中段尿在常温下保存时间对培养结果的影响研究[J].中国微生态杂志,2012,24(12): 1097–1099.
[41] 王志红,周兰姝.危重症护理学[M].北京:人民军医出版社,2007.
[42] 张文杰,刘畅,徐翠萍,等.癫痫患者立体定向脑电图手术的并发症分析与护理[J].中华现代护理杂志,2017,23(34): 4398–4400.
[43] 廖兰,易汉娥.急性颅内压升高患者术后持续颅内压监测及护理[J].中华现代护理杂志,2014,20(8): 651–953.
[44] 美国临床神经生理学会.新生儿持续脑电监测指南(2013)[J].癫痫与神经电生理学杂志,2013,22(4): 249–251.
[45] Ragaselvi S, Janmeja A K, Aggarwal D, et al. Predictors of response to pulmonary rehabilitation in stable chronic obstructive pulmonary disease patients: a prospective cohort study[J]. Postgrad Med, 2019, 65(2): 101–106.
[46] Wang J, Wang Y. In vivo measurements of collapse behavior of human internal jugular vein during head-up tilt tests[J]. Physiol Meas. 2019, 40(7): 1–10.
[47] Bales J W, Bonow R H, Buckley R T, et al. Primary external ventricular drainage catheter versus intraparenchymal ICP monitoring: outcome analysis[J]. Neurocrit Care, 2019, 31(1): 11–21.
[48] Jiang X, Bian G B, Tian Z. Removal of artifacts from EEG signals: a review[J]. Sensors (Basel), 2019, 19(5): 987–1005.
[49] Marx G, Meybohm P, Schuerholz T, et al. Impact of a new balanced gelatine on electrolytes and pH in the perioperative care[J]. PLoS One, 2019, 14(4): 1–20.
[50] Jain R, Quraishi R, Verma A, et al. Development and clinical evaluation of a dried urine spot method for detection of morphine among opioid users[J]. Indian J Pharmacol, 2019, 51(1): 40–44.

第三章
急危重症常见症状护理

第一节 超 高 热

一、超高热护理常规

1. 概念

超高热(hyperthermia)是指体温升高超过41℃,超高热危象是指高热同时伴有抽搐、昏迷、休克、出血等危急征象。体温的升高可引起新陈代谢增强,使物质分解代谢加强,产热更多,体温再次升高,形成恶性循环。

2. 临床表现

患者高热,体温达40℃以上,伴有惊厥、抽搐、昏迷,发生心力衰竭、呼吸衰竭。可造成全身实质性器官的细胞,特别是脑细胞变性;可引起惊厥、抽搐、昏迷,发生心力衰竭、呼吸衰竭;当体温超过42℃时,可使一些酶的活性丧失,脑细胞发生不可逆损害,导致死亡。

3. 观察要点

1)观察患者的体温及热型,一般每4 h测1次体温,观察药物、物理降温的效果,应在30 min后复测体温一次,并记录在护理病历上。

2)注意患者伴随症状的变化,患者的面容、皮肤黏膜有无肿大、有无压痛等;观察患者的神智、瞳孔的变化;重视具有定位意义的局部体征、以便确定病变在哪个系统;观察患者有无寒战、大汗等,及时提供给医生,以协助诊断、配合抢救。

3)记录出入量,特别是大汗的患者,要留意尿量、尿色,开放静脉通路以补足液体。

4. 护理措施

1)降温 迅速而有效地将体温降至38.5℃是治疗超高热危象的关键,应根据病情的不同,选择适当的降温措施,及时降低体温,防止体温过高导致患者机体严重损害,甚至死亡或者遗留后遗症。

（1）物理降温　如冷敷、冰敷、乙醇拭浴、温水擦浴、冰水擦浴等。物理降温的注意事项包括：乙醇擦浴应以拍拭的方式进行，不用摩擦方式，因摩擦方式易产热，在腋窝、腘窝、腹股沟等血管丰富处适当延长时间，以利于散热；禁拭后颈、胸前区、腹部和足底；不宜在短时间内将体温降得过低，以防虚脱；伴皮肤感染或者出血倾向者不宜皮肤擦浴；降温效果不佳者可采取适当通风或服药等措施。

① 冷敷、冰敷：当体温超过39℃时，可在头部、腋下、腹股沟等大动脉经行处用冷毛巾或冰袋敷。

② 乙醇拭浴：当体温超过39.5℃时，可用30%～50%、27℃～37℃的乙醇拭浴。

③ 温水擦浴：当体温超过39℃时，患者有寒战、四肢厥冷可用32℃～35℃温水擦浴。

④ 冰水擦浴：当体温超过39.5℃时，患者有烦躁、四肢末梢灼热可用冰水擦浴降温。

（2）药物降温　物理降温效果不佳者，根据医嘱选择药物降温。药物降温后30 min应复测体温并记录，一般体温应逐步下降，不宜骤降至37℃以下，以防虚脱。药物降温的注意事项包括：在应用药物降温时，应注意避免引起患者体温骤然下降出现大汗淋漓，加重患者血液浓缩，可再次使患者的体温升高。如患者用药后脉搏细速、面色苍白、口唇发绀、四肢厥冷，应注意保暖，可给予患者热水袋。

（3）冬眠降温　使用以上措施体温仍高，尤其是烦躁、惊厥的患者，可在物理降温的基础上静滴冬眠药物，达到抑制体温调节中枢、扩张血管、加速散热、松弛肌肉、减少震颤、降低组织器官的代谢和耗氧量，防止产热过多。使用时，将患者安置于安静的病房，专人护理；密切注意体温、脉搏、呼吸、血压的变化，注意评估患者的神志、瞳孔大小、对光反射、肢体运动和各种反射，每隔30 min评估一次；体温应以测量肛温为观察指标；如患者的血压下降过快、呼吸低于12次/min，提示冬眠过度，应立即减慢冬眠药物的滴入速度或采取其他升压措施；如患者有寒战或烦躁不安，提示冬眠药物量不足；如体温降至38℃时应停止滴入冬眠药。

2）饮食护理　由于过高热患者消耗大，补充营养、水分有利于机体抵抗力的恢复。应给予充足的水分，清淡、营养、富含维生素、易消化的饮食。

3）皮肤护理　降温过程中大汗的患者应及时更换衣服、被褥，保持皮肤的清洁、舒适。卧床的患者，要定时翻身，防止发生压力性损伤。

4）口腔护理　注意口腔护理，每日1～2次，保持口腔清洁、防止口腔感染及黏膜破溃。

5）安全护理　烦躁、惊厥的患者，可根据医嘱使用镇静剂并注意安全，必要时使用保护具、约束具，防止坠床或自伤。

6）基础护理　患者卧床休息，病室保持安静、通风、温湿度适宜；保护心、脑、肾等重要器官的功能；呼吸困难者可给氧气吸入，必要时可气管切开，机械通气。

7）心理护理　患者体温过高、体力消耗大、情绪不稳定，加之退热不佳，意识不清，患者及家属易出现焦虑甚至恐惧的情绪，担心病情恶化、危及生命。这对稳定病情、减少体力消耗不利，应安慰患者、稳定患者情绪，采取有效的降温措施，使体温下降或恢复正常。

5. 护理问题

1）体温过高　与感染、组织细胞新陈代谢旺盛、环境改变、脱水或出汗能力降低、体温调节中枢功能障碍等因素有关。

2）焦虑　与体温过高有关。

3）有受伤的危险　与疾病引起的意识障碍有关。

4）有皮肤完整性受损的危险　与高热、出汗等有关。

5）潜在并发症　抽搐、惊厥、休克，与高热有关。

6. 健康教育

1）了解患者高热发生的原因，向患者及家属介绍预防的措施。应向患者及其家属或者相关的人员详细询问患者既往的健康状况，有无原发性疾病，发病前的环境状况，是否去过流行病区，居住环境是否有传染病的存在，是否注射疫苗等。

2）指导患者及家属正确判断体温的升、降及降温的有效方法。

3）高热期间应卧床休息，多饮水，进食富含营养、清淡的半流质食物，告诫患者及家属不随意用退热药，以防掩盖患者疾病的真相或由于出汗过多，造成虚脱。

二、超高热的急救流程

超高热的急救流程见图3-1-1。

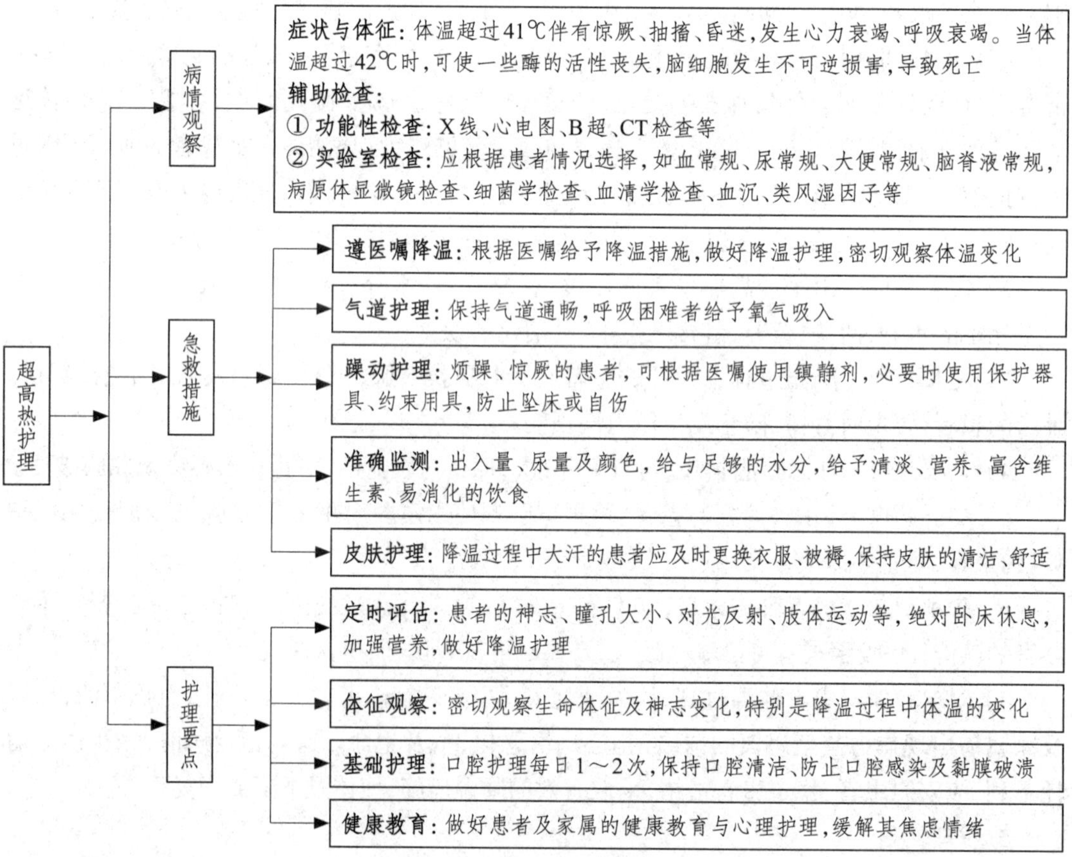

图3-1-1　超高热的急救流程

【知识链接】 冬眠合剂的配方

在物理降温配合下，氯丙嗪对体温中枢的抑制作用，可使体温降到34℃或更低。此时基础代谢下降，组织耗氧量降低，器官活动减少。氯丙嗪对自主神经受体的阻断作用，可使肌体对刺激反应减弱。通过这些作用，在其他药物的配合下，可使机体进入一种类似变温动物"冬眠"的深睡状态，这种疗法即称为人工冬眠疗法，所用药物复方称为冬眠合剂。

Ⅰ号方：氯丙嗪（冬眠灵）50 mg，哌替啶（杜冷丁）100 mg，异丙嗪（非那根）50 mg，加入5%葡萄糖液或生理盐水中静脉滴注，适用于高热、烦躁的患者，呼吸衰竭者慎用。

Ⅱ号方：哌替啶（杜冷丁）100 mg，异丙嗪（非那根）50 mg，氢化麦角碱（海德嗪）0.3～0.9 mg，加入5%葡萄糖液或生理盐水中静脉滴注，适用于心动过速的患者。

Ⅲ号方：哌替啶（杜冷丁）100 mg，异丙嗪（非那根）50 mg，乙酰丙嗪20 mg，加入5%葡萄糖液或生理盐水中静脉滴注，适应证同Ⅰ号方。

Ⅳ号方：异丙嗪（非那根）50 mg，氢化麦角碱（海德嗪）0.3～0.9 mg，加入5%葡萄糖液或生理盐水中静脉滴注，适用于有呼吸衰竭的患者。

Ⅴ号方：氯丙嗪（冬眠灵）50 mg，异丙嗪（非那根）50 mg，普鲁卡因500 mg，加入5%葡萄糖液或生理盐水中静脉滴注，适用于少尿患者，对于有心率慢及心律紊乱者慎用。

通用方：氯丙嗪（冬眠灵）50 mg，异丙嗪（非那根）50 mg，加入5%葡萄糖液或生理盐水中静脉滴注，适用于病情较轻的患者。

——张跃勤.冬眠合剂用于颅脑手术麻醉[J].齐齐哈尔医学院学报，2000，21（5）：542-543.

第二节　昏　迷

一、昏迷患者护理常规

1. 概念

昏迷（coma）是一种严重的意识障碍，是大脑皮质和皮质上网状结构发生高度损伤的结果。昏迷的病因很多，可将其分为颅内病变和颅外病变，也可以分为感染性疾病和非感染性疾病。昏迷程度的分类方法也较多，根据昏迷的程度分为轻度昏迷、中度昏迷、深度昏迷。

2. 临床表现

主要表现为完全意识丧失，随意运动消失，对外界刺激的反应迟钝或丧失，但患者还有呼吸和心跳。

1）轻度昏迷　意识大部分丧失，无自主运动，对声、光刺激无反应，对疼痛刺激尚可出现痛苦的表情或肢体退缩等防御反应。角膜反射、瞳孔对光反射、眼球运动、吞咽反射等可存在。

2）中度昏迷　对周围事物及各种刺激均无反应，对剧烈刺激或可出现防御反射。角膜反射减弱，瞳孔对光反射迟钝，眼球无转动。

3）深度昏迷　全身肌肉松弛，对各种刺激全无反应。深、浅反射均消失。

（1）昏迷伴有肢体瘫痪、瞳孔不等大及病理反射阳性，多为脑血管疾病、颅内血肿等。

（2）昏迷伴有瞳孔缩小，见于有机磷中毒、脑干出血、巴比妥类药物及吗啡、海洛因等中毒。

（3）昏迷伴有瞳孔扩大，见于颅内高压、脑疝晚期或阿托品类中毒。

（4）昏迷伴有脑膜刺激征、高热者，见于流行性脑脊髓膜炎、乙型脑炎。

（5）昏迷伴有低血压、心律失常，多见于休克、内脏出血、心肌梗死等。

（6）昏迷伴有口腔异味，如糖尿病酮症酸中毒有烂苹果味，尿毒症有尿味，肝昏迷有肝臭味，有机磷中毒为大蒜味，酒精中毒为酒味。

3. 观察要点

1）生命体征、SPO_2。

2）神志及瞳孔，如瞳孔大小、形状、对光反射。

3）皮肤色泽、温度，有无压疮。

4）有无咳嗽、咳痰，有无舌后坠，呼吸道是否通畅。

5）有无并发症的发生，如肺炎、出血等。

4. 护理问题

1）意识障碍　与各种原因导致大脑皮质高度抑制有关。

2）清理呼吸道无效　与痰液滞留呼吸道有关。

3）有误吸的危险　与意识障碍、呼吸道分泌物、咳嗽反射减弱有关。

4）营养失调，低于机体需要量　与昏迷患者无法进食有关。

5）有感染的危险　与意识障碍、机体抵抗力低下、呼吸道分泌物排出不畅、留置导尿管有关。

6）有皮肤完整性受损的危险　与意识障碍、患者长期卧床、皮肤受压、营养不良有关。

7）潜在并发症　肺炎、下肢深静脉血栓、废用性萎缩等。

5. 护理措施

1）一般护理

（1）观察生命体征及神志、瞳孔变化。

（2）保持呼吸道通畅，清除呼吸道分泌物、异物或呕吐物，维持通气功能，必要时面罩给氧或气管插管给氧。

（3）开放静脉通路。有循环衰竭者，应补充血容量，酌情选用升压药，纠正酸中毒。

（4）病因明确者给予针对性处理。有颅内压增高者，及早用20%甘露醇250 mL快速静脉滴注，或选用呋塞米（速尿）、地塞米松等。惊厥抽搐者选用苯巴比妥、地西泮肌肉注射等。高热者物理降温。

（5）头偏向一侧，保持呼吸道通畅；翻身时注意各管道的固定防脱出；使用床栏，必要时使用约束带，防止患者坠床、摔伤。

（6）给予鼻饲流质。不能经胃肠内营养支持者，行胃肠外营养。

（7）记录24 h出入量。

（8）保持引流管通畅，观察引流液颜色、性状及量。

2）用药护理　遵医嘱使用各种药物，观察药物疗效及副作用。

3）预防并发症

（1）预防压疮及坠积性肺炎，给予气垫床，保持床单位清洁干燥，定时翻身拍背，注意保暖，防止烫伤。

（2）昏迷、禁食、鼻饲患者每日行2次以上口腔护理，预防口腔感染。

（3）眼睑闭合不全者，注意保护角膜，给予四环素眼膏及无菌湿纱布覆盖。

（4）留置导尿管者，保持引流通畅，每日擦洗2次会阴，及时更换引流袋，注意无菌操作，预防泌尿系统感染。

（5）预防便秘，3 d未解大便者及时处理。

（6）进行肢体功能锻炼，预防废用性萎缩、足下垂、深静脉血栓形成（deep venous thrombosis，DVT）的发生。

6. 健康教育

1）做好家属的思想工作，帮助树立战胜疾病的信心，配合医生工作。

2）进行康复指导，保持肢体功能位，以免肢体肌肉关节萎缩，影响功能恢复。

3）有气管切开出院者，回家后应保持室内空气清洁、湿润，每日通风2～3次，每日清洁消毒2～3次。

4）昏迷患者免疫力低下，告知家属探视前应洗手，防止交叉感染。

5）定时翻身、拍背，预防压疮及坠积性肺炎的发生。

二、昏迷患者急救流程

昏迷患者急救流程见图3-2-1。

【知识链接】 颅脑创伤性长期昏迷患者的综合管理

颅脑创伤是患者长期昏迷的重要原因。颅脑创伤昏迷主要源于致伤因素对脑干网状结构及其投射纤维的损伤或对皮质的弥散性损害。患者出现认知、觉醒及知觉丧失被称为昏迷，持续1个月以上的称为长期昏迷。重型颅脑创伤导致长期昏迷的发生率为0.52%～7.33%，平均为2.90%。根据临床神经系统状况评估，颅脑创伤后长期昏迷可分为植物状态和微意识状态两种类型。长期昏迷患者的临床管理是临床医护人员面临的一项重要难题。

1. 营养管理　合理充分的肠内营养可以降低感染概率，减少外伤后并发症的发生。对于无法

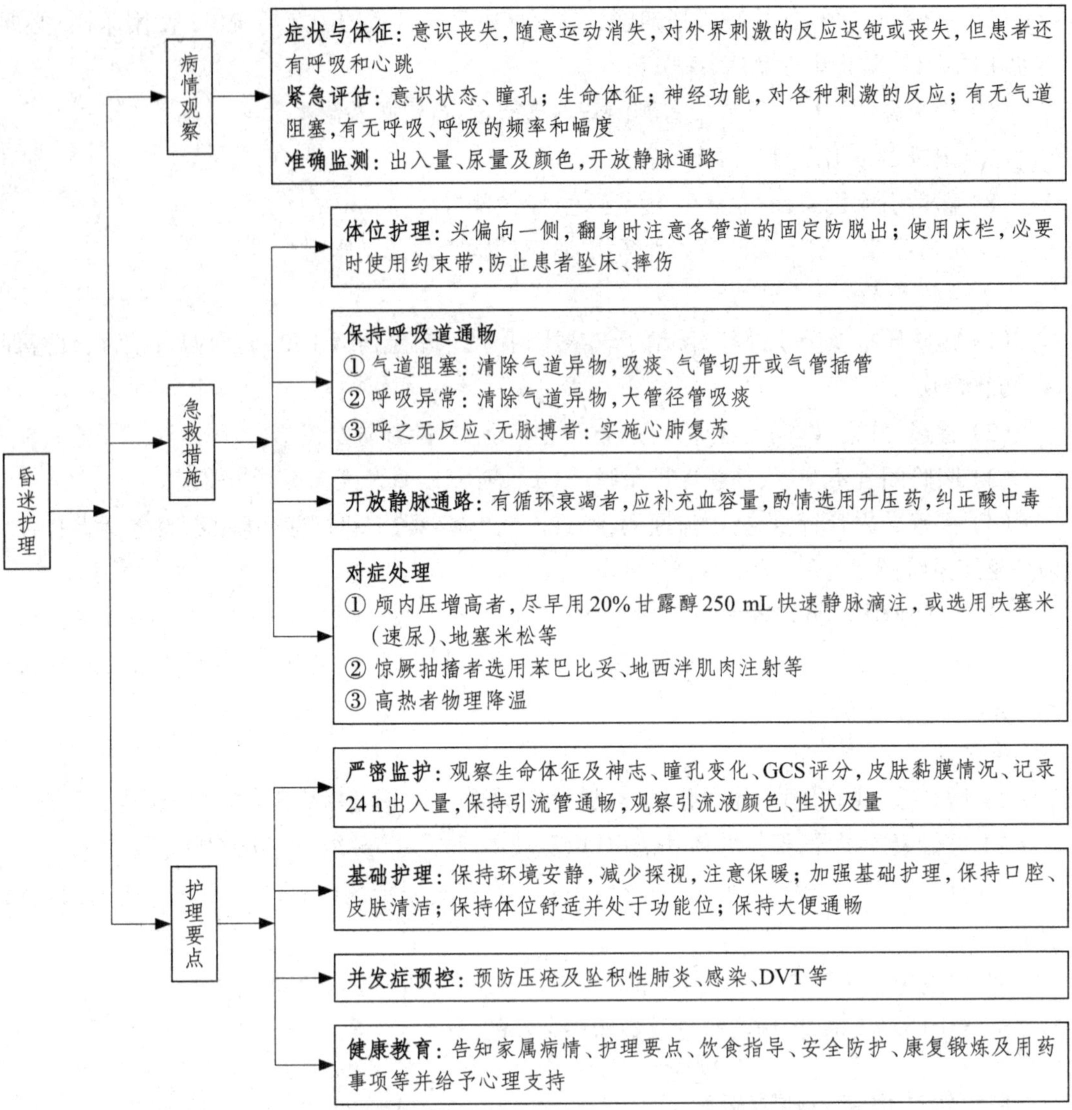

图3-2-1 昏迷患者急救流程

吞咽的患者可通过鼻胃管或鼻肠管为患者提供营养，内镜下经皮胃造瘘术管饲也是一种安全、有效的提供营养的方法。

2. 括约肌控制　使用导尿管或使用外接的套袋或吸收护垫，以避免长期留置导尿的并发症。可以使用润滑剂辅助排便来解决便秘和肛门失禁的问题，通过营养学配方给予患者富含膳食纤维的平衡性饮食会对排便产生更好的作用。

3. 预防感染　胃造瘘术管饲患者的肺部感染概率比鼻胃管饲低。保持良好的口腔卫生可以预防通过吸入细菌而引起肺部感染。减少使用导尿管可以预防尿路感染，以及由此导致的肾脏或血液的感染。

4. 药物治疗监测　颅脑创伤长期昏迷患者所使用的很多药物都是用来控制颅脑创伤后的临床症状，如癫痫、肌肉痉挛、肌张力增高和膀胱功能异常等。这些药物的不良反应通常会影响脑的功能，要尽量控制并减少药物的不良反应。

5. 合并症的处理　有效稳定或控制糖尿病、心脏或肺部疾病等颅脑创伤之前就已有的病症，防止其成为患者恢复的主要障碍。

6. 颅脑创伤并发症的预防与处理　及时发现并处理脑积水，注意预防压疮和肢体废用导致的骨质疏松，积极防治下肢深静脉血栓和肺栓塞。

7. 维持坐姿　坐姿对于昏迷患者的心理反应很重要。坐姿或站立时会对脑干的上行网状结构产生唤醒作用，保持最佳体位可以帮助减轻肌肉痉挛，使患者有更好的表达知觉的机会。

8. 肌张力的控制与畸形的预防　绝大多数颅脑创伤昏迷患者的肌张力会出现非常明显的增高，导致肢体畸形或挛缩。可通过以下几种方法降低肌张力：防止有害性刺激，保持有良好支撑的体位，口服解痉药物（例如巴氯芬）、肌内注射肉毒杆菌毒素、鞘内输注巴氯芬或者行脊髓运动神经根横断。同时还需要考虑是否存在间脑发作并进行相应治疗。

——中华医学会神经外科学分会颅脑创伤专业组，中华医学会创伤学分会神经损伤专业组.颅脑创伤长期昏迷诊治中国专家共识[J].中华神经外科杂志，2015，31(8)：757-760.

第三节　抽　搐

一、抽搐护理常规

1. 概念

抽搐（convulsion）是不随意运动的表现，是神经-肌肉疾病的病理现象，表现为横纹肌的不随意收缩。

2. 临床表现

1）全身强直性抽搐　全身肌肉强直，一阵阵抽动，呈角弓反张（头后仰，全身向后弯呈弓形），双眼上翻或凝视，神志不清。

2）局限性抽搐　仅局部肌肉抽动，如仅一侧肢体抽动，或面肌抽动，或手指、脚趾抽动，或眼球转动、眼球震颤、眨眼动作、凝视等，大多神志不清。以上抽搐的时间可为几秒钟或数分钟，严重者达数分钟或反复发作，抽搐发作持续30 min或反复发作持续30 min以上，发作间期意识不能恢复者称惊厥的持续状态。

3）高热惊厥　主要见于6个月到4岁小儿在高热时发生抽搐。高热惊厥发作时程短暂，抽搐后神志恢复快，多发生在高热的早期，惊厥过后意识恢复快，无中枢神经系统异常，脑电图多于惊厥后2周恢复正常。

3. 观察要点

1）有无发作先兆，如脾气急躁、易激惹等。

2）神志、瞳孔及生命体征的观察，尤其是呼吸形态如频率、深度、节律和发绀情况。

3）抽搐发生的部位、性质、持续时间、频率，发作时伴随的症状及异常情况。

4）用药效果及不良反应，如安定、苯巴比妥钠的呼吸抑制作用，尤其是年老体弱者。

4. 护理问题

1）清理呼吸道无效　与肌肉神经支配障碍引起舌体松弛和堵塞有关。

2）有误吸的风险　与强直阵挛性持续发作导致呕吐有关。

3）有受伤的风险　与抽搐、意识不清有关。

4）恐惧　与癫痫发作的不可预知有关。

5）潜在并发症　脑水肿、昏迷、吸入性肺炎等。

5. 护理措施

1）立即让患者原地平卧，头偏向一侧并略向后仰，颈部稍抬高，松解衣领、皮带等。

2）保持患者呼吸道通畅、吸氧，防止舌根后坠，对强直阵挛性持续发作的患者，应及时清除口鼻分泌物与呕吐物并放置牙垫。

3）进行心电、呼吸、血压监测。注意做好患者防护，防止坠床、舌咬伤及由误吸造成的窒息和吸入性肺炎，对出现严重呼吸抑制的患者，应及时予以气管插管或气管切开。防止患者在剧烈抽搐时与周围硬物碰撞致伤，但不可强力按压抽搐的肢体，以免引起损伤。

4）立即建立静脉通道，选用药物止惊，可静脉注射地西泮或肌注苯巴比妥钠，或以10%水合氯醛加生理盐水保留灌肠，迅速控制发作并寻找病因，予以相应的治疗。

5）伴有高热者应配合降温处理。

6）抽搐后应让患者安静休息，保持室内光线偏暗、安静。

7）进行心理护理，讲解抽搐发生的原因、治疗方法等，使其参与治疗，消除紧张焦虑的负面情绪。

6. 健康教育

（1）按医嘱服药，不擅自停药及改变服药剂量，定期复查。

（2）向患者及家属讲解抽搐发生时的处理方法，防意外受伤及窒息，并及时送医。

（3）规律作息，不能过饱或过饥，不吃辛辣刺激食品，戒烟禁酒。

（4）不参加危险活动，如游泳、驾车、高空作业等；外出时应随身携带身份信息卡片。

二、抽搐急救流程

抽搐急救流程见图3–3–1。

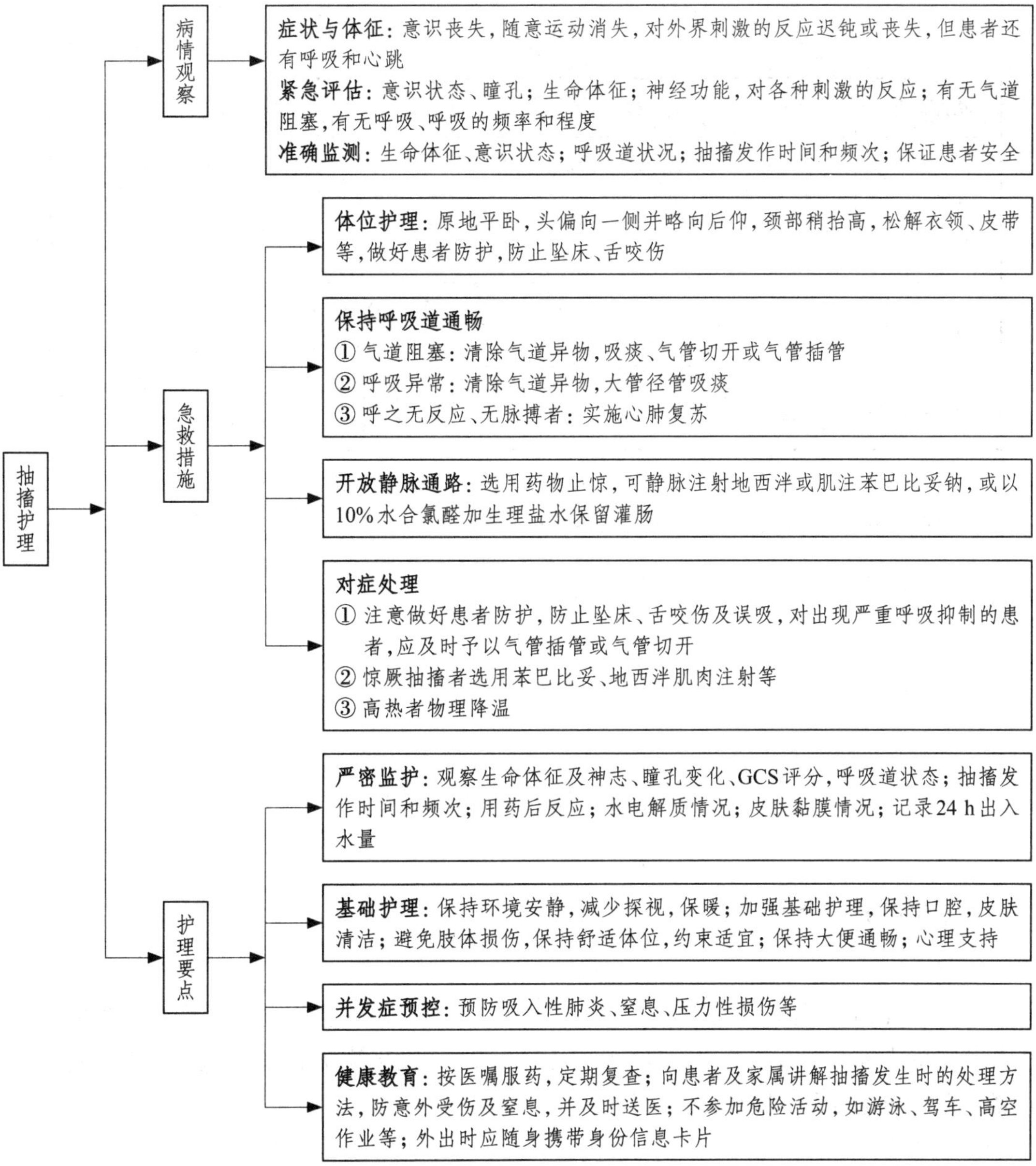

图3-3-1 抽搐急救流程

【知识链接】 抽搐病史对癫痫与晕厥的鉴别价值

临床表现	癫　痫	晕　厥
意识丧失时的表现	① 痉挛抽搐持续时间较长，意识丧失同时出现	痉挛抽搐时间较短（<15 s），意识丧失后出现

（续表）

临床表现	癫　痫	晕　厥
	② 偏瘫痉挛抽搐，自主运动如咀嚼或砸嘴唇（局部癫痫） ③ 咬舌 ④ 面部发绀	
事件前症状	先兆症状（如异味）	恶心、呕吐、腹部不适、发冷、出汗（神经反射性）
事件后症状	意识模糊时间长， 肌肉疼痛	意识模糊时间短， 恶心、呕吐、苍白（神经反射性）

——中华心血管病杂志编辑委员会，中国生物医学工程学会心律分会，中国老年学和老年医学学会心血管病专业委员会，等. 晕厥诊断与治疗中国专家共识（2018）[J]. 中华心血管病杂志，2019，47(2)：96-107.

（曾　莉）

第四节　晕　厥

一、晕厥护理常规

1. 概念

晕厥（syncope）是指暂时性广泛脑组织缺血、缺氧引起的急性短暂的可逆性意识丧失。引起晕厥的常见心血管系统病因有：严重心律失常、主动脉瓣狭窄、急性心肌梗死引起急性心源性脑缺血综合征、高血压脑病等。

2. 临床表现

典型的晕厥发作可分为3期。

1）前驱期　自主神经症状明显，突然面色苍白、出冷汗、恶心、上腹不适、瞳孔扩大、疲乏、头晕、耳鸣、打哈欠和视物模糊等，因肌张力减低而身体摇摆。此期经时数秒，如此时患者立即坐下或躺下，则症状逐渐消退，否则很快意识丧失而进入下一期。

2）晕厥期　意识丧失及全身肌张力消失而倒下。患者脉搏细微，血压常降低，呼吸变浅，瞳孔散大及对光反射消失，腱反射消失，肢端冷，可有尿失禁，此期经时数秒至几分钟，意识逐渐恢复而进入下一期。如意识丧失时间长达数十秒，可发生小范围的面部及肢体肌肉阵挛性抽动。

3）恢复期 患者逐渐清醒，仍面色苍白、出汗、全身软弱，可有恶心、过度换气，但无意识模糊及头痛，休息数十分钟可完全恢复。如刚清醒就很快立起，可再次晕倒。发病后不会留下神经及躯体的后遗症。

3. 观察要点

1）密切监测生命体征如血压、体温、脉搏和呼吸，以便及时掌握病情变化。

2）观察患者神志是否清醒、嗜睡、朦胧、昏睡及昏迷，以判断患者的病情及预后，以便及早处理。

3）瞳孔的改变是脑出血患者一项极为重要的体征，因脑出血或脑疝时瞳孔可发生大小、形状及对光反射的改变。

4）观察患者有无外伤。

5）观察有无以下症状以确定诱因

（1）心源性晕厥多因用力、奔跑而诱发，历时短暂，多在1～2 min恢复。非心源性晕厥可因紧张、恐惧、疼痛、体位突然改变而诱发，有时需较长时间才恢复正常。

（2）伴有明显的自主神经功能障碍（如面色苍白、出冷汗、恶心、乏力等）者，多见于血管抑制性晕厥或低血糖性晕厥。

（3）伴有面色苍白、发绀、呼吸困难，见于急性左心衰竭。

（4）伴有头痛、呕吐、视听障碍及抽搐者，见于中枢神经系统疾病。

（5）伴有呼吸深而快、手足发麻、抽搐者，见于换气过度综合征、癔病等。

4. 护理措施

1）一旦患者发生晕厥，应该立即将患者置于平卧位，并保持患者所在的场所通风，最大限度地保持大脑的血液和氧的供应，避免脑组织缺血过度而产生脑功能损伤。

2）保持呼吸道通畅，吸氧，清除呼吸道分泌物，有义齿者取下。

3）迅速建立静脉通道，根据医嘱输入血管活性药物，补充血容量，保持水、电解质平衡。

4）观察有无呼吸和脉搏，如无立即叩击心前区1～2次，行胸外心脏按压术。

5）使用保护装置如约束带、床档等保护患者，防止坠床、碰伤或抓伤等。

6）维护血流动力学的稳定，立即使患者平卧，抬高下肢以增加静脉回流。积极查找病因，给予对症治疗，密切监测血压、心率的变化，必要时给予持续心电监护。

7）预防并发症，如外伤等。

5. 护理问题

1）心输出量减少 与严重心律失常、心肌收缩力减弱、主动脉瓣狭窄有关。

2）有受伤的风险 与意识丧失有关。

3）气体交换受损 与意识丧失、呼吸变浅有关。

4）潜在并发症 脑外伤、吸入性肺炎等。

6. 健康教育

1）避免诱因，预防晕厥反复发作。指导患者应避免过度疲劳、紧张、恐惧，积极治疗相关疾病,防止晕厥发生。

2）与体位有关的晕厥,嘱咐患者不要突然改变体位,长久蹲位站起时要扶住旁边的物体。

3）咳嗽后晕厥的患者,劝告患者戒烟,积极治疗呼吸道疾病,避免剧烈咳嗽。

4）颈动脉窦过敏性晕厥者,嘱咐患者不要转头过度、不穿衣领过紧的衣服。

5）心源性晕厥的患者,嘱咐患者避免剧烈运动,切忌情绪激动。

二、晕厥急救流程

晕厥急救流程见图3-4-1。

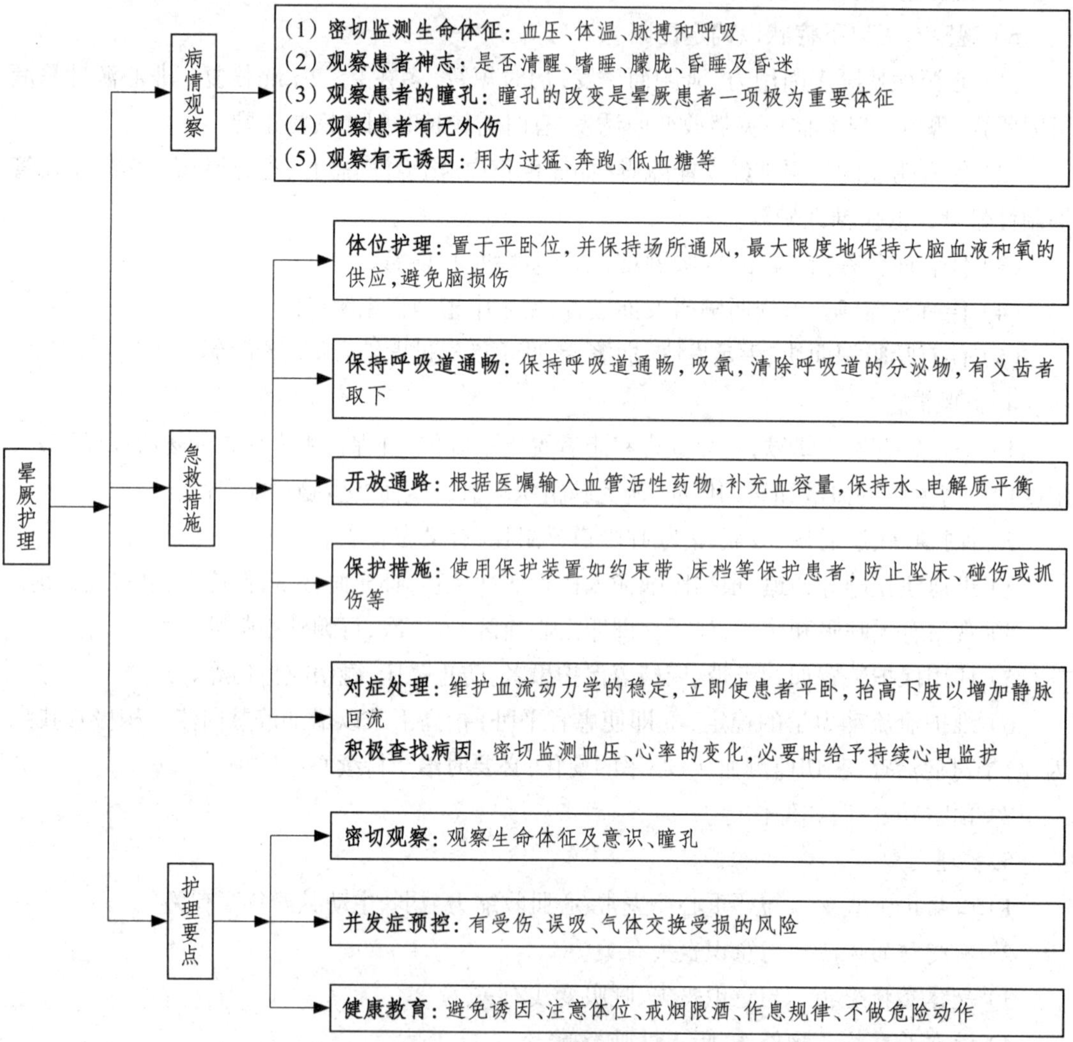

图3-4-1　晕厥急救流程

【知识链接】 晕厥预后不良的危险因素

项 目	短期危险因素	长期危险因素
病 史	男性 年老(>60岁) 无先兆症状 意识丧失前有心悸 劳力性昏厥 器质性心脏病 心力衰竭 脑血管疾病 心脏性猝死家族史 外伤	男性 年老(>60岁) 昏厥前无恶心、呕吐 室性心律失常 肿瘤 器质性心脏病 心力衰竭 脑血管疾病 糖尿病 $CHADS_2$评分高
体格检查和实验室检查	出血迹象 持续的生命体征异常 异常心电图 肌钙蛋白阳性	异常心电图 肾小球滤过率降低

——中华心血管病杂志编辑委员会,中国生物医学工程学会心律分会,中国老年学和老年医学学会心血管病专业委员会,等.晕厥诊断与治疗中国专家共识(2018)[J].中华心血管病杂志,2019,47(2):96-107.

第五节 躁 动

一、躁动的护理常规

1. 概念

躁动(agitation)是谵妄亚型中的一种,包含一系列的行为障碍。躁动的特点是注意力不集中、去抑制状态、情绪不稳定、冲动行为、躁动不安和侵略性等行为常常表现过度。

2. 临床表现

躁动的临床表现包括极度兴奋,躁动,言语不连贯,有明显的意识障碍,可出现错觉、幻觉、生活不能自理等。躁动行为包括口头争吵、神情恍惚以及人身攻击,这些行为对患者、护理人员和家属都构成安全风险。过大的声音或叫喊可能会影响其他患者;安全意识低的躁动患者可能会跌倒或从床位或护理区域逃走;患者也可能会尝试打、踢、抓、咬或在其他方面伤害护理人员。

3. 观察要点

1）躁动的表现形式为肢体抽动、肌肉颤动、躯体强直、乱摸乱抓等不自主的无定向运动、欲拉或欲翻身等自主运动。

2）观察患者各项生命体征是否正常、意识状态、瞳孔的大小及形状、有无痰鸣音、呼吸是否急促、面色、皮肤等。

3）观察目前使用的药物，剂量、用法是否得当，是否出现药物反应。

4. 护理措施

1）当患者突然发生躁动时，立即制动约束患者，防止意外发生，并通知医生。

2）密切观察患者病情，注意观察意识及生命体征的变化，保持呼吸道通畅。

3）妥善固定各管道，防止因牵拉而发生脱管现象。

4）对麻醉恢复期出现躁动的患者，与家属进行沟通，以减轻他们的紧张心理，取得合作。

5）病情逐渐加重引起的躁动患者，护理人员应及时通知医生，遵医嘱给予镇静药，并加用床栏，按时巡视，必要时使用保护性约束或专人守护，防止患者误伤及自伤。

6）加强生活护理，增加患者舒适感，减少不良因素对患者的刺激。注意保持环境安静，减少声音对患者的不良刺激。

7）护理人员对于躁动患者实施保护性约束时，要注意动作轻柔，以免对患者造成损伤，同时要经常观察被约束患者的肢体颜色，定时松解，保持肢体功能位。

8）做好记录，必要时遵医嘱开放静脉通道，备好抢救仪器和物品。

5. 护理问题

1）有受伤的危险　与躁动、意识不清有关。

2）有导管脱出的风险　与躁动、约束不当有关。

3）有窒息的危险　与躁动、意识不清不能自主排痰有关。

4）皮肤完整性受损的风险　与躁动、意识不清有关。

5）潜在的并发症　脑疝、脑水肿、吸入性肺炎等。

6. 健康教育

1）约束带的健康教育　向患者解释使用目的，并由家属签署约束知情同意书；约束部位垫软棉垫，松紧适宜，以免造成皮肤损伤；每2 h松解一次，观察皮肤颜色，放松5～10 min；保持约束肢体功能位。

2）镇静剂的健康教育　告知患者及家属使用镇静剂的目的、使用方法；注意观察患者精神状况，有无发生用药过量。

3）保持环境安静　集中进行生活护理，减少不良因素对患者的刺激。

二、躁动的紧急处理

躁动的紧急处理流程见图3-5-1。

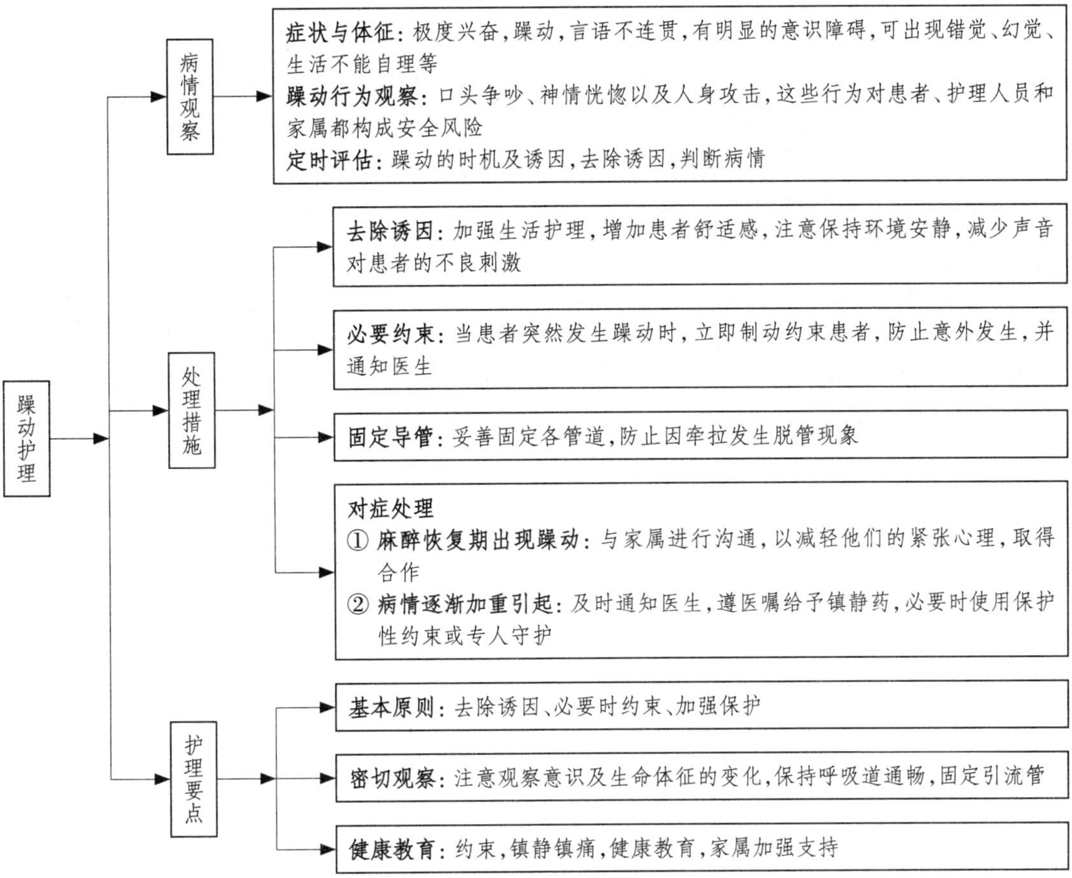

图3-5-1　躁动的紧急处理

【知识链接】　躁动与镇静

1. 镇静镇痛与临床结局

（1）成人ICU患者保持轻度镇静水平与临床结局改善有关（如：缩短机械通气时间，缩短ICU住院天数）（B级推荐）。

（2）保持轻度镇静水平可以增加生理应激反应，同时不增加心肌缺血的发生率（B级推荐）。

（3）对于此类患者，镇静深度与心理应激反应的相关性尚不清楚（C级推荐）。

（4）推荐成人ICU患者镇静用药应该通过滴定维持轻度镇静，而不是深度水平，除非有临床反指证（+1B级推荐）。

2. 监测镇静深度与脑功能

（1）Richmond躁动-镇静评分（RASS）与镇静-躁动评分（SAS）是成人ICU患者测量镇静质量与深度的最真实与可靠的镇静评估工具（B级推荐）。

（2）我们不推荐客观脑功能检测方法［如：听觉诱发电位（AEPs），脑电双频指数（BIS），麻醉趋势指数（NI），患者状态指数（PSI），状态熵（SE）］在非昏迷、非肌松的重症患者作为基本的镇静深度监测方法，因为这些监测是主观镇静监测系统的不恰当的替代（-1B级推荐）。

（3）我们建议在应用肌松药物的成人ICU患者使用客观脑功能监测（如AEPs，BIS，NI，PSI或SE）作为补充，因为在这些患者，无法获得主观镇静监测（+2B级推荐）。

（4）我们推荐使用脑电图（EEG）监测可疑的成人ICU癫痫患者的无抽搐性癫痫活动，或应用于颅内压升高的成人ICU患者滴定电抑制药物治疗以达到爆发抑制（+1A级推荐）。

3. 镇静药物的选择

我们建议在机械通气的成人ICU患者采用非苯二氮䓬类的镇静药物方案（丙泊酚、右美托咪定均可），可能优于非苯二氮䓬类药物（咪达唑仑、或劳拉西泮），改善临床结局（+2B级推荐）。

——Devlin J W, Skrobik Y. Clinical practice guidelines for the prevention and management of pain, agitation/sedation, delirium, immobility, and sleep disruption in adult patients in the ICU[J]. Crit Care Med, 2018, 46(9): e825-e873.

第六节 窒 息

一、窒息的护理常规

1. 概念

窒息（asphyxia）是指人体的呼吸过程由于某种原因受阻或异常，所产生的全身各器官组织缺氧，二氧化碳潴留而引起的组织细胞代谢障碍、功能紊乱和形态结构损伤的病理状态。

2. 临床表现

患者呼吸困难，口唇、颜面青紫，心跳加快而微弱，患者处于昏迷或者半昏迷状态，紫绀明显，呼吸逐渐变慢而微弱，继而不规则，乃至呼吸停止，心跳随之减慢而停止，瞳孔散大，对光反射消失。异物误吸引起的吸气性呼吸困难，咳嗽似犬吠状，有眼结膜点状出血，烦躁不安，失音，声嘶哑，三凹征阳性等表现。

3. 观察要点

1）密切观察有无痰液、咯血或误吸致窒息的先兆。

2）观察患者生命体征、神志、瞳孔、面色、唇色的变化。

4. 急救护理

1）保持呼吸道通畅，清除呼吸道分泌物，及时解除呼吸道梗阻。经口、鼻腔机械吸痰，清除口腔内异物，同时刺激咽部咳嗽反射，有利于异物清除。如患者呼吸突然停止，应用环甲膜穿刺建立紧急人工气道，必要时行气管插管或气管切开，有利于堵塞物得到迅速彻底的清除，建立起有效的呼吸通道。

2）给予高流量吸氧，6～8 L/min。

3）遵医嘱使用药物治疗，如呼吸兴奋剂、抗生素的应用。

4）心跳呼吸停止的患者立即进行心肺复苏。

5）密切观察患者的生命体征和病情变化，观察发绀改善情况，口唇皮肤黏膜的颜色。

6）饮食护理，鼓励患者多饮水及多食营养丰富、富含纤维素的食物，对存在误吸风险的患者应缓慢喂食，必要时予以胃管鼻饲。

7）心理护理，减轻患者的焦虑与恐惧，做好与家属的沟通。

5. 护理问题

1）清理呼吸道无效　与呼吸道阻塞有关。

2）恐惧　与呼吸困难、缺氧及担心预后有关。

3）有感染的危险　与异物进入气管、支气管，易引起肺部感染有关。

4）有窒息的风险　与痰液阻塞有关。

5）潜在并发症　呼吸、心跳骤停，与窒息时间过长有关。

6. 健康教育

1）指导患者进行有效的咳嗽训练。

2）保持呼吸道通畅，预防感染。

3）做好心理护理，做好与家属的沟通，减轻患者的焦虑和不安。

二、窒息的急救处理流程

窒息的急救处理流程见图3-6-1。

【知识链接】　气管异物清除术——Heimlich手法

气道异物阻塞是导致窒息的紧急情况，如不紧急处理，往往危及生命。Heimlich手法是一种简便有效的抢救食物、异物卡喉所致窒息的急救手法。通过给膈肌下软组织以突然向上的压力，驱使肺内残留的空气形成气流快速进入气管，去除堵在气管内的食物或异物。

1. 成人气道异物梗阻的处理

腹部冲击法（Heimlich手法）用于神志清楚的患者，此方法也适用于1岁以上的儿童。施救者站于患者身后，用双臂环抱其腰部，一手握拳，以拇指侧紧紧顶住患者腹部位于剑突的腹中线部位，另一手紧握该拳，用力快速向内、向上冲击腹部，反复冲击直至异物排出（图1）。另外还有自行腹部冲击法，用于患者本人的自救方法；胸部冲击法，用于救治妊娠末期或过肥胖的患者。

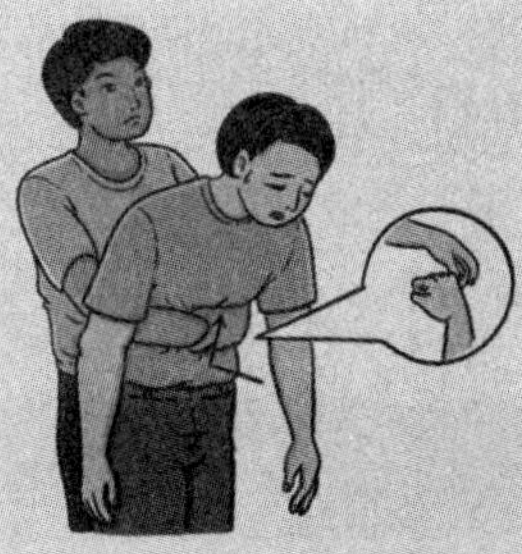
图1　Heimlich手法

2. 小儿气道异物梗阻的处理

对于有意识的1岁以上儿童，发生气道梗阻时的处理方法同成人的Heimlich手法。对于有反应的婴儿推荐使用拍背/冲胸法，即施救者取坐位，前臂放于大腿上，将患儿俯卧位于其上，手指张开托住

- 窒息护理
  - 病情观察
    - 症状与体征
      ① 患者呼吸困难，口唇、颜面青紫
      ② 心跳加快而微弱，患者处于昏迷或者半昏迷状态
      ③ 呼吸逐渐变慢而微弱，继而不规则，至呼吸停止，心跳随之减慢而停止
      ④ 瞳孔散大，对光反射消失
      ⑤ 异物误吸引起吸气性呼吸困难，咳嗽似犬吠状，眼结膜点状出血，烦躁不安，失音、声音嘶哑，三凹征阳性
  - 急救措施
    - 检查患者反应
      ① **神志清楚**：表示气道未完全堵塞，予以吸氧
      ② **昏迷**：压额抬颏，舌头前拉，防止气道堵塞
    - **保持呼吸道通畅**：清除呼吸道分泌物，及时解除呼吸道梗阻
    - **高流量吸氧**：给予高流量吸氧，6～8 L/min
    - 病因处理
      ① **气管异物**：用常规手法取异物；直接或间接喉镜下取异物；可用粗针头紧急行环甲膜穿刺或气管切开
      ② **分泌物或呕吐物**：平卧位，头偏一侧；及时吸出分泌物或呕吐物，保持呼吸道通畅
      ③ **支扩咯血**：头低足高或俯卧；及时促进积血排出
      ④ **气道黏膜损伤水肿**：激素雾化吸入，使用呼吸机
      ⑤ **颈部手术后**：迅速解除颈部压迫（包括打开手术切口），迅速开放气道（包括气管插管和气管切开）
  - 护理要点
    - **密切观察**：观察胸廓起伏，聆听呼吸音，感觉呼吸气流
    - **严密监护**：心电监护、指脉氧饱和度监测，T、P、R、BP监测，血气及其他常规检查，严密观察神志、瞳孔变化
    - **并发症预控**：低氧血症、酸碱平衡失调、肺水肿、肺不张、急性呼衰、肺部感染、心脏骤停

图3-6-1 窒息的急救处理流程

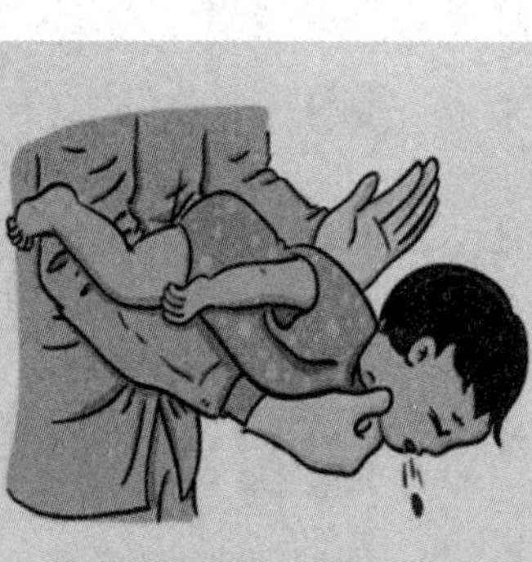

图2 小儿背部叩击法

患儿下颌并固定头部，保持头低位；用另一只手的掌根部在婴儿背部肩胛区用力叩击5次，拍背后保护婴儿颈部。小心将婴儿翻转过来，使其仰卧于另一只手的前臂上，前臂置于大腿上，仍维持头低位，实施5次胸部冲击，位置与胸外按压相同，每次1 s（图2）。如能看到患儿口中异物，可小心将其取出；不能看到异物，重复上述动作，直至异物排出。

——张波，桂莉主编．急危重症护理学［M］．北京：人民卫生出版社．2017.

第七节 休 克

一、休克的护理常规

1. 概念

休克(shock)是机体遭受强烈的致病因素侵袭后,导致有效循环血量锐减,组织血液灌注不足,所引起的以微循环障碍、代谢障碍和细胞受损为特征的病理症候群,是严重的全身应急性反应。

2. 临床表现

1）休克早期患者精神兴奋,烦躁不安,面色苍白,皮肤湿冷,脉搏细速,脉压变小,尿量减少。

2）休克期患者精神从兴奋转为抑制,表情淡漠,感觉迟钝,皮肤黏膜苍白转为发绀,出现花斑,四肢厥冷,呼吸浅速,血压下降,尿量更少并出现代谢性酸中毒。

3）休克晚期患者出现无脉搏,无血压,无尿,体温不升,神志不清以及全身广泛出血倾向。

3. 观察要点

1）意识和表情　反映脑组织灌流的情况。

2）皮肤色泽、温度和湿度　反映体表灌流情况。

3）尿量　反映肾脏和其他组织灌流情况。

4）血压及脉压差

5）脉搏　休克时脉率加快,脉快而细弱表示休克加重。

6）呼吸　呼吸增速、变浅、不规则,呼吸>30次/min或<8次/min表示病情加重。

4. 急救护理

1）体位　平卧位或者休克体位,注意保暖,防止烫伤;保持环境安静,空气新鲜,避免不必要的搬动,上护栏,防止患者坠床。

2）扩充血容量　建立两条以上静脉通路,记录出入量。

3）密切监护　保持呼吸道通畅,氧气吸入,监测生命体征。

4）遵医嘱用药　使用血管活性药物、抗生素治疗,控制血压、预防感染。

5）对症治疗　心跳呼吸停止的患者立即进行心肺复苏,过敏性休克患者立即停用或消除引起过敏反应的物质。

6）体温的护理　感染性休克患者有高热时应予以降温措施。

7）心理护理　减轻患者的焦虑与恐惧,做好与家属的沟通。

5. 护理问题

1）体液不足　与大量失血、失液有关。

2）组织灌流量改变　与有效循环血量减少有关。

3）气体交换受损　与肺组织灌流量不足、肺水肿有关。

4）有受伤的危险　与脑细胞缺氧导致的意识障碍有关。

5）有感染的危险　与免疫力降低、抵抗力下降、侵入性治疗有关。

6）潜在并发症　多系统器官功能衰竭。

6. 健康教育

1）告知家属病情的危险性和治疗、护理方案，使患者家属协助医务人员做好患者的心理支持。

2）增强患者的抵抗力，积极预防治疗疾病。

3）养成良好的生活习惯，避免接触过敏原。

（二）休克的急救流程

休克的急救流程见图3-7-1。

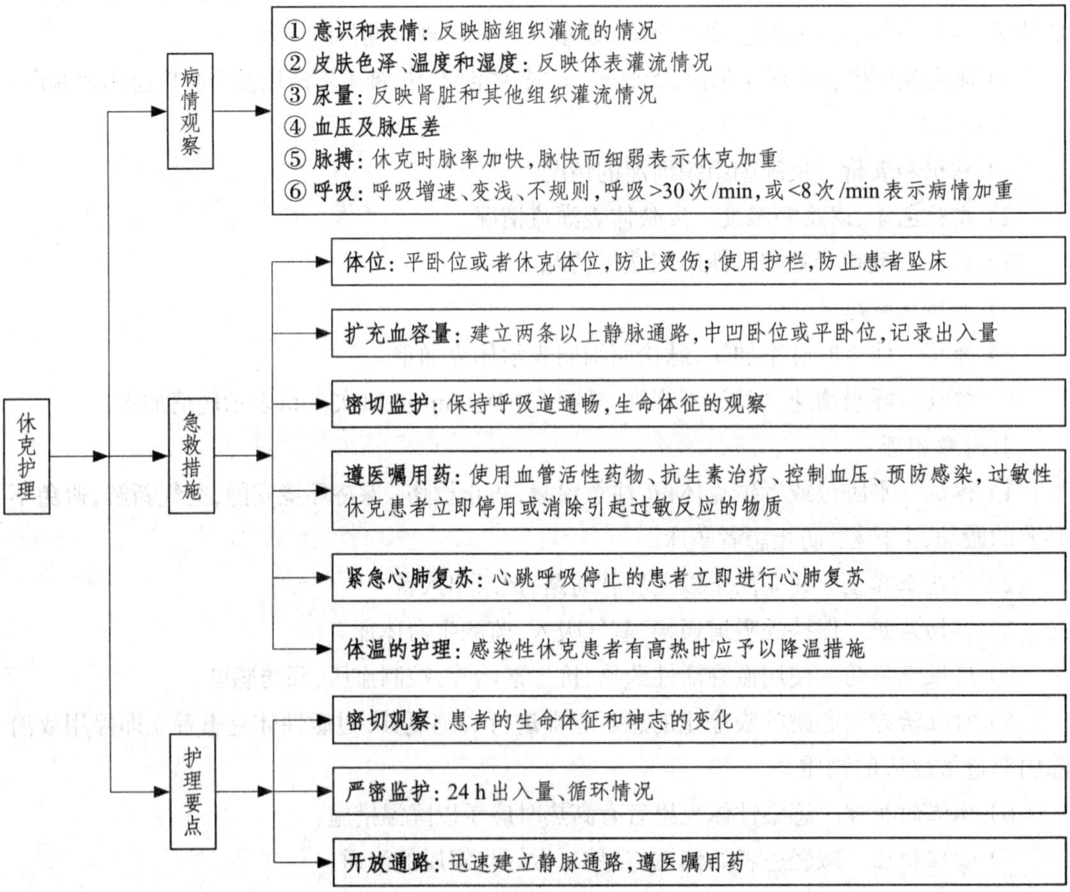

图3-7-1　休克的急救流程

【知识链接】 感染性休克的升压药物选择

在感染性休克的治疗中，当液体复苏无效时，常常需要给予血管升压药物支持。常用的升压药物有：去甲肾上腺素（左旋去甲肾上腺素）、肾上腺素、血管加压素、去氧肾上腺素（苯福林）以及多巴胺。建议如下。

1. 血管升压药物起始应用的初始目标——平均动脉压65 mmHg（1C级推荐）。

2. 去甲肾上腺素应作为一线用药（1B级推荐）。

3. 肾上腺素作为仅次于去甲肾上腺素的二线用药。当去甲肾上腺素不能维持平均动脉压65 mmHg时，可把肾上腺素作为补充或替代药物来选择（2B级推荐）。

4. 无论是为了改善灌注（增加平均动脉压）还是为了降低去甲肾上腺素所需剂量，0.03 U/min的血管加压素与去甲肾上腺素联合使用是恰当的（无分级推荐）。

5. 不推荐单独应用血管加压素作为升压药用于感染性休克的升压治疗（无分级推荐）。

6. 只有在难治性感染性休克中，多种升压药物标准剂量维持下循环仍然很糟糕时，才推荐使用高于0.03～0.04 U/min的血管加压素剂量（无分级推荐）。

7. 不建议把多巴胺作为去甲肾上腺素的替代药物用于感染性休克的升压治疗中，除外高选择的患者，例如那些心率过慢（绝对或相对心动过缓）且快速性心律失常发生风险较低的患者（2C级推荐）。

8. 不推荐把小剂量多巴胺应用于所谓的肾脏保护策略中（1A级推荐）。

9. 不推荐把去氧肾上腺素用于感染性休克的升压治疗，除非出现以下情况：① 尽管使用了2种或2种以上强心药/升压药治疗，同时联合了低剂量血管加压素，感染性性休克仍然持续存在；② 已确定是高心输出量状态；③ 去甲肾上腺素已被确认是导致严重心律失常的原因（1C级推荐）。

10. 应尽快放置动脉导管进行血流动力学监测，如果条件允许，所有接受升压药物治疗的患者都应进行监测（不分级推荐）。

11. 对于已用升压药维持仍然出现低心输出量伴高充盈压的感染性休克患者，或在获得足够高的平均动脉压及充足的血管内容量之后（无论用或不用升压药）仍持续存在低灌注证据的感染性休克患者，应该使用多巴酚丁胺（1C级推荐）。

12. 不推荐为了改善灌注而使用多巴酚丁胺来把心输出量提高到超出正常水平（1B级推荐）。

——中国医师协会急诊医师分会，中国研究型医院学会休克与脓毒症专业委员会.中国脓毒症/脓毒性休克急诊治疗指南（2018）[J].临床急诊杂志，2018，19（09）：6-27.

第八节 急 性 胸 痛

一、急性胸痛的护理常规

1. 概念

急性胸痛（acute chest pain）是指突发性胸痛，严重的突发性胸痛可能会致命。造成胸痛的原因复杂多样，包括急性冠脉综合征（acute coronary syndrome，ACS）、主动脉夹层、肺栓塞（pulmonary embolism，PE）、气胸、心包炎、心包填塞和食管破裂等，其中ACS在这些严重危及生命的疾病中所占比例最高。

2. 临床表现

1）ACS　典型的心绞痛位于胸骨后，呈压榨性、紧缩感、憋闷或烧灼感等，可放射至颈部、下颌、上腹部、肩部或左前臂，一般持续2～10 min，休息或含服硝酸甘油后3～5 min可缓解。

2）主动脉夹层　患者常以骤然发生的剧烈胸痛为主诉，其性质多为刀割样、撕裂样或针刺样的持续性疼痛，程度难以忍受，可伴有烦躁、面色苍白、大汗、四肢厥冷等休克表现。

3）PE　呼吸困难及气促是肺栓塞患者最常见的症状，常伴有呼吸频率增快、口唇发绀，严重者可出现烦躁不安、惊恐甚至濒死感。晕厥或意识丧失也可以是肺栓塞的首发或唯一症状。

4）张力性气胸　患者表现为伤侧胸部饱胀，肋间隙增宽，呼吸幅度减低，可有皮下气肿，且极度呼吸困难，端坐呼吸，缺氧严重者出现发绀、烦躁不安、昏迷，甚至窒息。

3. 观察要点

1）密切注意患者的临床表现，观察患者是否存在痛苦、淡漠、难以忍受的表情，是否出现了面色苍白以及大汗症状，明确患者胸痛的位置、性质、程度以及是否存在放射性与持续胸痛。

2）观察患者除胸痛以外，有没有皮肤损害或者皮肤异常隆起，有没有固定性的压痛点。

3）首先对患者应用硝酸酯类的镇痛药物或是其他类型的镇痛药物来缓解患者的胸痛，然后密切监测患者的血压、呼吸、心率以及心律变化情况。

4）当患者出现血压、呼吸以及心率等异常情况时，告知并协助医生进行明确诊断，从而便于患者急性胸痛的治疗，进而改善患者预后。

4. 护理措施

1）立即送入抢救室，建立绿色通道。

2）急查心电图，吸氧，心电监护，建立两条以上静脉通路，遵医嘱补液治疗。

3）严密监测生命体征，对于ACS患者还需要动态监测心电图波形的变化，对于主动脉夹层的患者积极降压，迅速将收缩压降至100～120 mmHg。

4）镇静止痛，随时记录患者主诉的变化，如胸痛部位、程度、伴随症状等，积极协助辅助检查，明确病因后予以镇静止痛。

5）调整体位，采取舒适的体位，气胸患者置于半卧位或端坐位，ACS、主动脉夹层或动脉瘤患者急性期应严格卧床休息，限制活动。

6）遵医嘱积极治疗原发病，必要时做好术前准备。

7）基础护理，急性期协助患者完成生活护理，对于需严格制动的患者要保持床单位整洁，做好皮肤护理。

8）心理护理，减轻患者的焦虑与恐惧，做好与家属的沟通。

5. 护理问题

1）疼痛　与原发疾病有关。

2）气体交换受损　与肺栓塞、张力性气胸有关。

3）出血　与ACS或PE行溶栓治疗有关。

4）组织灌注改变　与心肌广泛坏死、心排血量急剧下降及剧烈疼痛、神经反射引起周围血管扩张等有关。

5）恐惧　与突发的严重胸痛及担心预后有关。

6）潜在并发症　猝死、重要脏器缺氧性损伤、肺部感染。

6. 健康教育

1）告知家属病情的危险性和治疗、护理方案，使患者家属协助医务人员做好患者的心理支持。

2）准确询问病史，辅助医生诊断。

3）做好患者的心理护理，缓解其恐惧感。

二、急性胸痛的急救流程

急性胸痛的急救流程见图3-8-1。

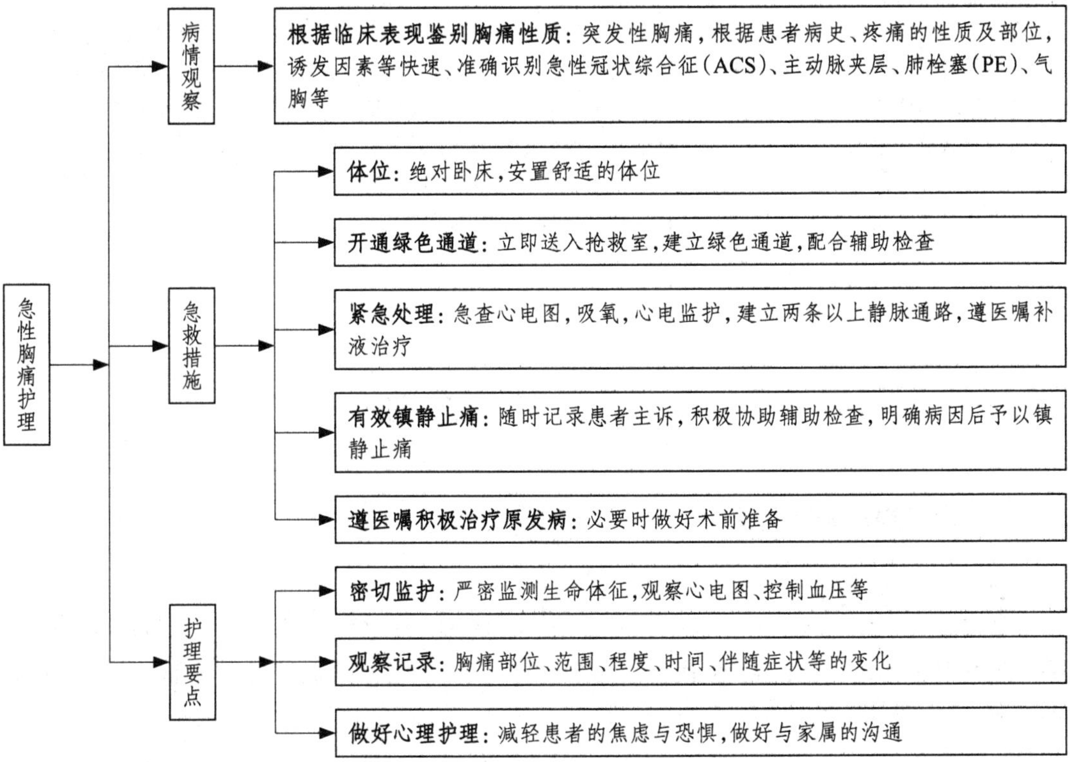

图3-8-1　急性胸痛的急救流程

【知识链接】 初次高敏肌钙蛋白T(hs-cTnT)升高的胸痛患者纳入与排除急性心肌梗死的最佳策略

心肌肌钙蛋白是心肌细胞的结构蛋白，急性心肌梗死（AMI）发生时，心肌细胞广泛损伤，大量心肌肌钙蛋白释放入血。hs-cTnT可以检测出远低于参考值的cTnT浓度并且具有更高的精密度，在AMI的早期诊断中的价值受到越来越多的重视。但是hs-cTnT作为心肌损伤的标志物在多种非AMI疾病中也会出现升高，且部分AMI患者早期hs-cTnT不升高或升高不明显，采用单点hs-cTnT可能出现较高假阳性率，同时会造成早期AMI的胸痛患者的漏诊，增加医疗负担。2015年ESC指南提出动态观察心肌肌钙蛋白水平变化是诊断AMI的关键。课题组前期研究显示：中国人群中AMI患者胸痛发生后，hs-cTnT水平随胸痛时间呈现较大差异。对于胸痛时间超过5 h且hs-cTnT<14 ng/L的患者可直接排除AMI，并对胸痛时间<5 h，hs-cTnT ≤ 14 ng/L且心电图无典型改变的胸痛患者建立了纳入与排除AMI的诊断策略。

对于初诊心电图无典型改变并且hs-cTnT>14 ng/L的胸痛患者，大量研究均建议3 h后再次检测hs-cTnT水平。本研究探讨中国人群中初次高敏肌钙蛋白T升高的胸痛患者纳入与排除AMI的最佳策略。结果显示：该类患者动态观察3 h hs-cTnT后绝对变化值优于相对变化值。因此应采用动态观察3 h hs-cTnT后产生的绝对变化最佳cut off值49.40 ng/L进行AMI的诊断与排除，对纳入AMI产生的特异度和阳性预测值分别是80.41%和75.62%，排除AMI产生的灵敏度和阴性预测值分别是86.96%和100%。表明该种策略对于诊断初次hs-cTnT高于14 ng/L的胸痛患者AMI的结果可靠。绝对变化值略低于BAHRMANN等，其可能原因为研究纳入的对象年龄不同和存在种族差异有关。有研究显示：年龄与hs-cTnT水平密切相关，因此未来应进一步分析不同年龄hs-cTnT诊断时的绝对变化水平。对于如何利用hs-cTnT确诊与排除AMI一直是全球研究的热点，本研究目前已分别完成初诊患者hs-cTnT ≤ 14 ng/L和hs-cTnT>14 ng/L纳入与排除AMI不同的最佳诊断策略，本课题组将进一步用前瞻性临床试验对已建立的中国人群AMI诊断策略进行验证。

——李小玲，罗薇，郭英等.初次高敏肌钙蛋白T升高的胸痛患者纳入与排除急性心肌梗死的最佳策略[J].实用医学杂志,2019,35(6): 920-923.

第九节 大咯血

一、大咯血的护理常规

1. 概念

咯血（hypothesis）是喉及喉以下的呼吸道或肺组织出血经口腔咯出者，大咯血是指一次咯血量在100 mL以上或24 h咯血量在500 mL以上。大咯血时血液从口鼻涌出，常可阻塞呼吸道，造成窒息死亡。

2. 临床表现

反复咯血可长达数年或数十年，程度不等，从少量血痰到大量咯血不等，咯血量与病情严重程度有时不一致。有些患者平素无咳嗽、咳痰等呼吸道症状，以反复咯血为主要表现。

3. 观察要点

1）患者的呼吸、血压、脉搏、心率、神志、尿量、皮肤及甲床色泽，咯血的颜色和量，并记录，及时发现休克症状。

2）止血药的作用和不良反应。

3）窒息的先兆症状，如咯血停止、发绀、自感胸闷、心慌、大汗淋漓、喉痒有血腥味及精神高度紧张等情况。

4）患者的心理状态，如有无焦虑、恐惧等。

4. 护理措施

1）绝对卧床，患侧在下方，大咯血时迅速体位引流，清除口鼻腔内血块。必要时行气管内插管，吸出血块。

2）保持呼吸道通畅，立即取头低脚高45°俯卧位，头偏向一侧，轻拍背部，迅速排出在气道和口咽部的血块，或直接刺激咽部以咳出血块，必要时行吸痰管机械吸引。

3）吸氧，遵医嘱给予高流量吸氧。

4）病情监测，严密观察和记录患者神志状态、生命体征、咯血量及每小时尿量。

5）保持静脉通路，及时遵医嘱补液扩充血容量。

6）患者昏迷或躁动时，加床档，防止坠床和压疮。

7）观察有无再咯血征象以及窒息的先兆，如出现胸闷气促、咯血不畅、精神紧张、面色灰暗、喉部有痰鸣音、喷射性大咯血突然中止等窒息先兆时，应立即让患者侧卧取头低脚高位，用吸引器吸出血块并报告医生，必要时立即行气管插管解除呼吸道阻塞。

8）大咯血者暂禁食，咯血停止后，按医嘱给予流质或半流质饮食，避免进食刺激性和粗糙食物。

9）向患者及家属做好相关知识的健康宣教。

10）按呼吸系统疾病一般护理常规进行护理。

5. 护理问题

1）血容量不足 与持续大咯血有关。

2）有窒息的危险 与咯血、分泌物不能排除有关。

3）焦虑与恐惧 与大量咯血及担心预后有关。

4）知识缺乏 缺乏疾病及防治知识。

5）有受伤的危险 与大量咯血致意识丧失有关。

6）潜在并发症 吸入性肺炎、急性肾衰竭等。

6. 健康教育

1）积极配合医务人员治疗原发疾病。

2）指导患者学习掌握有效咳嗽及体位排痰的方法，保持呼吸道通畅。

3）注意保暖，预防上呼吸道感染。

4）告知患者不要过度劳累，避免剧烈咳嗽。

5）养成良好的生活习惯，保持大便通畅。

6）注意加强身体锻炼，增强抗病能力，避免剧烈运动。

二、大咯血的急救流程

大咯血的急救流程见图3-9-1。

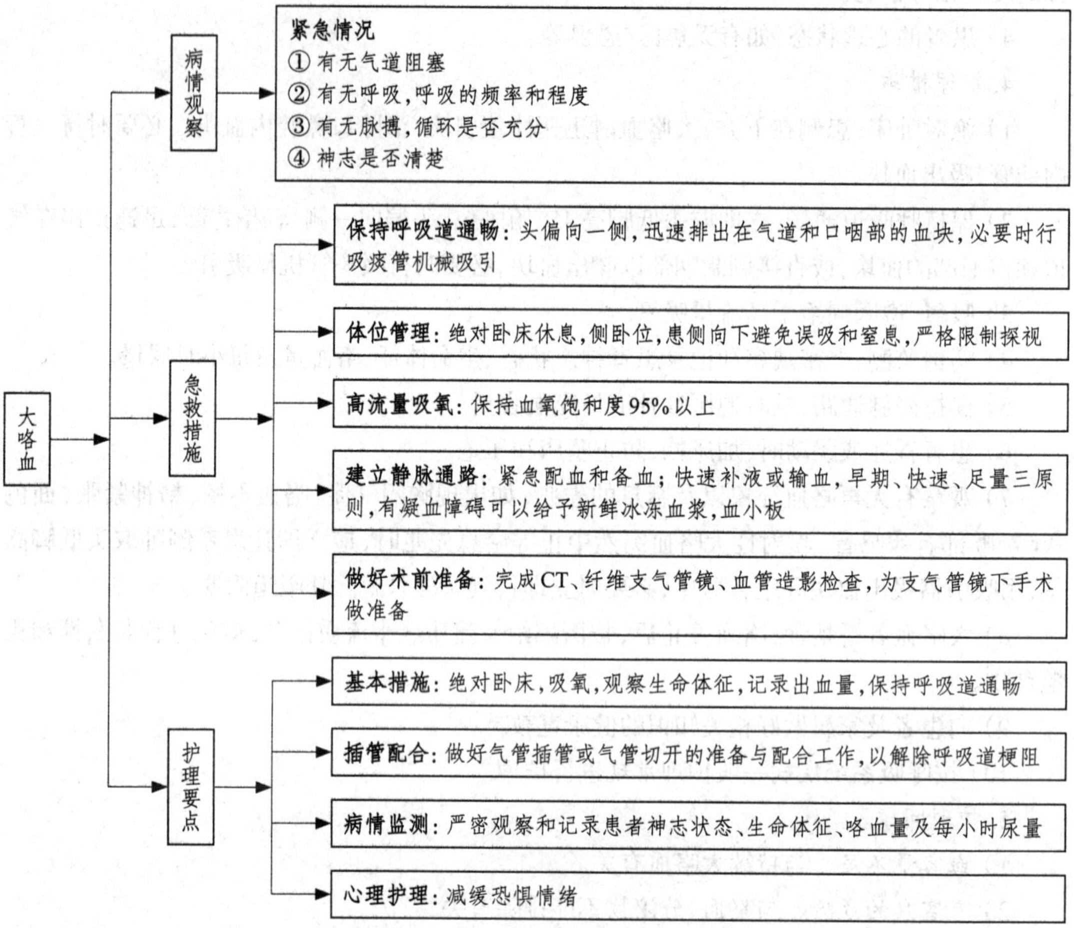

图3-9-1 大咯血的急救流程

【知识链接】 大咯血的病因及诊断

1.病因

常见病因包括支气管疾病如支气管扩张、支气管肿瘤、支气管内膜结核、支气管炎和支气管结石等；肺及肺血管疾病如肺结核、肺脓肿、肺炎、肺真菌病、肺肿瘤、肺寄生虫病、肺栓塞和肺动静脉瘘等；循环系统疾病如风湿性心脏病（二尖瓣狭窄）、某些致肺动静脉高压的先天性心脏病、支气管小动脉粥样硬化和全身性疾病如血液系统疾病（白血病、血小板减少性紫癜、血友病、再生障碍性贫血等）；某些传染病等；外伤如胸部创伤、肋骨骨折和支气管镜活检等。

其中引起大咯血常见的疾病为空洞性肺结核、支气管扩张、肺脓肿和肿瘤等。

2. 诊断与鉴别诊断

引起咯血的疾病很多，欲及时做出诊断并不容易。掌握详尽的病史、伴随的症状和体征、结合相关的实验室或特殊检查如血常规、凝血功能、痰液微生物学检查、纤维支气管镜检测、超声心动图、血管造影和放射性核素扫描等进行综合全面分析，掌握疾病本质是咯血病因诊断的关键。

——姜忠德. 浅谈大咯血患者的诊疗措施[J]. 世界最新医学信息文摘：电子版，2014(10): 84-85.

第十节 心脏骤停

（一）心脏骤停的护理常规

1. 概念

心脏骤停是指心脏射血功能的突然终止，大动脉搏动与心音消失，重要器官（如脑）严重缺血、缺氧，导致生命终止。这种出乎意料的突然死亡，医学上又称猝死。

2. 临床表现

患者突然意识丧失，颈动脉、股动脉搏动消失，心音消失，晚期呈叹息样呼吸，瞳孔散大，对光反射减弱以至消失。

3. 病情观察

1）观察患者有无意识丧失、面色灰白。

2）判断大动脉（颈动脉、股动脉）搏动是否消失。

3）判断呼吸是否停止，瞳孔有无散大。

4）手术患者是否出现伤口不出血或出血停止。

5）观察心肺复苏是否有效。

4. 护理措施

1）确认心跳呼吸停止立即快速大声呼救，立即抢救。

2）立即予以胸外心脏按压或用萨勃心肺复苏器复苏。胸外心脏按压：胸骨中下1/3，掌根重叠，双臂伸直，胸骨下陷5～6 cm，频率100～120次/min。

3）开放气道，清除口鼻分泌物，用简易呼吸气囊辅助呼吸（30 ∶ 2），尽早气管插管机械通气。

4）迅速建立静脉通道，按医嘱给予各种抢救药，密切观察用药效果。

5）心电监护，如出现室颤，立即除颤，除颤后行5个循环CPR再查看心电图，及早使用冰帽护脑。

6）严密观察生命体征、意识、瞳孔、血气分析、尿量等，做好抢救记录。

7）做好基础护理，防止继发感染。

8）积极治疗原发病，防止并发症的发生。

9）向患者及家属及时讲解病情，提供心理支持，取得配合。

5. 护理问题

1）循环障碍　与心脏收缩障碍有关。

2）清理呼吸道无效　与微循环障碍、缺氧和呼吸形态改变有关。

3）生命体征改变　与呼吸、心跳骤停有关。

4）窒息的风险　与清理呼吸道无效以及舌后坠有关。

5）有皮肤完整性受损的风险　与患者长期卧床、大小便失禁有关。

6）潜在并发症　脑水肿、感染、胸骨骨折、压疮等。

6. 健康教育

1）心跳、呼吸恢复后，告诉患者已度过危险期，不要紧张，保持情绪稳定。

2）指导患者在病情未稳定时，要绝对卧床休息。

3）指导患者积极配合医务人员进行后续治疗。

4）向家属讲清楚患者的病情，请家属配合。

二、心脏骤停后的急救流程

心脏骤停后的急救流程见图3-10-1。

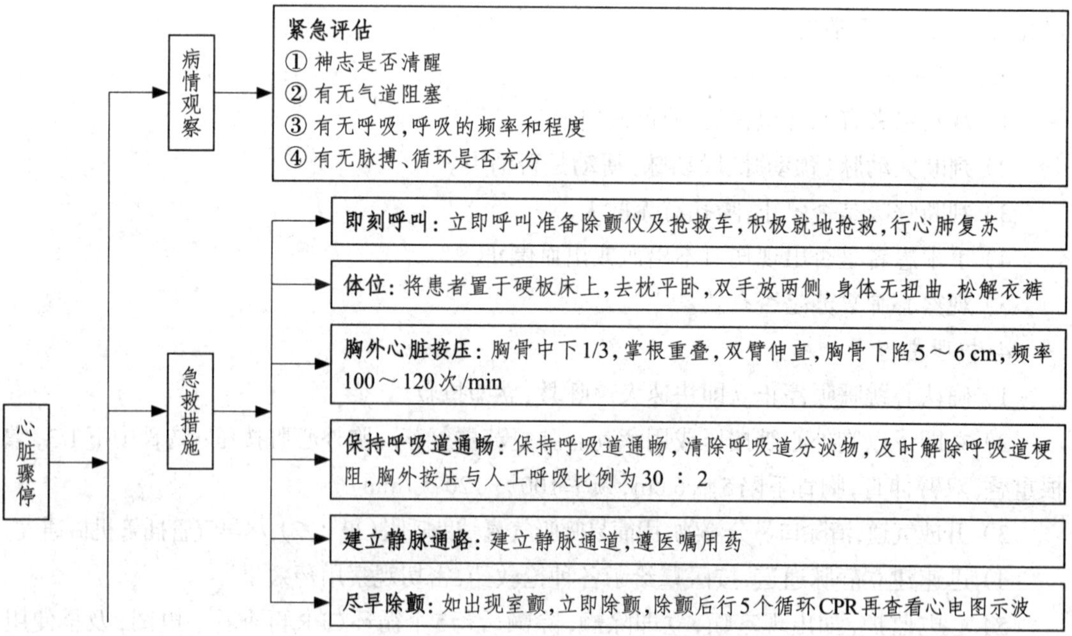

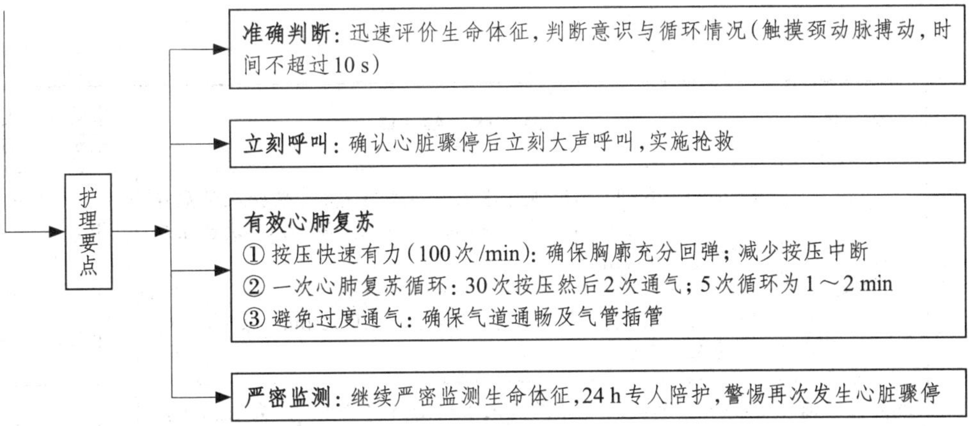

图3-10-1　心脏骤停后的急救流程

【知识链接】　2017年美国心脏协会（AHA）心肺复苏与心血管急救指南

具体条目

分　类	具　体　条　目	推荐级别	证据水平
调度员指导实施CPR	调度员需指导呼救者对怀疑院外心脏骤停（OHCA）患者实施仅胸外按压的CPR	Ⅰ	C-LD
旁观者实施CPR	① 无论是否有调度员指导，未经培训的旁观者都应对成年OHCA患者实施仅胸外按压的CPR	Ⅰ	C-LD
	② 仅培训过胸外按压CPR的旁观者，推荐对成人OHCA患者实施仅胸外按压的CPR	Ⅰ	C-LD
	③ 培训过胸外按压和人工呼吸的施救者应对成人OHCA患者在持续胸外按压基础上实施人工通气	Ⅱa	C-LD
EMS人员实施CPR	① 在建立高级气道支持（声门上气道管理或气道插管）之前，推荐EMS救护人员实施30 ∶ 2的CPR	Ⅱa	B-R
	② 实施30 ∶ 2的CPR循环时，可不中断胸外按压给予通气	Ⅱa	B-R
	③ 在建立高级气道支持之前，EMS救护人员也可以在持续胸外按压过程中每分钟予以10次（每6 s 1次）人工呼吸	Ⅱb	C-LD
	④ 针对有目击的可除颤OHCA患者，采取综合救治干预措施最大限度避免中断胸外按压（例如，延迟通气等）	Ⅱb	C-LD

（续表）

分　类	具　体　条　目	推荐级别	证据水平
心脏骤停后CPR	① 在CPR期间，无论何时建立高级气道支持，救护人员应在实施持续不间断胸外按压的情况下，给予每6 s 1次的正压通气（10次/min）	Ⅱb	C-LD
	② 在实施持续胸外按压时，可以给予10次/min（每6 s 1次）的人工呼吸	Ⅱb	C-LD
胸外按压通气比例	训练有素的施救者救助成人心脏骤停患者时，应采取胸部按压与通气比例为30 ：2的胸外按压与人工通气的CPR	Ⅱa	C-LD

——王亚，孙峰，付阳阳．成人院内心肺复苏质量控制临床实践专家共识［J］．中国急救医学，2018，38（8）：649-653

——曹钰，李东泽．2017年美国心脏协会心肺复苏与心血管急救指南更新解读——成人基础生命支持和心肺复苏质量［J］．华西医学，2017，32（11）：50-52.

【参考文献】

［1］周明，何小军，郭伟，等．2017年美国心脏协会关于成人基本生命支持和心肺复苏质量的重点更新—美国心脏协会心肺复苏和心血管急救指南更新［J］．中华急诊医学杂志，2017，26（12）：1371-1373.

［2］李晓，张海澄．2014年《晕厥诊断与治疗中国专家共识》解读［J］．中国循环杂志，2015，30（S2）：80-81.

［3］中国医师协会急诊分会，中国人民解放军急救医学专业委员会，中国人民解放军重症医学专业委员会，等．创伤失血性休克诊治中国急诊专家共识［J］．中华急诊医学杂志，2017，26（12）：1358-1365.

［4］刘双庆，赵晓东．《创伤失血性休克诊治中国急诊专家共识》解读［J］．中华急诊医学杂志，2018，27（9）：957-959.

［5］张波，桂莉．急危重症护理学［M］．上海：人民卫生出版社，2015.

［6］Zuin G, Parato VM, Groff P, et al. ANMCO-SIMEU consensus document: in-hospital management of patients presenting with chest pain. Eur Heart J Suppl. 2017, 19(Suppl D): 212-228.

［7］中华心血管病杂志编辑委员会，胸痛规范化评估与诊断共识专家组．胸痛规范化评估与诊断中国专家共识［J］．中华心血管病杂志，2014，42（8）：627-632.

［8］中国医师协会急诊医师分会，中国研究型医院学会休克与脓毒症专业委员会．中国脓毒症/脓毒性休克急诊治疗指南（2018）［J］．临床急诊杂志，2018，19（09）：6-27.

［9］中华医学会呼吸病学分会呼吸危重症医学学组，中国医师协会呼吸医师分会危重症医学工作委员会．成人经鼻高流量湿化氧疗临床规范应用专家共识［J］．中华结核和呼吸杂志，2019，42（2）：83-91.

［10］Barr J, Fraser GL, Puntillo K, et al. Clinical practice guidelines for the management of pain, agitation, and delirium in adult patients in the intensive care unit［J］. Crit Care Med, 2013, 41(1): 263-306.

［11］中华医学会神经外科学分会颅脑创伤专业组，中华医学会创伤学分会神经损伤专业组．颅脑创伤长期昏迷诊治中国专家共识［J］．中华神经外科杂志，2015，31（8）：757-760.

［12］中华医学会神经病学分会神经重症协作组．心肺复苏后昏迷评估中国专家共识［J］．中华神经科杂志，2015，48（11）：965-968.

［13］中国医师协会神经内科分会癫痫专委会．成人全面性惊厥性癫痫持续状态治疗中国专家共识［J］．国际神经病学神经外科学杂志，2018，45（1）：1-4.

[14] 中华医学会神经病学分会神经重症协作组.惊厥性癫(痫)持续状态监护与治疗(成人)中国专家共识[J].中国现代神经疾病杂志,2015,15(11): 844-851.
[15] 李晓,张海澄."晕厥诊断与治疗中国专家共识(2014年更新版)"解读[J].临床误诊误治,2015,28(8): 1-2.
[16] 中华心血管病杂志编辑委员会,中国生物医学工程学会心律分会,中国老年学和老年医学学会心血管病专业委员会,等.晕厥诊断与治疗中国专家共识(2018)[J].中华心血管病杂志,2019,47(2): 96-107.

第四章
各专科急危重症护理

第一节　呼吸系统常见急危重症护理

一、重症肺炎

（一）重症肺炎的护理常规

1. 概念

肺炎（pneumonia）指终末气道、肺泡和肺间质的炎症，可由病原微生物、理化因素、免疫损伤、过敏及药物所致。

重症肺炎（severe pneumonia）是由肺组织（细支气管、肺泡、间质）炎症发展到一定疾病阶段，恶化加重形成，引起器官功能障碍甚至危及生命。社区获得性肺炎、医院获得性肺炎、呼吸机相关性肺炎、支气管和胸膜感染等均可引起重症肺炎。

2. 临床表现

重症肺炎的症状及临床表现往往由入侵的病原微生物和免疫系统的反应决定，最常见的病原体是病毒和细菌，真菌较少见。但近年来真菌性肺炎发病率呈明显上升趋势，多呈现高热、咳嗽、咳白黏痰、呼吸困难等临床表现，严重的甚至致命的肺炎可导致脓毒性休克、低血压和大脑、肾脏、心脏的损伤病变。

3. 观察要点

1）观察患者精神状态、神志变化。

2）观察患者体温、呼吸变化、面色、肢体温度、生命体征及尿量，防止高热体温骤降引起虚脱及休克。

3）观察痰的颜色、性状、气味等。

4）密切注意水、电解质的情况。

4. 护理措施

1）高热的护理　体温超过39℃时给予物理降温，及时擦干汗液，更换内衣，注意保暖。鼓励多饮水，每天饮水量保持在1 000～2 000 mL，必要时静脉补液。每4 h测体温、脉搏、呼吸1次，观察热性变化规律。遵医嘱应用抗生素、退热剂，观察并记录用药效果。热退后要鼓励患者接受早期（24～48 h）肠内营养，低热量，渐进性喂养的非全量喂养［以20～25 Cal/kg为目标，蛋白质摄入量建议为1.2～1.5 g/（kg·d），3～5 d不低于50%目标量，5～7 d不低于80%目标量］是比较合适的营养支持策略。

2）胸痛的护理　协助患者取患侧卧位以降低患侧胸廓活动度，疼痛明显时可按医嘱小剂量服用止痛剂，并观察止痛效果。

3）咳嗽、咳痰的护理　观察痰液颜色和量，及时正确收集痰液标本，指导并鼓励患者进行有效咳嗽、咳痰，协助排痰，如翻身、拍背、雾化吸入，每天2～3次，鼓励多饮水。

4）用药观察　用药过程中观察患者的体温、咳嗽、胸痛等情况，如体温不退或下降后又升高应考虑有其他病变并存可能，如休克、脓胸等，需进一步检查。观察各类抗生素的反应，用药前按要求做皮肤过敏试验。

5）出现中毒性休克

（1）监测血压变化，随时调整升压药的浓度和输液速度。当出现高热骤降至常温及以下、脉搏细速、脉压变小、呼吸浅快、烦躁不安、面色苍白、肢冷出汗、尿量减少（<30 mL/h）等休克征象时，立即与医生联系并配合处理。

（2）注意排痰，保持呼吸道通畅。

（3）密切注意有无并发症，如胸膜炎、心包炎、脓胸、脑膜炎及中毒性心肌炎和肝肾功能损害等。

（4）保证静脉输液通路，控制输液速度，保证抗生素的足量输入，并防止肺水肿。

（5）密切注意水、电解质平衡，积极纠正酸中毒。

5. 护理问题

1）气体交换受损　与呼吸道感染、气道分泌物增多有关。

2）低效性呼吸型态　与肺部病变广泛、有效肺组织减少有关。

3）清理呼吸道无效　与无力排出呼吸道分泌物有关。

4）体温过高　与病毒、细菌感染有关。

5）营养失调，低于机体需要量　与代谢需要量增多有关。

6）活动无耐力　与供氧障碍性疾病、肺部病变有关。

7）潜在并发症　胸痛、少量咯血、大量胸腔积液等。

6. 健康教育

1）注意休息，劳逸结合。

2）热退后进行呼吸锻炼3～4次/d，每次10～15 min，增强体质。

3）加强营养，进食高蛋白、高热量、低脂肪的饮食。

4）勤洗手，勤漱口，养成良好的个人卫生习惯。

（二）重症肺炎护理工作流程

重症肺炎护理工作流程见图4-1-1。

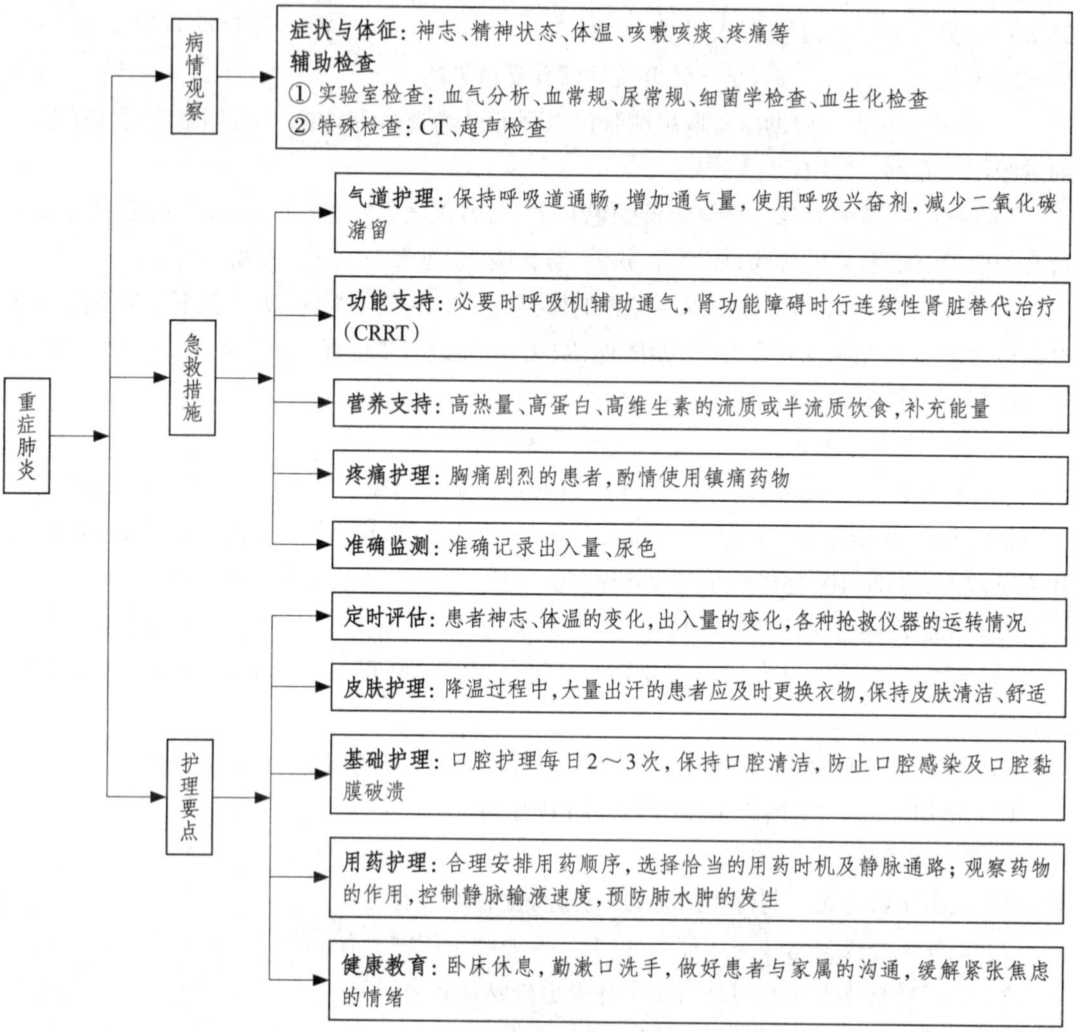

图4-1-1 重症肺炎护理工作流程

【知识链接】 重症肺炎的诊断标准

目前多采用美国IDSA/ATS制订的重症肺炎判定标准，包括2项主要标准和9项次要标准。符合下列1项主要标准或≥3项次要标准者即可诊断。主要标准：① 气管插管需要机械通气；② 感染性休克积极液体复苏后仍需要血管活性药物。次要标准：① 呼吸频率≥30次/min；② PaO_2/

$FiO_2 \leqslant 250$ mmHg；③ 多肺叶浸润；④ 意识障碍和（或）定向障碍；⑤ 血尿素氮 ≥ 20 mg/dL；⑥ 白细胞减少症（WBC<4×10^9/L）；⑦ 血小板减少症（PLT<100×10^9/L）；⑧ 体温降低（中心体温<36℃）；⑨ 低血压需要液体复苏。

重症肺炎的诊断标准较为繁琐复杂，近年来国外有学者推荐在美国IDSA/ATS标准上进行一定的简化，中国2015年成人CAP指南采用新的简化诊断标准：符合下列1项主要标准或≥3项次要标准者可诊断为重症肺炎，需密切观察、积极救治，并建议收住监护病房治疗。主要标准：① 气管插管需要机械通气；② 感染性休克积极体液复苏后仍需要血管活性药物。次要标准：① 呼吸频率≥30次/min；② $PaO_2/FiO_2 \leqslant 250$ mmHg；③ 多肺叶浸润；④ 意识障碍和（或）定向障碍；⑤ 血尿素氮≥7 mmol/L；⑥ 低血压需要积极的液体复苏。

——中国医师协会急诊医师分会.中国急诊重症肺炎临床实践专家共识[J].中国急救医学，2016，36（2）：97-107.

二、重症支气管哮喘

（一）重症支气管哮喘护理常规

1. 概念

支气管哮喘（bronchial asthma）是一种慢性炎症性气道疾病，具有明显的异质性和复杂病理生理表现。重症哮喘（severe asthma）表现为控制水平差，严重影响患者生活质量，占用巨额医疗资源，加重社会经济负担，是哮喘致残、致死的主要原因。

2. 临床表现

语不成句、端坐位、身体前倾、躁动、气急气促（30次/min以上）、心率增快（120次/min以上），血氧饱和度下降（<90%）。

3. 观察要点

1）观察患者神志及生命体征，特别是呼吸的频率、节律及深度。

2）观察患者胸廓起伏情况及伴随症状。

3）密切关注患者胸部听诊情况，是否出现哮鸣音消失。

4）关注患者语言对答，重症患者常不能言语。

4. 护理措施

1）气急喘促不能平卧者宜取半卧位或坐位，如有呼吸困难、紫绀等缺氧现象者给予吸氧。

2）如患者出现胸部发紧、呼吸不畅、喉部发痒、干咳、精神紧张应立即给予少量解痉药，以制止哮喘发作，并配合做好抢救的准备。

3）哮喘持续状态时，给予精神支持及心理疏导，避免精神紧张、躁动加重病情或引起坠床及其他意外发生；给予患者舒适体位，有助于减少疲劳。

4）及时纠正脱水，迅速建立静脉通道，遵医嘱应用解痉、平喘的药物，并根据病情正确补液。第一天补液量为2 000～3 000 mL，平均100～200 mL/h，使尿量维持在1 000 mL/d

以上，并准确记录24 h出入量。

5）纠正低氧血症，急性重症哮喘几乎均有低氧血症，予高浓度（6～10 L/min）的氧气面罩吸氧。

6）纠正呼吸性酸中毒，注意监测血气，及时纠正呼吸性衰竭和代谢紊乱。

7）加强观察病情，重视巡视和患者的主诉，发现哮喘发作的前驱症状时，应立即报告医生，并配合做好抢救的准备。“沉默肺”是最严重的哮喘体征，主要是双肺的小支气管痉挛，没有气体的交换，导致严重的缺氧，甚至死亡的发生。

5. 护理问题

1）气体交换受损　与气道阻力增加，通气不良有关。

2）清理呼吸道无效　与气道痉挛，痰液黏稠有关。

3）活动无耐力　与呼吸困难供氧不足有关。

4）焦虑/恐惧　与哮喘发作时伴有濒死感有关。

5）睡眠形态紊乱　与哮喘发作时呼吸困难、焦虑、恐惧有关。

6）潜在并发症　阻塞性睡眠呼吸暂停综合征、抑郁症、变应性鼻炎、鼻窦炎等。

6. 健康教育

1）了解并远离过敏原，防止花粉、烟尘、异味气体吸入，注意戒烟、保暖，防止上呼吸道感染。

2）环境要舒适安静，空气新鲜，如室温高且干燥可使用超声波空气加湿器。

3）保证充足的睡眠，避免情绪激动。

4）正确使用定量吸入器，进行深而慢的潮式呼吸，使药物在肺部的沉积率在10%左右。

5）遵医嘱按时服药，勿擅自停药或减量。

6）合理氧疗，切勿擅自调节氧流量，或者停止氧气吸入。

（二）重症哮喘护理工作流程

重症哮喘护理工作流程见图4-1-2。

【知识链接】　支气管热成形术手术操作及围手术期管理规范

支气管热成形术（bronchial thermoplasty，BT）是通过治疗电极到达支气管，将高频交流电磁波（350～500 kHz）导入组织，局部产热、温度达到预设值时（65℃）并维持10 s，对支气管壁增生、肥厚的平滑肌等进行消融的治疗方法，也是一种全新、非药物性的哮喘治疗方法。该方法从1999年开始进行人体试验，2010年获得美国食品和药品监督管理局（FDA）批准，2013年底中国也批准了该技术应用于临床，2014年年初正式在临床使用。经过近3年的时间，国内已有几十家医院开展了BT，累计病例超过300例，中国开展BT治疗支气管哮喘患者例数已成为全世界第2位，发展速度相当快。

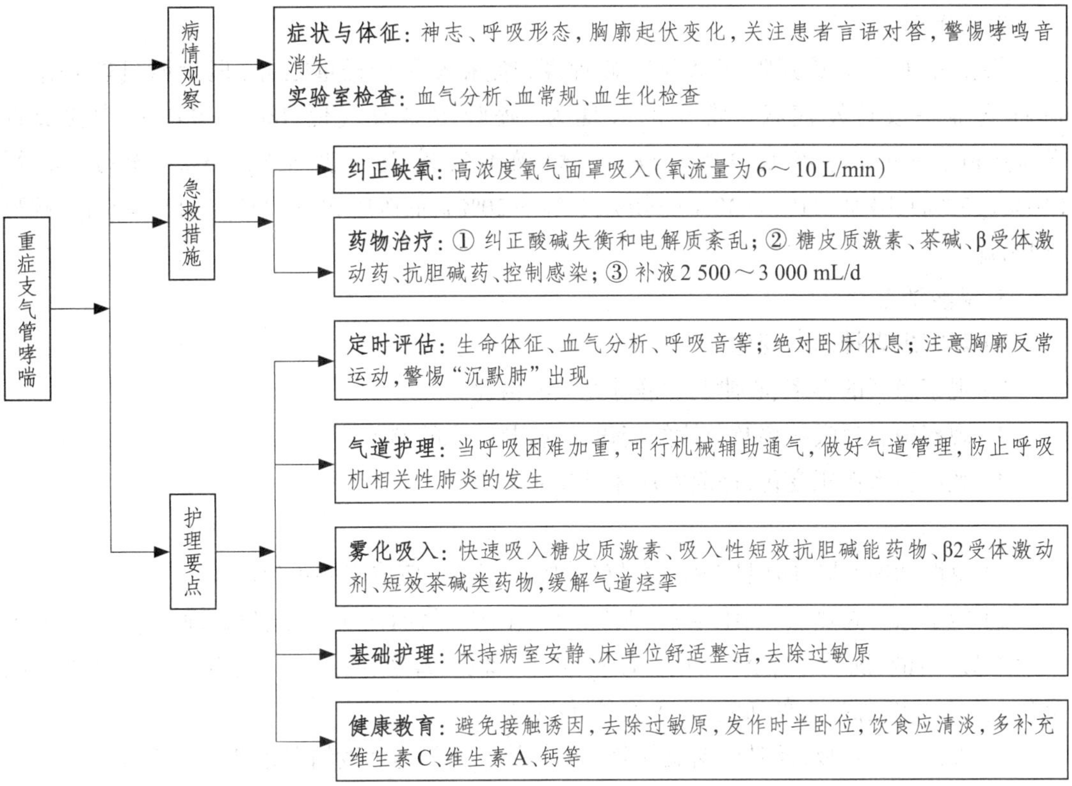

图4-1-2　重症哮喘护理工作流程

由于该技术在国内的普遍开展，取得了不错的效果，但也存在着不少问题，不同单位及医师在患者的选择、围手术期处理、术中操作、出现的并发症及处理、随访等方面也有较大的差异，而近年来国际上也没有BT方面的指南。在这样的背景下，为规范该技术、减少并发症发生，也是为了保护该技术的顺利开展，制定中国BT的相关规范就显得非常需要和迫切。

——林江涛，农英，李时悦，等. 支气管热成形术操作及围手术期管理规范[J]. 中华结核和呼吸杂志，2017，40(3)：170–175.

三、肺栓塞

（一）肺栓塞护理常规

1. 概念

肺栓塞（pulmonary embolism，PE）是以各种栓子阻塞肺动脉或其分支为其发病原因的一组疾病或临床综合征的总称，包括肺血栓栓塞（pulmonary thromboembolism，PTE）、脂肪栓塞、羊水栓塞、空气栓塞、肿瘤栓塞等。其中PTE为肺栓塞的最常见类型，引起PTE的血栓主要源于下肢的深静脉血栓（deep venous thrombosis，DVT）。

2. 临床表现

根据栓子大小及其阻塞肺动脉的程度，临床表现有轻重之分，但晕厥可能是急性肺栓塞唯一或首发症状。常见的表现为：呼吸困难及气促（80%～90%）、胸膜炎性胸痛（40%～70%）、咳嗽（20%～56%）、烦躁不安甚至有濒死感（15%～55%）、心悸（10%～32%）、咯血（11%～30%）、晕厥（11%～20%）、低血压和（或）休克（1%～5%）、猝死（<1%）。

3. 观察要点

1）观察患者神志的变化。

2）观察患者的心率、心律及颈静脉充盈的情况。

3）观察患者呼吸频率及节律的变化、口唇及甲床的颜色。

4）观察患者血压变化，提前发现休克先兆。

4. 护理措施

1）急性期绝对卧床休息2周，若已确诊肺栓塞部位应取患侧卧位。

2）给予患者高热量、高维生素、低盐、低蛋白质、易消化饮食，避免含钾高的食物（如香蕉、柑、橙、山楂、桃子、鲜橘汁、油菜、海带、韭菜、番茄、蘑菇、菠菜、榨菜、川冬菜、豆类及其制品等）。多饮水，保持大便通畅，避免便秘、咳嗽等。

3）维持有效呼吸，及时根据血气分析的结果及血氧饱和度情况来调节氧流量。

4）监测患者生命体征，密切关注患者有无胸闷、胸痛、憋气、发绀等症状。

5）溶栓治疗的护理，注意观察有无出血情况，注意皮肤黏膜、牙龈及穿刺部位有无出血。密切观察患者神志意识的变化，特别是头痛、呕吐等，谨防脑出血的发生。

6）关注患者心理变化，由于胸痛、胸闷、呼吸困难易给患者造成焦虑恐惧的情绪，甚至是濒死感。有文献报道情绪过于激动也可诱发栓子脱落，因此要耐心指导患者保持情绪的稳定。尽量帮助患者适应环境，接受患者这个特殊的角色，同时向患者讲解治疗的目的、要求、方法，使其对诊疗情况心中有数，减少不必要的猜疑和忧虑。及时取得家属的理解和配合，指导加强心理支持，采取心理暗示和现身说教，帮助患者树立信心，使其积极配合治疗。

5. 护理问题

1）*气体交换受损* 与栓子导致气道机械性梗阻有关。

2）*活动无耐力* 与肺部无法正常供氧有关。

3）*疼痛* 与肺部组织缺血缺氧有关。

4）*焦虑/恐惧* 与呼吸困难导致的濒死感有关。

5）*潜在并发症* 低氧血症、心功能不全。

6. 健康指导

1）戒烟，吸烟会损伤血管内皮功能，使动脉管腔变窄，动脉血流受阻。

2）限酒。

3）给予低盐、低脂、清淡易消化饮食，少食多餐，少食速溶性易发酵食物，以免引起腹胀。减少脂类、糖类食品的摄入。

4）按时服药，减少使用激素类药物，以防栓塞再发生。

5）注意保暖，注意劳逸结合。

6）指导患者自我检测，出现不适，及时就医。

（二）肺栓塞护理工作流程

肺栓塞护理工作流程见图4-1-3。

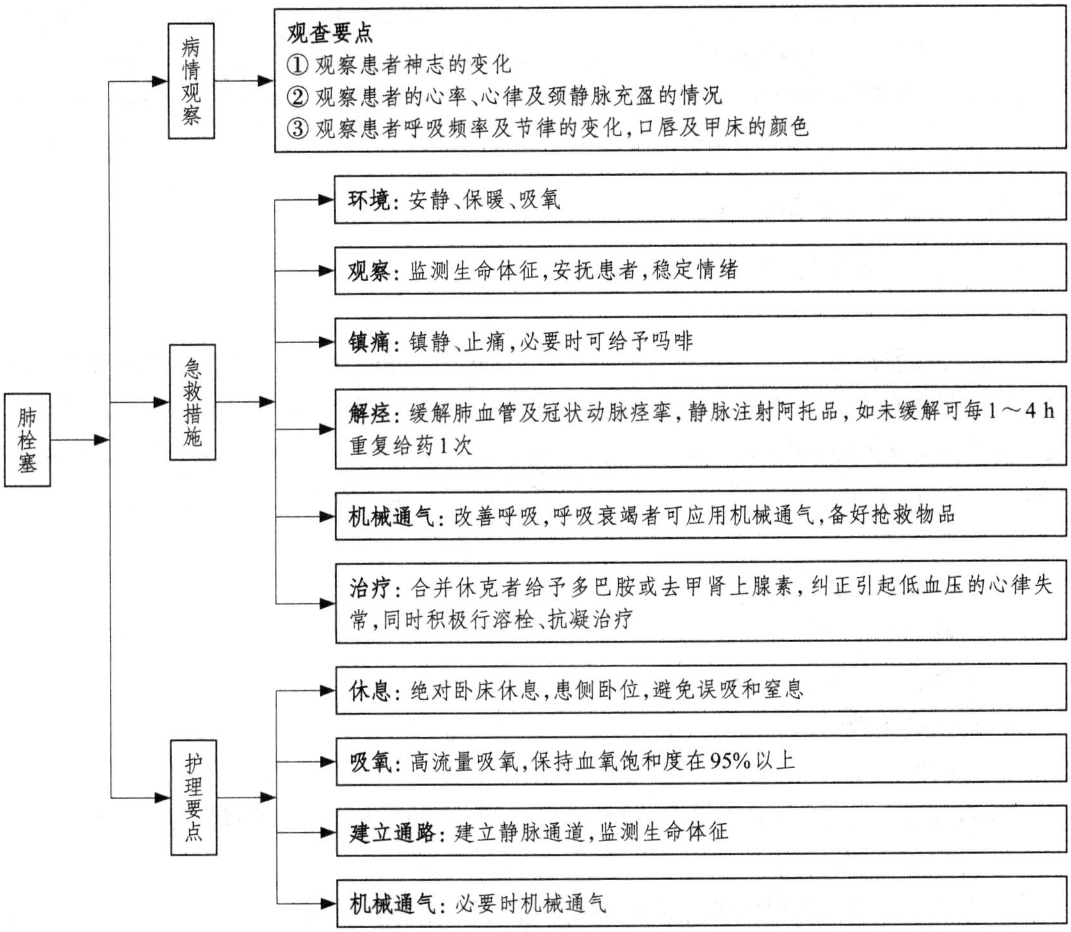

图4-1-3　肺栓塞护理工作流程

【知识链接】　肺血栓栓塞症诊治与预防指南

近年来，PTE越来越引起国内外医学界的关注，相关学会发布了系列诊断、治疗和预防指南，但这些指南在临床应用过程中尚存在以下问题：① 国际指南的质量良莠不齐，不同指南的推荐意见之间常常存在不一致性；② 影像诊断技术和生物学标志物的临床应用，丰富了对PTE诊断和危险分层的认识，但欧美指南的分型标准是否适用于国人临床实践，尚需进一步验证；③ 国际指南推荐的PTE治疗方案与中国的实际情况可能存在差异，如溶栓药物的方案、直接口服抗凝药物（DOAC）的剂量调节等。

基于此，为更好地指导中国医师的临床实践，中华医学会呼吸病学分会肺栓塞与肺血管病学组、中国医师协会呼吸医师分会肺栓塞与肺血管病工作委员会基于当前的循证医学证据，在2001年《肺血栓栓塞症的诊断与治疗指南（草案）》的基础上，制订了《肺血栓栓塞症诊治与预防指南》。本指南结合近5年发表的系列指南，系统评价了国内外近年发表的PTE相关循证医学研究资料，增加了基于国人循证医学研究的数据，将有助于进一步规范我国PFE的诊断、治疗与预防。

——中华医学会呼吸病学分会肺栓塞与肺血管病学组、中国医师协会呼吸医师分会肺栓塞与肺血管病工作委员会.肺血栓栓塞症诊治与预防指南[J].中华医学杂志，2018，98（14）：1060-1087.

四、急性呼吸窘迫综合征

（一）急性呼吸窘迫综合征护理常规

1. 概念

急性呼吸窘迫综合征（acute respiratory distress syndrome，ARDS）是由各种肺内和肺外致病因素导致的急性弥漫性肺损伤和进一步发展成的急性呼吸衰竭。ARDS是以顽固性低氧血症为显著特征的临床综合征，因高病死率而备受关注。其病因繁多，不同病因所致ARDS的发病机制也各有不同，大多数于原发病起病后72 h内发生，几乎不超过7 d。

2. 临床表现

1）早期呼吸增快，并呈进行性加重的呼吸困难、发绀。

2）烦躁、焦虑、出汗等。

3）顽固性低氧血症。

4）呼吸窘迫及呼吸衰竭。

3. 观察要点

1）观察患者生命体征的变化，特别是呼吸节律的变化，其特点是呼吸深快、费力。

2）观察患者神志意识状态。

3）观察患者有无进行性呼吸困难、烦躁不安、发绀、持续性低氧。

4）观察患者口唇、颜面、四肢末梢颜色及温湿度。

5）观察患者出入液量的变化。

6）使用机械通气的患者，密切观察呼吸机参数运转情况、导管固定及通路的通畅情况。

4. 护理措施

1）密切观察患者心率、心律、血压、呼吸、SpO_2等　定时行动脉血气分析监测，根据血气分析结果对呼吸机参数进行调节。观察患者意识及瞳孔、对光反射，如果清醒患者在治疗过程中出现躁动不安、挣扎等不适，应及时报告医生，必要时追加镇静剂。

2）建立俯卧位通气 每次俯卧时间尚无统一标准，应根据临床经验来确定，临床研究报道时间为45 min～136 h不等。

（1）确保转换体位时的安全，选择最适当的翻身方法，有足够的人手，保护好患者。给予镇静，减少耗氧量，防止患者因紧张、恐惧、挣扎导致受伤或导管脱管，转换体位前后给患者吸纯氧2～5 min；翻转过程中密切注意患者的情况。

（2）为了确保能达到俯卧式通气的最佳效果，要让患者的腹部有空间移动。用厚垫支持患者身体的几个主要部分，包括头部、胸部、髂部及小腿部分，定时检查患者的腹部是否触及床褥及垫，以确保腹部上下移动，达到最佳的通气效果。避免膝关节受压，支撑垫放置不当可致腹内压增加、下腔静脉受压而引起低血压。

3）通畅气道，改善通气功能 湿化痰液，适当补液，清除气道分泌物，必要时建立人工气道。

4）控制感染，纠正酸碱平衡 严格执行各项操作，避免院内感染。

5）营养支持 及时补充热量、高蛋白、高脂肪营养物质的摄入。

6）记录 及时准确记录出入液量，正确留取标本。

7）机械通气的护理 气道管理中湿化、排痰、氧疗是护理工作中的3个重要环节，缺一不可。

（1）气道湿化 小雾量、短时间、间歇雾化法，可明显稀释痰液，减少痰栓的发生。

（2）适时吸痰 吸痰成为机械通气患者的主要护理工作。适时吸痰是保持呼吸道通畅，确保机械通气治疗效果的关键。

（3）充分氧疗 吸痰前后，吸纯氧5 min，能够有效防止吸痰导致的低氧血症。

5. 护理问题

1）清理呼吸道无效 与呼吸道感染有关。

2）体液过多 与体循环淤血有关。

3）语言沟通障碍 与气管插管、气道切开有关。

4）营养失调，低于机体需要量 与呼吸道感染，采用机械通气无法进食有关。

5）潜在并发症 呼吸机相关性肺炎、上消化道出血。

6. 健康教育

1）呼吸锻炼的指导，教会患者有效咳嗽、咳痰技术，如缩唇呼吸、腹式呼吸、体位引流、拍背等方法，加速康复，延缓肺功能恶化。

2）用药指导，出院时应将患者使用药物的名称、剂量、用法和注意事项告诉患者，并写在纸上交给患者以便需要时使用。

3）指导并教会低氧血症的患者家庭氧疗方法及其注意事项。

4）活动与休息，根据患者的具体情况指导患者制订合理的活动与休息计划，避免氧耗量较大的活动，并在活动过程中注意休息。

5）合理安排膳食，加强营养。

6）戒烟、避免吸入有害烟雾和刺激性气体。

（二）急性呼吸窘迫综合征护理工作流程

急性呼吸窘迫综合征护理工作流程见图4-1-4。

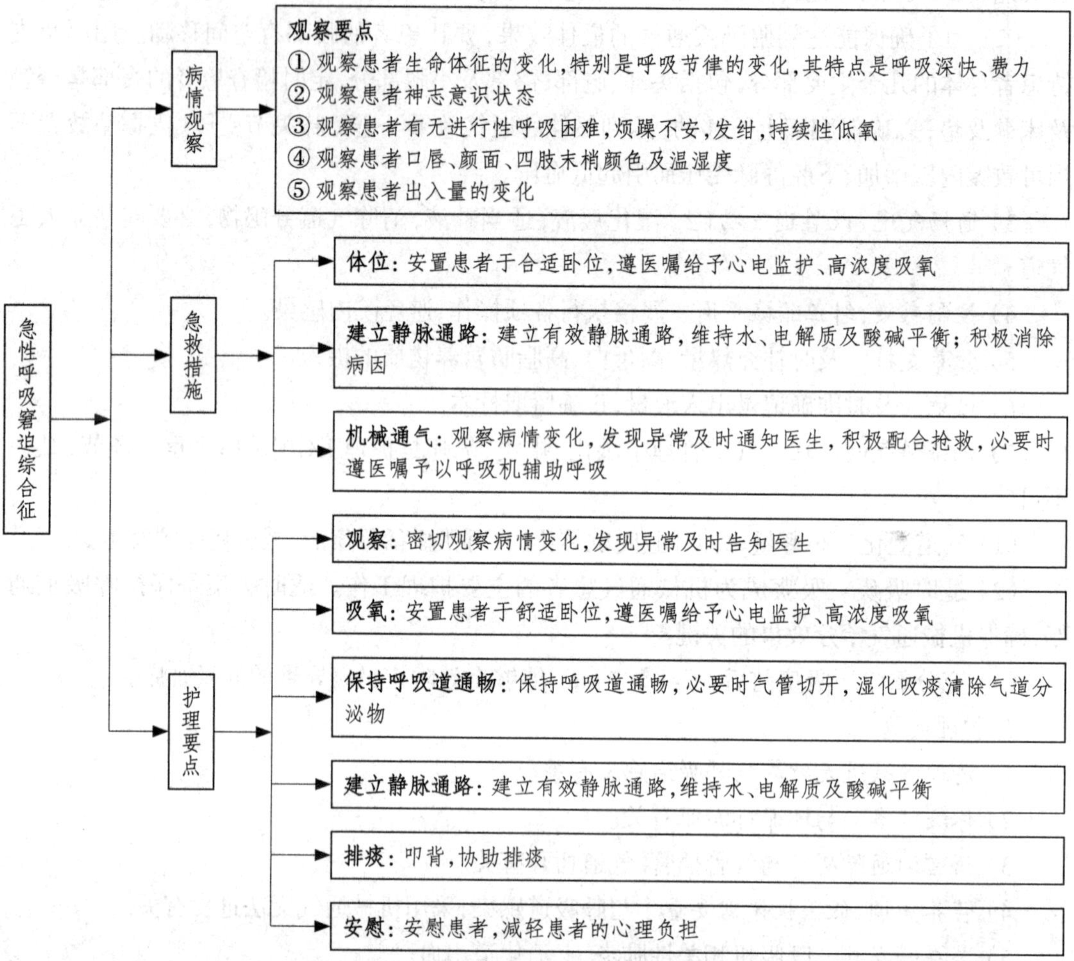

图4-1-4 急性呼吸窘迫综合征护理工作流程

【知识链接】 无创正压通气急诊临床实践专家共识（2018）

专家共识提出无创正压通气（non-invasive positive pressure ventilation，NIPPV）可作为慢性阻塞性肺疾病急性加重（acute exacerbation of chronic obstructive pulmonary discase，AECOPD）通气治疗的首选方式，对于符合NIPPV指征且没有禁忌证的AECOPD患者，应尽早应用NIPPV以降低患者插管率和病死率。相较于NIPPV模式中CPAP的使用，BIPAP（S/T）模式对于Ⅱ型呼吸衰竭纠正得更快。需注意的是，过快纠正CO_2潴留，容易矫枉过正地导致碱中毒，不利于组织氧供。NIPPV

辅助撤机，长时间的有创通气可能引起一系列并发症，包括呼吸肌无力及废用性萎缩、VAP等，尽量缩短插管时间能够减少相关并发症的发生。目前辅助撤机的含义有两种：① 拔除气管插管后使用NIPPV通气，即有创–无创序贯通气；② 拔管后常规氧疗。有研究表明，对于接受有创通气的Ⅱ型呼吸衰竭患者，NIPPV在脱机阶段能够改善呼吸状况，减少呼吸做功，维持稳定的气体交换，可用于加快该类患者脱机流程，并减少再插管带来的并发症。

——中国医师协会，中国医疗保健国际交流促进会急诊分会，国家卫生健康委能力建设与继续教育中心急诊学专家委员会.无创正压通气急诊临床实践专家共识(2018)[J].临床急诊杂志，2019，20(1)：1–12

（徐 蕾）

第二节 循环系统常见急危重症护理

一、恶性心律失常

（一）恶性心律失常护理常规

1. 概念

心律失常（cardiac arrhythmia，CA）是指心脏冲动的频率、节律、起源部位、传导速度与激动次序的异常。一般根据临床表现和辅助检查来确定危险度，将心律失常分为良性、恶性和潜在恶性。恶性心律失常也称致死性心律失常，发作时症状明显，对血流动力学影响明显，预后较差。常见的恶性心律失常包括心室扑动与颤动、室性心动过速、高度房室传导阻滞（包括二度Ⅱ型和三度房室传导阻滞）、窦性停搏，这组患者多有器质性心脏病。

2. 临床表现

1）室扑和室颤是最严重的心律失常，一旦发生，患者可迅速出现意识丧失、抽搐，继之出现呼吸停顿、心音消失、血压测不出，若不及时抢救，则迅速死亡。

2）二度Ⅱ型患者可有乏力、头晕、胸闷心悸等症状。

3）三度房室传导阻滞患者症状取决于心室率的快慢，心室率慢时常出现疲乏、晕厥、心绞痛、心力衰竭，甚至可出现意识丧失、抽搐、阿–斯综合征，严重者可发生猝死。

4）窦性停搏时间较短时可无症状，过长时间的窦性停搏如无逸搏发生，可使患者发生黑蒙、头晕，甚至晕厥，严重者可发生阿–斯综合征，以致死亡。

3. 观察要点

1）生命体征　密切注意心率、脉搏、呼吸、血压的变化。

2）患者主诉　出现恶性心律失常时多有疲乏、胸闷、眩晕、气促等症状，严重者出现休克、呼吸困难、晕厥甚至猝死。当原有症状发生改变或有新的症状出现时应提高警惕。

3）辅助检查 心电图、超声心动图等。

4. 护理要点

1）协助患者取舒适卧位，如出现血压下降、休克时取休克卧位；出现意识丧失、抽搐时取平卧位，头偏向一侧，防止分泌物流入气管引起窒息。

2）吸氧，持续心电监护，密切观察患者意识、心率、心律、呼吸、血压变化，重视患者主诉，病情变化时及时报告，出现可能引起猝死的危险征兆时，立即报告并进行紧急处理。以下情况需立即报告：① 患者出现大汗、血压下降、呼吸困难、意识障碍；② 室性期前收缩（R on T型、R on P型、二联律）；③ 连发性室性期前收缩；④ 多源性室性期前收缩；⑤ 室性期前收缩达到或超过5次/min；⑥ 室性心动过速；⑦ 二度以上房室传导阻滞；⑧ 心动过缓，心率不超过50次/min。

3）紧急处理：① 协助平卧，对心跳、呼吸骤停者立即予心前区叩击后予胸外心脏按压；② 备除颤仪、抢救车至床旁、开通静脉通路；③ 床旁配合医生，迅速、准确、无误地执行各种口头医嘱，直至患者脱离危险；④ 必要时配合临时起搏器植入。

4）建立静脉通道，根据医嘱合理用药

① 严格掌握药物剂量、注射途径和注射时间；

② 严密观察药物作用及不良反应，并注意患者的个体差异；

③ 必须在心电监护或密切观察心电图的情况下使用抗心律失常药物。

5）床旁准备除颤仪、临时起搏器等各种抢救仪器及急救药物，处于备用状态。

6）如患者出现心室颤动、心脏停搏，应马上进行电复律和心肺脑复苏术。

7）饮食给予低脂清淡饮食，多食蔬菜、水果，忌饱餐和食用刺激性食物，戒饮酒。

8）做好心理护理和健康指导，消除患者的忧虑和恐惧情绪，发作时绝对卧床休息，以减少心肌耗氧量和对交感神经的刺激。

5. 护理问题

1）*活动无耐力* 与心律失常导致心排血量减少、组织器官供血不足有关。

2）*焦虑* 与心律失常反复发作，疗效不佳，缺乏相应的知识有关。

3）*有受伤的危险* 与心律失常所致晕厥有关。

4）*潜在并发症* 猝死。

6. 健康教育

1）*疾病知识指导* 向患者及家属讲解心律失常的病因，指导其避免精神紧张、情绪激动、过度劳累、急性感染等诱因，告知其积极治疗原发病及定期进行随访。

2）*生活指导* 指导患者合理安排活动和休息，规律生活，保持情绪稳定，有晕厥史的患者避免从事高空、驾驶等工作，发生头晕、黑蒙时应立即平卧，避免受伤。

3）*用药指导* 指导患者按医嘱服药，向患者说明药物名称、剂量、用法、作用及不良反应，嘱坚持用药，不可随意增减或撤换药物。

4）*病情监测* 指导患者及家属测量脉搏的方法，便于自我监测病情，对反复发作的严重心律失常、危及生命者，应教会家属心肺复苏术以便急救。

（二）恶性心律失常急救护理工作流程

恶性心律失常急救护理工作流程见图4-2-1。

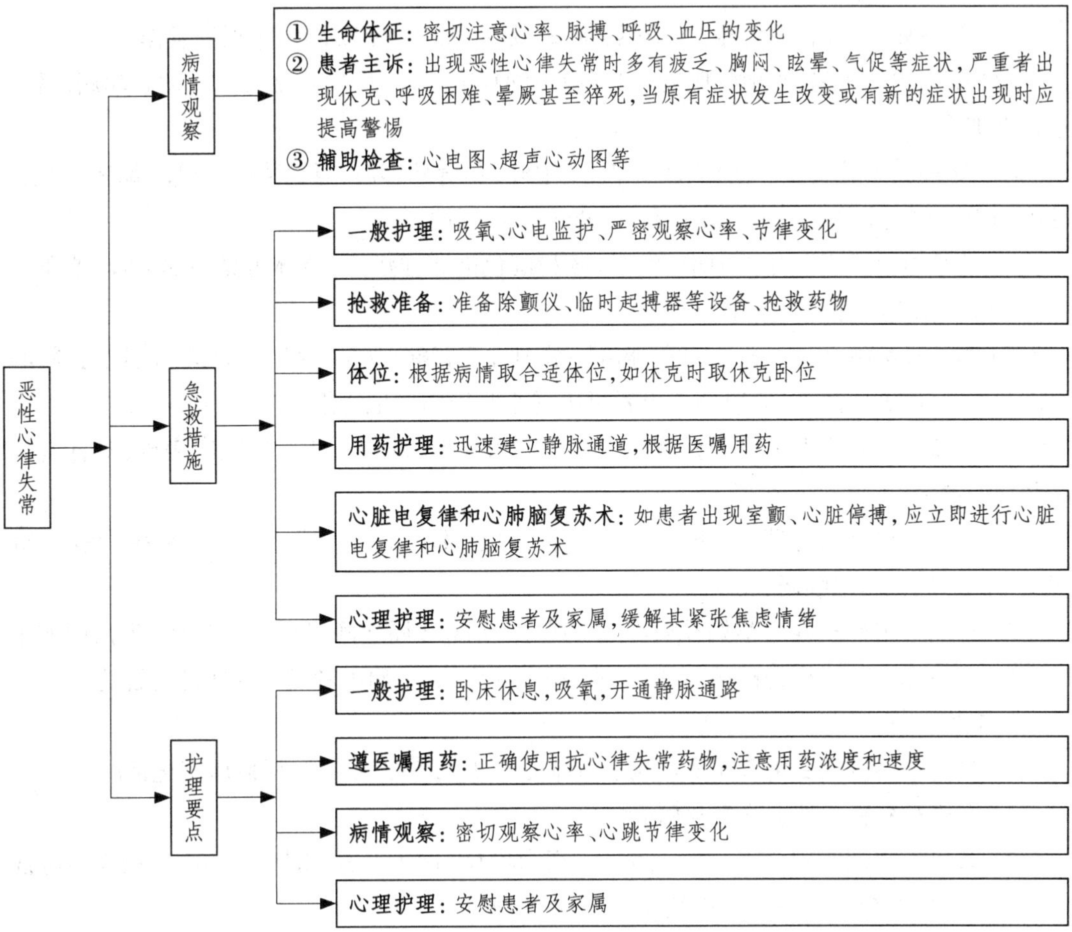

图4-2-1 恶性心律失常急救护理工作流程

二、高血压急症

（一）高血压急症护理常规

1. 概念

高血压急症（hypertensive emergencies）是指原发性或继发性高血压患者在某些诱因作用下，血压突然和显著升高（一般超过180/120 mmHg），同时伴有进行性心、脑、肾等重要靶器官功能不全的表现。高血压急症包括高血压脑病、高血压伴颅内出血（脑出血和蛛网膜下隙出血）、脑梗死、心力衰竭、急性冠状动脉综合征（不稳定型心绞痛、急性心肌梗死）、主动脉夹层、嗜铬细胞瘤危象、使用毒品（如安非他明、可卡因、迷幻药等）、围术期高血压、子痫前期或子痫等。

2. 临床表现

高血压急症的临床表现因临床类型不同而异，但共同的临床特征是短时间内血压急剧升高，同时出现明显的头痛、眩晕、烦躁、恶心呕吐、心悸、气急和视力模糊等靶器官急性损害的临床表现。高血压急症患者靶器官损害的具体临床表现如下。

1）急性脑卒中

（1）脑梗死　失语、面舌瘫、偏身感觉障碍、肢体偏瘫、意识障碍、癫痫样发作。

（2）脑出血　头痛，喷射性呕吐，可伴有不同程度意识障碍、偏瘫、失语，动态起病，常呈进行性加重。

（3）蛛网膜下腔出血　剧烈头痛、恶心、呕吐，颈背部疼痛，意识障碍，抽搐，偏瘫，失语，脑膜刺激征（包括颈强直，Kernig征和Brudzinski征阳性）。

2）急性心力衰竭　呼吸困难、发绀、咳粉红色泡沫样痰等，查体可见肺部啰音、心脏扩大、心率增快、奔马律等。

3）急性冠脉综合征　急性胸痛、胸闷；放射性肩背痛、咽部紧缩感、烦躁、出汗、心悸，心电图（ECG）有缺血表现；心肌梗死患者可出现心肌损伤标记物阳性。

4）急性主动脉夹层　撕裂样胸痛，波及血管范围不同可有相应的临床表现，如伴有周围脉搏的消失，可出现少尿、无尿。

5）高血压脑病　急性发作时有剧烈头痛、恶心及呕吐，意识障碍（意识模糊、嗜睡、昏迷），常见进展性视网膜病变。

6）子痫前期和子痫　孕妇在妊娠2周到分娩后第1周之间出现血压升高、蛋白尿或水肿，可伴有头痛、头晕、视物模糊、上腹不适、恶心等症状，子痫患者发生抽搐甚至昏迷。

3. 观察要点

1）严密观察血压变化情况及其他生命体征改变，及时记录并分析血压变化情况。

2）严密观察患者神志改变及病情变化。

3）若患者出现剧烈头痛、呕吐、大汗、视力模糊、面色及神志改变、肢体运动障碍等症状，立即取卧位监测血压并通知医生给予对症处理。

4. 护理措施

1）立即嘱患者卧床休息，抬高床头，减轻脑水肿，加床档以防患者因躁动而坠床。

2）给予患者吸氧并开放静脉通路。

3）连接心电、血压监测，监测患者血压，每15 min记录一次测量结果。

4）遵医嘱予快速降压药，在监测血压前提下选择适宜有效的降压药物静脉给药。避免一切不良刺激和不必要的活动，协助生活护理，安定患者情绪，必要时用镇静剂。

5）注意评估患者有无剧烈头痛、呕吐、大汗、视力模糊等表现，是否发生心力衰竭、肾衰竭、高血压脑病等症状和体征，及时发现救治。

6）用药过程中监测血压变化、避免出现血压骤降，特别是应用硝普钠和硝酸甘油时，应严格遵医嘱控制滴速，密切观察药物的不良反应。

5. 护理问题

1）疼痛　常为头痛，与血压升高有关。

2）有受伤的危险　与头晕、视力模糊、意识改变或发生直立性低血压有关。

3）舒适的改变　与头晕、头痛、恶心、呕吐有关。

4）焦虑　与血压控制不满意，已发生并发症有关。

5）潜在并发症　脑血管病、心力衰竭、肾衰竭。

6. 健康教育

（1）注意休息与活动，一旦发生高血压急症，应立即卧床休息，避免一切不良刺激和不必要的活动。

（2）避免诱因，避免情绪激动、过劳和寒冷刺激。禁烟、限酒，必须按医嘱服用降压药，不可擅自增减药量，更不可突然停服，以免血压突然急剧升高。

（3）定时定量，少吃多餐，吃低盐膳食，食盐每天不超过6 g，戒烟酒。

（4）保持大便通畅，及时应用通便剂。

（5）遵医嘱应用降压药物，注意观察降压药物的各种副作用。

（6）当血压降低后不可马上停药，应减至维持量（最小有效量），并坚持长期服用。

（二）高血压急症护理工作流程

高血压急症护理工作流程见图4-2-2。

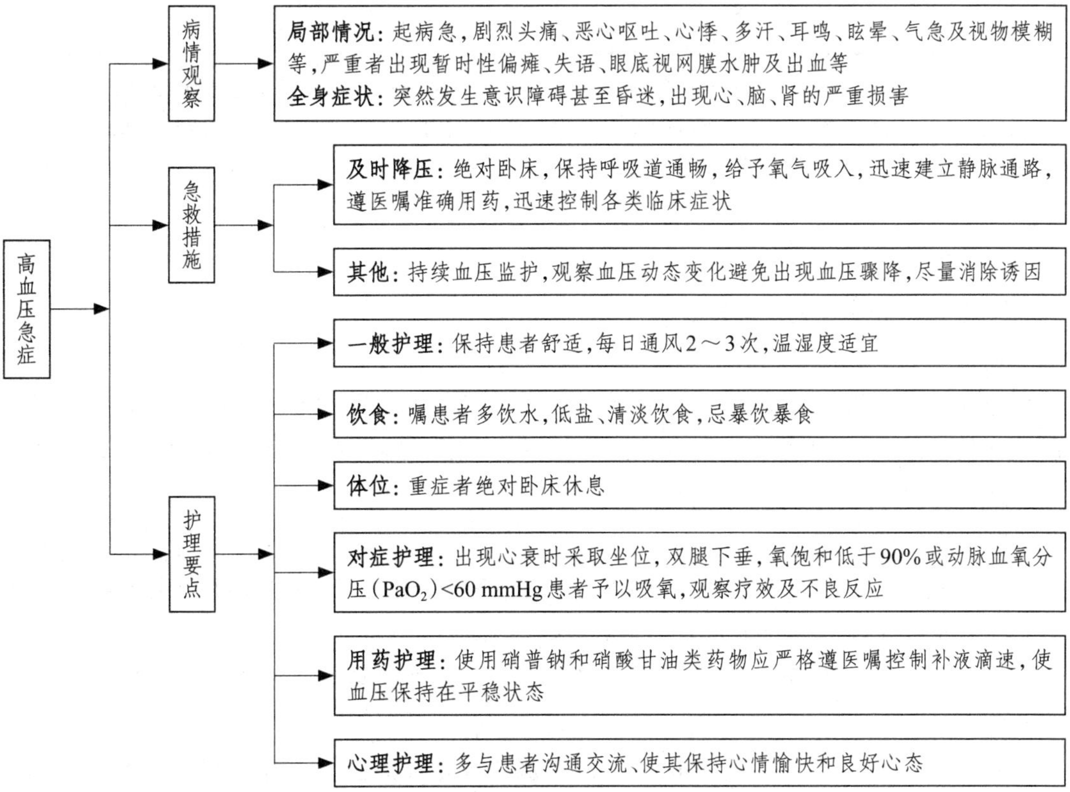

图4-2-2　高血压急症护理工作流程

【知识链接】 高血压急症降压原则

(1) 首先静脉给药,0.5～1.0 h使血压降至第一目标值,根据不同的疾病设定降压目标(原则上降低不超过25%)。

(2) 2～6 h使血压降至第二目标值(参考值: 160/100 mmHg)。

(3) 24～48 h逐步降低血压至接近基础血压。

(4) 监测血压2～3 d,逐渐由静脉给药过渡到口服给药。

——中国医师协会急诊医师分会,中国高血压联盟,北京高血压防治协会.中国急诊高血压诊疗专家共识(2017修订版)[J].中国实用内科杂志,2018,38(05): 421-433.

【知识链接】 高血压诱发急性心力衰竭时的给氧建议(B级推荐)

缺氧程度	给 氧 方 式
无低氧血症	不给氧
SpO_2<90%或动脉血氧分压(PaO_2)<60 mmHg	① 鼻导管吸氧: 低氧流量(1～2 L/min)开始,若无CO_2潴留,可采用高流量给氧(6～8 L/min) ② 面罩吸氧: 适用于伴呼吸性碱中毒的患者

——中华医学会心血管病学分会心力衰竭学组,中国医师协会心力衰竭专业委员会,中华心血管病杂志编辑委员会.中国心力衰竭诊断和治疗指南2018[J],中华心血管病杂志2018,46(10): 760-789.

三、急性心肌梗死

(一) 急性心肌梗死护理常规

1. 概念

急性心肌梗死(acute myocardial infarction, AMI)即急性心肌缺血性坏死,是在冠状动脉病变的基础上,发生冠状动脉血供急剧减少或中断,使相应的心肌严重而持久地急性缺血,导致心肌坏死。

2. 临床表现

1) 疼痛是最先出现的症状,为胸骨后压榨性疼痛,诱因多不明显,持续时间较长,可达数小时后或更长,含服硝酸甘油片多不能缓解。

2) 患者烦躁不安、面色苍白,可有发热、心动过速,疼痛剧烈时常伴频繁恶心、呕吐及上腹胀痛。

3) 心电图可见ST段呈弓背向上型,宽而深的Q波,T波倒置,可有室性心律失常。

4) 心肌酶谱可见cTnT起病后2 h内增高、CK-MB起病后4 h内增高。

3. 观察要点

1）持续监测心电图、血压和呼吸的变化，必要时监测肺毛细血管压和静脉压。

2）尽早发现病情变化

（1）心律失常　常见为室性心律失常，以发病24 h内最为多见，密切观察心电图有无频发室性期前收缩（>5次/min）等心室颤动的先兆。

（2）休克　如疼痛缓解而收缩压仍低于10.7 kPa（80 mmHg），患者表现为面色苍白、皮肤湿冷、脉细速、大汗、烦躁不安、尿量减少（20 mL/h）甚至晕厥，为休克的表现。

（3）心力衰竭　患者表现为呼吸困难、咳嗽、烦躁、发绀等，重者出现肺水肿。

4. 护理要点

1）患者绝对卧床，保持环境安静，限制探视，减少干扰。

2）氧疗。低氧血症患者（SaO_2<90%或PaO_2<60 mmHg）推荐给氧；对于SaO_2>90%的患者不推荐常规给氧。

3）监测。持续监测心电图、血压和呼吸的变化，除颤器随时处于备用状态。

4）建立静脉通道，保持给药途径畅通。

5）镇痛。静脉滴注阿片类药物缓解疼痛，对于极度焦虑患者考虑中度镇静药物（一般为苯二氮䓬类）。

6）饮食以半流质为主，病情好转后改为软食，少量多餐，宜给予低热量、低脂肪、低盐、产气少、适量纤维素的清淡饮食。

7）遵医嘱给予抗凝、抗血小板、扩血管药物，观察药物的疗效及不良反应，做好溶栓或经皮冠状动脉介入治疗（percutaneous coronary intervention，PCI）准备。若无显著的出血风险，在PCI术前推荐强效P2Y12抑制剂（普拉格雷或替格瑞洛）或氯吡格雷，维持12个月。直接PCI期间，推荐所有患者抗凝+抗血小板治疗；常规使用普通肝素、对于肝素引起血小板减少患者，直接PCI期间推荐改用比伐卢定进行抗凝治疗。

8）预防便秘，保持大便通畅，避免用力大便，必要时使用缓泻剂或开塞露。

9）给予心理支持，缓解紧张和焦虑情绪。

5. 护理问题

1）疼痛　与心肌缺血缺氧、坏死有关。

2）活动无耐力　与心肌供需失调有关。

3）自理能力缺陷　与疾病限制有关。

4）知识缺乏　与信息来源受限有关。

5）有便秘的危险　与病情需要绝对卧床、排便习惯改变有关。

6）潜在并发症　心力衰竭、心源性休克、心律失常。

6. 健康教育

1）疾病知识指导　向患者及家属讲解心肌梗死的发病因素、先兆表现；教会患者及家属心肌梗死发作时的自救措施；指导患者防治冠心病危险因素，积极治疗高血压、高血脂、糖尿病，控制体重在正常范围，戒除烟酒，自觉落实二级预防措施。

2）生活指导　指导患者调整生活方式，缓解压力；鼓励患者根据具体情况进行锻炼，宜进食低热量、低盐、低脂、清淡易消化、丰富维生素和纤维素饮食，少量多餐，保持大便通畅。

3）用药指导　向患者讲解所用药物的作用及不良反应，嘱患者随身携带药物，按时服药。

4）病情监测指导　指导患者定期检查心电图、血压、血糖、血脂情况。

（二）急性心肌梗死护理工作流程

急性心肌梗死护理工作流程见图4-2-3。

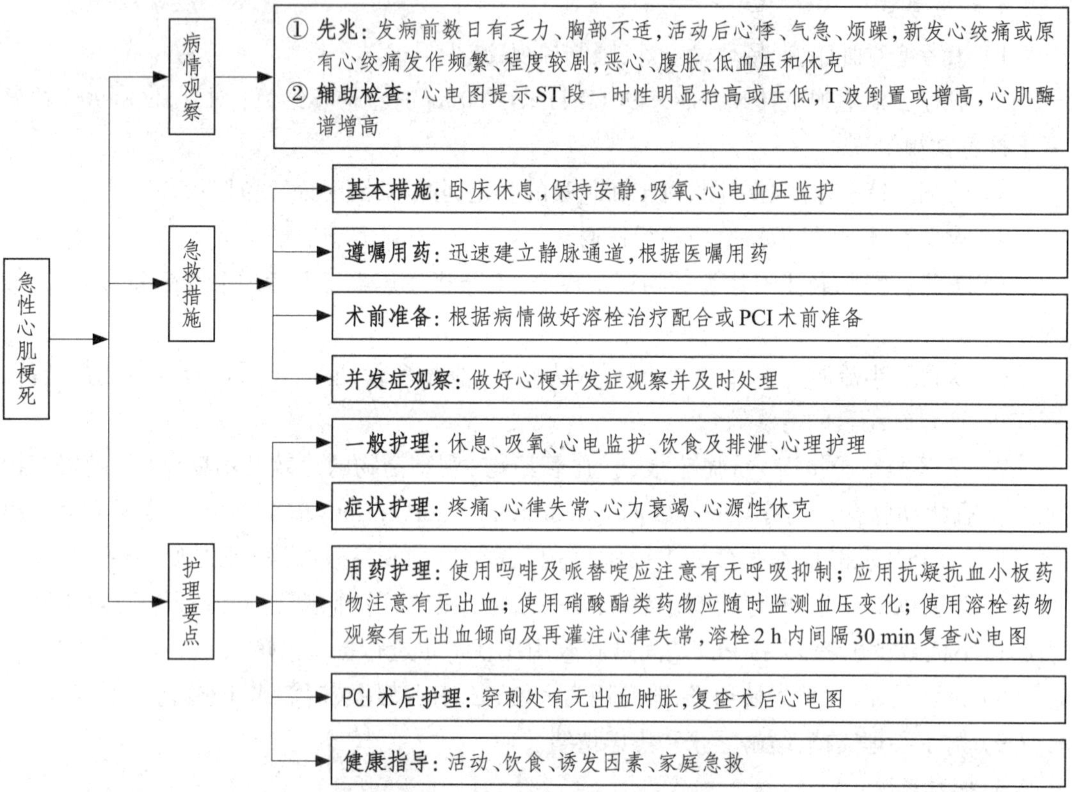

图4-2-3　急性心肌梗死护理工作流程

【知识链接】 PCI术后患者运动处方的组成

项　目	内容/基本原则
运动形式	有氧耐力训练 散步、慢跑、骑自行车、游泳等 抗阻训练 弹力带、哑铃及器械训练等

（续表）

项　目	内容/基本原则
运动强度	低风险患者 有氧训练：CPET指导个体化高强度自行车运动，55%～70%最大运动当量（METs），RPE分级12～13级 抗阻训练：40%～80% 1 RM，RPE分级11～16级 中/高风险患者 有氧训练：CPET指导个体化高强度自行车运动，运动平板指导＜50%最大运动当量（METs），RPE分级10～11级 抗阻训练：20%～30% 1 RM，RPE分级10～11级
运动时间	① 热身5～10 min ② 有氧训练：CPET指导个体化高强度自行车运动，达靶心率的有氧运动 a）低风险患者：5～10 min/次起始，视情况延至30～60 min/次 b）中/高危风险患者：15～30 min/次起始，视情况延至30～60 min/次 ③ 抗阻训练：10～15个/组，1～3组 ④ 放松：至少5 min
运动频率	有氧训练：至少3次/周 抗阻训练：1次/周起始，视情况调整
注意事项	① 呼吸的调整 ② 安全性的要求 ③ 运动的动作要求 ④ 器械的正确使用方法 ⑤ PCI穿刺部位的保护 ⑥ 注意可能存在的出血倾向 ⑦ 存在PCI并发症时的要求

注：METs，代谢当量；RPE，自觉疲劳程度等级；CPET，心肺功能运动试验；RM，最大反复次数负重。

——中国医师协会心血管内科医师分会预防与康复专业委员会.经皮冠状动脉介入治疗术后运动康复专家共识[J].中国介入心脏病学杂志，2016，24（7）：361-369.

（唐燕华）

第三节　消化系统常见急危重症护理

一、急性上消化道大出血

（一）上消化道大出血护理常规

1. 概念

急性上消化道出血（acute upper gastrointestinal bleeding，AUGB）指屈氏韧带以上的消化道，包括食管、胃、十二指肠、胃空肠吻合术的空肠、胰、胆病变的出血，是常见急症之一。

急性上消化道大出血一般指在数小时内失血量超过1000 mL或循环血容量的20%。

2. 临床表现

1）黑便、呕血　是上消化道出血的特征性表现。出血部位在幽门以下患者多数只表现为黑便，在幽门以上患者常兼有呕血、黑便的症状，但是在出血量小、出血速度慢的患者也常仅见黑便。而幽门以下病变出血量大且速度快，血液可反流入胃也可有呕血。呕血多呈咖啡色，黑便呈柏油样，黏稠而发亮。若出血量大，血液在肠内推进较快，粪便可呈暗红或者鲜红色，呕吐物为鲜红色血液或者血块。

2）周围循环衰竭　急性大出血患者循环血容量可迅速减少，导致周围循环衰竭，心排量降低，可出现一系列的表现，如头晕、乏力、突然起立发生昏厥、心率加快、血压下降，皮肤湿冷，精神烦躁不安或者是意识不清等周围循环衰竭表现，也可有少尿或无尿，如有发生应警惕并发急性肾衰竭。

3）氮质血症　血尿素氮常常增高，发生的原因是上消化道大量出血后，血液中的蛋白质消化产物被肠道大量吸收，导致血中的尿素氮暂时性地增高，称为肠源性氮质血症。

4）发热　大量出血后，24 h内出现低热，一般不超过38℃，可持续3～5 d。与循环血量减少、周围循环衰竭，导致体温调节中枢功能障碍；贫血、基础代谢增高有关。

5）贫血及血象变化　一般出血3～4 h后可有贫血，出血24 h内网织红细胞会增高，白细胞也会增高。

3. 观察要点

1）密切观察患者生命体征及神志的变化。

2）观察有无呕血、黑便及其色、质、量。

3）详细记录24 h出入量，如出现尿少，常提示血容量不足。

4）皮肤颜色及肢端温度变化。

5）估计出血量

（1）大便潜血试验阳性，提示出血量5 mL以上。

（2）出现黑便，提示出血量在50～70 mL甚至更多。

（3）胃内出血量达250～300 mL，可引起呕血。

（4）柏油便提示出血量为500～1 000 mL。

（5）出血量达400～500 mL，可出现头昏、乏力、心悸等症状。

（6）出血量超过1 000 mL，临床即出现急性周围循环衰竭的表现，严重者引起失血性休克。

6）活动性出血或再出血的评估

（1）反复呕血，甚至呕吐物由咖啡色转化为鲜红色。

（2）黑便次数增多且粪质稀薄，色泽转为暗红色，伴肠鸣音亢进。

（3）周围循环衰竭的表现经充分补液、输血而未改善，或好转后有恶化，血压波动，中心静脉压不稳定。

（4）血红蛋白浓度、红细胞计数、血细胞比容持续下降，网织红细胞计数持续增高。

(5) 在补液足够、尿量正常的情况下，血尿素氮持续或再次增高。

(6) 门静脉高压的患者原有脾大，在出血正常后常暂时缩小，如不见脾恢复肿大提示出血未止。

4. 护理问题

1) 体液不足　与上消化道出血有关。

2) 活动无耐力　与失血后贫血、急性期禁食等因素有关。

3) 恐惧　与呕血、黑便等因素有关。

4) 知识缺乏　缺乏有关引起上消化出血的疾病和防治的知识。

5) 潜在并发症　失血性休克、窒息、消化道穿孔。

5. 护理措施

1) 基础护理

(1) 口腔护理　口腔中会有一些残留物，需实施必要的口腔护理，一般每天2次，防止口腔感染。

(2) 皮肤护理　按要求更换体位，避免局部组织长期受压。患者每次排便后都要用温水擦洗肛周皮肤，保持床单位清洁平整。

(3) 饮食护理　嘱患者合理饮食，急性出血期伴恶心、呕吐者一定要禁食；出血量较少且没有呕血者可进清淡无刺激的冷流质饮食；出血停止之后，则改为营养丰富、易消化、无刺激性的半流质饮食，应注意少食多餐。如果为食管静脉曲张破裂出血的患者，要限制患者的钠和蛋白质的摄入量。

2) 快速建立静脉通道　应立即建立快速静脉通路，并选择较粗的静脉以备输血，最好留置中心静脉导管。

3) 保持呼吸道通畅　将患者口腔中的血液和分泌物及时清除，头偏向一边，避免误吸。根据患者病情，评估患者缺氧状况，给予氧气吸入。特别要重视食管胃底静脉曲张破裂出血患者，因其缺氧会导致肝性脑病的出现。

4) 及时给予止血药　遵照医嘱可选用酚磺乙胺(止血敏)、生长抑素、洛赛克等。食管胃底静脉曲张破裂出血的患者，可用三腔二囊管压迫止血，如止血效果差，行内镜下或介入下止血。内镜下或介入下止血无效，及时转外科手术治疗。

5) 体位　保持病室安静，大出血者绝对卧床休息，头偏向一侧，保持呼吸道通畅；病情稳定后，逐渐增加活动量。

6) 严密监测患者的病情变化　配合医生结合临床症状及病史对病情做出正确评估和处置，并做好详细记录。

7) 心理护理　上消化道出血患者发病急，症状变化快，部分患者缺乏心理准备，易出现恐惧、紧张心理。护理人员在保证抢救工作迅速有序的基础上，及时与患者和家属交流。客观分析患者心理状况及产生诱因，并针对性和简略讲解急性上消化道出血的发病原因及不良情绪对病情的影响，从而缓解和消除患者紧张恐惧心理，使其能够积极配合治疗。允许家属陪伴和支持，以增强患者的安全感。

6. 健康教育

1）注意饮食卫生和饮食规律，进食营养丰富、易消化的食物；避免过饥、过饱，避免进食粗糙、酸辣等有刺激性的食物；戒烟戒酒。

2）生活起居有规律，劳逸结合，保持乐观情绪，保证身心休息。避免长期精神紧张，过度劳累。保持乐观的心态，正确对待疾病。

3）在医生的指导下用药，避免服用损伤胃黏膜和肝功能的药物。

4）进行相关疾病知识的指导。教会患者及家属熟悉上消化道出血的病因、诱因、预防的相关知识，能够识别早期出血的征象，以降低再度出血的危险。

5）定期复查，如出现呕血、黑便，立即到医院就诊。

（二）急性上消化道大出血急救流程

急性上消化道大出血急救流程见图4-3-1。

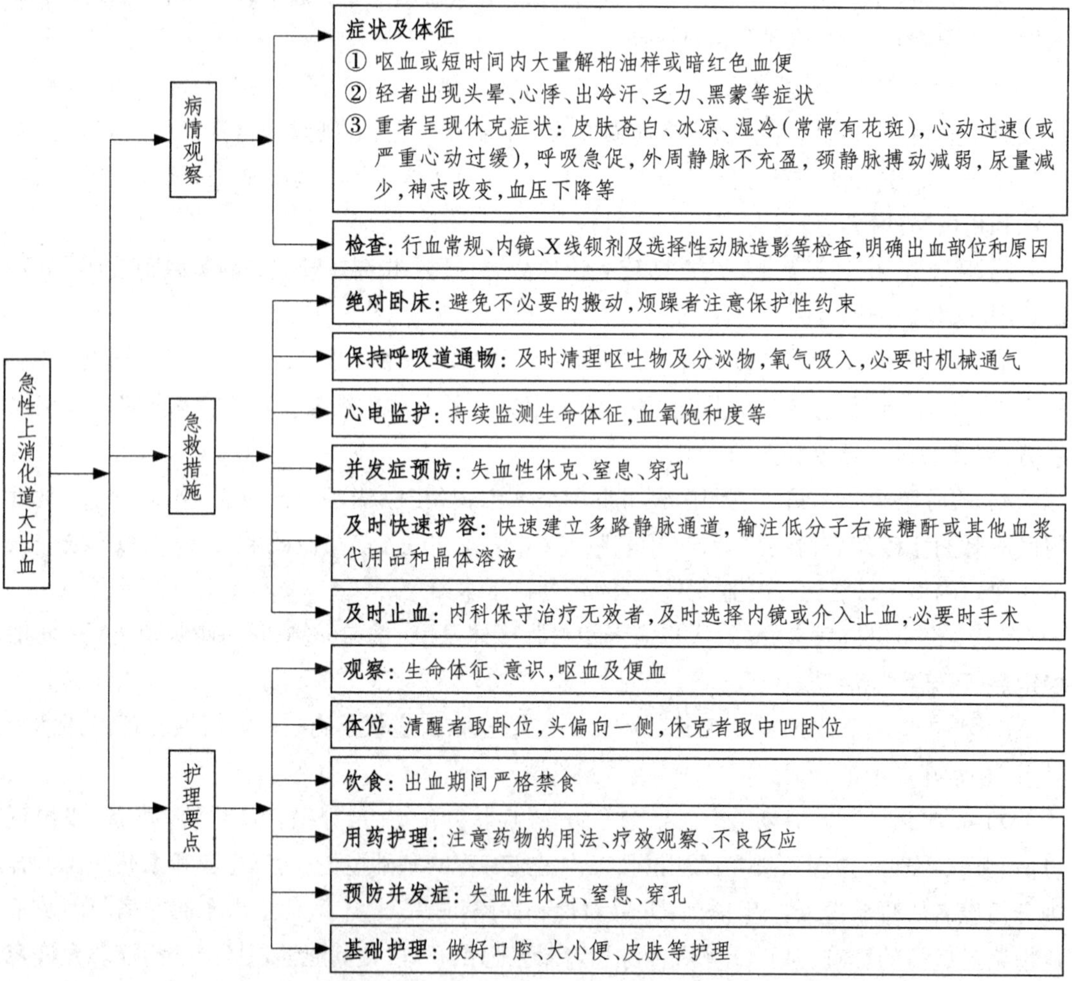

图4-3-1 急性上消化道大出血急救流程

【知识链接】 急性非静脉曲张性上消化道出血患者的综合评估

1. 失血量的判断

临床可以根据血容量减少导致周围循环的改变来判断失血量(表1)。

表1 上消化道出血病情严重程度分级

分级	年龄(岁)	伴发病	失血量(mL)	血压(mmHg)	脉搏(次/分)	血红蛋白(g/L)	症 状
轻度	<60	无	<500	基本正常	正常	无变化	头昏
中度	<60	无	500～1 000	下降	>100	70～100	晕厥、口渴少尿
重度	>60	有	>1 500	收缩压<80	>120	70～100	肢冷、少尿、意识模糊

2. 活动性出血内镜下的判断

内镜检查根据溃疡基底特征，可用来判断病变是否稳定，凡基底有血凝块、血管显露等易于再出血，内镜检查时对出血灶病变应作Forrest分级(表2)。

表2 出血性消化性溃疡的Forrest分级

Forrest分级	溃疡病变	再出血概率
Ⅰa	喷射样出血	55%
Ⅰb	活动性渗血	55%
Ⅱa	血管显露	43%
Ⅱb	附着血凝块	22%
Ⅱc	黑色基底	10%
Ⅲ	基底洁净	5%

3. 预后的评估

1）病情严重程度分级：一般根据年龄、有无伴发病、失血量等指标将急性非静脉曲张上消化道出血(acute nonvariceal upper gastrointestinal bleeding，ANVU-GIB)分为轻、中、重度。年龄超过65岁、伴发重要器官疾病、休克、血红蛋白浓度低、需要输血者再出血危险性增高。无肝肾疾患者的血尿素氮或肌酐或血清转氨酶升高者，病死率增高。

2）Rockall评分系统分级：Rockall评分系统将患者分为高危、中危或低危人群，积分≥5者为高危，3～4分为中危，0～2分为低危。如出血患者，61岁，收缩压为105 mmHg，心率为110次/min，胃镜下可见一巨大溃疡，活检示胃腺癌，附血凝块，无伴发病。则该患者Rockall积分=年龄(1分)+心动过速(1分)+无伴发病(0分)+胃癌(2分)+近期出血征象(2分)=6分，为高危患者(表3)。

表3 急性上消化道出血患者的Rockall评分

变量	评分			
	0	1	2	3
年龄(岁)	<60	60～79	≥80	
休克	*无休克	△心动过速	△心动过速	
伴发病	无		心力衰竭、缺血性心脏病和其他严重伴发病	肝衰竭、肾衰竭和癌肿瘤播散
内镜诊断	无病变或Mallory-Weiss综合征(食管黏膜撕裂症)	溃疡等其他病变	上消化道恶性疾病	
显著近期出血征象	无或有黑便		上消化道血液潴留黏附血凝块、血管显露或喷血	

注：*收缩压>100 mmHg，心率<100次/min；△收缩压>100 mmHg，心率>100次/min。

4. 指南要点

(1) 消化性溃疡出血是我国ANVU-GIB的最主要原因。

(2) 对急性非静脉曲张性上消化道出血患者应立即进行全身情况及血流动力学评估，并尽快进行液体复苏。对于合并血流动力学不稳的患者，应在积极液体复苏纠正血流动力学紊乱后尽早行紧急内镜检查。

(3) 对需要输血的急性非静脉曲张性上消化道出血患者，建议采取限制性输血治疗。

(4) 建议采用经过临床验证的预后评分体系对患者进行病情评估，在内镜下采用Forrest分级对出血溃疡进行再出血风险判断。

(5) 内镜治疗前采用大剂量质子泵抑制剂可减少内镜下止血的需要、降低内镜治疗难度；内镜治疗后大剂量质子泵抑制剂可以降低高危患者再出血率及病死率。

——中国医师协会内镜医师分会消化内镜专业委员会.急性非静脉曲张性上消化道出血诊治指南(2018年，杭州)[J].中华内科杂志，2019，99(8)：571-578.

二、急性胰腺炎

(一) 急性胰腺炎护理常规

1. 概念

急性胰腺炎(acute pancreatitis，AP)是多种病因导致胰酶在胰腺内被激活后引起胰腺组织自身消化、水肿、出血甚至坏死的炎症反应。临床以急性上腹痛、恶心、发热和血胰酶增高等为特点。病变程度轻重不等，轻者以胰腺水肿为主，少数严重的胰腺出血坏死，常继发感染、胰腺炎和休克等多种并发症。

2. 临床表现

1）腹痛　是本病的主要表现，多数为突然发作，常在饱餐或饮酒后发作。疼痛多剧烈，可呈持续钝痛、钻痛、刀割痛或绞痛，常位于上腹中部，也有偏左或偏右者，如以左侧为显著，进食后可加剧，弯腰或起坐身体向前倾则可减轻，轻者3～5 d可缓解，年老体弱者有时可无腹痛或极轻微。

2）恶心呕吐　起病时有恶心呕吐，有时较频繁，呕吐剧烈者可吐出胆汁。

3）发热　水肿型患者常有中等发热，少数可超过39℃，一般可持续3～5 d。出血坏死型发热较高，多数持续不退，特别在有胰腺或腹腔继发感染时，常表现为弛张热。

4）水电解质及酸碱平衡失调　多有轻重不等的水电解质紊乱，呕吐频繁者可有代谢性碱中毒。出血坏死型的患者有明显脱水与代谢性碱中毒，重症患者可因低钙血症而引起手足搐搦，血钾及镁均可降低。

5）休克　常见于急性出血坏死型胰腺炎，患者可突然出现烦躁不安，皮肤呈大理石样斑状青紫，四肢湿冷，脉搏快细，血压下降。休克的发生可能与频繁呕吐丧失体液，以致血容量减少，以及剧烈腹痛、胰酶损害组织等诸多因素有关。急性水肿型胰腺炎的体征轻微，绝大多数的患者可有上腹压痛和轻度腹壁紧张。出血坏死型胰腺炎常出现肠麻痹、明显腹胀、肠鸣音减低等。

3. 观察要点

1）密切监测患者生命体征、意识的变化以及尿量、血氧饱和度等，特别要注意有无高热不退、腹肌强直、肠麻痹等重症表现，及时发现坏死型胰腺炎的发生。

2）观察腹痛情况，腹痛的部位、程度、性质。

3）观察患者有无恶心呕吐等胃部不适现象。

4）观察患者特殊药物的输注情况，穿刺点有无红肿，补液有无外渗及有无不良反应发生。

5）密切监测患者有无突然出现烦躁不安、皮肤青紫、四肢湿冷、脉搏快细、血压下降等休克表现。

6）抽血做血气分析，观察呼吸变化，及早发现呼吸衰竭。

7）定期测定血淀粉酶、尿淀粉酶、血电解质、血清钙、血糖、血白细胞计数等。

4. 护理措施

1）休息与活动　疾病初期应绝对卧床休息，同时给予氧气吸入，以降低机体消耗，促进组织修复和体力恢复，疼痛时可取弯腰屈膝侧卧位。疾病恢复后，注意劳逸结合，避免过度操劳。

2）饮食护理　起初禁食并胃肠减压，目的是避免食物和酸性胃液到达十二指肠，引起对胰腺的刺激，造成胰腺的持续破坏。之后逐步开放饮食，从流质逐步过渡到半流质、软食。疾病恢复后食物以碳水化合物为主，禁烟禁酒，控制高脂肪、高热量饮食的摄入，同时避免摄入刺激性的酸辣食物。饮食要定量、定时，最好每日4～5餐。

3）用药护理　立即建立静脉通路，备齐急救用品及药品。配合医生迅速准确地实施检查、运用各种药物治疗等抢救措施，并观察疗效及不良反应。输液开始宜快，发病早期可联合使用抗生素。疼痛时禁用吗啡，以防引起Oddi括约肌痉挛，加重病情。生长抑素类药物需持续静滴，长期维持。

4）心理护理　抢救时需迅速而不慌乱，保持室内安静，减少对患者的不良刺激。耐心听取并解答患者的疑问，以减轻其恐惧心理。

5）安全护理　轻症患者可在床上适当活动，病情较重时指导患者在床上进行排尿排便。使用双侧床栏保护，并加强巡视。

6）生活护理　协助患者完成日常生活活动，如进食、口腔皮肤清洁和排泄等，注意肛周皮肤的清洁和保护。老年重症患者应注意预防压疮的发生。

5. 护理问题

1）疼痛　与胰腺及其周围组织炎症、水肿或出血坏死有关。

2）有体液不足的危险　与呕吐、禁食有关。

3）体温过高　与胰腺炎症、坏死和继发感染有关。

4）恐惧　与患者健康或生命受到威胁有关。

5）焦虑　与预后及病情进展急骤有关。

6）潜在并发症　胰腺脓肿、感染、脏器功能衰竭。

6. 健康教育

1）应向患者及家属讲解本病主要的发病原因、诱发因素及疾病诊疗过程。

2）宣传急性胰腺炎的预防方法，帮助患者养成良好的生活方式，强调饮食卫生，有规律进食，避免暴饮暴食，多食低脂、无刺激性的食物和戒烟酒等。

3）教育患者积极治疗与急性胰腺炎发生有关的疾病，如胆道疾病、十二指肠疾病等，避免此病的发生。

4）指导患者按医嘱坚持用药，并定期门诊复查。

（二）急性胰腺炎急救流程

急性胰腺炎急救流程见图4-3-2。

【知识链接】　急性胰腺炎的评估要点

1. 诊断标准

临床上符合以下3项特征中的2项，即可诊断AP：① 与AP相符合的腹痛；② 血清淀粉酶和（或）脂肪酶活性至少高于正常上限值3倍；③ 腹部影像学检查符合AP影像学改变。增强CT为诊断AP的有效检查方法，Balthazar CT评级（表4）、改良的CT指数评分（modified CT severity index MCTSI）（表5）常用于炎症反应及坏死程度的判断。B超及腹腔穿刺对AP诊断有一定帮助。

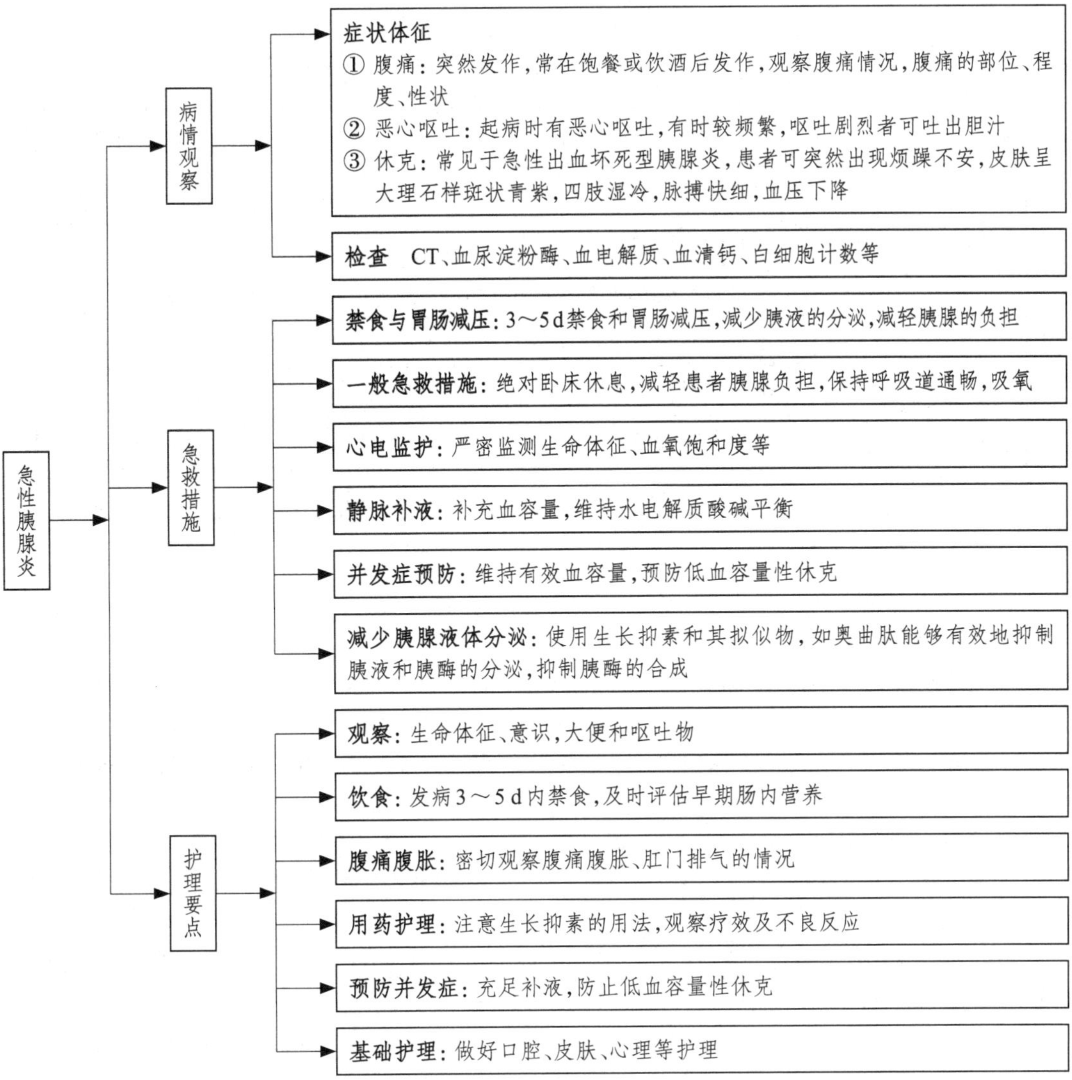

图4-3-2　急性胰腺炎急救流程

表4　Balthazar CT评级

Balthazar CT分级	CT表现
A级	胰腺正常
B级	胰腺局部或弥漫性肿大，但胰周正常
C级	胰腺局部或弥漫性肿大，胰周脂肪结缔组织炎症性改变
D级	胰腺局部或弥漫性肿大，胰周脂肪结缔组织炎症性改变，胰腺实质内或胰周单发性积液
E级	广泛的胰腺内、外积液，包括胰腺和脂肪坏死，胰腺脓肿

注：MRI分级同CT分级。

表5 改良的CT严重指数评分(MCTSI)标准

特征		评分
胰腺炎症反应评分	正常胰腺	0
	胰腺和(或)胰周炎性改变	2
	单发或多个积液区(或)胰周脂肪坏死	4
胰腺坏死评分	无胰腺坏死	0
	坏死范围≤30%	2
	坏死范围>30%	4
	胰外并发症,包括胸腔积液、腹水、血管或胃肠道受累等	2

注: MCTSI评分为炎症反应评分与坏死评分之和。

2. 全身及局部并发症

1)全身并发症

AP病程进展过程中可引发全身性并发症,包括全身炎症反应综合征(systemic inflammatory response syndrome, SIRS)、脓毒症(sepsis)、多器官功能障碍综合征(multiple organ dysfunction syndrome, MDOS)、多器官功能衰竭(multiple organ failure, MOF)及腹腔间隔室综合征(abdominal compartment syndrome, ACS)等。

2)局部并发症

急性胰周液体积聚、急性坏死物积聚、包裹性坏死、胰腺假性囊肿。

3. 急性胰腺炎的初期处理指南推荐要点

推荐意见1A: 对于急性胰腺炎患者,美国胃肠病学会(AGA)建议使用目标导向治疗进行液体液体处理。推荐强度: 有条件; 证据质量: 极低。

推荐意见1B: 对于急性胰腺炎患者,AGA建议不使用羟乙基淀粉(HES)。推荐强度: 有条件; 证据质量: 极低。

推荐意见2B: 对于预测可能为重症或坏死性胰腺炎的患者,AGA建议不预防性使用抗生素。推荐强度: 有条件; 证据质量: 低。

推荐意见3: 对于无胆管炎表现的急性胆源性胰腺炎患者,AGA建议不常规采取急诊ERCP治疗。推荐强度: 有条件; 证据质量: 低。

推荐意见4: 对于急性胰腺炎患者,AGA推荐在能耐受的情况下早期经口进食(24 h以内),而非嘱患者禁食。推荐强度: 有条件; 证据质量: 中。

推荐意见5: 对于无法经口进食的急性胰腺炎患者,AGA推荐肠内营养而非肠外营养。推荐强度: 强; 证据质量: 中。

推荐意见6: 对于预测可能为重症或坏死性胰腺炎,需要肠道置管营养支持的患者,AGA建议使用鼻胃管或者鼻肠管。推荐强度: 有条件; 证据质量: 低。

推荐意见7: 对于急性胆源性胰腺炎患者,AGA推荐在首次住院时即完成胆囊切除,而不是在出院后。推荐强度: 强; 证据质量: 中。

推荐意见8：对于急性酒精性胰腺炎患者，AGA推荐入院期间进行简单的饮酒干预。推荐强度：强；证据质量：中。

——王春友，李非，赵玉沛，等.急性胰腺炎诊治指南(2014)[J].中华普通外科学文献(电子版),2015,9(02)：86-89.

——周鑫，杨桂元，钱祝银.2018年美国胃肠病学会指南：急性胰腺炎的初期处理摘译[J].临床肝胆病杂志,2018,34(05)：978-981.

三、急性重症胆管炎

(一) 急性重症胆管炎的护理常规

1. 概念

急性重症胆管炎（acute cholangitis of severe type，ACST）是胆道感染疾病中的严重类型，亦称急性梗阻性化脓性胆管炎（acute obstructive suppurative cholangitis，AOSC），系急性胆管梗阻并继发化脓性感染所致。

2. 临床表现

本病发病急，病情进展迅速，除了具有急性胆管炎的Charcot三联症外，还有休克及中枢神经系统受抑制的表现，称为Reynolds五联症。

1）症状

（1）腹痛　表现为突发剑突下或右上腹持续性疼痛，阵发性加重，并向右肩胛下及腰背部放射。肝内梗阻者疼痛较轻，肝外梗阻时腹痛明显。

（2）寒战、高热　体温持续升高，可达39℃～40℃或更高，呈弛张热。

（3）黄疸　多数患者可出现不同程度的黄疸，肝内梗阻者黄疸较轻，肝外梗阻者黄疸较明显。

（4）神经系统症状　神志淡漠、嗜睡、神志不清，甚至昏迷，合并休克者可表现为烦躁不安、谵妄等。

（5）休克　口唇发绀，呼吸浅快，脉搏细速达120～140次/min，血压在短时间内迅速下降，可出现全身出血点或皮下瘀斑。

（6）胃肠道症状　多数患者伴恶心呕吐等消化道症状。

2）体征　剑突下或右上腹部不同程度压痛，可出现腹膜刺激征；肝脏常发生肿大并伴有压痛和叩击痛，肝外梗阻者可触及肿大的胆囊。

3. 观察要点

1）密切观察生命体征、病情的变化，做好相关记录。

2）密切观察意识状态以及腹痛的部位、程度、性质有无改变。

3）观察有无寒战、高热，监测体温变化及白细胞、中性粒细胞的变化，观察有无败血症的发生。

4）观察有无胆源性休克以及低血容量性休克

（1）严密监测生命体征，血氧饱和度，并做好记录；观察有无寒战高热、烦躁不安、脉搏细速、面色苍白、四肢湿冷、呼吸急促、尿量减少等休克前期的表现。

（2）注意观察呕吐物量、性质、颜色，行胃肠减压者，观察和记录引流量及性质；并观察患者的皮肤黏膜的色泽与弹性变化，判断失水程度。

（3）准确记录24 h出入量，作为补液的依据。

5）预防并观察有无潜在并发症的发生，如急性肾衰竭、ARDS、DIC、心力衰竭、消化道出血以及多器官功能衰竭。

6）观察实验室检查指标，定时留取标本，监测肝、肾功能及电解质的变化，做好动脉血气分析的测定，观察有无病情变化及注意有无水、电解质及酸碱平衡紊乱。

4. 护理措施

1）术前护理

（1）病情观察　观察神志、生命体征、腹部体征及皮肤黏膜情况，监测血常规、电解质、血气分析等结果的变化。若患者出现神志淡漠、黄疸加深、少尿或无尿、肝功能异常、PaO_2降低、代谢性酸中毒及凝血酶原时间延长等，提示发生MODS，及时报告医生，协助处理。

（2）维持体液平衡

① 观察指标：严密监测生命体征，特别是体温和血压的变化；准确记录24 h出入量，必要时监测中心静脉压及每小时尿量，为补液提供可靠依据。

② 补液扩容：迅速建立静脉通路，使用晶体液和胶体液扩容，尽快恢复有效循环血量；必要时使用肾上腺皮质激素和血管活性药物，改善组织器官的血流灌注及氧供。

③ 纠正水、电解质及酸碱平衡失调：监测电解质、酸碱平衡情况，确定补液的种类和量，合理安排补液的顺序和速度。

（3）维持正常体温

① 降温：根据体温升高的程度，采用温水擦浴、冰敷等物理降温方法，必要时使用药物降温。

② 控制感染：联合应用足量有效的抗生素，有效控制感染，使体温恢复正常。

（4）维持有效气体交换

① 呼吸功能监测：密切观察呼吸频率、节律和幅度；动态监测PaO_2和血氧饱和度，了解患者的呼吸功能状况，若患者出现呼吸急促、PaO_2下降、血氧饱和度降低，提示呼吸功能受损。

② 改善缺氧状况：非休克患者采取半卧位，使腹肌放松、膈肌下降，以改善呼吸状况；休克患者取仰卧中凹位。根据患者呼吸形态及血气分析结果选择给氧方式和确定氧气流量或浓度，可经鼻导管、面罩、呼吸机辅助等方法给氧，改善缺氧症状。

（5）营养支持　禁食和胃肠减压期间，通过肠外营养途径补充能量、氨基酸、维生素、水及电解质，维持和改善营养状况。凝血功能障碍者，遵医嘱予维生素K_1肌内注射。

（6）完善术前检查及准备　积极完善术前相关检查，如心电图、B超、血常规、凝血时间、肝肾功能等。准备术中用药，更换清洁病员服，按上腹部手术要求进行皮肤准备。根据患者情况给予经内镜逆行性胰胆管造影术（endoscopic retrograde cholangio pancreatography，ERCP）或者腹腔镜手术。

2）*术后护理*

（1）病情观察　观察生命体征、腹部体征及引流情况，评估有无出血及胆汁渗漏。对术前有黄疸的患者，观察和记录大便颜色并监测血清胆红素变化。

（2）营养支持　术后禁食、胃肠减压期间通过肠外营养途径补充足够的热量、氨基酸、维生素、水和电解质等，维持患者良好的营养状况。胃管拔除后根据患者胃肠功能恢复情况，由无脂流质饮食逐渐过渡至低脂饮食。

（3）T管引流的护理

① 妥善固定：将T管妥善固定于腹壁，不可固定于床单，以防翻身、活动时牵拉造成管道脱出。

② 加强观察：观察并记录T管引流出胆汁的颜色、量和性状。正常成人每日分泌胆汁800～1200 mL，呈黄绿色、清亮、无沉渣、有一定黏性。术后24 h内引流量为300～500 mL，恢复饮食后可增至每日600～700 mL，以后逐渐减少至每日200 mL左右。如胆汁过多，提示胆道下端有梗阻的可能；如胆汁浑浊，应考虑结石残留或胆管炎症未被控制。

③ 保持引流通畅：防止引流管扭曲、折叠、受压。引流液中有血凝块、絮状物、泥沙样结石时要经常挤捏，防止管道堵塞，必要时用生理盐水低压冲洗或用50 mL注射器负压抽吸，冲洗或抽吸时用力要适宜，以防引起胆管出血。

④ 预防感染：长期带管者，定期更换引流袋，更换时严格执行无菌操作。引流管口周围皮肤以无菌纱布覆盖，保持局部干燥，防止胆汁浸润皮肤引起炎症反应。平卧时引流管的远端不可高于腋中线，坐位、站立或行走时不可高于腹部手术切口，以防胆汁逆流引起感染。

⑤ 拔管：若T管引流出的胆汁色泽正常，且引流量逐渐减少，可在术后10～14 d，试行夹管1～2 d；夹管期间注意观察病情，若无发热、腹痛、黄疸等症状，可经T管行胆道造影，造影后持续引流24 h以上。如胆道通畅无结石或其他病变，再次夹闭T管24～48 h，患者无不适可予拔管。拔管后，残留窦道用凡士林纱布填塞，1～2 d内可自行闭合。若胆道造影发现有结石残留，则需保留T管6周以上，再进行取石或其他处理。

（4）鼻胆管的护理

① 术后妥善固定鼻胆管。

② 鼻胆管常规接一次性负压球进行负压吸引，避免管道打折、扭曲，保证引流通畅，及时倾倒引流液，定期更换负压球，注意防止医源性感染。

③ 注意观察引流液的颜色、性质及数量，并准确记录。正常胆汁为澄清、金黄色液体，成人每天为500～1 000 mL。若胆汁混浊、颜色改变或出现脓性絮状物等，提示有胆管感染；胆汁中有细小、褐色沉淀，很可能为引出的碎石或胆泥；若胆汁量少或清稀薄，提示肝功能差。

（5）并发症的预防和护理

① 出血：可能发生在腹腔或胆管内。腹腔内出血多发生于术后24～48 h，可能与术中血管结扎线脱落、肝断面渗血及凝血功能障碍有关。胆管内出血，术后早期或后期均可发生，多为结石、炎症引起血管糜烂、溃疡或术中操作不慎引起。胆肠吻合口术后早期可发生吻合口出血，与胆管内出血的临床表现相似。

护理措施：a. 严密观察生命体征及腹部体征，腹腔引流管引流大量血性液体超过100 mL/h、持续3 h以上伴有心率增快、血压波动时，提示腹腔内出血；胆管内出血表现为T管引流出血性胆汁或鲜血，粪便呈柏油样，可伴有心率增快、血压下降等休克表现，及时报告医生，防止低血容量性休克。b. 改善和纠正凝血功能，遵医嘱予以维生素$K_1$10 mg肌内注射，每日2次。

② 胆瘘：多由胆管损伤、胆总管下端梗阻、T管脱出所致。若患者出现发热、腹胀和腹痛等腹膜炎表现，或腹腔引流液呈黄绿色胆汁样，常提示发生胆瘘。

护理措施：a. 引流胆汁，将漏出的胆汁充分引流至体外是治疗胆瘘最重要的原则；b. 维持水、电解质平衡，长期大量胆瘘者应补液并维持水、电解质平衡；c. 防止胆汁刺激和损伤皮肤，及时更换引流管周围被胆汁浸湿的敷料，给予氧化锌软膏涂敷局部皮肤。

5. 护理问题

1）*疼痛*　与胆汁引流不畅、炎症刺激、胆道平滑肌痉挛有关。

2）*体液不足*　与呕吐、禁食、胃肠减压和感染性休克等有关。

3）*体温过高*　与胆管梗阻并继发感染有关。

4）*低效性呼吸形态*　与感染中毒有关。

5）*潜在并发症*　胆道出血、胆瘘、多器官功能障碍或衰竭。

6. 健康教育

1）*饮食指导*　注意饮食卫生，定期驱除肠道蛔虫。

2）*定期复查*　非手术治疗患者应定期复查，出现腹痛黄疸发热厌油等症状时，及时就诊。

3）*带T管出院患者的指导*　穿宽松柔软的衣服，以防管道受压；淋浴时，可用塑料薄膜覆盖引流管处，以防感染；避免提举重物或过度活动，以免牵拉T管导致管道脱出；出现引流异常或管道脱出时，及时就诊。

（二）急性重症胆管炎急救流程

急性重症胆管炎急救流程见图4-3-3。

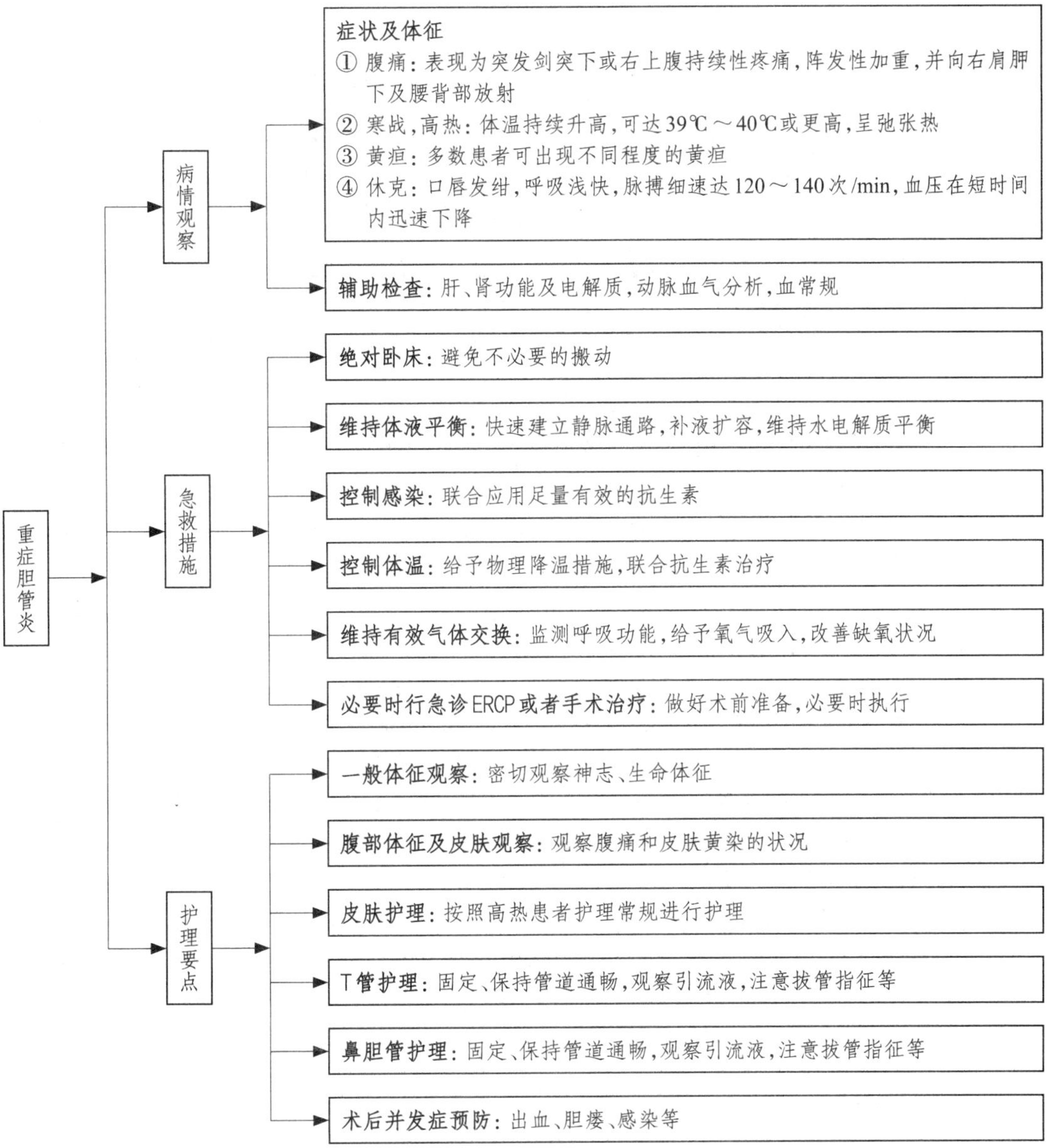

图4-3-3　急性重症胆管炎急救流程

【知识链接】　急性胆道感染指南推荐处理流程与引流方法

1. 急性胆管炎处理流程（如下图）

1）抗炎治疗前，留取血培养，胆管引流时留取胆汁并培养。

2）急性胆管炎的治疗原则包括：抗生素治疗、胆管引流和病因治疗；Grade Ⅰ、Ⅱ级患者合并胆总管结石，如果可能，应尽量同期行胆管引流和取石。

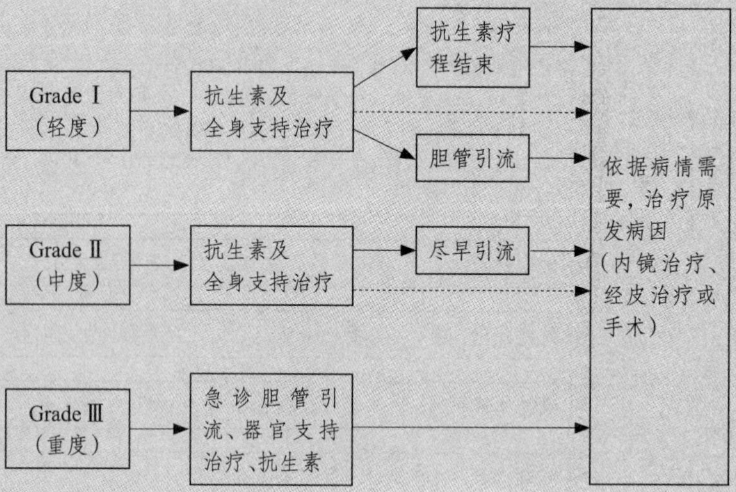

2. 胆管引流方法选择

1）对于中、重度急性胆管炎及保守治疗无效的轻度急性胆管炎患者，均需要早期行胆管引流进行治疗。胆管引流方式多样，包括手术、内镜下经乳头胆管引流（endoscopic transpapillary biliary drainage，ETBD）、超声内镜引导下胆管引流（endoscopic ultrasonography guided biliary drainage，EUS-BD）、经皮经肝胆管穿刺引流（percutaneous transhepatic biliary drainage，PTCD）等。

2）虽然ERCP有引起胰腺炎的风险，但由于可同时行胆管引流和取石，在住院时间及住院费用方面有较大优势。与PTCD相比，ERCP美容效果佳，不存在发生皮肤感染、胆瘘等风险，患者的生活质量较好。但在ERCP不成功的情况下，PTCD可以作为一个挽救性的治疗方案。因此，急性胆管炎引流首选ERCP，已成为金标准。

——Miura F, Okamoto K, Takada T, et al. Tokyo Guidelines 2018: initial management of acute biliary infection and flowchart for acute cholangitis[J]. J Hepatobiliary Pancreat Sci, 2018, 25(1): 31-40.

四、肝性脑病

（一）肝性脑病的护理常规

1. 概念

肝性脑病（hepatic encephalopathy，HE）是由急、慢性肝功能严重障碍或各种门静脉-体循环分流（以下简称“门-体分流”）异常所致的，以代谢紊乱为基础，轻重程度不同的神经精神异常综合征。

2. 临床表现

其临床表现因肝病的类型、肝细胞损害的程度、起病的急缓以及诱因的不同而有所差异。为便于早期诊断并指导治疗，常根据患者的临床表现对肝性脑病进行临床分级（表4-3-1）。

表4-3-1　HE的分级及症状、体征

HE分级标准	神经精神学症状（即认知功能表现）	神经系统体征
无HE	正常	神经系统体征正常，神经心理测试正常
MHE	潜在HE，没有能觉察的人格或行为变化	神经系统体征正常，但神经心理测试轻微异常
HE 2级	存在琐碎轻微临床征象，如轻微认知障碍，注意力减弱，睡眠障碍（失眠、睡眠倒错），欣快或抑郁	扑翼样震颤可引出，神经心理测试异常
HE 2级	明显的行为和性格变化；嗜睡或冷漠，轻微的定向力异常（时间、定向），计算能力下降，运动障碍，言语不清	扑翼样震颤易引出，不需要做神经心理测试
HE 3级	明显定向力障碍（时间、空间定向），行为异常，半昏迷到昏迷，有应答	翼样震颤通常无法引出，踝阵挛、肌张力增高、腱反射亢进，不需要做神经心理测试
HE 4级	昏迷（对言语和外界刺激无反应）体征，不需要做神经心理测试	肌张力增高或中枢神经系统阳性

注：轻微肝性脑病：minimal hepatic encephalopathy，MHE。

3. 观察要点

1）密切观察患者性格和行为，意识和神志，神经精神症状和体征改变。

2）观察患者饮食结构，尤其是每日蛋白质摄入量，并认真记录出入量。

3）观察大小便的颜色、性状、次数。

4）观察生命体征、昏迷患者瞳孔大小变化、对光反射情况。

5）观察有无感染

（1）有无咳嗽、痰多并根据痰培养结果判断有无肺部感染。

（2）有无尿路刺激征并结合尿培养判断有无泌尿系感染。

（3）有无口腔霉菌感染、切口感染等，监测体温及血常规。

6）观察有无皮下出血症状和黄疸程度、各种并发症，密切观察有无多脏器功能不全表现。

7）观察脑电图的变化，监测实验室指标，观察血氨、肝、肾功能的变化，注意有无水、电解质、酸碱平衡紊乱。

4. 护理措施

1）严密监测病情　密切注意肝性脑病的早期征象，观察患者思维及认识改变，识别意识障碍的程度，观察并记录患者的生命体征、瞳孔大小、对光反射等，如有异常应及时报告医生，以便及时处理。

2）避免各种诱发因素

（1）禁止给患者应用安眠药和镇静药物，如临床确实需要，可遵医嘱用地西泮等，也只用常量的1/3～1/2。

（2）防止感染，加强基础护理，观察体温变化，保持口腔、会阴部、皮肤的清洁，注意预防肺部感染，如有感染症状出现，应及时报告医生并遵医嘱及时、准确地给予抗生素。

（3）防止大量进液或输液，过多液体可引起低血钾、稀释性低血钠、脑水肿等，可加重肝性脑病。

（4）避免快速利尿和大量放腹水，及时纠正频繁的腹泻和呕吐，防止有效循环血容量减少、水电解质紊乱和酸碱失衡。

（5）保持大便通畅，便秘者可口服或鼻饲50%硫酸镁30～50 mL导泻，也可用生理盐水或弱酸溶液灌肠，忌用肥皂水灌肠使肝昏迷加重。

3）饮食护理　限制蛋白质摄入，发病开始数日内禁食蛋白质，供给足够的热量和维生素，以糖类为主要食物。昏迷者应忌食蛋白质，可鼻饲或静脉补充葡萄糖供给热量。清醒后可逐渐增加蛋白饮食，最好给予植物蛋白，如豆制品。显著腹水患者应限制钠、水的摄入量，钠量应限制在25 mg/d，水量一般为尿量加100 mL/d。

4）药物护理　遵医嘱迅速给予降氨药物，并注意观察药物的疗效及不良反应。

5）意识障碍患者的护理　以理解的态度对待患者的某些不正常的行为，向其同室病友，家属等做好解释工作，使其了解这是疾病的表现，让他们正确对待患者。对于躁动不安者须加床档，必要时使用保护带，以防坠床。经常帮助患者剪指甲，以防抓伤皮肤。

6）昏迷患者护理　保持患者卧姿舒适，头偏向一侧，保证患者呼吸道通畅，必要时给予吸氧。可用冰帽降低颅内温度，使脑细胞代谢降低，以保护脑细胞功能。做好患者的口腔护理，皮肤护理，保持床单位整洁，协助患者翻身，防止感染、压疮。同时，注意肢体的被动活动，防止血栓形成和肌肉萎缩。

5. 护理问题

1）营养失调，低于机体需要量　与肝功能减退、消化吸收障碍有关。

2）意识障碍　与血氨升高，干扰脑细胞能量代谢和神经传导有关。

3）活动无耐力　与肝功能减退、营养摄入不足有关。

4）有受伤的危险　与肝性脑病发作时意识障碍有关。

5）潜在并发症　有出现脑水肿、感染、出血的可能。

6. 健康教育

1）了解患者发生肝性脑病的诱因，向患者及家属介绍预防的措施。

2）指导患者了解发作规律及发病先兆，如性格改变、理解力和近期记忆力减退、行为异常等症状，应做好预防发作的准备和学会必要的保护处理，并且避免诱发因素。

3）鼓励患者进食营养丰富、易消化的食物，少食刺激性的食物。疾病发作时限制蛋白质的摄入，有显著腹水时控制水钠摄入。

4）告诫患者家属出院后要在医生指导下按时按量服药，不可自行停药、换药、加量、减量。

5）保持生活规律、情绪平稳，减少进出公共场所，预防感染，定期复诊。

（二）肝性脑病急救流程

肝性脑病急救流程见图4-3-4。

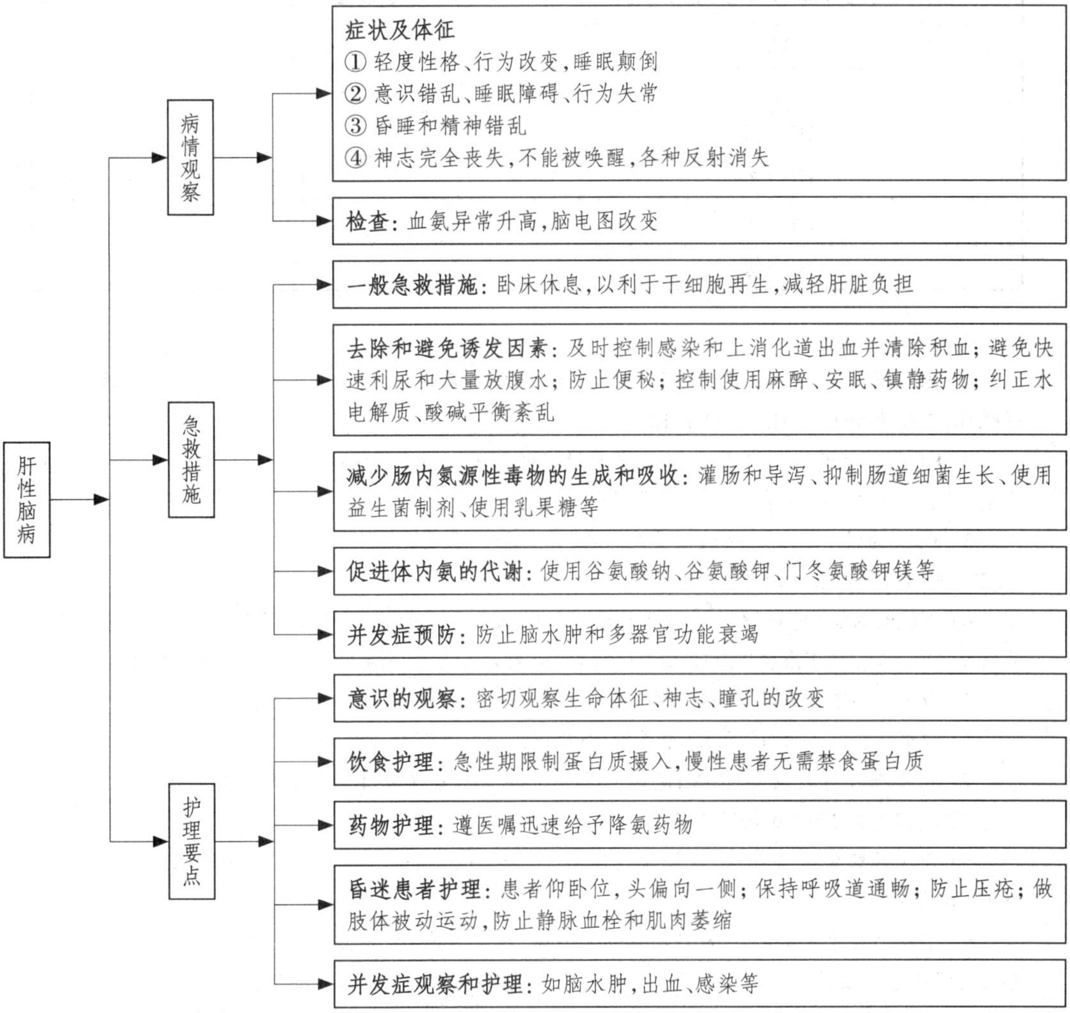

图4-3-4　肝性脑病急救流程

【知识链接】　肝硬化肝性脑病的最新分级和指南推荐要点

1. 修订后的HE分级

中华医学会消化病学分会和肝病学分会于2018年制订了《中国HE诊治共识意见》。近年来，随着基础和临床研究的进展，人们对HE，尤其是轻微肝性脑病（minimal hepatic encephalopathy，MHE）有了进一步的认识。肝硬化HE的发生率国内外报道不一，可能是因为临床医生对HE的诊断标准不统一及对MHE的认知存在差异。多数肝硬化患者在病程的某一时期会发生一定程度的MHE，其在整个肝硬化病程中发生率为30%～84%，HE分级标准见下表。

修订的HE分级标准

传统West-Haven标准	建议修订的HE分级标准
0级	无HE
MHE	
HE 1级	HE 1级
HE 2级	HE 2级
HE 3级	HE 3级
HE 4级	HE 4级

2. 指南推荐要点

1）HE是程度和范围较广的神经精神异常，结合临床表现、神经心理测试方法和鉴别诊断，肝硬化HE可分为MHE和HE 1～HE 4级。

2）HE是一个连续的临床过程，在严重肝病的基础上，HE 1～HE 4级依据临床表现可以做出诊断，不推荐做神经心理学、神经生理学及影像学等检查。

3）MHE为没有能觉察的认知功能障碍，患者神经系统体征正常，但神经心理测试异常，诊断MHE需要特殊的神经心理学或脑功能影像学检查。

4）血氨检测需注意质控，止血带压迫时间过长、采血后较长时间才检测、高温下运送均可能引起血氨假性升高。应室温下采静脉血后立即送检，30 min内完成测定，或离心后4℃冷藏，2 h内完成检测。

5）血氨升高不作为病情轻重、预后及HE分级的指标。

6）积极寻找及去除HE诱因（如感染、消化道出血及电解质紊乱等）。

7）乳果糖可有效改善HE/MHE肝硬化患者的生活质量及生存率，推荐剂量为15～30 mL，2～3次/d，以每天2～3次软便为宜。

8）合理的饮食及营养补充（每日进食早餐，给予适量蛋白）有助于提高患者生活质量，避免MHE/HE复发。

9）应鼓励患者少食多餐，每日均匀分配小餐，睡前加餐（至少包含复合碳水化合物50 g），白天禁食时间尽可能控制在3～6 h。进食早餐可提高MHE患者的注意力及操作能力。

10）欧洲肠外营养学会指南推荐，每日蛋白质摄入量为1.2～1.5 g/kg来维持氮平衡，肥胖或超重的肝硬化患者日常膳食蛋白摄入量维持在2 g/kg，对于HE患者是安全的。

11）HE所致的精神症状可能与缺乏微量元素、水溶性维生素，特别是硫胺素有关，低锌可导致氨水平升高。对失代偿期肝硬化或有营养不良风险的应给予复合维生素或锌补充剂治疗。

12）忌食坚硬粗糙的食物。肝硬化患者中有很大一部分合并腹水、门脉压上升，消化器官与肝脏的回心血液受阻，导致食管下段以及胃底出现静脉曲张，血管壁非常脆弱，一旦遇到坚硬的食物就有可能被损伤，进而造成消化道出血，因此，肝硬化患者严格禁止食用粗糙的食物，应当以软食和半流质饮食为主，且嘱咐患者进食过程中细嚼慢咽，将食物充分嚼碎之后吞下。

——中华医学会肝病学分会.肝硬化肝性脑病诊疗指南[J].临床肝胆病杂志，2018，34(10)：2076-2089.

（陈亚梅）

第四节　代谢系统常见急危重症护理

一、甲状腺危象

（一）甲状腺危象护理常规

1. 概念

甲状腺危象（thyroid crisis）又称甲亢危象，是甲状腺功能亢进患者在急性感染、精神创伤、高热、妊娠、甲状腺手术或放射科碘治疗等诱因刺激下，导致病情突然变化而发生的最严重并发症。

2. 临床表现

临床表现包括体温升高（39℃以上），心率增快（140～240次/min），出现焦虑、烦躁、大汗、纳差、呕吐、腹泻等症状，可因大量失水致虚脱、休克，甚至昏迷。

3. 观察要点

1）观察患者神志及精神状态、生命体征、瞳孔变化。

2）询问患者食欲、大便次数和24 h出入量。

3）监测患者血常规、电解质、肝肾功能、血糖等。

4）观察患者腹泻、呕吐、腹水状况。

4. 护理措施

1）保持呼吸道通畅，遵医嘱给予持续低流量吸氧（2～4 L/min）。

2）迅速建立静脉通路并保持通畅，大量补液，纠正电解质紊乱。如能饮水，鼓励患者自行饮水，昏迷患者给予插胃管。必要时监测中心静脉压，备齐抢救药品与物品。遵医嘱按时、按剂量准确用药，并注意观察有无用药不良反应。

3）绝对卧床休息，保证房间安静、整洁，减少不良刺激。

4）伴抽搐者遵医嘱使用镇静药，躁动患者加床档，必要时给予适当约束，防止坠床。

5）卧床期间加强患者口腔、会阴及皮肤护理，昏迷患者给予留置导尿。

6）高热患者采用物理降温，给予高热量、高蛋白、富含维生素饮食，鼓励患者多饮水。

7）昏迷患者护理详见昏迷患者护理常规。

5. 护理问题

1）体温过高　与高代谢水平、感染、甲状腺危象有关。

2）心率过快　与高代谢水平、感染、甲状腺危象有关。

3）营养失调，低于机体需要量　与疾病的高代谢水平有关。

4）有受伤的危险　与甲状腺危象时患者躁动有关。

5）自我形象紊乱　与甲状腺肿大、颈部增粗有关。

6）潜在并发症　休克、DIC、多器官功能衰竭。

6. 健康教育

1）指导患者摄取适当的饮食，对于妊娠、哺乳、青春期发育者，多摄取含碘高的食物，避免摄入大量抑制甲状腺激素合成的物质。

2）向患者解释长期服药的重要性，不可自行减量或停服，学会观察药物疗效及不良反应。警惕发热、咽痛、皮疹等粒细胞缺乏症症状。服用碘剂时，准确掌握剂量，观察有无中毒及过敏反应，如出现口腔黏膜发炎、腹泻、恶心、鼻出血等症状，应立即停药并通知医生予以处理。出现压迫症状、突然疼痛与甲状腺腺体急性肿大等，应及时就诊。

3）服用抗甲状腺药物者应每周查血常规1次，每隔1～2个月进行甲状腺功能测定。

4）保持身心愉快，避免不必要的精神刺激。

5）告知患者严禁用手挤压甲状腺。

6）教会患者自我观察，每日清晨起床前自测脉搏，定期测量体重，脉搏减慢、体重增加是治疗有效的重要标志。

（二）甲状腺危象急救流程

甲状腺危象急救流程见图4-4-1。

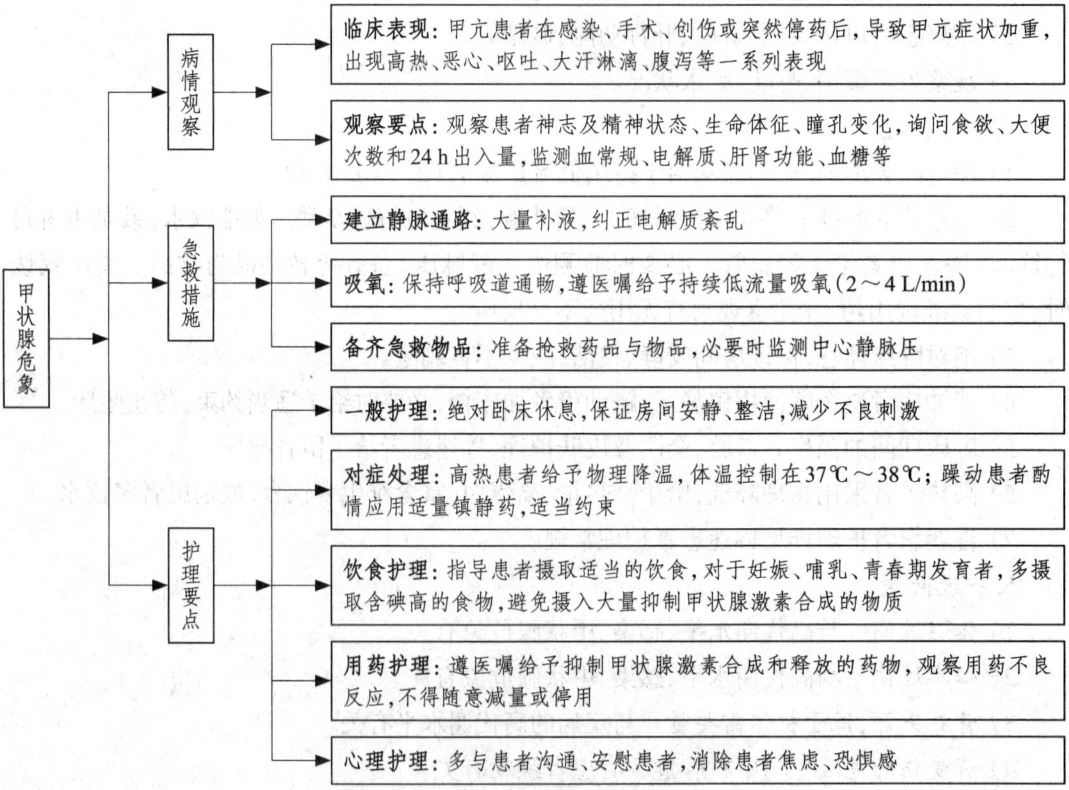

图4-4-1　甲状腺危象急救流程

【知识链接】 甲状腺危象的管理（2016 Japan Thyroid Association/Japan Endocrine Society）

1. 重症监护病房收治指征与并发症治疗推荐证据

1）建议所有甲状腺危象患者进入重症监护室接受治疗，对于有潜在致命风险的患者，如休克、DIC、多器官功能衰竭，应立即转入ICU（强烈推荐/低级证据）。

2）强烈建议将急性生理与慢性健康评分（acute physiology and chronic health evaluation，APACHE）>9分的患者转入ICU（强烈推荐/低级证据）。

3）DIC是甲状腺危象的常见并发症，死亡率较高，应予强化治疗（强烈推荐/低级证据）。

2. 甲状腺危象的预防推荐证据

1）对于抗甲状腺药物治疗依从性不好的甲亢患者，应加强监护，防止甲状腺危象的发生（强烈推荐/低级证据）。

2）在甲状腺危象急性期，如病情已得到有效控制，可考虑行Graves病针对性治疗，包括同位素碘治疗和甲状腺切除术，以防止甲状腺危象的复发（强烈推荐/低级证据）。

——Satoh T, Isozaki O, Suzuki A. 2016 Guidelines for the management of thyroid storm from The Japan Thyroid Association and Japan Endocrine Society (First edition)[J]. Endocrine Journal, 2016, 63(12): 1025-1025.

二、肾上腺危象

（一）肾上腺危象护理常规

1. 概念

肾上腺危象（adrenal crisis）是指由各种原因导致肾上腺皮质激素分泌不足或缺如引起的一系列临床症状，可累及多个系统，是一种非常险恶的情况，若不及时抢救，大多于发病后24～48 h死亡。原发性慢性肾上腺皮质功能减退症患者不治疗或中断治疗，在感染、劳累、创伤、手术或明显情绪波动等应激状况下，肾上腺皮质功能储备不足更加突出，导致症状加重、出现肾上腺危象。肾上腺切除术后，肾上腺萎缩或因术前、术中处理不周，或术后皮质激素替代治疗不够也会导致肾上腺危象发生。

2. 临床表现

1）发热多见，可有高热（达40℃以上），有时体温可低于正常。

2）消化道功能障碍，厌食、恶心、呕吐等常为早期症状，如及时识别并治疗，常很快好转，也可有腹痛、腹泻等症状。

3）神经系统软弱，表现为萎靡、无欲、淡漠、嗜睡、极度衰弱状，也可表现为烦躁不安、谵妄、神志模糊，甚至昏迷。

4）心率快速（可达160次/min），四肢厥冷，循环虚脱，血压下降，陷入休克，由于本病存在潴钠激素的缺乏，因此会更快速地出现周围循环衰竭，多数患者神志改变与血压下降同时出现；少数患者神志改变在前，随之出现血压下降。

5）存在不同程度的脱水征象。

3. 观察要点

1）观察体温、血压、呼吸的频率和程度、脉搏。

2）监测血糖值。

3）观察神志及精神状态是否清楚，有无萎靡淡漠、嗜睡，或烦躁不安、谵妄惊厥等症状。

4）观察有无厌食、恶心、呕吐、腹泻等消化功能障碍症状。

5）观察有无药物不良反应、有无感染征象；观察凝血功能情况，有无消化道出血等。

4. 护理措施

1）肾上腺术后的患者，出现胸闷、心慌、呼吸急促、全身出冷汗、血压下降、高热、肌肉僵痛等情况时，立即通知医生。记录抢救过程，加强交接班。

2）绝对卧床休息，保持病室安静，注意通风、换气。

3）保持呼吸道通畅，及时清除呼吸道分泌物，给予吸氧。

4）迅速建立静脉通路，保证药物及液体的顺利输入，必要时测定中心静脉压。用药前抽血标本，急查肝肾功能、电解质、血气分析、凝血功能，备送血浆皮质醇监测，以明确诊断。

5）给予心电监护，注意观察心率、心律变化，如收缩压在80 mmHg以下伴休克症状，经补液及激素治疗仍不能纠正，应及时应用血管活性药。

6）密切观察体温，体温过高者给予冰帽置于头部，冰袋放于大动脉处，或给予酒精擦浴；大汗后及时更换衣服和床单，保持皮肤清洁，防止受凉，及时补充水分。低体温者给予保暖。

7）消除诱因，治疗原发病，给予营养支持与对症治疗。

8）加强病情观察。使用激素治疗后，观察精神状态有无改善，是否有意识模糊、嗜睡、昏迷等；观察有无水肿现象，皮肤弹性、体温、腹痛、腹泻有无改善，呕吐物性质，判断有无胃肠道出血；留置尿管，记录24 h出入量；定时测血糖，血糖过低时及时告知医生处理，以免发生低血糖昏迷；注意维持水电解质的平衡。

9）肾上腺危象可导致DIC、肾衰竭、继发贫血等潜在并发症，应及时观察患者的凝血情况，血红蛋白量及肾功能。

10）做好心理护理，肾上腺危象患者乏力是肾上腺功能不足引起的，表现为倦怠、抑郁、失眠、患者易激动、顾虑较多，因此应向其讲明本病的发病原因、临床表现及预后，精神上给予鼓励，避免患者紧张、恐惧，使其积极配合治疗。

5. 护理问题

1）体温过高　与高代谢水平、感染、肾上腺危象有关。

2）组织灌注不足　与呕吐、腹泻、手术失血等因素有关。

3）知识缺乏　与缺乏疾病的相关知识有关。

4）疼痛　与手术创伤以及术后留置引流管有关。

5）有受伤的危险　与疾病引起的意识障碍有关。

6）有感染的危险　与手术创伤，留置引流管有关。

7）有下肢静脉血栓的危险　与术后长期卧床有关。

8）有坠积性肺炎的危险　与术后长期卧床有关。

9）潜在并发症　DIC、肾衰竭、继发贫血。

6. 健康教育

1）按时按量服用维持或替代激素，如遇应激情况应适当加量，待病情稳定后再恢复维持量。

2）制订合理的饮食计划，给予高蛋白、高热量、高维生素的营养饮食，纠正水电解质紊乱，增强机体抵抗力，提高手术耐受力。

3）改变体位时动作缓慢，以防止体位性低血压。

4）告知患者药物的作用、不良反应、用药的重要性及注意事项，用药期间密切观察血压及病情变化。定期门诊复查，如身体出现不适，应随时就诊。

5）佩戴标志，注明姓名、地址、家人电话，说明自己为肾上腺皮质功能不全患者，一旦出现危象可被及时送往医院抢救。

6）外出旅行时，须携带足量的激素以备急用。

（二）肾上腺危象急救流程

肾上腺危象急救流程见图4-4-2。

【知识链接】　防治肾上腺危象

对于怀疑发生肾上腺危象的患者，应立即给予氢化可的松100 mg静脉注射，并在起病后1 h内给予1 000 mL生理盐水或者5%葡萄糖溶液。后续第1个24 h内继续补充200 mg氢化可的松，可持续静脉微泵注入或者分次注入（每6 h注射1次），第2个24 h改为100 mg。期间同时实施液体复苏疗法，具体液量根据个体情况进行调整。

须注意，对于儿童患者，氢化可的松首剂量为50～100 mg/m^2，后续每日50～100 mg/m^2，分成每6 h注射1次。对于出现低血糖者，应给予25%葡萄糖溶液2～4 mL/kg，以2～3 mL/min的速率缓慢静脉注射；年龄<12岁者，可给予10%葡萄糖溶液5～10 mL/kg；待症状改善后，应逐渐减量并尽可能改为口服用药。

——陈语，陈慎仁. 防止肾上腺危象，及早诊治PAI有规范——《2016 TES临床实践指南：PAI的诊断与治疗》解读［J］. 医师在线，2016，6（10）：22-23.

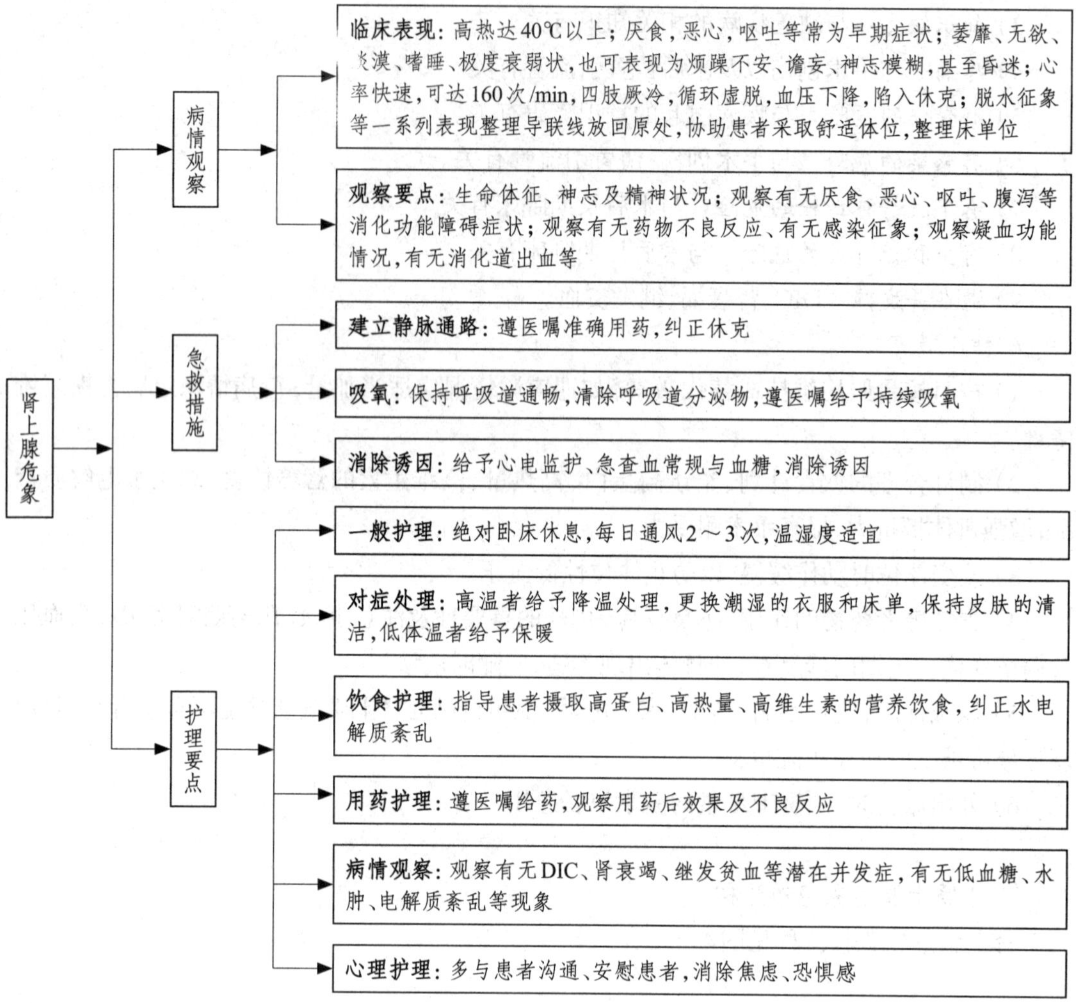

图4-4-2　肾上腺危象急救流程

三、糖尿病酮症酸中毒

（一）糖尿病酮症酸中毒护理常规

1. 概念

糖尿病酮症酸中毒（diabetic ketoacidosis，DKA）是糖尿病严重的急性并发症，多因感染、胰岛素使用不当、创伤、手术、妊娠和分娩等因素诱发。在这些诱发因素作用下，胰岛素不足明显加重，同时胰高血糖素等胰岛素拮抗激素升高，从而引起以高血糖、高酮血症和代谢性酸中毒为主要生化改变的临床综合征。

2. 临床表现

1）原有糖尿病症状加重，口渴多饮、乏力多尿、食欲减退、体重下降、视物模糊。

2）恶心、呕吐、胃痛或腹部不适（类似急腹症症状）。

3）呼吸深快，呼出气体有“烂苹果”味，当pH值<7.0时则发生呼吸中枢抑制。

4）失水明显者有口干舌燥、眼眶内陷、皮肤弹性差、脉速、低血压甚至休克、少尿和急性肾衰竭。

5）神经系统症状。轻者神志清楚，但反应迟钝、表情淡漠、嗜睡；重者神志模糊，甚至昏迷。

6）感染症状。1型糖尿病可无明显诱因出现酮症，2型糖尿病多有明显诱因，最常见的是感染。

3. 观察要点

1）观察患者神志及体温、呼吸、血压、脉搏等生命体征。

2）遵医嘱定期查电解质，监测血糖和酮体情况，防止电解质平衡紊乱。

3）准确记录出入量，防止严重失水。

4）观察血糖、尿糖，二氧化碳结合力的变化，防止低血糖。

4. 护理措施

1）绝对卧床休息，保持病室安静，注意通风、换气。

2）迅速建立两条静脉通路，确保液体、钾和胰岛素的输入。液体输入量应在规定的时间内完成，胰岛素用量必须准确和及时。

3）遵医嘱给予持续低流量吸氧（2～4 L/min）。

4）暂禁食，必要时留置胃管，增加水的摄入量，确保每日2500～3000 mL。注意保暖，预防压力性损伤和继发感染。

5）严密观察和记录患者神志状态、瞳孔大小及对光反射、呼吸、血压、脉搏、每日出入液量等变化。

6）患者昏迷或躁动时，加床档，防止坠床和压疮。

5. 护理问题

1）低血糖　与持续使用胰岛素有关。

2）体温过高　与感染有关。

3）活动无耐力　与缺氧有关。

4）知识缺乏　与缺乏疾病的相关知识有关。

5）皮肤完整性受损的危险　与缺氧及卧床有关。

6）潜在并发症　休克、严重感染、心力衰竭、心律失常、肾衰竭、脑水肿、急性胃扩张。

6. 健康教育

1）饮食指导　根据患者的身高、体重、劳动强度制订合适的饮食热量。合理选择食物，确保每日碳水化合物、蛋白质、脂肪比例适当，不可过多摄入高热量食物，也不可过少摄入碳水化合物。对于青少年尤其要加强看护，督促遵循饮食原则。指导患者在没有严重心脏、肾脏并发症的情况下，每日应多喝水。

2）胰岛素注射指导　对使用胰岛素的患者强调“三位一体”的注射，指导按时、按量注射胰岛素，外出时胰岛素剂量备足，正确携带、保存胰岛素，不可随意中断、减少胰岛素或更换胰岛素品种。

3）提高自我护理能力　生活起居有规律，合理安排生活工作学习，不可过度熬夜、疲劳作业等。保证充足的睡眠，学会自我减压，正确处理疾病所致的生活压力，避免精神刺激，以免抵抗力下降，引起呼吸系统、泌尿系统等感染。

4）做好预防宣教　指导患者及家属认识DKA，及时识别DKA的症状。如发现患者出现疲乏、四肢无力、极度口渴、多饮多尿、食欲减退，或者恶心、呕吐时，要引起警惕。如伴有头痛、嗜睡烦躁、呼吸深快有烂苹果味则为酮症，需立即入院治疗，以免延误病情，增加不必要的痛苦和损失。

（二）糖尿病酮症酸中毒急救流程

糖尿病酮症酸中毒急救流程见图4-4-3。

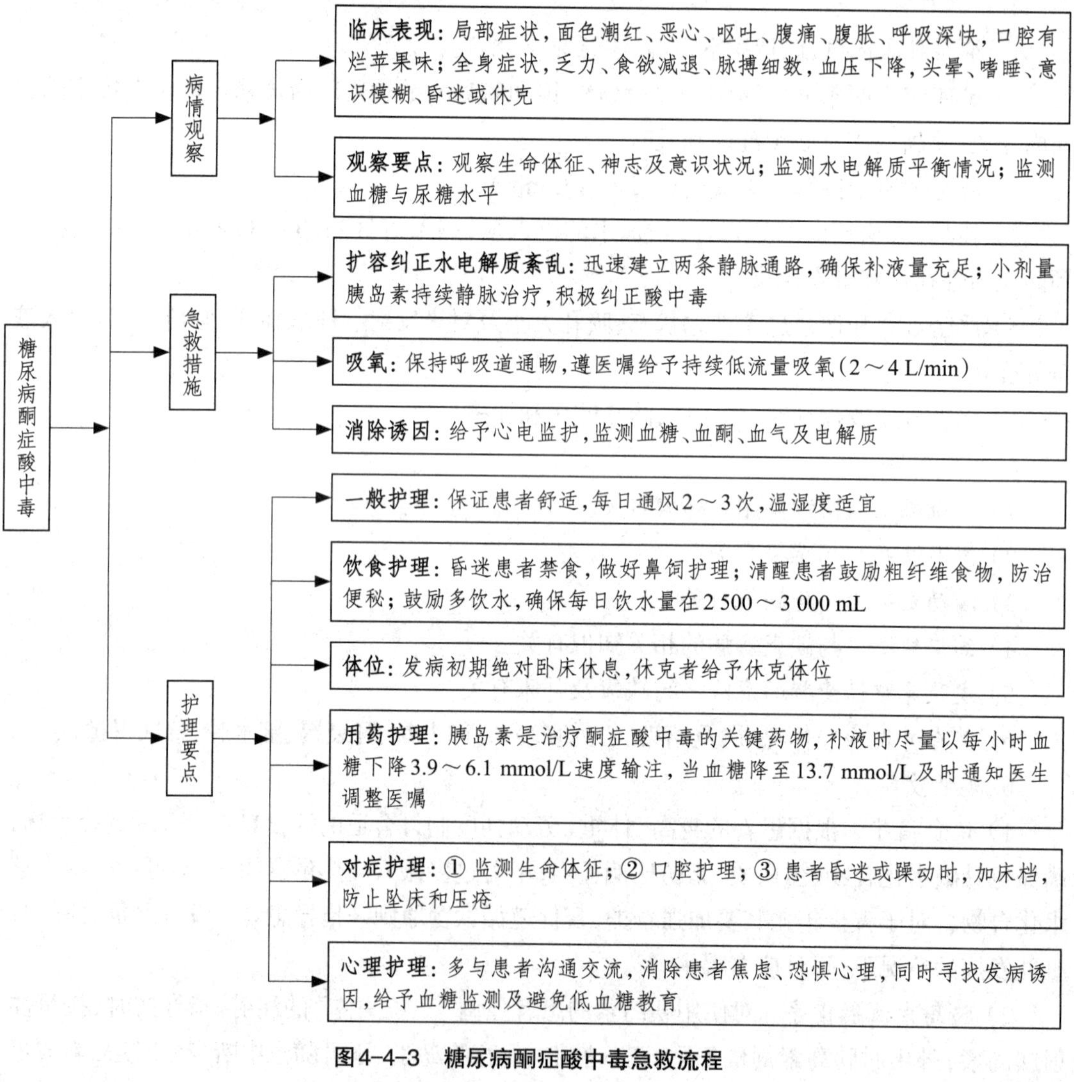

图4-4-3　糖尿病酮症酸中毒急救流程

【知识链接】　糖尿病酮症酸中毒的诊断及预防

如血酮体升高（血酮体≥3 mmol/L）或尿糖和酮体阳性（++以上）伴血糖增高（血糖>13.9 mmol/L），血pH（pH<7.3）和（或）二氧化碳结合力降低（HCO_3^-<18 mmol/L），无论有无糖尿病病史，都可诊断为DKA。具体诊断标准如下表所示。

不同程度DKA的诊断标准

不同程度DKA	血糖（mmol/L）	动脉血pH值	血清HCO_3^-（mmol/L）	尿酮[a]	血酮	血浆有效渗透压[b]	阴离子间隙[c]（mmol/L）	意识状态
轻度	>13.9	7.25～7.30	15～18	阳性	升高	可变	>10	清醒
中度	>13.9	≥7.00且<7.25	≥10且<15	阳性	升高	可变	>12	清醒或嗜睡
重度	>13.9	<7.00	<10	阳性	升高	可变	>12	木僵或昏迷

注：DKA为糖尿病酮症酸中毒；a硝普盐反应方法；b血浆有效渗透压=2×（[Na^+]+[K^+]）(mmol/L)+血糖(mmol/L)；c阴离子间隙=[Na^+]−[Cl^-+HCO_3^-](mmol/L)

中国的研究结果显示，当随机血糖超过19.05 mmol/L（血清酮体≥3 mmol/L）时，可预警DKA。良好的血糖控制，预防并及时治疗感染等其他疾病是预防DKA的关键。

——中华医学会糖尿病学分会.中国2型糖尿病防治指南（2020年版）[J].中华内分泌代谢杂志，2021，37（4）：311-398.

四、低血糖危象

（一）低血糖危象护理常规

1. 概念

低血糖危象（hypoglycemic crisis）是指非糖尿病患者血糖<2.8 mmol/L，接受药物治疗的糖尿病患者血糖≤3.9 mmol/L或出现低血糖症状。

2. 临床表现

1）交感神经兴奋　患者有饥饿感伴软弱无力、面色苍白、出汗恶心、心悸。

2）中枢神经症状　患者出现神志改变、认知障碍、抽搐和昏迷，甚至死亡。

3. 观察要点

观察患者神志、心率、血压、呼吸，严密监测患者血糖情况。

4. 护理措施

1）首先评估患者是否有意识障碍

① 意识清楚者：口服15～20 g糖类食品（含糖食物可为2～4块糖果或方糖、5～6块饼干、1匙蜂蜜、半杯果汁或含糖饮料等）。

② 意识障碍者：静脉推注50%葡萄糖40～60 mL，或肌注胰高血糖素0.5～1 mg；注意卧床休息、保暖、必要时吸氧。

2）监测与进一步处理　每15 min监测1次血糖，使用胰岛素泵的患者可按需暂停泵治疗。

3）疗效评估　① 低血糖被纠正：了解发生低血糖的原因，遵医嘱调整用药。② 低血糖未被纠正：遵医嘱静脉注射5%或10%的葡萄糖，或加用糖皮质激素。

4）纠正后的处理　距下次就餐时间大于1 h者，应进食含淀粉或蛋白质的食物，增加血糖监测次数，意识恢复后密切监测血糖至少24 h，酌情减少胰岛素用量。

5）抽搐患者　遵医嘱应用镇静药，注意保护患者，防止外伤。

6）昏迷患者　详见昏迷患者护理常规。

7）心理护理　给予精神安慰，消除患者紧张心理。

5. 护理问题

1）活动无耐力　与低血糖所致的软弱、无力、头晕、心悸有关。

2）生活自理能力缺陷　与脑功能障碍有关。

3）恐惧　与低血糖导致意识改变有关。

4）知识缺陷　与缺乏低血糖疾病知识有关。

5）有受伤的危险　与脑细胞因葡萄糖供应不足伴供养下降致脑功能障碍有关。

6. 健康教育

1）嘱患者规律饮食，尤其是主食定量，固定锻炼方式和时间。

2）不随意调整用药剂量，定时监测血糖，定期复诊。

3）患者外出运动时携带糖块、饼干、水果等含糖食物，以备应急。

4）当患者食欲不佳、主食进食量较少或运动量较平日明显增大时，在下一餐餐前应当适当加餐（零食、升糖慢的水果等）。

5）加强手指血糖监测，尤其是睡前血糖，预防夜间低血糖反应，睡前血糖偏低时可按需或遵医嘱适当补充低升糖指数的食物，如牛奶、蛋白粉等。

（二）低血糖危象急救流程

低血糖危象急救流程见图4-4-4。

【知识链接】　可穿戴式心率监测仪有助于及早发现低血糖

一些研究表明，心率变异趋势与血糖水平下降直接相关。那么，监测心率变化的趋势是否可以用来预测低血糖？近期，一项评估心率监测和低血糖预测效果的研究发表在*Diabetes care*上。

在早期的验证研究中，研究者只招募了23名患者，研究时间仅为5 d。参与者佩戴一种名为

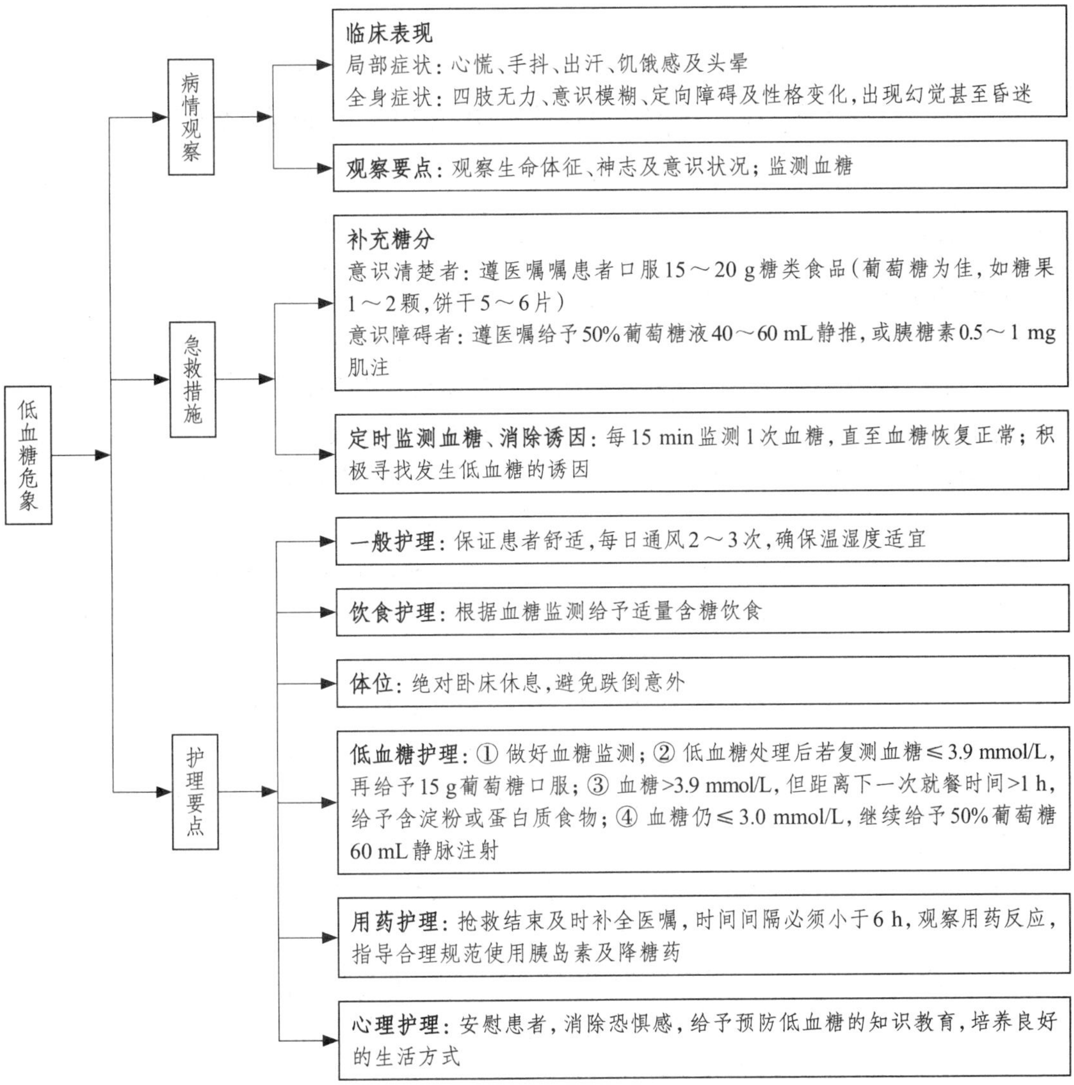

图4-4-4　低血糖危象急救流程

Vital Patch的设备，这种设备可监测多种健康参数，包括心率。研究人员通过手指血测定记录血糖值，当患者血糖值低于70 mg/dL（3.9 mmol/L）时，记录为低血糖事件，同时记录患者的心率数据。

分析表明，只有3%的低血糖事件中没有出现心率变异性（heart rate variability，HRV）的变化。82%的低血糖事件中被观察到心率变化。研究人员初步得出结论：“低血糖引起HRV的早期变化，可通过可穿戴设备检测到。测量实时HRV似乎有望用于早期低血糖监测。”

——Olde B M, Koeneman M, de Galan B E, et al. Early Detection of hypoglycemia in type 1 diabetes using heart rate variability measured by a wearable device [J]. Diabetes care, 2019, 42(4): 689-692.

（王　璐）

第五节　神经系统常见急危重症护理

一、癫痫

（一）癫痫护理常规

1. 概念

1）癫痫（epilepsy）是一种以具有持久性的致癫倾向为特征的脑部疾病。癫痫发作（epileptic seizure）是指脑神经元异常过度、同步化放电活动导致反复、短暂、刻板的脑功能失调。癫痫是以反复癫痫发作为特征，主要表现为运动、感觉、植物神经、意识、情感、记忆、认知及行为等多方面功能障碍。

2）癫痫持续状态（status epilepticus，SE）是神经内科常见的急危重症，若不及时治疗可因高热、循环衰竭、电解质紊乱或神经元兴奋毒性损伤导致永久性脑损害，致残率和病死率均很高。其传统意义是指癫痫连续发作之间意识尚未完全恢复又频繁再发，或癫痫发作持续30 min以上未自行停止。目前认为，如果患者出现全面强直阵挛性发作持续5 min以上即考虑癫痫持续状态。常见原因为不规范的治疗（如自行停用抗癫痫药物），其他原因如脑卒中、外伤、感染、肿瘤、药物中毒、精神紧张、过度疲劳及饮酒等亦可导致，个别患者原因不明。

2. 临床表现

不同类型癫痫的临床表现也不同，主要有全面性发作、局灶性发作和其他自限性发作三大类。

1）全面性发作　主要包括全面性强直阵挛性发作、失神发作、强直发作、阵挛发作、肌阵挛发作、失张力发作等，这种类型的发作多在发作初期就有意识丧失，典型表现为骨骼肌、眼肌、咀嚼肌等全身肌肉收缩，出现全身强直、阵挛、跌倒、眼球上翻或凝视、口吐白沫、牙关紧闭，常伴有大小便失禁、血压升高、瞳孔扩大、唾液和其他分泌物增多，从发作到意识恢复常持续5～15 min。

2）局灶性发作　主要包括运动性发作、感觉性发作、自动症和局灶性激发全面性发作等。除自动症外，局灶性发作的患者发作时神志清醒，发作后能复述发作的生动细节。运动性发作是出现局部不自主抽动，多见于一侧眼睑、口角、手或足。感觉性发作表现为一侧面部、肢体或躯干的麻木、刺痛，自主神经性发作会出现上腹部不适、恶心、呕吐、面色苍白、出汗、瞳孔散大等。局灶性发作也可继发全面性发作。

3）其他自限性发作　主要有痴笑性发作和偏侧阵挛发作，表现为没有诱因的、刻板的、反复发生痴笑，常伴有肌肉节律性反复收缩等其他癫痫表现。

3. 观察要点

1）观察癫痫发作起始和持续时间、发作类型、发作频率和抽搐开始的部位。

2）观察患者生命体征、意识、瞳孔及氧饱和度变化，注意发作过程中有无心率增快、血压升高、呼吸减慢或暂停、瞳孔散大、牙关紧闭、大小便失禁等。

3）观察发作停止后患者意识完全恢复的时间，有无头痛、疲乏及行为异常等。

4）观察用药后的效果和反应。

4. 护理措施

1）将重症患者安置在单人间或NICU，保持环境安静和温湿度适宜，避免强光及高分贝噪声刺激，在发作期护士需守护在床旁，直至患者清醒，并严密观察患者意识、瞳孔及生命体征的变化，警惕脑水肿的发生。

2）发作过程中应保持患者头偏向一侧，及时清除口腔分泌物，以免误吸及窒息。迅速解开衣领、松腰带、摘下眼镜、取下活动假牙，保持呼吸道通畅。

3）抽搐时要保护大关节，对抽搐的肢体不能用暴力按压，以免发生骨折、脱臼等，床旁加护栏，抽动的肢体和头部垫软枕适当保护，防止受伤。

4）认真评估患者的意识、瞳孔、生命体征、氧饱和度等，详细记录患者癫痫发作时的情况。

5）呼吸道护理。癫痫大发作时患者呼吸道分泌物增多，易造成呼吸道梗阻或误吸甚至窒息而危及生命，因此要备好吸引器，及时清除分泌物保持气道通畅，并给予低流量吸氧，以缓解抽搐时心脑供氧不足。监测血氧饱和度，如出现呼吸过慢或$SPO_2<85\%$，常规处理无法改善者应立即气管插管或行呼吸机辅助呼吸，但同时应避免高流量吸氧引起脑部血管痉挛诱发抽搐发作。

6）使用抗癫痫药护理。应迅速建立静脉通道，必要时建立双通道，遵医嘱使用抗癫痫药。癫痫持续状态首选静脉推注地西泮，因地西泮对呼吸、心跳均有抑制作用，因此推注速度要慢，控制在2 mg/min，并给予心电监护严密观察心跳和呼吸，一旦发现呼吸困难加重应立即停药，及时急救处理，并查找诱发癫痫持续状态的原因进行治疗。

7）患者抽搐发作以后应立即按医嘱使用脱水剂以降低颅内压，预防脑水肿，同时进行心电、血压、呼吸、脑电的监测，定时检测血液生化、动脉血气分析等指标。

8）给予心理护理，使患者保持轻松愉快的心情，学会自我防护。

5. 护理问题

1）清理呼吸道无效　与意识障碍有关。

2）气体交换受损　与癫痫持续状态、喉头痉挛所致呼吸困难有关。

3）有误吸、窒息的危险　与癫痫发作时意识障碍、喉痉挛、呼吸道分泌物增多有关。

4）有受伤的危险　与癫痫发作时肌肉收缩导致跌倒、舌咬伤有关。

5）舒适度改变（头痛、肌肉酸痛）　与癫痫发作时肌肉收缩有关。

6）知识缺乏　缺乏长期正规服药的知识。

7）潜在并发症　脑水肿，酸中毒，水、电解质紊乱。

6. 健康教育

1）了解患者癫痫发生的原因，向患者及家属介绍相关的预防措施。

2）指导患者了解发作规律及发病先兆，如局部麻木感、头痛、头昏、惊恐、幻觉、烦躁不安甚至谵妄状态等症状，应做好预防发作的准备和学会必要的保护处理，并且避免劳累、睡眠不足、情绪激动、妊娠与分娩、强烈的声光刺激、惊吓等诱发因素。

3）饮食清淡，少量多餐，避免辛辣刺激性食物，戒烟酒。

4）告诫患者家属出院后要遵医嘱坚持长期规律服药，不可自行停药、换药、加量、减量，以免癫痫复发或诱发癫痫持续状态，并坚持定期复查抗癫痫药物的血药浓度和肝肾功能。

5）保持生活规律、情绪平稳，避开危险场所，避免剧烈运动、开车、高空作业、游泳等可能出现意外的活动。

6）自制记录卡片，记录病史、用药、家属联系方式等，外出时随身携带，以便于癫痫在外发作时作参考。

（二）癫痫发作急救流程

癫痫发作急救流程见图4-5-1。

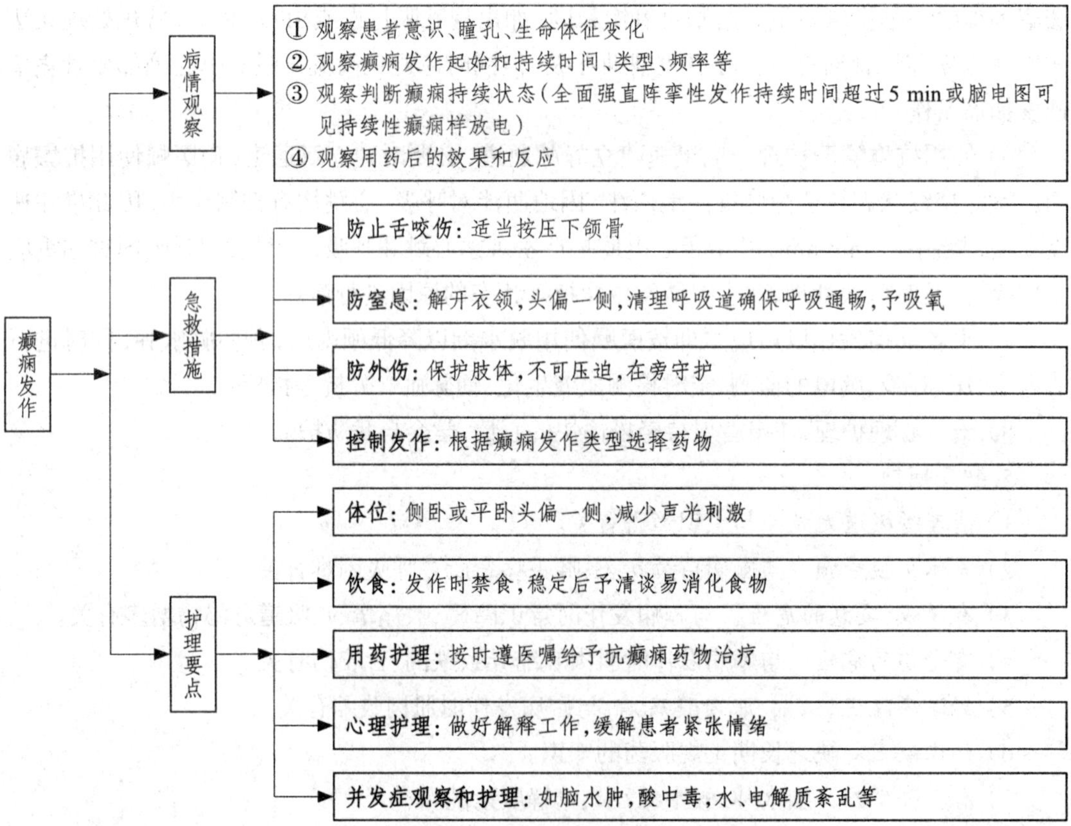

图4-5-1 癫痫发作急救流程

【知识链接】　终止成人全面性惊厥性癫痫持续状态的推荐流程图

全面性惊厥性癫痫持续状态（generalized convulsive status epilepticus，GCSE）是严重的神经内科危急症，其中难治性癫痫持续状态（refractory SE，RSE）和超级难治性癫痫持续状态（super-RSE）具有较高的致死性，如何采取有效手段迅速终止临床发作是降低死亡率的关键，结合中国医疗现状，我们将终止GCSE的处理建议概括成标准流程图，以期提高临床医务人员对癫痫持续状态的整体救治水平。

观察期（5～20 min）	生命体征监测 鼻导管或面罩吸氧 静脉通路建立 血糖、血常规、血液生化、动脉血气分析 血、尿药物浓度或毒物筛查
第一阶段（5～20 min） 初始治疗	**有静脉通路** 静脉注射地西泮：常规剂量5～10 mg，如有必要可以重复10 mg（最大速度5 mg/min） **无静脉通路** 肌内注射咪达唑仑：常规剂量10 mg
第二阶段（20～40 min） 二线治疗	**如发作未能终止，启动第二阶段静脉治疗** 丙戊酸钠：15～45 mg/kg［<6 mg/（kg·min）］团注，给药时间5 min 苯巴比妥：15～20 mg/kg（50～100 mg/min） 苯妥英钠：18 mg/kg（<50 mg/min） 左乙拉西坦：1 000～3 000 mg
第三阶段（40～60 min） 三线治疗	**转入ICU，气管插管/机械通气，持续脑电监测，静脉给药终止RSE** 丙泊酚：2 mg/kg负荷静注，可追加1～2 mg/kg直至发作控制，然后1～10 mg/（kg·h）维持（注意：持续应用可能导致丙泊酚输注综合征） 咪达唑仑：0.2 mg/kg负荷量静注，后续持续静脉泵注［0.05～0.40 mg/（kg·h）］
Super-RSE	**选择以下手段（可联合）** 静脉用氯胺酮 电休克 低温 生酮饮食

——中国医师协会神经内科分会癫痫专委会.成人全面性惊厥性癫痫持续状态治疗中国专家共识［J］.国际神经病学神经外科学杂志，2018，45（1）：1-4.

二、脑卒中

(一)脑卒中护理常规

1. 概念

脑卒中(stroke)是各种原因引起的脑血管疾病急性发作,造成脑供血动脉狭窄或闭塞,或非外伤性的脑实质出血,并引起相应临床症状及体征。可分为缺血性脑卒中和出血性脑卒中。

2. 临床表现

1)脑梗死 即缺血性脑卒中,分为脑血栓形成、脑栓塞、腔隙性脑梗死和分水岭梗死。常在安静休息时或睡眠中发病,部分患者发病前有肢体麻木无力等前驱症状或短暂性脑缺血发作;病情通常在1～2 d发展达到高峰,部分患者呈进行性加重,神经系统症状根据脑血管闭塞的部位及梗死的范围而异;以偏瘫、失语、偏身感觉障碍和共济失调等局灶定位症状为主;严重者可出现昏迷、全身抽搐,可因大面积脑组织坏死出现出血转化或严重脑水肿继发脑疝而死亡。

2)脑出血 又称出血性脑卒中,包括脑实质内出血和蛛网膜下腔出血。常在体力活动或情绪激动时突然发病,多无前驱症状;起病急,症状于数分钟至数小时达高峰,临床表现的轻重取决于出血量和出血部位;发病时血压常明显升高,有剧烈头痛、喷射性呕吐、意识障碍等全脑症状和肢体偏瘫、失语等局灶定位症状;严重者可于短时间内颅内压急剧增高致脑疝甚至死亡。

3. 观察要点

1)观察患者意识、体温、脉搏、呼吸、血压的变化,当颅内压增高时可出现血压和体温升高、脉搏和呼吸减慢等生命体征异常;注意瞳孔的变化,双侧瞳孔是否等大等圆,对光反应的灵敏度,如出现瞳孔不等大或散大不规则,对光反应迟钝或消失,提示病情恶化,有脑疝的可能。

2)脑出血患者应注意观察有无意识障碍加重、头痛、恶心、呕吐等进行性颅内压增高及脑疝症状。脑梗死患者应注意肢体瘫痪、失语等神经功能缺失是否进行性加重,一旦发现,及时报告医生,以协助诊治、配合抢救。

3)观察用药后反应,使用溶栓和抗凝药物后观察有无出血倾向,注意脱水剂应用过程中患者的尿色、尿量及电解质的变化等。

4)观察有无并发症,如肺部感染、尿路感染、消化道出血、深静脉血栓形成等。

4. 护理措施

1)休息与环境 急性期应卧床休息,保持环境安静,减少不良刺激,使患者保持情绪稳定。

2)溶栓治疗护理 静脉溶栓治疗是急性缺血性脑卒中血管再通的首选方法,可在缺血脑组织出现坏死之前,溶解血栓,再通闭塞的脑血管,及时恢复脑血管组织的供血,减少或避免脑功能的缺损。应严格掌握适应证,做好相关护理措施。

（1）严格掌握药物剂量和用药速度，常用溶栓药物包括：① 尿激酶（urokinase, UK），用量100万～150万IU加入生理盐水100 mL，持续静脉滴注30 min；② 重组组织型纤溶酶原激活物（recombinant tissue-typeplasminogen activator, RT-PA），按0.9 mg/kg体重（最大剂量<90 mg）测算用药剂量并进行配置，其中10%的剂量在最初1 min内静脉推注，其余90%剂量持续静脉滴注1 h。

（2）密切观察意识、瞳孔、生命体征及肢体活动度的变化，尤其是血压的监测。静脉溶栓治疗过程中及结束后2 h内，每15 min测量1次血压，然后每30 min测量1次，持续6 h，以后每小时测量1次直至溶栓后24 h。如收缩压≥180 mmHg或舒张压≥100 mmHg，通知医生立即行降压处理。

（3）注意监测有无并发症，如颅内出血，血管再闭塞。观察各项凝血参数变化，溶栓结束及溶栓后24 h及时复查头颅CT排除颅内出血。

3）动脉取栓护理　动脉取栓治疗是实现急性缺血性脑卒中血流再灌注的新方法，大血管闭塞导致的严重脑卒中且不适合静脉溶栓患者可尽早进行动脉介入治疗，采用数字减影血管造影（digital subtraction angiography, DSA）下支架辅助动脉取栓治疗实现更高的血运重建率及更好的神经功能恢复。目前使用的动脉取栓装置基于支架取栓原理，具有较高有效性及安全性，在DSA辅助下，将支架置于血栓远端完全释放，同时撤支架和微导管，将血栓牵拉取出，可反复实施，一般最多3次。同时要严格掌握适应证，术后严密预防并发症，做好各项护理工作。

（1）术后卧床24 h，术侧下肢制动6 h。

（2）测足背动脉，每30 min测1次，至少观察6次。

（3）观察肢体远端皮色、皮温及血循环状况。

（4）注意观察穿刺点有无渗血、皮下血肿，穿刺点加压包扎24 h。

（5）严格控制血压，避免血管再通后造成脑过度灌注综合征。

（6）严密观察意识、瞳孔、肌力等病情变化，及时发现脑出血、血管再闭塞症状。

4）饮食护理　给予低盐低脂、高营养易消化饮食，昏迷患者可给予鼻饲。

5）保持大便通畅　患者长期卧床，肠蠕动减慢，易引起便秘，予腹部环形按摩，必要时给予缓泻剂通便，避免用力排便。

6）康复护理　保持瘫痪肢体功能位置，给予早期康复训练，及早帮助失语、吞咽障碍患者进行功能评估和康复训练。

7）心理护理　脑卒中患者因功能障碍生活自理能力下降而产生焦虑抑郁心理，护士应关心、尊重患者，鼓励患者及家属主动参与治疗和护理活动。

8）预防并发症　积极预防窒息、吸入性肺炎、泌尿系统感染、皮肤压力性损伤、深静脉血栓形成、消化道出血和脑疝等并发症。

5. 护理问题

1）躯体移动障碍　与运动中枢受损致肢体瘫痪有关。

2）语言沟通障碍　与语言中枢损害有关。

3）吞咽障碍　与意识障碍或延髓麻痹有关。

4）意识障碍　与脑出血、脑水肿有关。

5）舒适度改变（头痛）　与颅内压增高有关。

6）清理呼吸道无效　与意识障碍引起的吞咽、咳嗽反射障碍有关。

7）自理缺陷　与长期卧床有关。

8）焦虑/抑郁　与瘫痪、失语、缺少社会支持和担心疾病预后有关。

9）有失用综合征的危险　与意识障碍、偏瘫所致长期卧床有关。

10）皮肤完整性受损的危险　与长期卧床有关。

11）潜在并发症　脑疝，消化道出血，肺部感染等。

6. 健康教育

1）了解患者发生脑卒中的高危因素，向患者及家属介绍疾病预防的相关知识，加强自我防护能力。

2）指导患者及家属正确识别脑卒中早期表现，发现肢体麻木乏力、言语不清、血压异常波动、头痛、头晕等症状及时就医。

3）饮食宜清淡，保持大便通畅，戒烟忌酒。

【知识链接】　脑梗死与脑出血的鉴别要点

脑梗死与脑出血的鉴别要点

鉴别要点	脑梗死（脑血栓形成）	脑出血
发病年龄	60岁以上老年人多见	50岁以上中年人多见
常见病因	动脉粥样硬化	高血压及动脉硬化
TIA*史	较多见	少见
起病时状态	多在安静时	多在激动或活动时
起病缓急	较缓，以时、日计	急，以分、时计
意识障碍	无或轻度	多见，持续
头痛、呕吐	少见	多见
血压	正常或增高	明显增高
CT检查	低密度灶	高密度灶

*：TIA为短暂性脑缺血发作。

——孙玉梅，章雅青．高级健康评估［M］．北京：人民卫生出版社，2018：166-166.

4）指导脑出血患者劳逸结合，避免剧烈运动和重体力劳动，保持情绪稳定。

5）指导患者坚持服药预防复发，做好自我防护，定期随访复诊。

6）告知患者及家属康复治疗的知识和功能锻炼的方法。

（二）脑卒中急救流程

1. 急性脑梗死急救流程

急性脑梗死急救流程见图4-5-2。

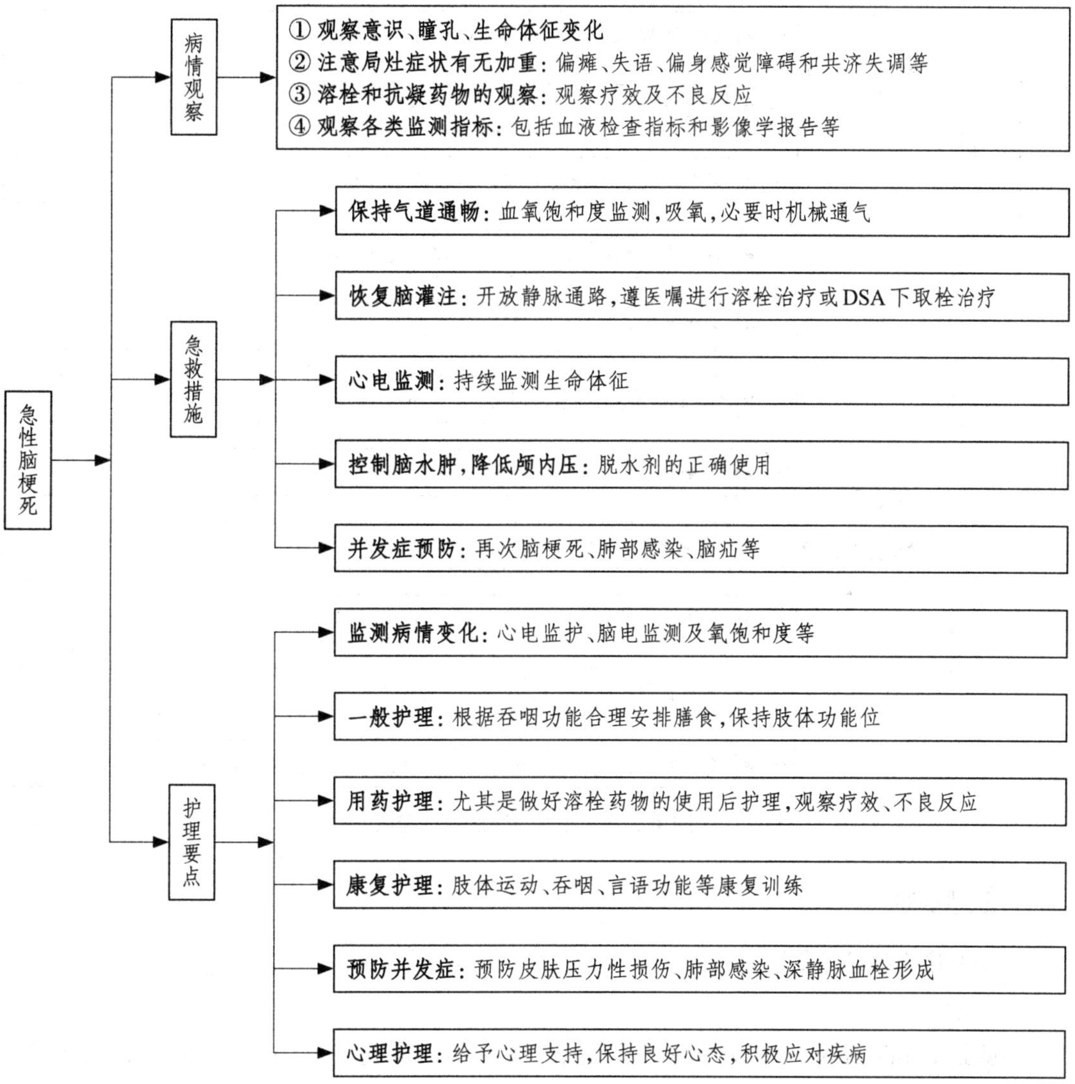

图4-5-2　急性脑梗死急救流程

2. 急性脑出血急救流程

急性脑出血急救流程见图4-5-3。

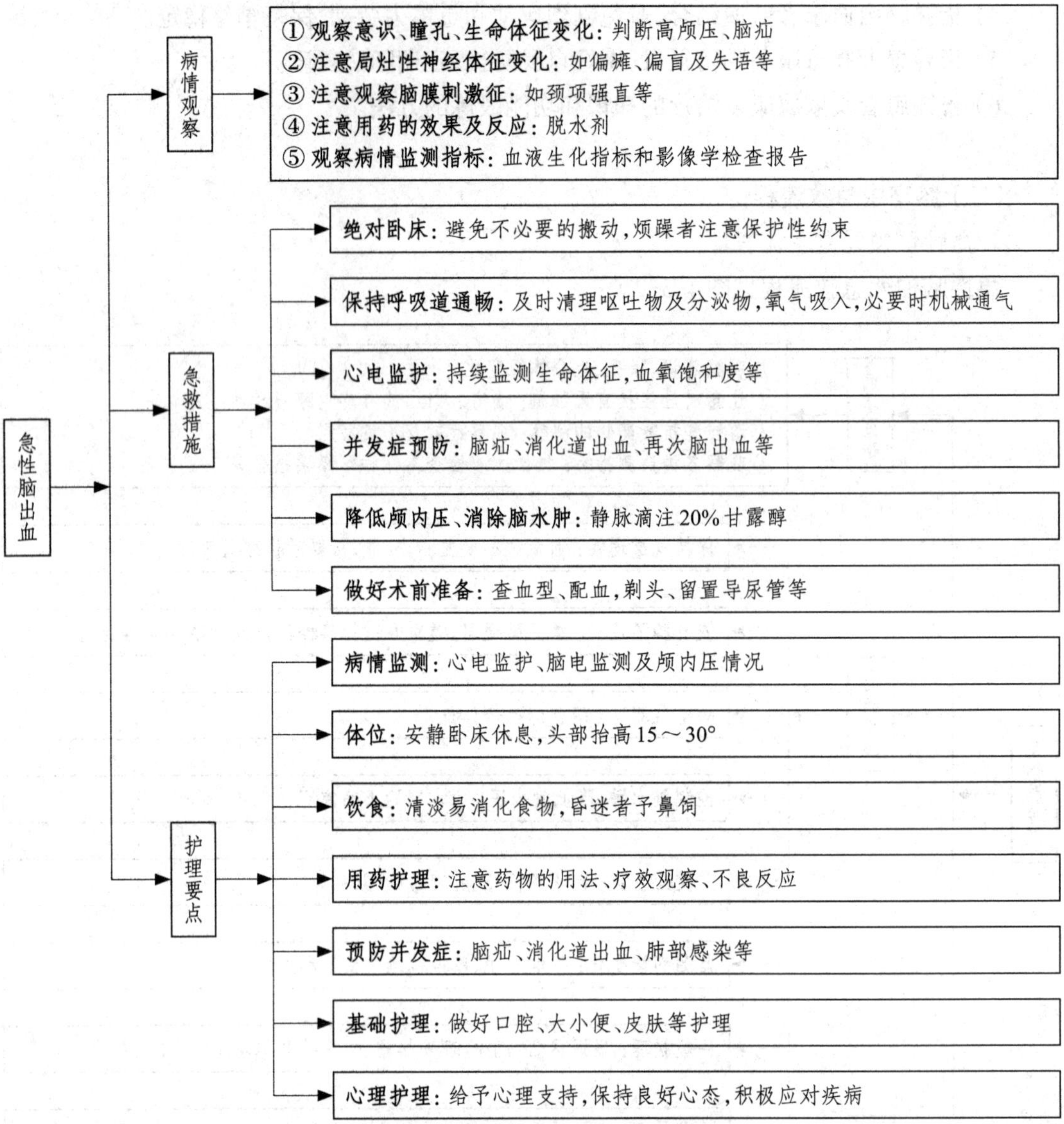

图4-5-3　急性脑出血急救流程

三、脑疝

（一）脑疝护理常规

1. 概念

脑疝（brain herniation）是颅内压增高的严重后果，是部分脑组织因颅内压力差而造成移位，当移位超过一定的解剖界限时称为脑疝。脑疝是神经系统疾病最严重的症状之一，如不及时发现或救治，可直接危及生命。临床上最常见的是小脑幕裂孔疝和枕骨大孔疝。

2. 临床表现

1）颅内压增高的症状　剧烈头痛及频繁呕吐，其程度较在脑疝前加剧，并有烦躁不安。

2）意识改变　意识障碍进行性恶化，表现为嗜睡、昏睡甚至昏迷，对外界的刺激反应迟钝或消失。

3）瞳孔改变　两侧瞳孔不等大，初起时患侧瞳孔略缩小，光反应稍迟钝，随后患侧瞳孔逐渐散大，不规则，直接及间接对光反应消失，但对侧瞳孔仍可正常，这是由于患侧动眼神经受到压迫牵拉。此外，患侧还可出现眼睑下垂、眼球外斜等。如脑疝继续发展，则可出现双侧瞳孔散大，眼球固定，光反应消失。早期瞳孔的改变大多见于小脑幕裂孔疝。

4）运动障碍　表现为肢体的自主活动减少或消失。脑疝继续发展出现双侧锥体束损害体征，引起四肢肌力减退或间歇性地出现头颈后仰，四肢挺直，躯背过伸，呈角弓反张状，称为去大脑强直，是脑干严重受损的特征性表现。

5）生命体征紊乱　表现为血压、脉搏、呼吸、体温改变。严重时血压忽高忽低，呼吸忽快忽慢，有时面色潮红、大汗淋漓，有时转为苍白，体温可高达40℃以上，也可低至35℃以下不升，最后呼吸停止、血压下降、心脏停搏而死亡。急性枕骨大孔疝可有明显的生命体征改变，常突发急性呼吸、循环功能衰竭。

3. 观察要点

首先应了解脑疝发生的机理及易于并发脑疝的疾病，特别对颅内压增高的患者，应认真观察，随时警惕脑疝的发生。早期发现和及时治疗脑疝，对抢救患者生命而言是极为重要的。

1）意识变化　意识变化是脑疝出现之前的一个重要的表现。若患者意识障碍进行性加重，由清醒逐渐转为嗜睡、昏睡甚至昏迷状态，就应考虑脑疝出现。

2）瞳孔变化　这是一个重要指征，患者早期可表现为单侧瞳孔散大，或者双侧瞳孔不等大，光反应迟钝或者消失。发现瞳孔散大已属脑疝中晚期。

3）颅内压增高症监测　意识清醒的患者，如果有剧烈头痛和频繁呕吐等颅内压增高的表现，或有病理性神经系统定位体征，也应警惕是脑疝前驱期。

4）生命体征监测　脑疝前驱期患者由于颅内压增高，导致脑血液循环障碍，脑组织急性缺氧，血中二氧化碳蓄积刺激了呼吸中枢，出现呼吸加深增快。若脑疝形成较快，呼吸可突然停止，常见于枕骨大孔疝患者。

4. 护理措施

1）急救护理

（1）立即建立静脉通路，同时快速静脉滴注20%甘露醇250～500 mL，合并使用糖皮质激素或呋塞米加强脱水降颅内压效果。

（2）协助做好手术准备，尚未定位者，协助医生进行头颅CT及MR等检查。病变部位明确需要手术的患者，根据医嘱立即备皮、备血，行药物过敏试验，准备术前和术中用药等。

（3）消除引起颅内压增高的因素

①迅速清除呕吐物及呼吸道分泌物，保持呼吸道通畅，保证氧气供给，防止窒息及吸入

性肺炎等加重缺氧。

② 保持正常稳定的血压，从而保证颅内血液的灌注。

③ 保持良好的抢救环境，解除患者紧张情绪，使之配合抢救，同时采取适当的安全措施，以保证抢救措施的落实。

④ 高热、水电解质紊乱和酸碱平衡失调等因素均可进一步促使颅内压升高，应予以重视。

（4）昏迷患者要保持呼吸道通畅，及时清除分泌物，必要时行气管切开，防止二氧化碳蓄积加重颅内压增高。

（5）对呼吸骤停者，在迅速降颅压的基础上进行心肺复苏抢救，包括以下措施。

① 呼吸支持：气管插管或气管切开，加压给氧，予呼吸气囊或呼吸机支持呼吸。

② 循环支持：如心跳停止立即行胸外心脏按压，保持心脏泵血功能。

③ 药物支持：遵医嘱给呼吸兴奋剂、升压药、肾上腺皮质激素等综合对症处理。

（6）严格记录出入液量，注意电解质平衡的情况。

2）体位　头部垫枕抬高15°～30°，以利于脑灌注。每2 h更换体位1次，头部保持中立位，避免前屈、过伸、侧转，以免影响脑部静脉回流，尽量避免过度刺激和连续性护理操作。

3）呼吸道管理

（1）保持呼吸道通畅，定时更换体位，拍背协助排痰，及时清除口、鼻腔及气道内分泌物。

（2）昏迷患者头偏向一侧，以免舌根后坠及呕吐时发生误吸及窒息。

（3）鼻饲者注射前抬高床头，以防食物反流入气管引起肺部感染。

（4）常规持续氧气吸入，氧流量2～4 L/min。

（5）气管插管、气管切开护理2次/d，吸痰时严格遵守无菌操作原则，防止感染。

（6）予雾化吸入、气管内滴药等湿化气道与促进排痰。

（7）加强营养，提高患者机体抵抗力；减少探视，避免外来呼吸道疾病的传播引起交叉感染。

4）基础护理　病室定期通风换气，进行常规空气消毒；口腔护理2次/d，按时翻身叩背，及时排痰，留置导尿管按导尿管常规护理；密切观察引流物的颜色、性质和量，并做好记录。

5）高热护理　遵医嘱给予物理降温、药物降温或亚低温治疗（轻中度低温，30℃～35℃），能明显改善脑缺血后脑神经功能障碍，减轻脑组织损害程度。用亚低温治疗时应注意监测体温，注意皮肤护理。

6）饮食护理　鼓励清醒患者自主进食；吞咽困难和昏迷者应及时进行功能评估并给予留置鼻胃管，行胃肠外与胃肠内联合营养，保证患者营养的需要。

7）保持肢体功能位　病情稳定后早期协助患者进行肢体关节康复功能锻炼。

5. 护理问题

1）意识障碍 与高颅内压引起脑组织损伤有关。

2）疼痛 与高颅内压引起的头痛有关。

3）生活自理能力缺陷 与脑疝后引起的偏瘫及意识障碍有关。

4）清理呼吸道无效 与高颅内压引起的呕吐、意识障碍有关。

5）低效性呼吸形态 与脑疝引起的呼吸缓慢、呼吸骤停有关。

6）焦虑 与担心疾病转归有关。

7）有窒息的危险 与高颅内压引起的剧烈呕吐有关。

8）有受伤的危险 与烦躁不安、意识障碍有关。

9）有皮肤完整性受损的危险 与疾病引起的长期卧床有关。

10）潜在并发症 呼吸骤停，肺部感染，泌尿道感染等。

6. 健康教育

1）限制探视人员，保持病房安静。

2）指导患者提高安全意识，告知下床时的注意事项，保证安全，防止外伤。

3）告知患者疾病治疗过程中的注意事项，予心理护理，保持患者情绪稳定。

4）告知患者避免剧烈咳嗽及用力排便，防止颅内压增高。

5）指导患者低盐、低脂饮食，保证热量的摄入。

6）指导患者及家属继续进行肢体功能锻炼。

7）对出院后带留置导尿管、鼻饲管的患者，给予相应护理指导。

（二）脑疝急救流程

脑疝急救流程见图4-5-4。

【知识链接】 颅内压增高与脑疝

颅内压正常值根据人群的不同而有所不同，成人颅内压正常值为7～15 mmHg，儿童为3～7 mmHg，当成人颅内压>20 mmHg，持续5 min以上即可定义为颅内压增高，需给予处理。颅内压持续>40 mmHg称为重症颅内压增高，有发生脑疝风险，威胁患者生命。Monroe-Kellie原理说明颅腔内是由脑组织、血液及脑脊液组成的有固定容积的密闭腔，其中任何一种内容物的增加只能通过相对等的另一种内容物的减少而达到容量平衡，否则将导致压力的改变。各种颅内病变，如神经重症病房常见的颅内大量出血、大面积脑梗死、严重颅内感染，引起颅内局部或全部压力增高（尤其是增高不均匀时），造成部分脑组织通过某些解剖上的孔道移位到压力较低的部位，形成脑疝，移位的组织可压迫脑干、脑神经和血管及阻塞脑脊液循环，产生一系列紧急症状。

——黄培培，殷竞争，滕军放.颅内压增高及脑疝治疗进展［J］.中国实用神经疾病杂志，2014，17（23）：43-45.

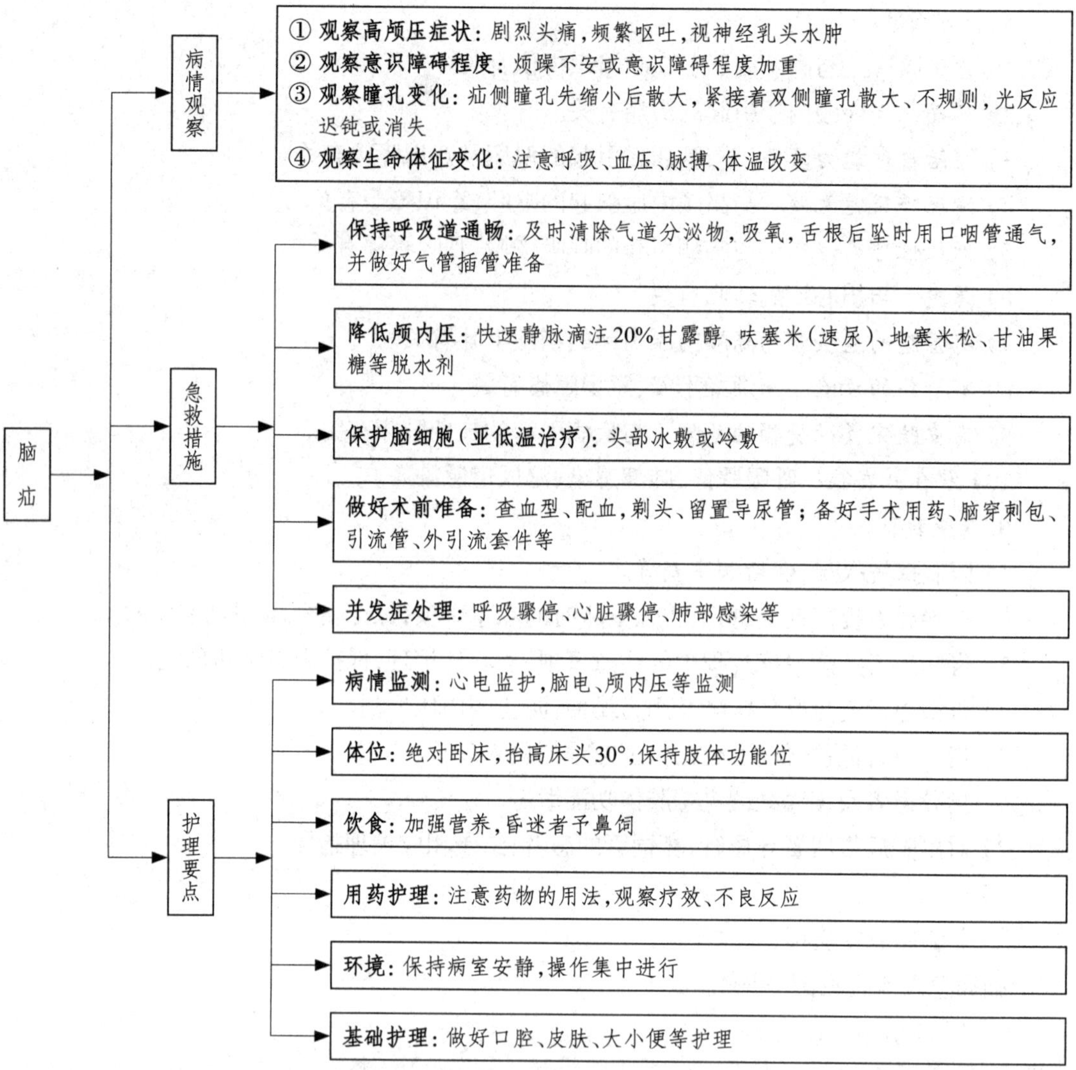

图4-5-4 脑疝急救流程

（金爱萍）

第六节 妇产科常见急危重症护理

一、异位妊娠

（一）异位妊娠护理常规

1. 概念

异位妊娠（ectopic pregnancy）是指受精卵在子宫体腔外着床发育，习称宫外孕（extrauterine

pregnancy)。而正常妊娠时,受精卵着床于子宫体腔内膜。

2. 临床表现

1) 急性异位妊娠

(1) 症状

① 停经:除间质部妊娠停经时间较长外,患者大都停经6～8周,一般在停经后发生腹痛、阴道出血等症状,但20%左右患者主诉并无停经史。

② 腹痛:为患者就诊时最主要症状,腹痛由输卵管膨大、破裂和(或)血液刺激腹膜等多种因素引起,破裂时患者突感一侧下腹撕裂样疼痛,常伴恶心呕吐,若血液局限于病变区,表现为下腹局部疼痛;血液积聚在子宫直肠陷凹时,肛门有坠胀感;出血量过多时,血液由盆腔流至腹腔,疼痛即由下腹向全腹扩散;血液刺激膈肌时,可引起肩胛放射性疼痛。

③ 阴道出血:胚胎死亡后,常有不规则阴道出血,色深褐、量少,一般不超过月经量,但淋漓不净。

④ 晕厥与休克:由于腹腔内急性出血,可引起血容量减少及剧烈腹痛,轻者常有晕厥,重者出现休克,其严重程度与腹腔内出血速度和出血量成正比,即出血越多越急,症状出现越迅速越严重,但与阴道出血量不成正比。

(2) 体征

① 一般情况:腹腔内出血较多时,患者呈急性贫血外貌,大量出血时则有面色苍白,四肢湿冷,脉搏快而细弱及血压下降等休克症状。

② 腹部检查:下腹部有明显压痛及反跳痛,尤以患侧为剧。

③ 盆腔检查:阴道后穹窿饱满,触痛,宫颈有明显举痛。

2) 陈旧性异位妊娠

(1) 症状　其临床特点为患者有阴道不规则出血,阵发性腹痛,附件肿块及低热(低热为腹腔内血液吸收过程引起,如合并继发感染,则表现为高热)。

(2) 体征　胚胎死亡,绒毛退化,内出血停止,患者腹痛有所减轻,但所形成的血肿逐渐机化变硬,且与周围组织及器官粘连,陈旧性宫外孕患者可询及停经后反复内出血发作史。

3. 观察要点

1) 注意患者的神志、体温、脉搏、呼吸、血压、末梢循环等生命体征的变化,有异常及时报告医生。

2) 观察患者阴道出血情况以及出血的量和性质。

3) 观察患者尿量变化以及皮肤温度、色泽。

4) 观察患者腹部疼痛情况,包括疼痛的性质、部位等。

5) 观察患者的心理变化,尤其是未婚未育的女性,应特别关注其心理变化,客观对待疾病,以期主动配合治疗,争取良好预后。

4. 护理问题

1) 疼痛　与手术伤口有关。

2）恐惧 与担心手术失败、影响生育有关。

3）潜在并发症 腹腔内出血、出血性休克、腹胀。

5. 护理措施

1）预防出血性休克

（1）卧位护理 在手术前患者应绝对卧床休息，取平卧位，不准随意搬动及按压腹部，因输卵管妊娠受震动和按压腹部可使包块破裂或随胚胎发育增大破裂造成大出血。

（2）补充血容量 迅速建立静脉通道，补充血容量，维持有效循环，选择上肢大静脉通道（必要时建立双通道）快速输液，补充血容量，维持有效循环。补液同时应立即做好术前准备，并做好输血准备，必要时输血。

（3）监测生命体征 监测患者的体温、脉搏、呼吸、血压等，有异常及时报告医生。

2）疼痛

（1）吸氧 术后给予低流量吸氧2～8 h，减少碳酸对膈神经的刺激，以有效缓解肩背部疼痛。但要避免持续高浓度吸氧，因其可使呼吸变浅变快，不利于CO_2的排出。

（2）体位 取头低足高位，下腹及下肢抬高15°～30°，尽可能地排除残余CO_2气体，再变换体位。

（3）活动 鼓励患者早期下床活动，术后4～6 h可在床上进行简单活动四肢、翻身等轻微活动，必要时肌内注射镇痛剂。

（4）其他 如患者反应肩背酸痛严重，可指导其转移注意力或更换体位，采取膝胸卧位，促使体内CO_2气体向盆腔转移，以减少残余气体对肋间神经及膈神经的刺激，缓解疼痛。

3）预防出血的护理

可使用加压止血法，利用沙袋压于切口处，用腹带绷紧，严密观察腹部切口敷料情况，如有血液外渗浸湿敷料，护理人员应及时报告医生，及时更换切口敷料，必要时予以缝合。

4）心理护理

（1）患者的心理特点 由于患者突然遭受打击，特别是对于久未怀孕的患者，担心影响以后的生育功能或会留下后遗症，常表现为痛不欲生、暗自哭泣的状态，对周围及医务人员的表情和语言非常敏感，渴望得到家人的关爱和医护人员的安慰。

（2）医务人员的态度 针对性地消除患者紧张、恐惧感，态度要热情诚恳，让患者感到医护人员的专业和真诚，从而赢得患者的信任。

5）腹胀

多因手术后胃肠功能尚未完全恢复，蠕动受限，残余的CO_2气体在腹腔内不易吸收所致。

（1）术前做好饮食指导，术前2～3 d清淡饮食，禁食牛奶、鸡蛋、肉类等高蛋白质且不易消化的食物，保证每日大便通畅。术前给予清洁灌肠，可以减少术后腹胀的概率。

（2）术中打气腹的速度不宜过快，压力不可过高，手术时间不宜过长，术后尽量排出残余气体。

（3）术后6～8 h，可适饮白萝卜水，或中药四磨汤，12 h后可以进清淡流质饮食，但要注意少量多餐，以恢复肠蠕动功能。

（4）尽量24 h内拔除导尿管，鼓励患者下床活动排尿，以促进肛门排气。

（5）给予腹部热敷或按摩，有理气功效的中药足浴，腹胀明显者可给予新斯的明肌内注射。

（6）使用开塞露等缓泻剂，密切观察腹胀程度，必要时肛管排气。

6. 健康教育

1）饮食指导　给予高蛋白、高热量、高维生素、易消化饮食。

2）休息与活动　腹腔镜手术切口小，术后1周伤口无异常可淋浴，禁盆浴和性生活1个月，1个月后可以参加正常工作，但需避免重体力劳动，注意保持外阴清洁。

3）复查　出院2周后来门诊复诊，如发生阴道大出血、腹痛、发热等情况应立即来院诊治。

4）避孕　术后1年内应尽量避免怀孕，再次怀孕后应及时就医，遵医嘱定期做好产检工作，以防意外情况的发生。

（二）异位妊娠急救流程

异位妊娠急救流程见图4-6-1。

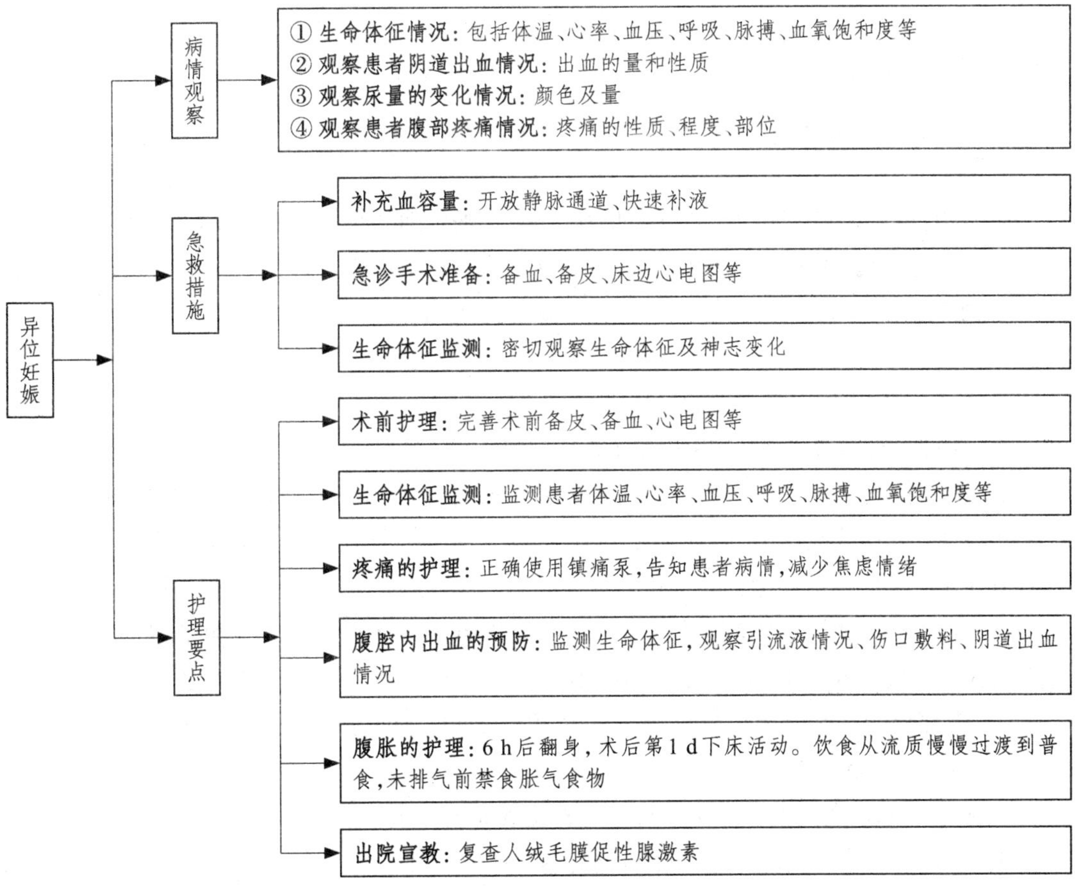

图4-6-1　异位妊娠急救流程

【知识链接】 异位妊娠（输卵管妊娠）药物治疗的证据总结

1. 选择甲氨蝶呤（MTX）治疗方案应根据患者初始血HCG水平为指导，并与患者讨论每种方案的优点和风险后决定（B级证据）。

2. MTX治疗后从第4 d到第7 d血HCG水平降低少于15%则提示治疗失败风险高，并需要追加MTX治疗或手术干预（B级证据）。

3. 患者应被告知虽然证据有限，但MTX治疗不会对后续生育或卵巢储备功能产生不良影响（B级证据）。

4. MTX治疗可以用于确诊或是临床高度疑似异位妊娠病例，并且其血流动力学稳定，包块未破裂，无MTX治疗的绝对禁忌证（C级证据）。

5. MTX治疗后需随访血HCG水平直至正常非孕水平（C级证据）。

6. 接受MTX治疗的患者需要被告知异位妊娠破裂的风险，避免同时服用某些降低药效的食物、保健品、药物以及避免治疗成功前再受孕（C级证据）。

——陆琦，王玉东.2018年美国妇产科医师学会《输卵管妊娠》指南解读[J].中国实用妇科与产科杂志，2018，34(03)：270-274.

二、胎盘早剥

（一）胎盘早剥的护理常规

1. 概念

妊娠20周后或分娩期，正常位置的胎盘在胎儿娩出前，部分或全部从子宫壁剥离，称为胎盘早期剥离，简称胎盘早剥（placental abruption）。胎盘早剥是妊娠晚期的一种严重并发症，往往起病急、进展快，若不及时处理，可危及母儿生命。

2. 临床表现

1）Ⅰ度　分娩期多见，胎盘剥离面积小。

（1）症状　轻微腹痛或无腹痛，贫血不明显。

（2）腹部检查　子宫软，大小与妊娠周数相符；胎位清楚，胎心率多正常；产后检查见胎盘母体面有凝血块及压迹。

2）Ⅱ度　胎盘剥离面积1/3左右。

（1）症状　突然发生的持续性腹痛、腰酸、腰背痛，疼痛程度与胎盘后积血量正相关；无阴道流血或少量阴道流血；贫血程度与阴道流血量不相符。

（2）腹部检查　子宫大于妊娠周数；胎盘附着处压痛明显（后壁胎盘不明显）；宫缩有间歇；胎位可扪及胎儿存活。

3）Ⅲ度　胎盘剥离面积大于1/2，临床表现较Ⅱ度加重。

（1）症状　突然发生的持续性腹痛、腰背痛，休克症状。

（2）腹部检查　子宫大于妊娠周数；子宫硬如板状，有压痛，间歇期不能放松；胎位触不清楚，胎心消失；无凝血功能障碍属Ⅲa，有凝血功能障碍属Ⅲb。

3. 观察要点

1）密切观察胎心、胎动及产兆、产程进展。

2）观察生命体征，发现异常及时报告医生并配合处理。

3）观察宫底高度，有无内出血，注意禁止行肛门检查及灌肠。

4. 护理问题

1）组织灌注不足　与阴道流血有关。

2）有感染的危险　与机体抵抗力降低及胎盘剥离面有关。

3）自理能力缺陷　与术后体能缺陷有关。

4）预感性悲哀　与死产、切除子宫有关。

5）焦虑　与胎盘早剥起病急、进展快、危及母儿生命有关。

6）潜在并发症　失血性休克、急性肾功能衰竭、出血、弥散性血管内凝血。

5. 护理措施

1）组织灌注不足

（1）开放静脉通道，遵医嘱给予补液及输血等治疗，以增加循环血容量。

（2）产前做好分娩的应急处理，协助做好术前的各项准备，以减少出血时间。

（3）分娩后应及时给予宫缩剂，并配合按摩子宫，必要时按医嘱做切除子宫的术前准备。未发生出血者，产后仍应加强生命体征观察，预防晚期产后出血的发生。

2）预防感染的护理

（1）遵医嘱尽快协助医生做好手术准备，以减少术前等待时间。

（2）遵医嘱合理使用抗生素。

（3）保证患者的睡眠和饮食，尤其多补充含铁丰富的食物及蛋白质等，以增强机体抵抗力。

（4）加强营养，纠正贫血。及时更换会阴垫，保持会阴清洁，防止感染。

3）自理能力缺陷的护理

（1）保持床单位整洁，勤更换卫生巾，穿棉质透气的内裤。

（2）保证患者的能量需求，协助做好进食护理以及保持口腔清洁等护理。

（3）协助患者下床活动，并注意活动的量。

4）心理护理

（1）做好患者及家属的思想工作，了解目前需要优先处理的问题。

（2）告诉患者正确面对疾病，以保证良好预后。

5）潜在并发症的护理

（1）母儿监护　持续监护胎儿，密切观察孕妇神志、生命体征、腹痛、宫缩、阴道有无流血及血凝块、子宫是否压痛及宫底有否上升等情况。

（2）B超检查　协助医师床边B超检查等其他相关检查。

（3）卧位护理　怀疑胎盘早剥者，须绝对卧床休息，取左侧卧位，间断吸氧，一切操作及检查需轻柔,避免突然更换体位,做好床边护理。

6）焦虑的护理　及时疏导患者的情绪,客观评价疾病,使产妇积极配合治疗,争取良好预后。

6. 健康教育

1）产前　教育孕妇重视产前检查,积极预防和治疗妊娠期高血压疾病。有不明原因阴道出血者,及时就诊,做好孕妇及家属的心理护理,减轻焦虑及恐惧。同时做好孕期安全防护措施,警惕外伤发生。

2）产后　指导产妇注意休息,加强营养。注意宫缩及子宫复旧情况,防止产后出血。同时指导产妇正确进行母乳喂养,注意选择有效的避孕措施等。

（二）胎盘早剥急救流程

胎盘早剥急救流程见图4-6-2。

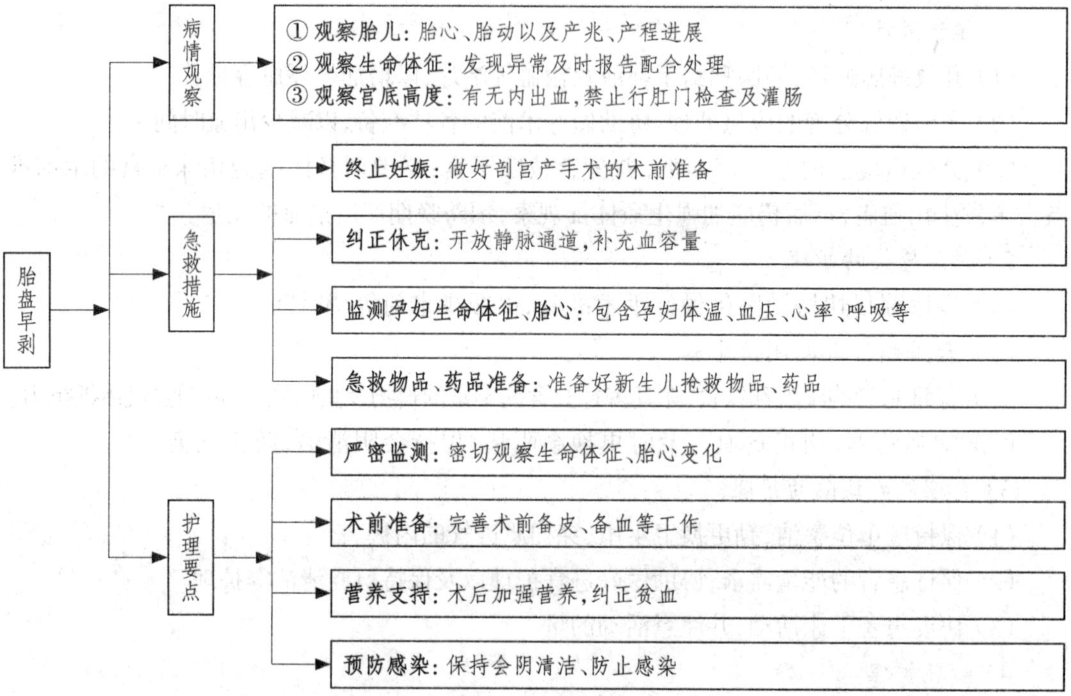

图4-6-2　胎盘早剥急救流程

【知识链接】　胎盘早剥的临床诊断和处理规范

1. 胎盘早剥的高危因素

胎盘早剥的高危因素包括产妇有血管病变、机械因素、子宫静脉压升高、高龄多产、外伤及接受辅助生育技术助孕等。

2. 早期表现

常常是胎心率首先发生变化，宫缩后子宫弛缓欠佳。触诊时子宫张力增大，宫底增高，严重时子宫呈板状，压痛明显，胎位触及不清；胎心率改变或消失，胎盘早剥Ⅲ级患者病情凶险，可迅速发生休克、凝血功能障碍甚至多器官功能损害。

3. 临床表现

胎盘早剥的典型症状是阴道出血、腹痛、子宫收缩和子宫压痛。出血特征为陈旧性不凝血，绝大多数发生在孕34周以后，胎盘早剥的严重程度往往与阴道出血量不相符。后壁胎盘的隐性剥离多发现为腰背部疼痛，子宫压痛可不明显。部分胎盘早剥伴有宫缩，但宫缩频率高、幅度低，间歇期也不能完全放松。

——中华医学会妇产科学分会产科学组.胎盘早剥的临床诊断与处理规范(第1版)[J].中华妇产科杂志,2012,47(12): 957-958.

三、子痫前期

(一) 子痫前期的护理常规

1. 概念

子痫前期(preeclampsia)是指妊娠20周以后，出现血压升高和蛋白尿，并可出现头痛、眼花、恶心、呕吐、上腹不适等症状。子痫是由子痫前期发展成更为严重的症状，引起抽搐发作或昏迷。病因至今尚不清楚，可导致严重的母儿并发症。除终止妊娠外，无有效治疗方法。现有的治疗措施是为了控制病情，争取延长孕周。

2. 临床表现

1）轻度　妊娠20周后出现收缩压≥140 mmHg和(或)舒张压≥90 mmHg伴蛋白尿≥0.3 g/24 h，或随机尿蛋白(+)。

2）重度　血压和尿蛋白持续升高，发生母体脏器功能不全或胎儿并发症。出现下述任一不良情况可诊断为重度子痫前期。

(1) 血压持续升高，收缩压≥160 mmHg和(或)舒张压≥110 mmHg。

(2) 蛋白尿≥5.0 g/24 h或随机蛋白尿≥(+++)。

(3) 持续性头痛或视觉障碍或其他脑神经症状。

(4) 持续性上腹部疼痛，肝包膜下血肿或肝破裂症状。

(5) 肝脏功能异常，ALT或AST水平升高。

(6) 肾脏功能异常，少尿(24 h尿量<400 mL)或血肌酐>106 μmol/L。

(7) 低蛋白血症伴胸腔积液或腹腔积液。

(8) 血液系统异常，血小板呈持续性下降并低于100×10^9/L，血管内溶血、贫血、黄疸或血LDH升高。

(9) 心力衰竭、肺水肿。

（10）胎儿生长受限或羊水过少。

3. 观察要点

1）了解有无头痛、胸闷、眼花、上腹部疼痛等自觉症状。

2）观察患者血压、血尿常规，是否存在血压升高及尿蛋白变化的情况。

3）严密监测体重指数、尿量，定期监测胎动和（或）行胎心监护，如有异常及时处理。

4. 护理问题

1）体液过多　与下腔静脉受压增大，子宫压迫使血液回流受阻或营养不良性低蛋白血症有关。

2）有受伤的危险　与发生抽搐有关。

3）知识缺乏　缺乏子痫前期相关的知识。

4）潜在并发症　胎盘早期剥离。

5. 护理措施

1）孕期及产前护理

（1）休息　嘱孕妇多卧床休息，取左侧卧位为宜，以减轻右旋增大的子宫对下腔静脉的压迫，增加回心血量，改善胎盘循环。

（2）饮食　指导孕妇进食富含蛋白质、维生素、铁、钙及锌等微量元素的食品，全身水肿者应限制食盐的摄入。

（3）心理护理　指导孕妇保持心情愉快的心情，有助于抑制疾病的发展。告知孕妇治疗的重要性，解除其思想顾虑，增强信心，以便积极配合治疗。

（4）病情观察

① 观察血压变化尤其是舒张压的变化，以判断病情的变化。

② 定时送检尿常规及24 h尿蛋白定量检查。

③ 每日或隔日测体重。

④ 定期检查眼底，直接评估小动脉的痉挛程度。

（5）重视自觉症状　随时观察孕妇有无头痛、眼花、胸闷、恶心及呕吐等症状，一旦出现，表示病情已进入先兆子痫阶段，要及时处理。

（6）注意并发症的发生　重症孕妇须注意有无胎盘早剥、DIC、脑溢血、肺水肿、急性肾衰竭等并发症的发生，需注意以下护理内容。

① 询问有无腹痛、心悸、阴道出血等症状，检查胎位、胎心，注意子宫壁紧张度及胎动情况，以便早期发现胎盘早剥。避免腹部外伤，应用镇静剂后应卧床休息，避免长时间仰卧位休息，防止右旋增大的子宫压迫下腔静脉而引起子宫静脉压力升高，导致胎盘早剥。

② 定期检查凝血功能，注意有无鼻出血、牙龈出血、抽血时针头易堵塞等出血倾向。

③ 观察有无头痛、恶心、呕吐、视力模糊、意识障碍等脑水肿表现，给予脱水剂时，注意意识状态、瞳孔、肢体活动及利尿效果，以监测颅压及颅内病变情况。使用甘露醇时，应迅速

输入，肺水肿时禁用。

④ 记录24 h尿量，送检尿常规，抽血化验尿素氮、肌酐、尿酸等，监测肾功能。

⑤ 观察巩膜有无黄染，抽血查肝功能。

（7）加强胎儿宫内监护　数胎动、听胎心，用胎儿监护仪，必要时间断吸氧，给予10%葡萄糖液加维生素C静脉滴注。

（8）做好手术前的准备工作。

2）*产后护理*

（1）用药护理同前。

（2）饮食护理，指导孕妇进食富含蛋白质、维生素、铁、钙及含锌等微量元素的食品，全身水肿者应限制食盐。同时减少高汤的摄入，以避免乳房肿胀。

（3）观察患者的生命体征变化，记录24 h出入量。根据医嘱及时留取尿常规、尿蛋白定量。

（4）观察患者的阴道出血、伤口愈合、子宫收缩情况，如有异常及时报告医生处理。

（5）暂停母乳喂养，向患者及家属解释暂停母乳喂养的目的，帮助患者及时排空乳汁。

3）*用药相关护理*

（1）硫酸镁　是中、重度妊娠期高血压首选的解痉药物。正常孕妇血清镁离子浓度为0.75～1 mmol/L，有效治疗镁离子浓度1.7～3 mmol/L，如超过3 mmol/L可能发生镁离子中毒，即依次出现膝反射消失、全身肌张力下降、呼吸抑制，严重者出现心跳骤停。肾脏是镁离子的唯一排泄途径，镁离子易积蓄中毒，因此在使用硫酸镁的同时，必须备有10%葡萄糖酸钙10 mL作为解毒剂。钙离子能与镁离子争夺神经细胞上同一受体，阻止镁离子继续结合，从而具有解毒作用。使用硫酸镁时应监测以下指标：a. 膝腱反射必须存在；b. 呼吸不少于16次/min；c. 尿量每24 h不少于600 mL，或每小时不少于25 mL。

① 肌内注射：25%硫酸镁溶液20 mL（5 g），臀部深部肌内注射，每日1～2次。通常于用药2 h后血药浓度达到高峰，且体内浓度下降缓慢，作用时间长，但局部刺激性强，注射时应使用长针头行深部肌内注射，也可在硫酸镁溶液中加入利多卡因，以缓解疼痛刺激，注射后用无菌棉球或创可贴覆盖针孔，防止注射部位感染，必要时可进行局部按揉或热敷，促进肌肉组织对药物的吸收。

② 静脉给药：25%硫酸镁溶液20 mL+10%葡萄糖20 mL，缓慢静脉注射，5～10 min内推注，继之用25%硫酸镁溶液60 mL加入5%葡萄糖500 mL内静滴，按每小时1～2 g滴入，24 h总量累计不超过20 g，可连续给药3～5 d。

（2）镇静药物　对于紧张、焦虑或睡眠不好者可给予镇静剂。对于重度子痫或子痫，需要用较强的镇静剂，防止子痫发作。

① 地西泮：具有较强的镇静、抗惊厥、肌肉松弛的作用，对胎儿及新生儿的影响较小，用法为2.5～5 mg口服，每日3次，或10 mg肌内注射或静脉缓慢注射（>2 min）。

② 冬眠合剂：冬眠合剂可广泛抑制神经系统，有助于解痉降压，控制子痫抽搐。用法：

a. 哌替啶100 mg,氯丙嗪50 mg,异丙嗪50 mg,加入10%葡萄糖溶液500 mL内缓慢滴注;b. 紧急情况下,可将三种药物的1/3量加入25%葡萄糖溶液20 mL内缓慢静脉推注(>5 min),余2/3量加入10%葡萄糖溶液250 mL静脉滴注。由于氯丙嗪可使血压急剧下降导致肾及子宫胎盘血供减少、胎儿缺氧,且对母婴肝脏有一定损害作用,现仅用于硫酸镁治疗效果不佳者。

③ 其他镇静药物:苯巴比妥、异戊巴比妥、吗啡等具有较好的抗惊厥、抗抽搐的作用,可用于子痫发作时控制抽搐及产后预防或控制子痫发作,由于该药可致胎儿呼吸抑制,分娩6 h前慎用。

(3) 降压药物　不作为常规用药,仅用于血压过高,经硫酸镁治疗后血压仍≥160/110 mmHg者,为防止脑血管意外、胎盘早剥等并发症,酌情选择不影响心输出量、肾脏及子宫胎盘血流量的药物,血压不宜降得过快过低,常用的有肼屈嗪、硝苯地平、拉贝洛尔等。

(4) 扩容药物　一般不主张应用扩容剂,仅用于严重的低蛋白血症、贫血患者。可用人血白蛋白、血浆和全血。

(5) 利尿剂　一般不主张应用利尿剂,仅用于全身性水肿、急性心力衰竭、肺水肿或血容量过多且伴有潜在性肺水肿者,常用的利尿剂有呋塞米、甘露醇等。

4) 疾病知识护理

(1) 告知患者疾病相关的知识,以减少患者紧张焦虑的情绪。

(2) 告知患者家属如何做好相关护理,以保证患者的康复。

6. 健康教育

1) 做好患者的用药护理,出院后按时服药,定时监测血压。

2) 饮食同前。

3) 保持腹部伤口的清洁、干燥,预防感染。

4) 注意休息,保持心情愉悦,避免情绪激动等。

(二) 子痫前期急救流程

子痫前期急救流程见图4-6-3。

【知识链接】 中国妊娠期高血压疾病诊治指南(2020)

硫酸镁应用的注意事项:

硫酸镁是治疗子痫和预防抽搐复发的一线药物(Ⅰ-A),也是对于重度子痫前期预防子痫发作的用药(Ⅰ-A);硫酸镁控制子痫再次发作的效果优于地西泮、苯巴比妥和冬眠合剂等镇静药物(Ⅰ-A);除非存在硫酸镁应用禁忌证或者硫酸镁治疗效果不佳,否则不推荐使用苯巴比妥和苯二

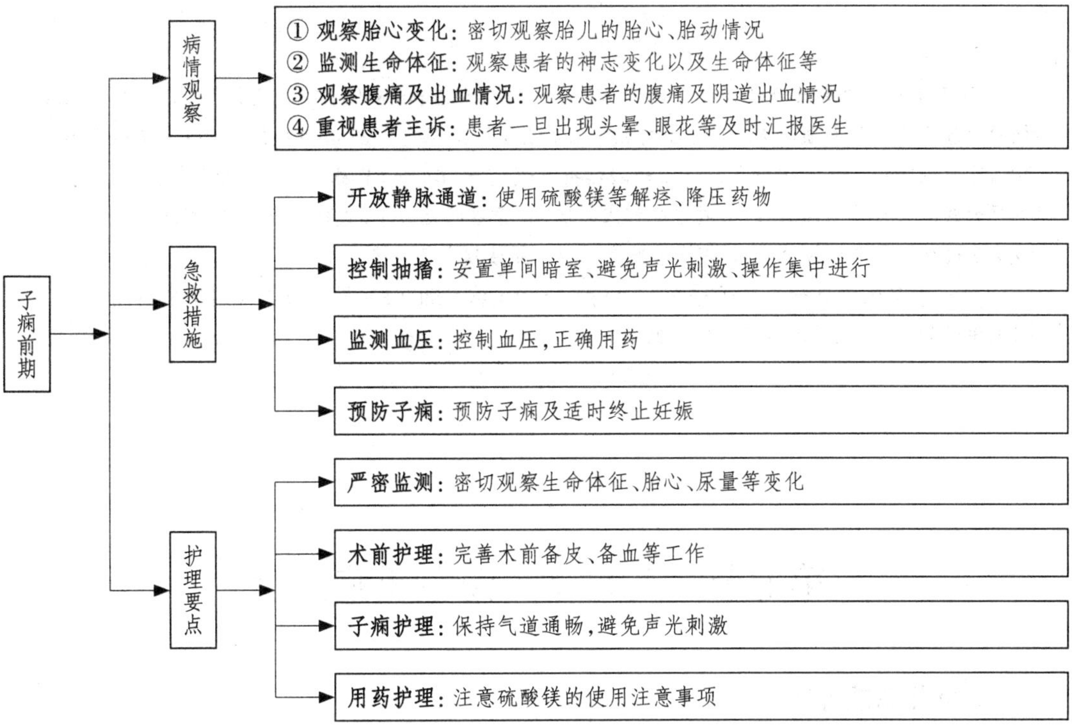

图4-6-3　子痫前期急救流程

氮䓬类药物（如地西泮）用于子痫的预防或治疗；对于非重度子痫前期孕妇也可酌情考虑应用硫酸镁（Ⅰ-C）。

1. 用法

1）子痫抽搐：静脉用药负荷剂量为4～6 g，溶于10%葡萄糖溶液20 mL静脉推注15～20 min，或溶于5%葡萄糖溶液100 mL快速静脉滴注，继而1～2 g/h静脉滴注维持。或者夜间睡眠前停用静脉给药，改用肌内注射，用法为25%硫酸镁20 mL+ 2%利多卡因2 mL臀部肌内注射。24 h硫酸镁总量为25～30 g（Ⅰ-A）。

2）预防子痫发作：适用于重度子痫前期和子痫发作后，负荷剂量2.5～5.0 g，维持剂量与控制子痫处理相同。用药时间根据病情需要调整，一般每天静脉滴注6～12 h，24 h总量不超过25 g。

3）子痫复发抽搐：可以追加静脉负荷剂量用药2～4 g，静脉推注2～3 min，继而1～2 g/h静脉滴注维持。

4）若为产后新发现高血压合并头痛或视力模糊，建议启用硫酸镁预防产后子痫。

5）控制子痫抽搐24 h后需要再评估病情，病情不稳定者需要继续使用硫酸镁预防抽搐复发。用药期间应每天评估病情变化，决定是否继续用药；引产和产时可以持续使用硫酸镁，尤其对于重度子痫前期；若剖宫产术中应用，要注意孕产妇的心脏功能；产后继续使用24～48 h，注意再评估病情；硫酸镁用于重度子痫前期预防子痫发作以及重度子痫前期的期待治疗时，为避免长期应用对胎儿（或新生儿）的血钙水平和骨质的影响，建议及时评估病情，如孕妇病情稳定，应在使用5～7 d后停用硫酸镁；在重度子痫前期的期待治疗中，必要时可间歇性应用。

2. 注意事项

血清镁离子的有效治疗浓度为1.8～3.0 mmoL/L，>3.5 mmol/L即可出现中毒症状。使用硫酸镁的必备条件为① 膝腱反射存在；② 呼吸≥16次/min；③ 尿量≥25 mL/h（即≥600 mL/d）；④ 备有10%葡萄糖酸钙。镁离子中毒时停用硫酸镁并缓慢（5～10 min）静脉推注10%葡萄糖酸钙10 mL。如孕妇同时合并肾功能障碍、心功能受损或心肌病、重症肌无力等，或体重较轻者，则硫酸镁应慎用或减量使用。如条件许可，用药期间可监测孕妇的血清镁离子浓度。

——中华医学会妇产科学分会妊娠期高血压疾病学组.妊娠期高血压疾病诊治指南（2020）[J].中华妇产科杂志，2020，55（4）：227-238.

（施伟慧）

第七节 儿科常见急危重症护理

一、小儿高热惊厥

（一）小儿高热惊厥护理常规

1. 概念

惊厥（convulsions）是指神经元功能紊乱引起脑细胞突然异常放电所致的全身或局部肌肉不自主收缩。小儿高热惊厥是指3个月～5岁儿童，发热初期或体温快速上升期出现的惊厥，排除了颅内感染和其他引起抽搐的原因，既往也没有无热发作史。

2. 临床表现

1）在急骤高热（≥38.5℃）开始后12 h内，忽然出现短暂的全身性惊厥发作，伴有意识丧失。

2）惊厥为全身性或局部肌群强直或阵挛性抽动，表现为双眼球上翻、凝视或斜视、牙关紧闭、呼吸暂停乃至面色、口唇发绀、四肢肌肉痉挛或不停地抽动。

3）惊厥持续数十秒至数分钟，个别呈惊厥持续状态（惊厥发作>30 min）。

4）惊厥过后意识恢复快，无中枢神经系统异常。

5）脑电图多于惊厥后2周恢复正常。

3. 观察要点

1）抽搐的持续时间、间隔时间、发作类型、程度、伴随症状及停止后的精神状况。

2）体温、呼吸、脉搏以及心率的变化，注意发作时有无大小便失禁。

3）注意双侧瞳孔是否等大等圆以及对光反射情况，以防颅内压增高引起脑疝。

4）面色的改变、四肢温度是否冰冷、有无末梢循环不良、有无感染灶、皮肤是否破损。

4. 护理问题

1）体温过高　与感染有关。

2）有窒息的危险　与惊厥时发生喉肌痉挛或意识障碍，不能及时清理呼吸道分泌物有关。

3）有外伤的危险　与意识障碍、惊厥导致不能自主控制有关。

4）恐惧/焦虑　与家长担心患儿病情、无法应对惊厥发作有关。

5）潜在并发症（缺氧性脑损伤）　与抽搐有关。

5. 护理措施

1）高热护理　高热引起的惊厥，应立即使用退热剂。中枢性高热时给予物理降温，为预防脑水肿，以头部物理降温为主，采用冰帽，降低脑组织的代谢，减少耗氧量，提高脑细胞对缺氧的耐受性，帮助脑细胞恢复。其次为枕下、腋下、腹股沟放置冰袋，忌擦胸前区及腹部，在冰袋外包裹薄毛巾，防止局部冻伤，亦可用35℃～40℃温水擦浴。降温过程中应密切观察体温的变化，面色、四肢冷热及出汗情况，以防虚脱发生。降温后30 min测体温一次并及时记录。

2）保持呼吸道通畅　惊厥发作时不可将患儿抱起，应立即将患儿平卧，即刻松开衣领，取头侧平卧位，及时清除患儿口鼻及咽喉部内分泌物，防止分泌物堵塞气管引起窒息，必要时给予吸痰，动作要轻柔以免损伤呼吸道黏膜。

3）氧气吸入　及时给予氧气吸入，以迅速改善组织缺氧的情况。鼻导管吸氧法吸氧流量为0.5～1.5 L/min，面罩法吸氧流量为2～3 L/min 。

4）安全防护　抽搐发作要注意防止碰伤及坠床，必要时约束肢体，上下牙齿之间应放置牙垫，防止舌及口唇咬伤，对抽搐频繁者应设专人护理，减少不必要的刺激，室内光线不宜过强，并保持安静，治疗护理操作尽量集中进行，动作要轻柔敏捷。

5）药物止惊

（1）首选苯二氮䓬类药物　如有静脉通路，应静脉推注地西泮，每次0.3～0.5 mg/kg（单剂最大剂量10 mg）静注（每分钟1～2 mg）。如不能或难以马上建立静脉通路，可首选咪达唑仑肌内注射，首次剂量0.2～0.3 mg/kg，最大不超过10 mg。

（2）苯巴比妥钠　剂量为5～10 mg/kg，肌注吸收较慢，不适宜用于急救的一线用药，仅作为止惊治疗的二线、甚至三线用药。

（3）水合氯醛　10%水合氯醛，每次0.5 mL/kg保留灌肠，1次最大剂量不超过10 mL。

6）心理护理　关心体贴患儿，操作熟练、准确，使患儿保持轻松愉快的心情，对家长予以安慰，并解释病情、消除其恐惧心理。

7）口腔护理　高热时口腔黏膜干燥易受损，易发生口腔炎，应常用生理盐水擦拭口腔。

8）皮肤护理　保持皮肤清洁干燥，衣裤、床单要及时更换，保持清洁干燥以防皮肤感染及压疮的发生。

9）饮食护理　高热时忌食热量高的食物，应给予清淡、易消化、富含维生素的流质或半流质饮食，多喝温开水、鲜果汁等，汗多时应适当补充盐分。

6. 健康教育

1）向患儿家长解释疾病的有关知识，解除其紧张心理，缓解其恐惧情绪，树立信心，配合抢救。

2）指导患儿家长监测患儿的体温变化，掌握物理、药物降温方法，学会高热惊厥发作的急救处理。

3）嘱患儿家长平时应加强对患儿的锻炼，以增强患儿体质。季节变化及时添加衣服，避免受凉。尽量减少到人多的公共场所活动，预防上呼吸道感染的发生。

（二）小儿高热惊厥的急救流程

小儿高热惊厥的急救流程见图4-7-1。

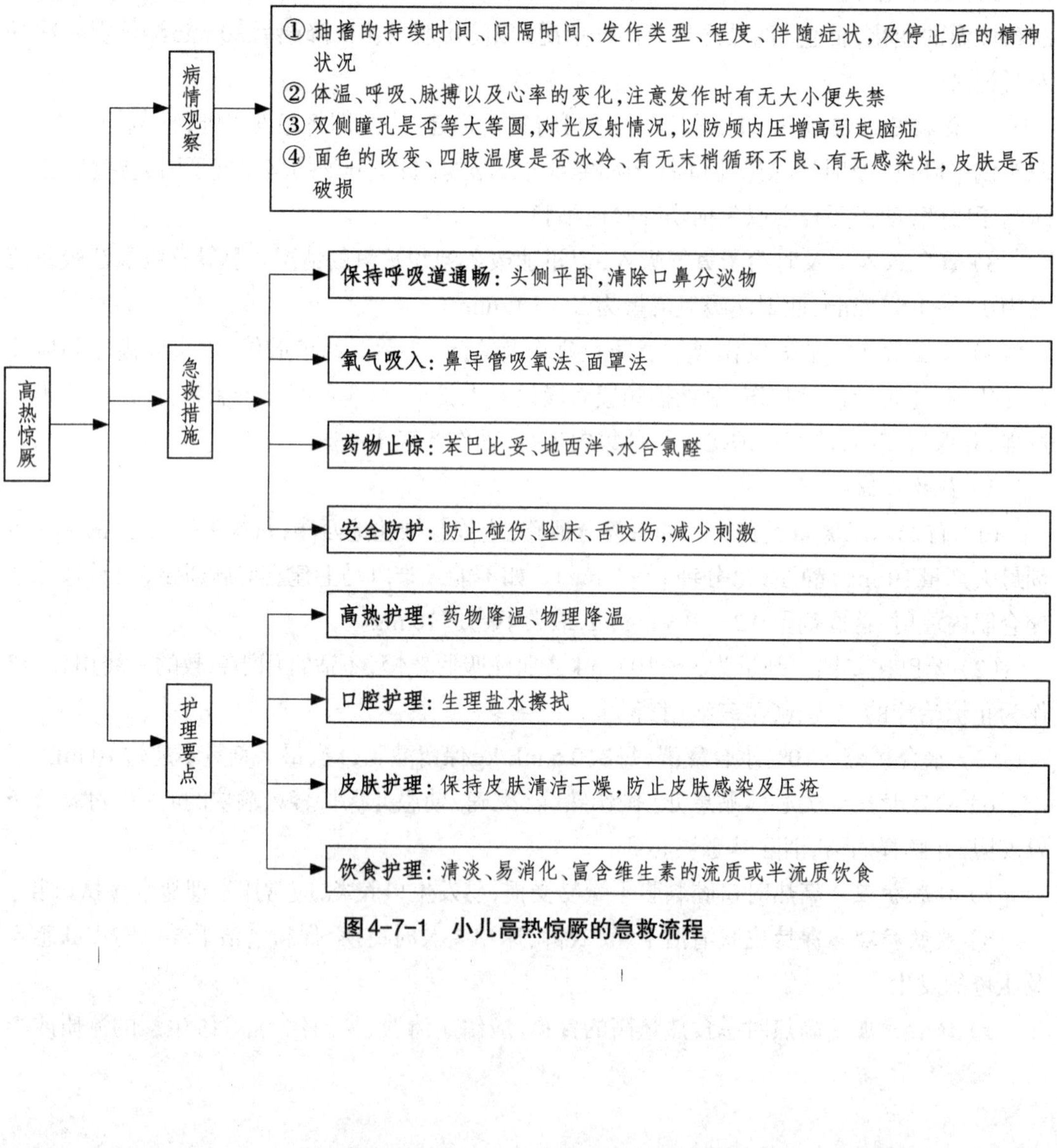

图4-7-1 小儿高热惊厥的急救流程

【知识链接】　热性惊厥发作急性期处理流程

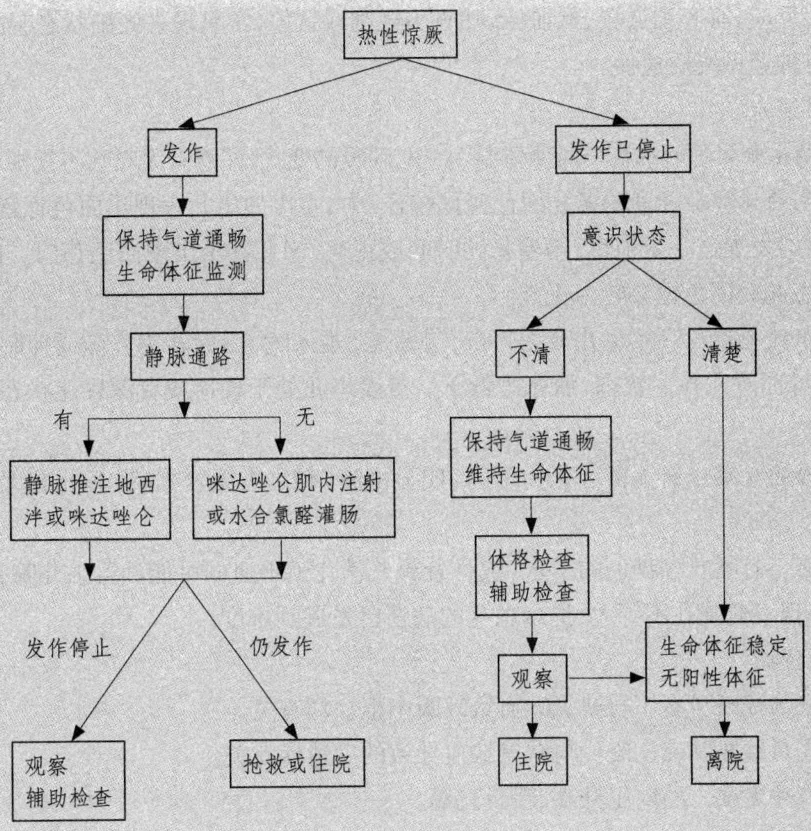

——中华医学会儿科学分会神经学组.热性惊厥诊断治疗与管理专家共识(2016)[J].中华儿科杂志,2016,54(10): 723-727

二、新生儿缺氧缺血性脑病

(一)新生儿缺氧缺血性脑病护理常规

1. 概念

新生儿缺氧缺血性脑病(hypoxic-ischemic encephalopathy)是由各种围生期因素引起的缺氧和脑血流减少或暂停,导致胎儿和新生儿的脑损伤。本病在足月儿多见,为新生儿窒息后的严重并发症,病情重,病死率高,是导致儿童神经系统伤残的常见原因之一。

2. 临床表现

1)轻度　出生后24 h内症状最明显,常呈现淡漠与激惹交替,或过度兴奋,有自发或刺激引起的肌阵挛,3～5 d后症状减轻或消失,很少留有神经系统的后遗症。

2)中度　出生后24～72 h症状最明显,意识淡,嗜睡,出现惊厥、肌阵挛、下颌抖动、肌张力减退、瞳孔缩小、周期性呼吸伴心动过缓,意识模糊进入浅昏迷并持续5 d以上者,预后较差。

3）重度 出生至72 h症状最明显，昏迷，深浅反射及新生儿反射均消失，肌张力低下，瞳孔固定无反应，有心动过缓、低血压、呼吸不规则或暂停，常呈现去大脑状态，死亡率高，幸存者多留有神经系统后遗症。

3. 观察要点

1）基础生命体征的观察 监测体温、心率、呼吸的变化，注意有无呼吸不规则、呼吸暂停。

2）面色的观察 轻度的患儿面色变化较轻，中、重度的患儿表现出面色青紫，青紫的程度跟随病情的发展进一步加重，与窒息的时间成正比，患儿甚至出现面色苍白。伴随缺氧状况的改善，患儿的面色也会转为正常。

3）意识的观察 观察患儿有无兴奋，易激惹，难入睡，而后转为安静或抑制状态，有无反应迟钝，继而进入昏迷状态，肌张力低下。重度患儿处于昏迷或者深昏迷状态，对外界的刺激无反应。

4）前囟的观察 有无前囟张力增高、明显饱满，触之有无紧张感，患儿有无惊厥、四肢抽搐。

5）其他 有呕吐咖啡色的羊水，应怀疑患儿消化道出血的可能。若患儿瞳孔对光的反射消失且呈现双侧瞳孔不等大，提示患儿的病情已发展到重度。

4. 护理问题

1）低效性呼吸型态 与缺氧缺血致呼吸中枢损坏有关。

2）有废用综合征的危险 与缺氧缺血导致的后遗症有关。

3）潜在并发症 颅内压升高、呼吸衰竭。

5. 护理措施

1）纠正缺氧

（1）及时清除呼吸道分泌物，保持呼吸道通畅。

（2）根据缺氧和呼吸困难的程度，选择不同的给氧方法，如温箱内吸氧、头罩吸氧、持续气道正压通气（continuous positive airway pressure，CPAP），必要时机械通气。

2）颅内高压的护理

（1）保持病室安静，各种操作尽量集中进行，减少对患儿的刺激。

（2）当患儿出现尖叫、躁动、前囟饱满、头面部静脉增粗等症状时，应保持患儿头高足低位，床头抬高30°，头居正中位，勿偏向一侧，以免颈静脉回流受阻。

（3）遵医嘱予以呋塞米、甘露醇减轻脑水肿，苯巴比妥控制惊厥。

3）亚低温治疗的护理

（1）降温 采用循环水冷却法进行选择性头部降温，脑温下降至34℃的时间应控制在30～90 min，否则将影响效果。

（2）维持 在亚低温治疗时，既要注意保暖，又要保证亚低温的温度要求，给予患儿持续的肛温监测，以了解患儿体温波动的情况，体温维持在35.5℃左右。

（3）复温 宜缓慢，避免复温过快引起低血压，上升速度不宜高于0.5℃ /h，体温恢复正常后，每4 h测一次体温。

（4）监测 严密监测患儿生命体征变化，观察患儿面色、反应、末梢循环状况以及24 h出入量，及时记录。

4）合理喂养 尽早给予合理的喂养，保证充足的营养供给。少量多餐，对吸吮、吞咽能力较差的患儿，可采用鼻饲管喂养，如患儿有呕吐可采用鼻空肠管喂养，喂养时取头高侧卧位，速度要慢，防止误吸、窒息的发生。合并颅内出血患儿应推迟喂奶48 h，可从静脉内补充小儿氨基酸和脂肪乳等营养物质。认真记录患儿的吸吮情况及每天的出入量，为治疗提供有效依据。

5）预防感染 定时采用消毒液擦拭温箱、用电子灭菌等照射灭菌及开窗通风。预防交叉感染，严禁探视，严格遵守无菌操作制度与消毒隔离方案。

6. 健康教育

1）向患儿家长耐心细致地解答病情，以取得理解。

2）恢复期指导家长掌握康复干预的措施，以得到家长最佳的配合，并坚持定期随访。

3）对疑有功能障碍患儿早期给予动作训练和感知刺激的干预措施，促进脑功能的恢复。

（二）新生儿缺氧缺血性脑病的急救流程

新生儿缺氧缺血性脑病的急救流程见图4-7-2。

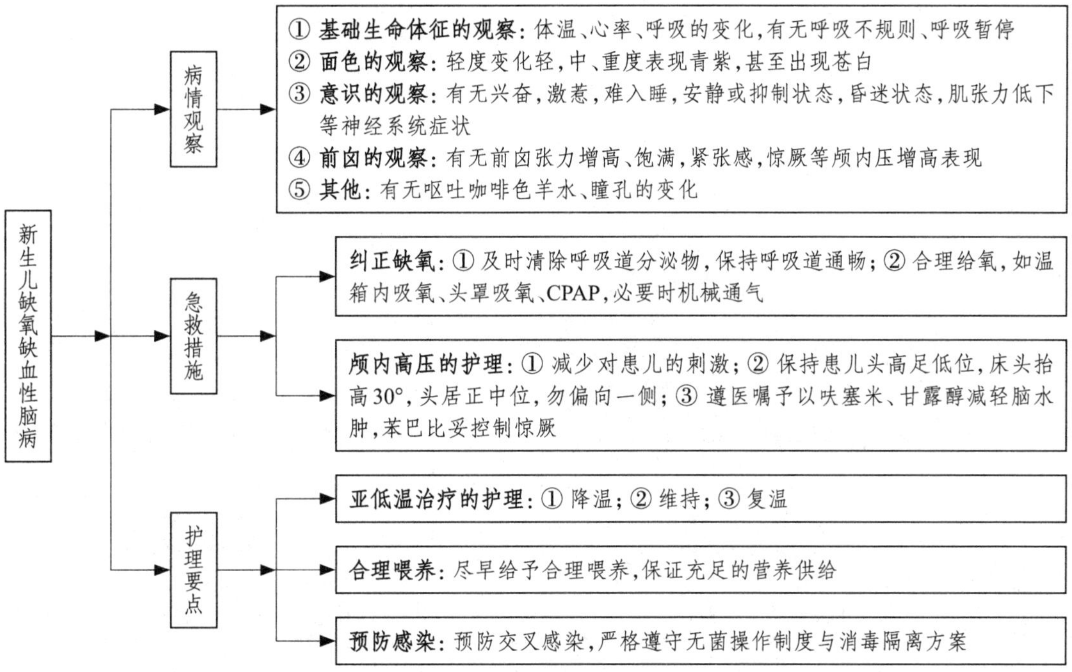

图4-7-2 新生儿缺氧缺血性脑病的急救流程

【知识链接】 新生儿复苏流程图

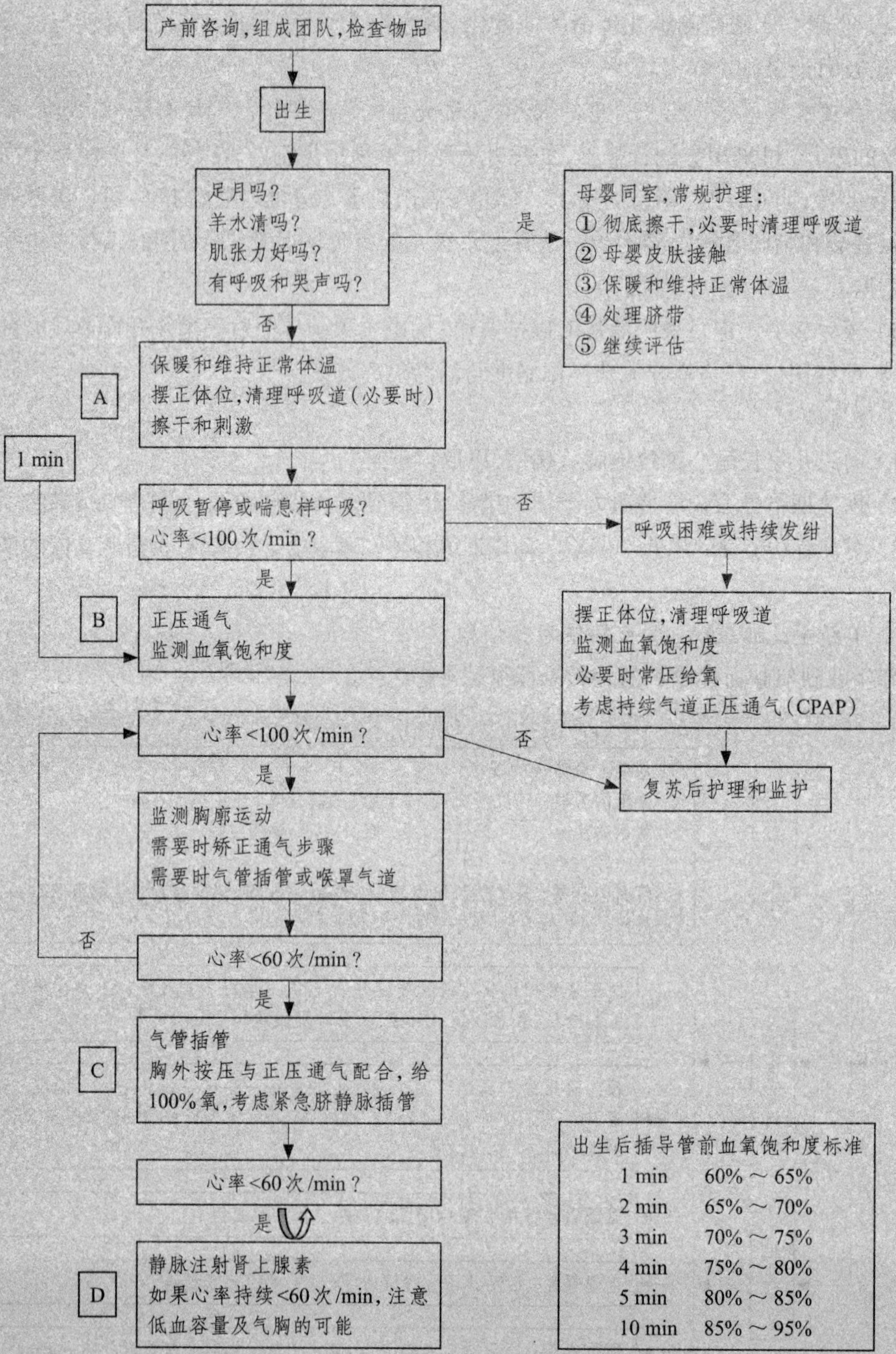

出生后插导管前血氧饱和度标准

1 min	60%～65%
2 min	65%～70%
3 min	70%～75%
4 min	75%～80%
5 min	80%～85%
10 min	85%～95%

——中国新生儿复苏项目专家组.中国新生儿复苏指南（2016年北京修订）[J].中国新生儿科杂志，2016，31（4）：241-246.

三、新生儿肺透明膜病

（一）新生儿肺透明膜病护理常规

1. 概念

新生儿肺透明膜病（hyaline membrane disease，HMD）又称新生儿呼吸窘迫综合征（neonatal respiratory distress syndrome，NRDS），是由于肺表面活性物质缺乏（多见于早产儿），以肺泡壁上附有嗜伊红透明膜和肺不张为特征，是新生儿期重要的呼吸系统疾病。

2. 临床表现

生后6～12 h出现以下症状：① 进行性呼吸困难，呼气性呻吟，呼吸不规则，发绀，呼吸暂停甚至呼吸衰竭；② 胸廓下陷，鼻扇，三凹征，呼吸音减低，湿啰音；③ 心率先快后慢、心音由强到弱、心脏杂音；④ 肌张力低下。

3. 观察要点

1）严密观察体温、脉搏、呼吸、血压及生命体征变化。

2）注意患儿呼吸的节律、频率以及深浅度的变化。

3）监测pH、PCO_2、PO_2以及电解质、血糖等变化。

4）注意观察分泌物的颜色、量以及黏稠度。

5）注意观察X线检查有无特征性表现。

4. 护理问题

1）自主呼吸障碍　与肺表面活性物质缺乏导致的肺不张、呼吸困难有关。

2）气体交换受损　与肺泡缺乏肺表面活性物质、肺泡萎缩及肺透明膜形成有关。

3）营养失调，低于机体需要量　与营养物质摄入量不足有关。

4）有感染的危险　与抵抗力降低有关。

5）家长焦虑　与母婴分离有关。

5. 护理措施

1）保持呼吸道通畅

（1）将患儿头稍后仰，使气道伸直。

（2）及时清除呼吸道分泌物，分泌物黏稠时可给予雾化吸入后吸痰。吸痰前需要进行患儿的评估，包括听诊肺部痰鸣音，观察有无氧合变差的表现、气管插管管壁分泌物显现等。应采用测量法预先确定吸痰管应插入的深度。对于吸痰时血氧、血压、心率容易波动的患儿尽可能采取密闭式吸痰法。

2）氧疗护理

（1）监测与记录　持续进行血氧饱和度监测，至少每小时记录1次。每次调整呼吸机参数后都需要监测血气分析结果，根据血氧饱和度、动脉血氧分压进行调整。

（2）持续气道正压通气使用的护理　放置鼻塞时先清除呼吸道及口腔分泌物，清洁鼻腔。鼻部采用“工”形人工皮保护鼻部皮肤和鼻中隔。在持续气道正压通气（CPAP）氧疗期间，经常检查装置各连接处是否严密、有无漏气。吸痰时取下鼻塞，检查鼻部有无压迫引起皮肤坏死或鼻中隔破损。每小时观察CPAP的压力和氧浓度。

（3）机械通气的护理　妥善固定气管插管以避免脱管，每班测量并记录置管长度，检查接头有无松脱漏气、气道有无扭转受压。湿化器内加蒸馏水至最高水位线下，吸入气体要注意加温湿化。每次吸痰操作前后要确认导管固定位置是否正确，听诊呼吸音是否对称，预防气管插管非计划性拔管。

3）肺表面活性物质给药护理　通常于出生后24 h内给药，用药前彻底清除口、鼻腔及气道内的分泌物，摆好患儿体位，再将肺表面活性物质气管内滴入，滴完后予复苏气囊加压通气，充分弥散，然后接呼吸机辅助通气，密切监测血氧饱和度、心率、呼吸和血压变化。

4）保暖　环境温度维持在22℃～24℃，肛温在36.5℃～37.5℃，相对湿度在55%～65%，减少水分耗损。

5）喂养　保证营养供给，不能吸吮、吞咽者可用鼻饲法或静脉补充营养。

6）预防感染　做好口腔护理，对气管插管患儿可采用1%碳酸氢钠漱口水进行擦拭，每4 h 1次。肺透明膜病患儿多为早产儿，住院时间较长，抵抗力较差，极易发生感染，应做好各项消毒隔离工作。

6. 健康教育

1）及时沟通，向家长解释病因，缓解家长焦虑情绪。

2）注意交流，让家长了解治疗过程和进展，取得最佳配合。

3）教会患儿父母居家照顾相关知识，为患儿出院后得到良好照顾打下基础。

（二）新生儿肺透明膜病的急救流程

新生儿肺透明膜病的急救流程见图4-7-3。

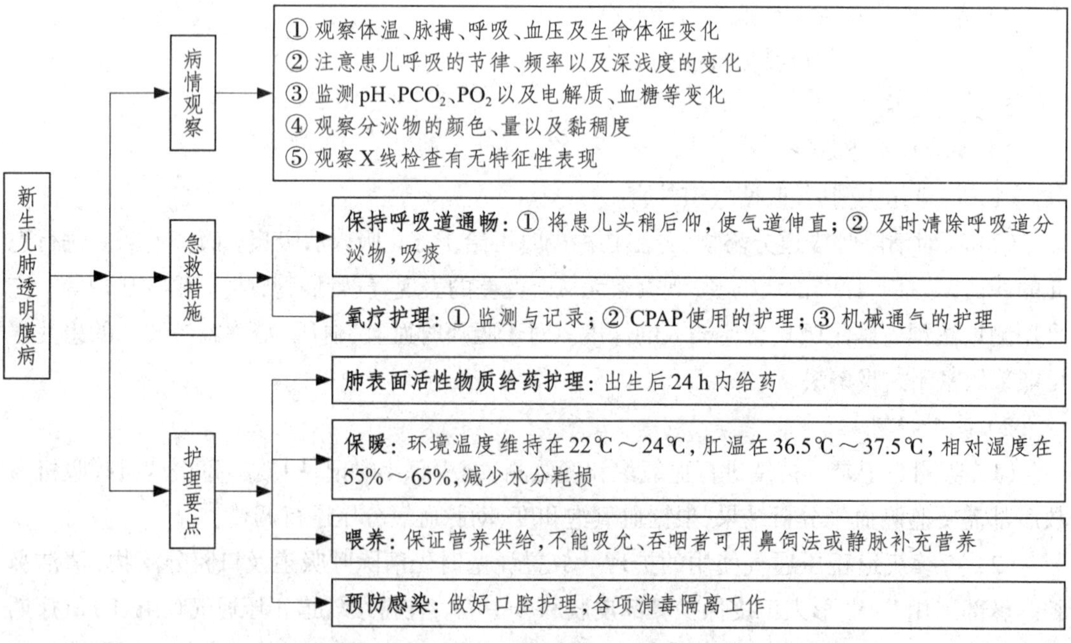

图4-7-3　新生儿肺透明膜病的急救流程

【知识链接】 新生儿呼吸窘迫综合征防治

一、肺表面活性物质治疗

肺表面活性物质(pulmonary surfactant, PS)治疗呼吸窘迫综合征(RDS)能有效减少气胸并提高生存率，需要使用时尽可能在RDS病程早期使用。但气管插管给予PS治疗对技术要求较高，且若正压通气压力控制不当易造成肺部损伤，胎龄较小的早产儿早期应用持续气道正压通气(CPAP)可能避免气管插管和机械通气带来的损害。建议早产儿生后先使用CPAP，CPAP早产儿生后几小时内FiO_2>0.30是预测后期CPAP失败的良好指标，因此，推荐FiO_2>0.30作为临床诊断RDS以及病情仍加重早产儿使用PS治疗的界值。如果有RDS症状，FiO_2>0.30才能维持正常$TcSO_2$，如有NRDS症状早期选择性使用PS治疗，但对需要插管维持生命体征稳定的患儿可予PS治疗。最终目标是尽可能避免机械通气或缩短机械通气时间，必须使用PS治疗时，尽可能在RDS病程早期使用，推荐插管-PS-拔管-CPAP(INSURE)技术予PS治疗。

指南推荐：

1. 对RDS患儿应使用天然型PS(A1)。

2. PS早期治疗应成为标准化的使用方法，但对生后需要气管插管稳定时可以在产房使用PS(B1)。

3. RDS患儿应在疾病早期尽早使用治疗性PS。推荐方案为CPAP通气压力至少为6 cm H_2O、FiO_2>0.30，病情仍加重者应给予PS治疗(B2)。

4. 猪PS首剂200 mg/kg治疗RDS效果优于100 mg/kg猪PS或牛PS(A1)。

5. CPAP治疗失败者考虑使用INSURE技术(A2)。

6. 有自主呼吸者可使用LISA或MIST技术替代INSURE技术(B2)。

7. 如存在持续需高浓度氧等RDS病情进展的证据，并排除其他问题，可给予第2次PS治疗，少数情况会给予第3次PS治疗(A1)。

二、复苏稳定后的氧疗

指南推荐：

1. 吸氧早产儿$TcSO_2$应控制在0.90～0.94(B2)。

2. 为实现这一目标，$TcSO_2$报警设置范围应为0.89和0.95(D2)。

三、无创呼吸支持

指南推荐：

1. RDS患儿应在疾病早期尽早使用治疗性PS。推荐方案为CPAP通气压力至少为6 cm H_2O、FiO_2>0.30，病情仍加重者应给予PS治疗(B2)。

2. CPAP设备并不重要，但应使用较短的双鼻孔塞或面罩，起始压力设为6～8 cm H_2O(A2)，之后根据病情变化、氧合和灌注情况调整(D2)。

3. CPAP联合早期PS治疗是RDS最佳治疗方案(A1)。

4. 呼吸机提供的同步NIPPV相比双水平CPAP，可降低拔管失败率，但不具备远期优势，如降低BPD发生率(B2)。

5. 推荐HFNC可在撤离呼吸机阶段作为CPAP的替代选择，但不用于初始治疗(B2)。

——茹喜芳，冯琪.新生儿呼吸窘迫综合征的防治——欧洲共识指南2019版[J].中华新生儿科杂志(中英文)，2019，34(3)：239-240.

(田晓岚)

第八节　骨骼系统常见急危重症护理

一、骨筋膜室综合征

（一）骨筋膜室综合征护理常规

1. 概念

骨筋膜室由骨、骨间膜、肌间隔及深筋膜构成。骨筋膜室综合征（osteofascial compartment syndrome）是指骨筋膜室内的肌肉和神经因急性缺血、缺氧而产生的一系列早期综合征，又称急性筋膜间室综合征、骨筋膜间隔区综合征，多见于前臂掌侧和小腿。

2. 临床表现

骨筋膜室综合征的早期临床表现以局部为主，如不及时处理，可出现全身症状。

1）创伤后肢体出现持续性剧烈疼痛，且进行性加剧，为本征最早期的症状，是骨筋膜室内神经受压和缺血的重要表现。神经组织对缺血最敏感，感觉纤维出现症状最早，必须对此给予足够重视，及时诊断和处理。至晚期缺血严重、神经功能丧失后，感觉即消失，即无疼痛。

2）指或趾呈屈曲状态，肌力减弱，被动牵伸指或趾时，可引起剧烈疼痛，为肌肉缺血的早期表现。

3）患肢表面皮肤略红，温度稍高，肿胀，有严重压痛，触诊可感到骨筋膜室内张力增高。

4）当肌肉缺血较久，发生广泛坏死时，才会出现全身症状，如体温升高、脉率增快、血压下降，白细胞计数增多，血沉加快，尿中出现肌球蛋白等。

3. 观察要点

1）*局部情况*　是否出现“5P”征象，即：① 疼痛（pain）转为无痛；② 苍白（pallor）或发绀、大理石花纹等；③ 感觉异常（paresthesia）；④ 麻痹（paralysis）；⑤ 无脉（pulselessness）。

（1）剧烈疼痛（pain）　发病部位出现持续性深部胀痛，呈刀割样、针刺样、烧灼样痛，且进行性加剧，为本征最早期的症状。常有自觉痛、触压痛、牵拉痛。晚期严重缺血后神经麻痹即转为无痛。

（2）患肢苍白（pallor）或发绀　早期受累区域远侧的指（趾）苍白、发绀或潮红，后期呈暗红或暗紫色或大理石花纹状皮肤，可形成水泡。

（3）感觉异常（paresthesia）　患肢出现套状感觉减退或消失，神经缺血的另一早期表现为患处局部麻木感和异样感，两点分辨感觉消失和触觉异常。

（4）肌肉麻痹（瘫痪）（paralysis）　患肢进行性肿胀，肌腹处发硬，肌肉僵硬似条索状，肢体甚至呈圆筒状僵硬，手指处于屈曲位，主动或被动牵伸时疼痛加剧。

（5）无脉（pulselessness） 桡动脉搏动减弱或消失。

2）全身症状 当组织缺血较久，肌肉坏死较广泛严重时，将出现全身性反应，如血压下降，脉率增快，心律不齐，甚至死亡。

4. 护理措施

1）一般护理 确保患者舒适，每日通风2～3次，室内温湿度适宜。

2）饮食 多饮水，每日大于2000 mL，给予高热量、高维生素、高蛋白低脂饮食。

3）体位 一旦确诊，应立即松解所有外固定物，放平患肢，不可抬高，以免引起动脉压下降导致小动脉关闭而加重缺血，同时减少肢体活动。

4）筋膜切开减压护理

（1）生命体征的观察 遵医嘱予以心电监护、吸氧，注意观察患者体温、血压、心率的变化及肢端循环情况，有异常及时通知医生，及早治疗。

（2）伤口引流的观察 密切观察伤口敷料渗液的情况，保持伤口引流管的通畅、固定，定时挤捏引流管，避免引流管折叠、堵塞、脱落。观察引流液的性状、颜色、量，有异常情况应及时向医生汇报。

（3）体位 患肢抬高15°～30°为宜，利于血液、淋巴液回流。抬高时间不宜过长，防止因体位性供血不足而加重患肢缺血。如果患肢末端皮肤颜色出现苍白，说明动脉供血不足，应放平患肢。

（4）疼痛护理 创造安静、舒适的病房环境，以利于患者休息。加强患者的心理护理，分散患者的注意力。提倡术前超前镇痛，正确评估患者疼痛情况，可通过口服、肌内注射、静脉给药等多种形式，以缓解疼痛。

（5）功能锻炼 股四头肌收缩锻炼、直腿抬高、前臂旋转、负重锻炼等。

5）用药护理 常用甘露醇脱水消肿治疗，注意防止药物外渗，监测患者肾功能以及水电解质情况，250 mL的甘露醇应在30 min内滴完。

6）心理护理 多与患者沟通交流、安慰患者，消除焦虑、恐惧感。

5. 护理问题

1）疼痛 与骨折损伤、骨筋膜室内压力过高有关。

2）焦虑/恐惧 与疼痛、制动，担心预后有关。

3）有发生废用综合征的危险 与长期卧床，骨折及血管、神经、肌肉损伤有关。

4）躯体移动障碍 与制动、切开减压有关。

5）有周围神经血管功能障碍的危险 与骨与软组织损伤、骨筋膜室内压力过高有关。

6）潜在并发症 感染、休克、下肢深静脉血栓。

6. 健康教育

1）嘱患者保持心情舒畅，帮助缓解焦虑情绪。

2）指导患者术后患肢的体位，循序渐进地进行功能锻炼等。

3）饮食指导，嘱患者高热量、高维生素、高蛋白低脂饮食。

4）戒烟限酒，吸烟易引起小血管收缩，影响血运及肢体恢复。

5）出院指导，嘱患者坚持功能锻炼并随访观察。

（二）骨筋膜室综合征急救流程

骨筋膜室综合征急救流程见图4-8-1。

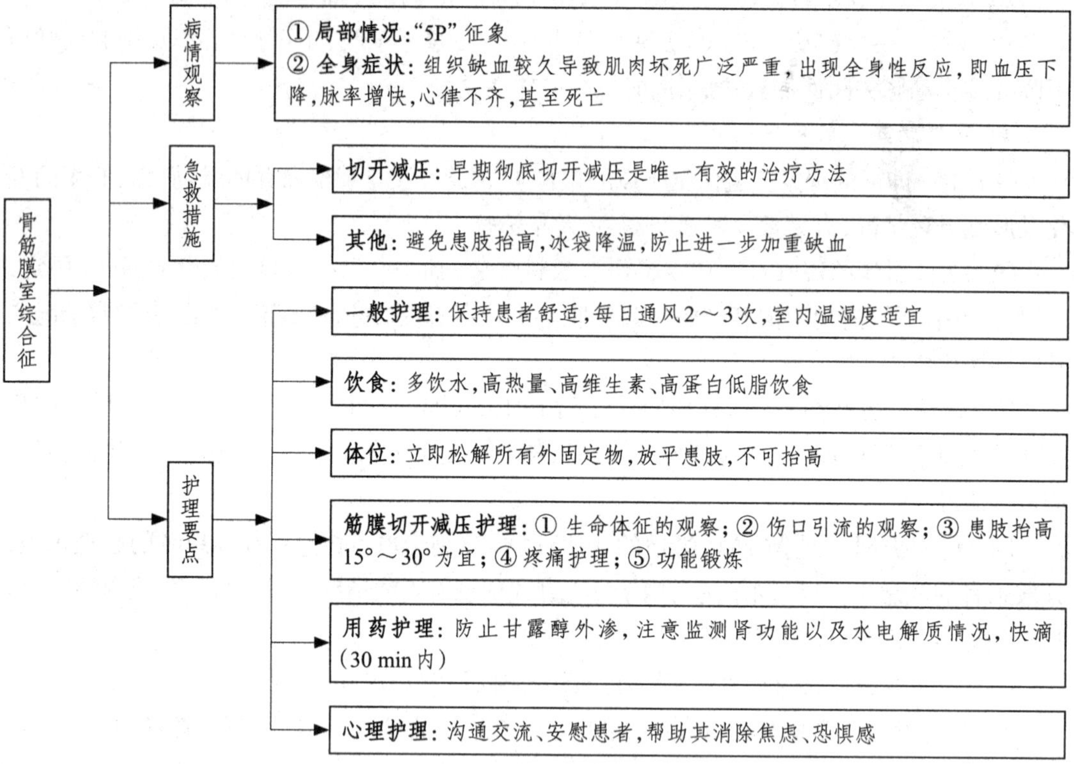

图4-8-1 骨筋膜室综合征急救流程

【知识链接】 骨筋膜室综合征疾病进展的时间特征

骨筋膜室综合征发生后周围神经损伤出现最早，缺血1 h内，神经损伤是可逆的，若超过4 h，出现神经轴突损伤则无法逆转。急性骨筋膜室综合征所致的缺血如超过6 h，机体将会发生不可逆的"炎症风暴"，进一步导致坏死组织纤维化，导致肌挛缩影响肢体功能。未经治疗的急性骨筋膜室综合征后遗症严重程度取决于累及的筋膜室部位。小腿前外侧筋膜室是最常累及部位，若未及时治疗干预将遗留踝、足肌挛缩，腓浅神经、腓深神经支配区感觉障碍，晚期可能发展为足下垂，严重影响患者的行走功能和生活质量。在前臂，肌肉纤维化导致手和腕关节的活动范围缩小、肌力下降，还可有爪形手畸形。

——von Keudell A G, Weaver M J, Appleton P T, et al. Diagnosis and treatment of acute extremity compartment syndrome[J]. Lancet, 2015, 386(1): 1299–1310.

二、脂肪栓塞

（一）脂肪栓塞的护理常规

1. 概念

脂肪栓塞综合征（fat embolism syndrome，FES）是指骨盆或长骨骨折后24～48 h出现以意识障碍、皮肤瘀斑、进行性低氧血症及呼吸窘迫为特征的综合征。随着骨折积极地进行开放手术治疗，其发生率有大幅度下降，但FES仍然是创伤骨折后威胁患者生命的严重并发症。

2. 临床表现

骨折后是否发生脂肪栓塞，个体差异很大，临床上有各种不同类型的表现。分为三种类型，即完全型（典型症状群）、不完全型（部分症状群，亚临床型）、暴发型。

1）完全型　表现为创伤后的一个无症状间歇期，多在48 h内出现典型的脑功能障碍症状，且常进展为木僵或昏迷，患者呼吸困难，通常有心动过速和发热，临床上较易诊断。

2）不完全型　有骨折创伤史，伤后1～6 d可出现轻度发热、心动过速、呼吸困难等非特异症状，或仅有轻度至中度的低氧血症。大多数患者可自愈，只有少数患者可发展为脂肪栓塞综合征，由于缺乏明显症状，易忽略。

3）暴发型　一般在骨折创伤后立即或12～24 h突然脑死亡，有类似急性右心衰或肺梗死的表现，很难做出临床诊断，通常通过死后尸检确诊。

3. 观察要点

1）密切关注患者生命体征的变化　包括体温、脉搏、呼吸、血压、意识、瞳孔的变化，发热和缺氧常为比较明显的表现。

2）实验室检查结果　血气分析、血常规、肝肾功能等。

3）重视患者主诉　对于创伤较严重的骨折或骨折大手术后，患者自述胸闷不适时，应及时观察血氧饱和度，及早给予大流量吸氧，利于患者病情的康复。

4）注意水及电解质出入量平衡　严格记录24 h液体出入量。

4. 护理措施

1）重视呼吸道管理，保持呼吸道通畅　按病情需要予吸痰、给氧、高压氧疗、气管插管、气管切开、使用人工呼吸机等，并做好相应的护理。注意呼吸频率、吸氧浓度，用持续高流量面罩吸氧，血氧饱和度维持在95%以上。

2）体位　注意保持骨折肢体安全有效的制动、牵引，抬高患肢并保暖，观察患肢末梢血液循环。正确固定肢体，尽量少搬动患者，进行各项操作时要轻柔，以防脂肪入血，形成脂肪栓塞。

3）控制肺部感染　及时排痰，遵医嘱使用抗生素，防止呼吸道交叉感染和肺不张。

4）控制输液速度　重症脂肪栓塞综合征患者由于缺氧时间较长，脑、肺有不同程度的缺氧水肿表现，在维持足够血容量纠正贫血的同时，要严格控制输液速度，建议维持在

40～60滴/min,以免加重病情。

5）加强营养　给予低脂肪、高蛋白、高糖、高维生素饮食,提高机体免疫力。

6）心理护理　对清醒患者要做好解释工作,缓解紧张情绪,减轻心理压力,使其积极配合治疗。抢救时护士应集中精力,镇定自若,以有序、沉着自信的工作行为影响患者的情绪。

5. 护理问题

1）气体交换受损　与患者肺通气功能障碍有关。

2）组织灌流异常　与脂肪入血有关。

3）体温过高　与脑缺氧体温中枢失衡有关。

4）躯体移动障碍　与骨折及并发脂肪栓塞有关。

5）营养失调,低于机体需要量　与治疗期间饮食摄入受限有关。

6）潜在并发症　心、肺、脑等重要脏器功能不全。

6. 健康教育

1）在保持正确牵引的同时指导患者进行股四头肌收缩及踝泵运动,同时指导患者进行健侧肢体的功能锻炼。

2）指导患者进行正确咳嗽咳痰、深呼吸锻炼。

3）饮食指导,嘱患者低脂肪、高蛋白、高糖、高维生素饮食。

（二）脂肪栓塞急救流程

脂肪栓塞急救流程见图4-8-2。

三、创伤性脊髓损伤

（一）创伤性脊髓损伤的护理常规

1. 概念

脊髓损伤(spinal cord injury)是指各种原因导致的椎管内神经结构(包括脊髓和神经根)及其功能的损害,出现损伤水平及以下脊髓功能(运动、感觉、反射等)障碍,根据致病因素分创伤性及非创伤性两大类。创伤性脊柱脊髓损伤(traumatic spinal cord injury)指由各种外力导致的脊柱脊髓复合损伤。

2. 临床表现

主要表现为受伤平面以下单侧或双侧感觉、运动、反射的全部或部分丧失,可出现随意运动的丧失。

1）膀胱功能　在不同时期的脊髓损伤中可出现不同类型的神经源性膀胱。在脊髓休克期中表现为无张力性膀胱,休克逐渐恢复时,表现为反射性膀胱和间歇性尿失禁。当脊髓恢复到出现反射时,刺激下肢皮肤即可产生不自主的反射性排尿,晚期则表现为挛缩性膀胱。

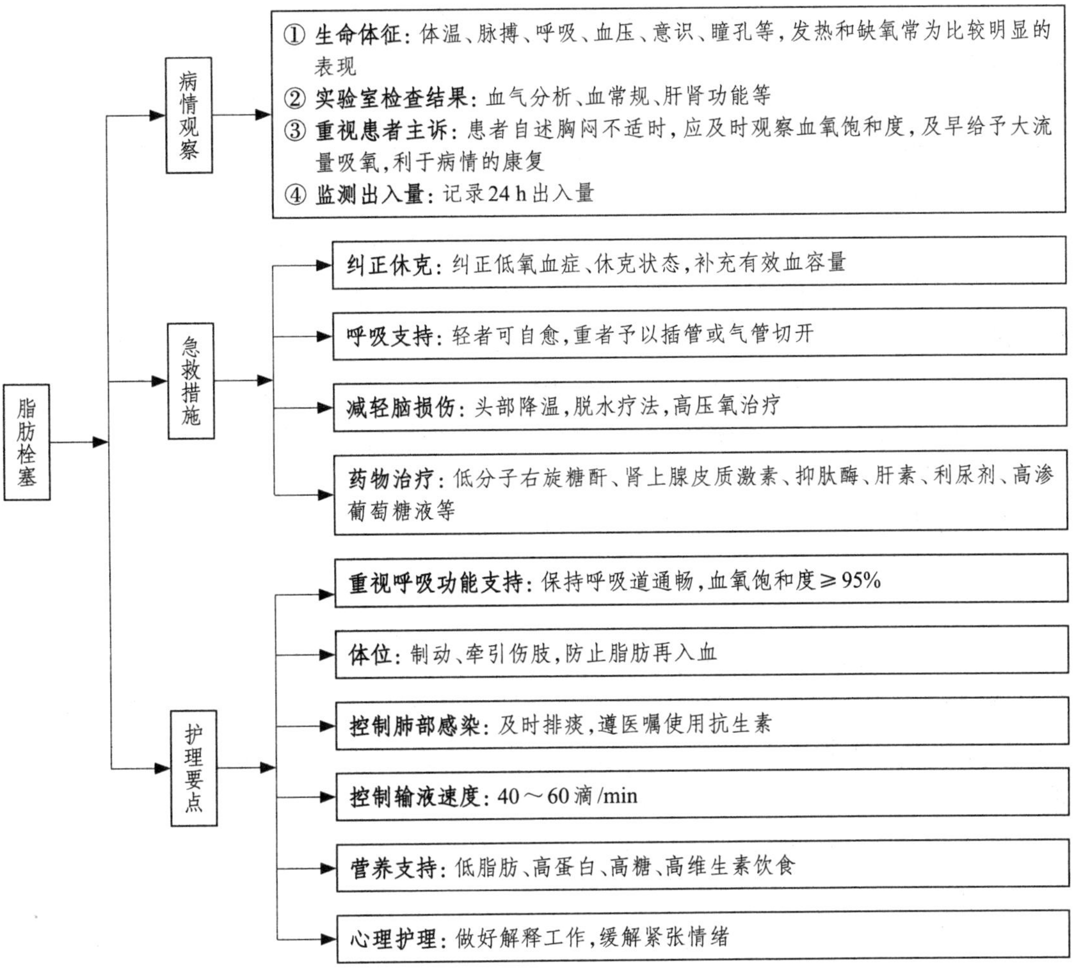

图4-8-2　脂肪栓塞急救流程

2）运动功能　横贯性损伤时，损伤节段以下的运动功能在脊髓休克期消失后完全消失，但肌张力逐渐增高，反射亢进。部分损伤者在脊髓休克期恢复后可逐步出现肌肉的自主活动，但损害节段管辖的肌群可表现为张力松弛、萎缩、腱反射消失等。

3）自主神经系统功能紊乱　如高热、无汗、肠蠕动减慢、大便秘结等。

4）反射　休克期消失以后瘫痪肢体的反射逐渐变得亢进，肌张力由弛缓转为痉挛。

5）脊髓休克　为脊髓受伤以后所表现的在损伤节段以下继发的完全性弛缓性瘫痪，伴有各种反射、感觉、括约肌功能丧失的临床现象。轻伤病例这一表现可于数小时或数日内恢复，不留后遗症。若损伤程度较重，这一表现可能持续时间较长，常在3～6周后才逐渐出现损伤节段以下的脊髓自主活动。

6）严重并发症

（1）呼吸功能障碍　见于脊髓损伤早期，由膈肌及肋间肌麻痹、脊髓水肿引起，多发生在伤后48 h内，患者常发生呼吸抑制。

(2) 体温调节障碍　常表现为中枢性高热，由体温调节中枢传导通路受损、汗腺失去交感神经支配或其他原因引起。

(3) 低钠血症、尿崩症等　机制尚不清楚。

(4) 肺部感染、泌尿系统感染及深静脉血栓等　系长期卧床引起。

3. 观察要点

1) 注意观察患者的生命体征情况　包括体温、心率、血压、呼吸、脉搏、血氧饱和度等，高位脊髓损伤患者易出现高热、呼吸抑制、低血压、低心率等表现，要密切关注并及时通知医生处理。

2) 注意观察患者神经功能情况　如肌力、反射、感觉、四肢的运动、大小便等。

3) 注意观察患者水及电解质出入量平衡　严格记录24 h液体出入量，警惕患者发生低钠血症及尿崩症等并发症。

4) 饮食情况观察　防止发生吞咽障碍而引起呛咳。

4. 护理要点

1) 保持呼吸道通畅　做好呼吸道管理，教会患者进行深呼吸、有效咳嗽咳痰，翻身拍背，遵医嘱予以氧气吸入、雾化吸入，密切关注患者呼吸及指脉氧情况，床边备好简易呼吸器、吸引器、气管切开包等急救物品，做好抢救准备。无自主呼吸或呼吸微弱的患者应尽早予以气管插管或气管切开；呼吸机维持呼吸者按气管插管或气管切开护理常规护理。

2) 体位　脊髓损伤急性期予以制动处理，后遵医嘱予以轴线翻身，配合拍背，每2 h翻身一次，防止压疮。

3) 饮食指导　多饮水，每日饮水量应大于2000 mL，予以高蛋白、高纤维素、高维生素饮食，低钠血症患者适当增加钠的摄入，吞咽障碍者可予以鼻饲管或肠外营养补充营养。

4) 用药护理　脊髓损伤急性期一般需遵医嘱予以大剂量激素冲击疗法并予以甘露醇脱水消肿治疗，以减轻脊髓水肿，用药期间密切关注患者有无不良反应。

5) 尿潴留的护理　早期予以留置导尿，后期可予以间歇导尿或人工排尿。

6) 便秘/腹胀的护理　调节饮食结构，注意维持电解质平衡，必要时予以药物辅助治疗。

7) 导管护理　对于气管切开、气管插管及留置导尿管、深静脉置管患者，按照常规护理，严格无菌操作，防止感染发生。

8) 心理支持　高位截瘫患者一般伴有较严重的心理问题，如恐惧、焦虑、抑郁等，随着时间的延长，症状往往愈发严重。护士在日常护理工作中应注意与患者家属一起开导、鼓励患者，注意沟通方式，避免医源性损伤。

9) 功能锻炼　包括主动锻炼和被动锻炼，尽量鼓励患者主动锻炼；无法行主动锻炼者，指导患者家属帮助患者行被动锻炼，如屈髋、屈膝、肌肉按摩等锻炼，防止下肢深静脉血栓及肌肉萎缩的发生。

5. 护理问题

1）气体交换受损 与脊髓损伤、呼吸肌麻痹、分泌物过多有关。

2）清理呼吸道无效 与患者痰液分泌过多、咳嗽咳痰无力有关。

3）体温过高 与脊髓损伤、自主神经系统功能紊乱有关。

4）有发生水电解质紊乱的风险 与副交感神经活动增多有关。

5）排便紊乱 与脊髓损伤、饮食摄入不足、活动减少有关。

6）焦虑、恐惧、抑郁 与患者担心疾病预后、瘫痪有关。

7）并发症 如压疮、泌尿系统感染、肺部感染、深静脉血栓等，与长期卧床有关。

6. 健康教育

1）指导患者进行深呼吸及有效咳嗽咳痰，确保呼吸道通畅。

2）指导患者及家属进行正确的功能锻炼，包括主动及被动锻炼，防止深静脉血栓。

3）和家属沟通，多鼓励、支持患者，不要让患者有生活无望或成为家属负担等想法，高位截瘫患者大多存在严重心理问题，家属支持非常重要。

4）指导出院患者坚持康复锻炼，以期尽可能地恢复肢体功能。

（二）创伤性脊髓损伤急救流程

创伤性脊髓损伤急救流程见图4-8-3。

【知识链接】 脊髓损伤程度评估

脊髓损伤患者的评估包括生命体征、体格检查与辅助检查等，具体内容如下。

1）进入急诊室后重新进行ABCS评估。

（1）检查呼吸道是否通畅（Airway，A）；

（2）检查呼吸状况（Breath，B）；

（3）检查循环状况（Circulation，C）；

（4）脊柱脊髓损伤评估（Spine，S）：重点检查运动神经系统（肢体活动）、感觉（包括鞍区感觉）和反射等。初步确定脊髓损伤平面及程度，记录检查结果。应注意检查脊髓损伤平面以下有无合并其他损伤。

2）受伤病因和机制评估（车祸、高处坠落、重物砸伤、体育运动、其他等）。

3）在生命体征稳定的前提下，进行全面的体格检查及神经系统检查。

4）实验室检查：血常规、尿常规、凝血功能、血气分析、肝功能、肾功能、电解质、输血前检查、血型、心肌酶等。

——李建军，杨明亮，杨德刚，等.“创伤性脊柱脊髓损伤评估、治疗与康复”专家共识［J］.中国康复理论与实践，2017，23（3）：274-287.

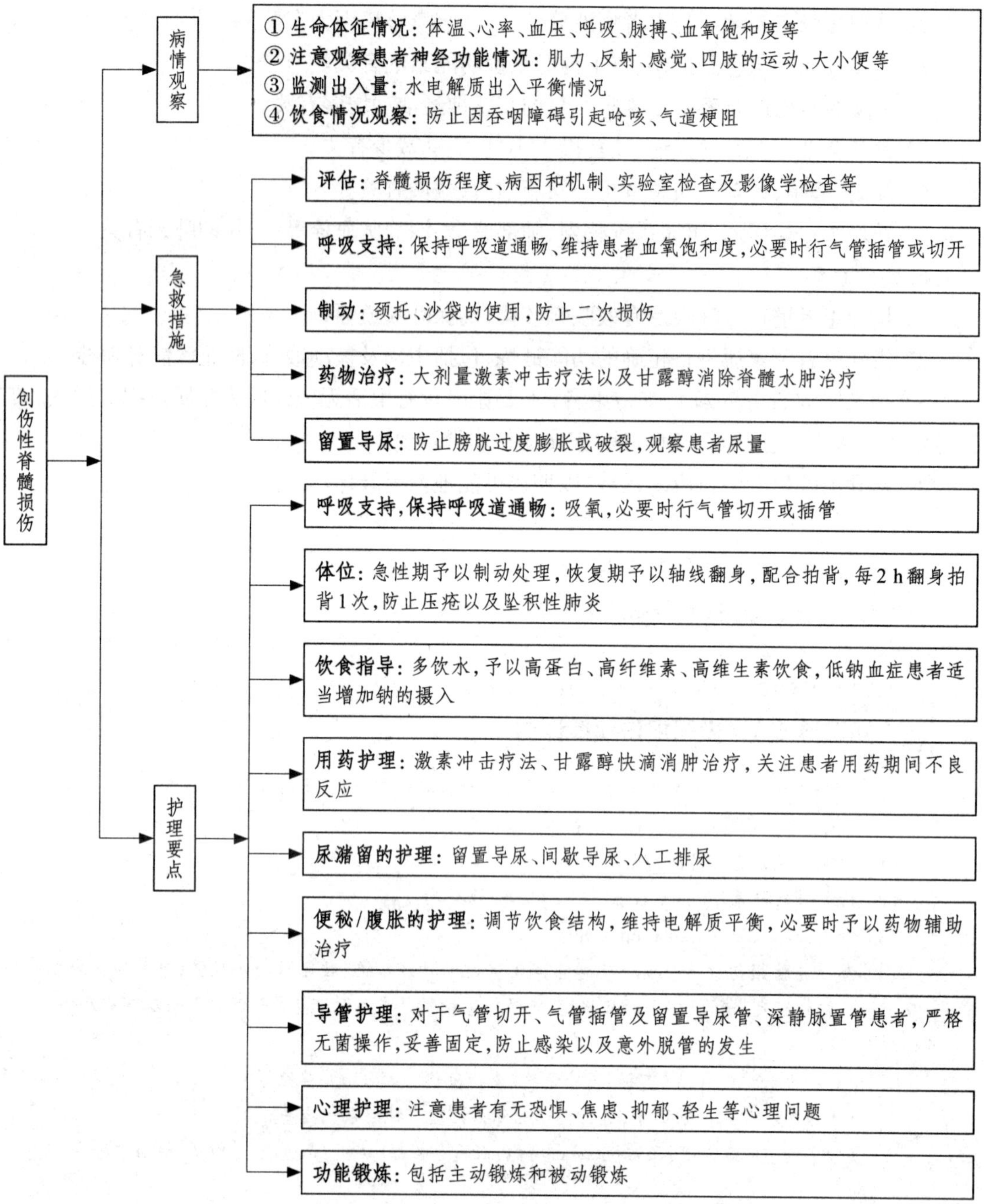

图4-8-3 创伤性脊髓损伤急救流程

（刘 菲）

第九节　血液系统常见急危重症护理

一、重度贫血

（一）重度贫血的护理常规

1. 概念

贫血（anemia）是指外周血中单位体积内血红蛋白浓度、红细胞（red blood cell，RBC）计数和（或）血细胞比容（haematocrit，HCT）低于相同年龄、性别和地区的正常最低值的一种常见的临床症状。贫血常是一种症状，而不是一个独立的疾病，各系统疾病均可引起贫血。血红蛋白浓度在30～60 g/L为重度贫血；血红蛋白浓度低于30 g/L为极重度贫血。

2. 临床表现

1）一般表现　疲乏、困倦、软弱无力是最常见和最早出现的症状，皮肤黏膜苍白是贫血的主要体征，皮肤、黏膜可表现为粗糙、缺少光泽甚至形成溃疡。另外，部分严重贫血患者可出现低热，偶见眼底苍白及视网膜出血。

2）呼吸系统　主要表现为呼吸加快及不同程度的呼吸困难，后期若并发心力衰竭导致肺淤血，患者呼吸困难会进一步加重并可出现咳嗽咳痰。

3）心血管系统　有心悸、气促，活动后明显加重；长期严重贫血者，心脏超负荷工作且供氧不足，会导致贫血性心脏病，会有心率变化、心律失常、心脏扩大。

4）中枢神经系统　如头晕、头痛、耳鸣、眼花、注意力不集中、嗜睡等，贫血严重或发生急骤者可出现晕厥甚至神志模糊，特别是老年患者。

5）消化系统　如食欲减退、腹部胀气、恶心、便秘等。

6）生殖、内分泌系统　女性患者常出现月经失调，如闭经或月经过多；男女两性均有性欲减退。

7）泌尿系统　如少尿、无尿、急性肾衰竭。

3. 观察要点

1）观察患者的面色、皮肤、黏膜、甲床苍白程度，注意有无头晕眼花、耳鸣、困倦等中枢缺氧症状。

2）定期监测血常规、血红蛋白、网织红细胞计数等，判断患者的贫血程度、红细胞增生情况，观察治疗效果。

3）观察有无消化道症状，如食欲减退、腹胀、恶心等。

4）观察有无心力衰竭表现，如呼吸困难、心率过快、水肿等。

4. 护理措施

1）休息　重度贫血患者应卧床休息，限制活动，避免突然改变体位后发生晕厥，必要时给予低流量的氧气吸入。需做好生活护理，预防压疮等并发症的发生。

2）病情观察　观察患者的神志、生命体征、贫血进展的程度，注意皮肤、黏膜、尿量的变化，注意倾听患者的主诉（有无头痛、呕吐、恶心症状）。

3）输血　严格执行输血“三查十对”制度，控制输血速度，避免诱发心力衰竭，密切观察有无输血不良反应。

4）饮食护理　进食高热量、高蛋白、高维生素、营养丰富、易消化的半流质食物或软食，如猪肝、瘦肉、奶制品、绿色蔬菜等，少量多餐，加强营养补给，增强抵抗力。

5）心理护理　主动关心体贴患者，耐心指导患者及家属自我护理方法和如何配合医护人员接受治疗，注意倾听患者自我感受的陈述，掌握其心理状态，采取有效的针对方法解除患者的各种不良情绪及精神负担。

6）贫血性心脏病的观察及护理

（1）贫血性心脏病　注意观察患者有无心悸气促、心前区疼痛等症状。该类患者心电图呈缺血性ST-T改变，心脏影像学检查则可有心脏扩大和（或）肥厚改变。

（2）贫血性心脏病护理　取高枕卧位或半卧位，吸氧，控制输液速度及总量，认真记录24 h出入量。

5. 护理问题

1）口腔黏膜损伤　与贫血引起口腔炎、舌炎有关。

2）活动无耐力　与贫血引起全身组织缺氧有关。

3）营养失调，低于机体需要量　与各种原因导致造血物质摄入不足、消耗增加或丢失过多有关。

4）知识缺乏　缺乏疾病防治的知识。

5）有受伤的危险　如跌伤，与贫血有关。

6）潜在并发症　贫血性心脏病。

6. 健康教育

1）饮食指导　提倡均衡饮食，荤素结合，以保证足够热量、蛋白质、维生素及相关营养的摄入。

2）疾病知识指导　提高患者及其家属对疾病的认识，如病因、临床表现、治疗、护理等相关知识，让患者及其家属能配合疾病的治疗与康复。

3）病情监测指导　监测内容主要包括自觉症状、静息状态下呼吸与心率的变化、能否平卧、有无水肿及尿量变化等。一旦出现自觉症状加重，静息状态下呼吸加快、心率加快、不能平卧、下肢水肿或尿量减少，多提示病情加重。

（二）重度贫血的急救流程

重度贫血的急救流程见图4-9-1。

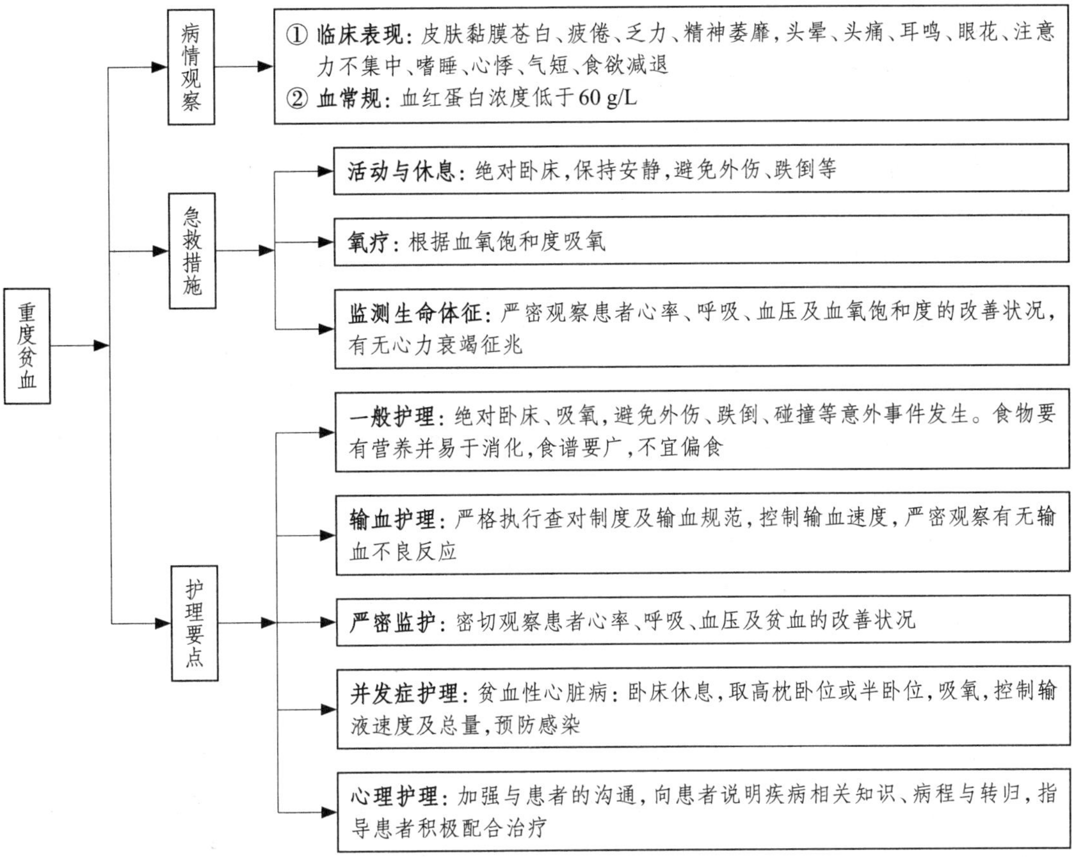

图4-9-1　重度贫血的急救流程

【知识链接】　自身免疫性溶血的支持治疗

自身免疫性溶血(autoimmune hemolytic anemia，AIHA)的支持治疗：① 应尽量避免或减少输血。AIHA由于存在自身抗体，增加了交叉配血难度，增大了同种抗体致溶血性输血反应的危险。② 输血时机应根据患者贫血程度、有无明显症状、发生快慢而定。对于急性溶血性贫血患者，出现严重症状时能排除同种抗体者须立刻输注红细胞。对于慢性贫血患者，HGB在70 g/L以上可不必输血；HGB在50～70 g/L时如有不能耐受的症状时可适当输血；HGB在50 g/L以下时应输血。③ 检测自身抗体抗ABO、Rh血型特异性，对供者进行选择及交叉配血试验。交叉配血不完全相合时，选用多份标本交叉配血中反应最弱的输注。缓慢滴注，密切观察有无输血反应。④ 抢救时不强调应用洗涤红细胞。⑤ 常规治疗效果欠佳可行血浆置换术或者免疫抑制治疗。⑥ 输血前使用糖皮质激素可减少和减轻输血反应的发生。

——中华医学会血液学分会红细胞疾病(贫血)学组.自身免疫性溶血性贫血诊断与治疗中国专家共识(2017年版)[J].中华血液学杂志，2017，38(4)：265-267.

二、特发性血小板减少性紫癜

(一) 特发性血小板减少性紫癜的护理常规

1. 概念

特发性血小板减少性紫癜(idiopathic thrombocytopenic purpura, ITP),或称原发免疫性血小板减少症(primary immune thrombocytopenia),是一种以体液免疫和细胞免疫介导的血小板过度破坏和巨核细胞成熟障碍为特征的获得性出血性疾病。其特点为血小板寿命缩短,骨髓巨核细胞增多,临床可分为急性型与慢性型。

2. 临床表现

主要表现为皮肤黏膜或内脏出血,并发颅内出血是本病的致死病因。

1) 皮肤黏膜出血　可突然发生广泛而严重的皮肤黏膜紫癜,甚至大片瘀斑和血肿,皮肤瘀点多为全身性,以下肢为多,分布均匀。

2) 鼻腔齿龈出血　鼻腔出血、牙龈渗血、口唇黏膜血疱。

3) 血便、血尿　胃肠道和泌尿系统出血患者会有粪便发黑、血尿。

4) 月经过多　月经量增多,经期延长,出血不止。

5) 颅内出血　患者可有剧烈头痛、视物模糊、意识障碍、恶心、呕吐、腹泻等症状,心跳、血压、呼吸不稳甚至昏迷。

3. 观察要点

1) 密切观察出血情况　观察患者皮肤瘀点、瘀斑变化,牙龈鼻腔有无出血,观察患者的意识、瞳孔、呼吸及肢体活动情况,判断有无颅内出血倾向。

2) 严密监测生命体征　观察神志、面色的变化,有无腹痛、便血、腰痛、血尿等。

3) 认真记录　认真记录出血情况、出血量,定时测量并记录血压、脉搏、呼吸,及早发现失血性休克征象。

4) 密切观察有无颅内出血、脑疝的发生　如患者出现剧烈头痛、呕吐、视物模糊、意识障碍、颈项强直等,提示可能有颅内出血。若呼吸速度不均衡、时快时慢,双侧瞳孔不等大、对光反射迟钝或消失,提示可能合并脑疝。

5) 监测血小板数量变化　血小板 $<50\times10^9/L$ 时可见自发性出血,$<30\times10^9/L$ 时应警惕颅内出血,严密观察有无其他出血情况发生。同时应严密监测患者血常规、肝肾功能、电解质、凝血功能等。

4. 护理措施

1) 一般护理　保持病房安静整洁、通风良好、温度适宜;患者血小板低于 $20\times10^9/L$ 时应卧床休息,根据病情制订活动量;给予高蛋白、高维生素、高热量饮食;禁吃坚硬、多刺、辛辣食物,最好提供半流质或软食;嘱患者保持大便的通畅,勿过度用力,必要时可用开塞露等缓泄剂帮助排便。

2) 出血的护理

(1) 皮肤黏膜出血　着宽松衣物,尽量避免损伤性的操作。严格执行无菌操作,做完穿刺后一定要注意压迫止血直到不再出血为止。发生出血时，应及时检查出血部位，注意观察出血点、瘀斑情况。

(2) 鼻腔出血　少量出血时可用1 ∶ 1 000肾上腺素棉球或明胶海绵填塞，局部冷敷，大量出血时，给予凡士林油纱条，做后鼻孔填塞止血，但填塞时间不超过72 h，并注意患者鼻翼部位有无红肿感染的征兆。

(3) 口腔出血　ITP患者机体免疫力减退，需经常用呋喃西林溶液漱口，注意保护牙龈，宜用软毛牙刷或棉签清洁口腔，有牙龈出血时可给予冷盐水漱口。口腔黏膜有溃疡时，可用冰硼散、西瓜霜局部涂抹。有霉菌感染时，应及时停用抗生素，局部改用2.5%制霉菌素，每日2～5次。

(4) 消化道出血　小量出血者，可进食温凉的流质饮食；大量出血者应禁食，应将患者的头偏向一侧，保持呼吸道通畅，防止窒息，并建立静脉通路，做好配血和输血准备，准确记录出血的量、性质、颜色，待出血停止24 h后可给予流质饮食。

(5) 颅内出血　观察患者的意识、瞳孔、呼吸、尿量的变化，给予高流量吸氧，保持呼吸道通畅，及时清除分泌物及呕吐物，遵医嘱准确及时使用止血、镇静药物。保持大便通畅，避免用力屏气、咳嗽而加重脑出血。

3）用药护理　肾上腺皮质激素是治疗ITP的特效药物，但长期使用激素可引起库欣综合征，易诱发或加重感染，用药期间要注意观察患者面色是否潮红，监测患者血糖及血压，对激素药引起的医源性并发症做好解释工作，取得患者理解；应用丙种球蛋白时应单独输注，严格控制滴速，如出现心动过速、胸闷、出汗等应暂停或减慢滴速，输注过程中经常巡视，注意观察患者有无过敏反应，及时按医嘱予以抗过敏治疗。

4）心理护理　护理人员首先要接受患者的负面情绪，给患者提供宣泄的机会，通过宣泄使患者摆脱恶劣的心境。护士应关心体贴患者，做好宣教，解除其思想顾虑，增加患者及家属的信任感和安全感，帮助患者树立战胜疾病的信心。

5. 护理问题

1）出血　与血小板减少有关。

2）皮肤黏膜完整性受损　与血小板减少有关。

3）自我形象紊乱　与糖皮质激素引起的不良反应有关。

4）焦虑、恐惧　与疾病反复发作有关。

5）知识缺乏　缺乏与疾病治疗、护理相关的知识。

6）潜在并发症　颅内出血、感染。

6. 健康教育

1）疾病知识指导　使患者及家属了解疾病的成因、主要表现及治疗方法，从而主动配合治疗与护理。指导患者避免人为损伤从而诱发或加重出血，不应服用可能引起血小板减少或抑制其功能的药物，特别是非甾体抗炎药。保持充足的睡眠、情绪稳定和大便通畅，有效控制高血压等均是避免颅内出血的有效措施，必要时可予以药物治疗。

2）用药指导　服用糖皮质激素者，应告知其必须按医嘱、按时、按剂量、按疗程用药，不可自行减量或停药，以免加重病情。为减轻药物的不良反应，应饭后服药，必要时可加用胃黏膜保护剂或制酸剂。应注意预防各种感染，并定期复查血常规，了解血小板数目的变化，以判断疗效和调整治疗方案。

3）病情监测　皮肤黏膜出血的情况，如有无瘀点、瘀斑、牙龈出血、鼻出血等；有无内脏出血的表现，如月经量明显增多、呕血、便血、咯血、血尿、头痛、视力改变等。一旦发现皮肤黏膜出血加重或内脏出血的表现，应及时就医。

（二）特发性血小板减少性紫癜的急救流程

特发性血小板减少性紫癜的急救流程见图4-9-2。

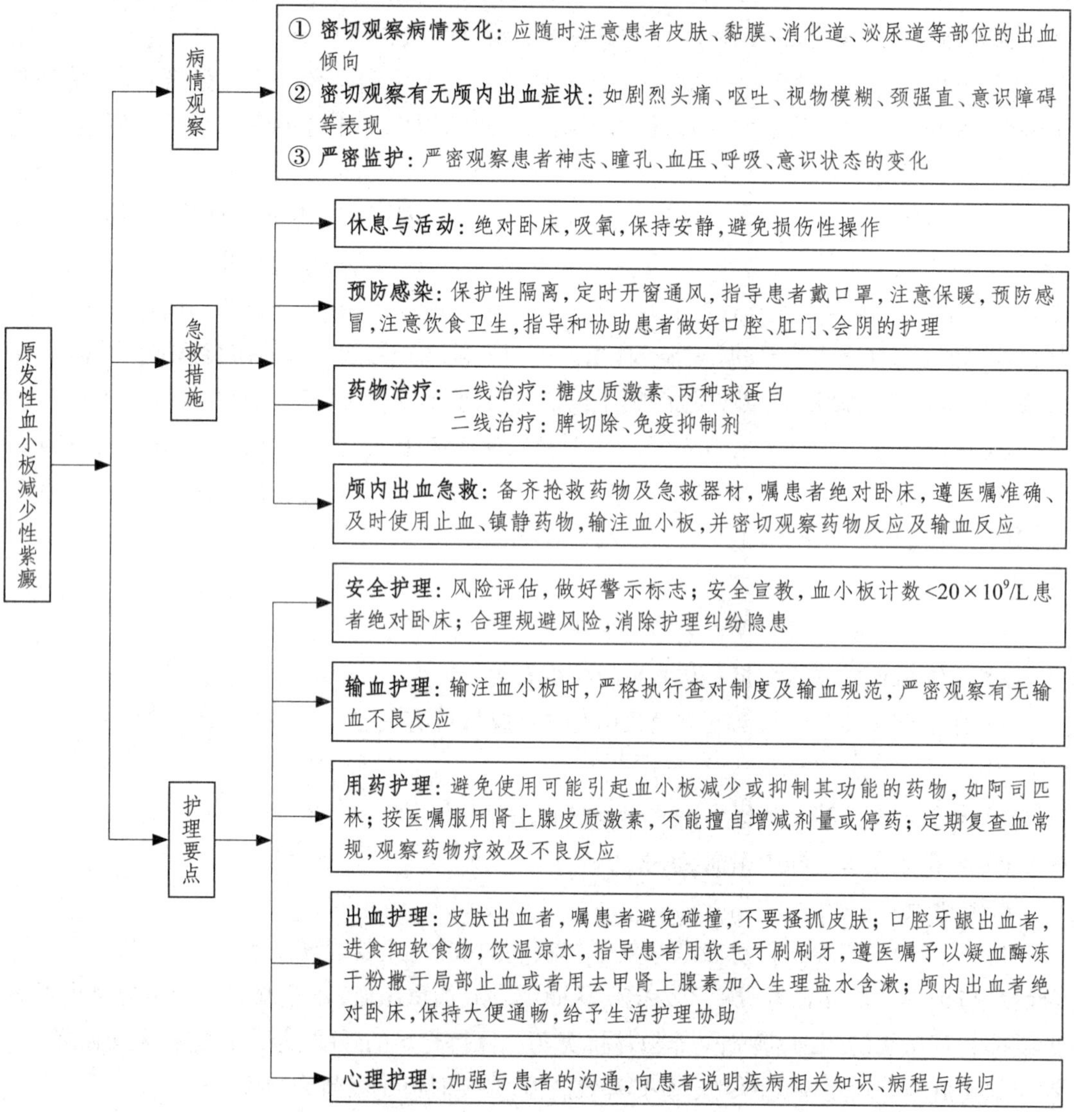

图4-9-2　特发性血小板减少性紫癜的急救流程

【知识链接】 ITP患者出血评分系统

ITP出血评分系统

分值	年龄(岁)		出血症状								
			皮肤		黏膜			深部器官			
			瘀点/瘀斑/皮下血肿		鼻出血/牙龈出血/口腔血疱/结膜出血			内脏出血(肺、胃肠道、泌尿生殖道)			中枢神经系统
	≥65	≥75	头面部	其他部位	偶发、可自止	多发、持续不止	伴有贫血	不伴贫血	伴有贫血	危及生命	
1	√			√							
2		√	√		√						
3						√		√			
5							√		√		
8										√	√

——侯明，秦平.成人原发免疫性血小板减少症诊治的中国专家共识(2016版)解读[J].临床血液学杂志，2016，29(4)：523-527.

三、弥散性血管内凝血

(一)弥散性血管内凝血的护理常规

1. 概念

弥散性血管内凝血(disseminated intravascular coagulation，DIC)是一些严重疾病发展过程中的一种病理状态，2001年国际血栓与止血协会(ISTH)/科学标准化协会(SSC)对DIC的定义为："不同病因导致局部损害而出现以血管内凝血为特征的一种继发综合征，它既可由微血管体受损而致，又可导致微血管体系损伤，严重损伤可导致多器官功能衰竭(MODS)"。

2. 临床表现

1）出血倾向　自发性、多部位广泛出血是最主要的临床表现。可遍及全身，多见于皮肤、黏膜、伤口及穿刺部位；其次，会出现咯血、呕血、尿血、便血、阴道出血等内脏出血。严重者可有颅内出血。

2）休克或微循环障碍　表现为肢体湿冷、少尿、呼吸困难、全身发绀、神志改变等。轻者有一过性血压下降，重者发展为不可逆性休克。

3）微血管栓塞　栓塞部位可遍及全身，体表浅层栓塞可表现为皮肤、黏膜发绀、瘀斑、坏死、脱落等，发生于内脏者以肾、肺、脑、肝和消化道为常见，可出现急性呼吸衰竭、肾功能衰竭、意识障碍、颅内高压、黄疸及腹痛等。

4）微血管病性溶血　表现为进行性贫血，偶有皮肤、巩膜黄染。

3. 观察要点

1）微血栓形成观察　观察患者有无惊厥、昏迷或瘫痪；是否出现呼吸困难、发绀等表现；是否有尿闭、尿少等症状。

2）出血征象的观察

（1）注意观察出血点或瘀斑出现的部位、范围和时间。注意有无内脏出血征象，如头晕、心慌、呕血、便血等提示消化道出血；出现血尿、酱油尿提示泌尿系统出血；突然出现视力模糊、头昏、喷射性呕吐，甚至昏迷提示颅内出血。

（2）密切观察患者的血压、脉搏、呼吸及意识变化，每1 h测1次。

（3）密切观察患者皮肤及甲床色泽、温度变化，每2 h测1次。

3）认真记录患者的生命体征、出血颜色、出血量、尿量。

4. 护理措施

1）基础护理

（1）提升护理级别，保持病房空气流通，温度与湿度适宜，做好消毒隔离，预防压疮、尿路感染、坠积性肺炎等并发症的发生。

（2）患者绝对卧床休息，给予心电监测，做好生命体征记录，至少建立2条静脉通路，1条遵医嘱使用急救药物，另1条以备必要时遵医嘱输入血浆、冷沉淀、红细胞等血液制品。同时取休克卧位，以利于血液回流及改善呼吸。加强患者及家属的心理护理，缓解患者紧张情绪，帮助患者树立战胜疾病的信心。

2）休克护理

（1）患者取中凹卧位，密切关注昏迷患者神志及瞳孔变化，保持呼吸道通畅，备好抢救药品及药品，昏迷者给予鼻饲饮食。

（2）准确记录24 h出入量，以指导补液；每日查血生化，及时纠正电解质紊乱，维持酸碱平衡。

3）出血护理

（1）采血标本应集中在同一时间进行，减少穿刺次数，拔针后按压针眼3～5 min，若有创面出血，及时更换敷料。

（2）若有消化道出血，应准确记录呕血、便血的次数和量，予以禁食；若有颅内出血，应注意观察患者的神志、瞳孔变化，及时应用脱水药，避免颅内压升高；若有产科出血，应谨防休克，及时应用止血、扩容药并输血。

4）用药护理

（1）做好查对工作，观察用药反应，掌握肝素的药理作用、适应证和禁忌证。

（2）正确使用抗生素，避免使用有溶血不良反应的抗生素，严格执行医嘱。

5. 护理问题

1）皮肤完整性受损　与DIC所致的凝血因子被消耗、继发纤溶亢进有关。

2）组织灌注量改变　与微循环障碍有关。

3）气体交换受损　与肺功能损害有关。

4）营养障碍，低于机体需要量　与消化道受损有关。

5）知识缺乏　缺乏与疾病治疗与护理相关的知识。

6）潜在并发症　休克、多发性微血管栓塞、呼吸衰竭、急性肾功能衰竭。

6. 健康教育

1）向患者及其家属，尤其是家属解释疾病的可能成因、主要表现、临床诊断、预后等。特别要解释反复进行实验室检查的重要性和必要性，特殊治疗的目的、意义及不良反应。

2）劝导家属多关怀和支持患者，以缓解患者的不良情绪，增强患者战胜疾病的信心，主动配合治疗。

3）保证充足的休息和睡眠，避免劳神和情绪激动，重症活动障碍者要定时翻身，预防压疮。

4）根据患者的饮食习惯，提供可口、易消化、易吸收、富含营养的食物，少量多餐，忌酒和温补性食物。

（二）弥散性血管内凝血的急救流程

弥散性血管内凝血的急救流程见图4-9-3。

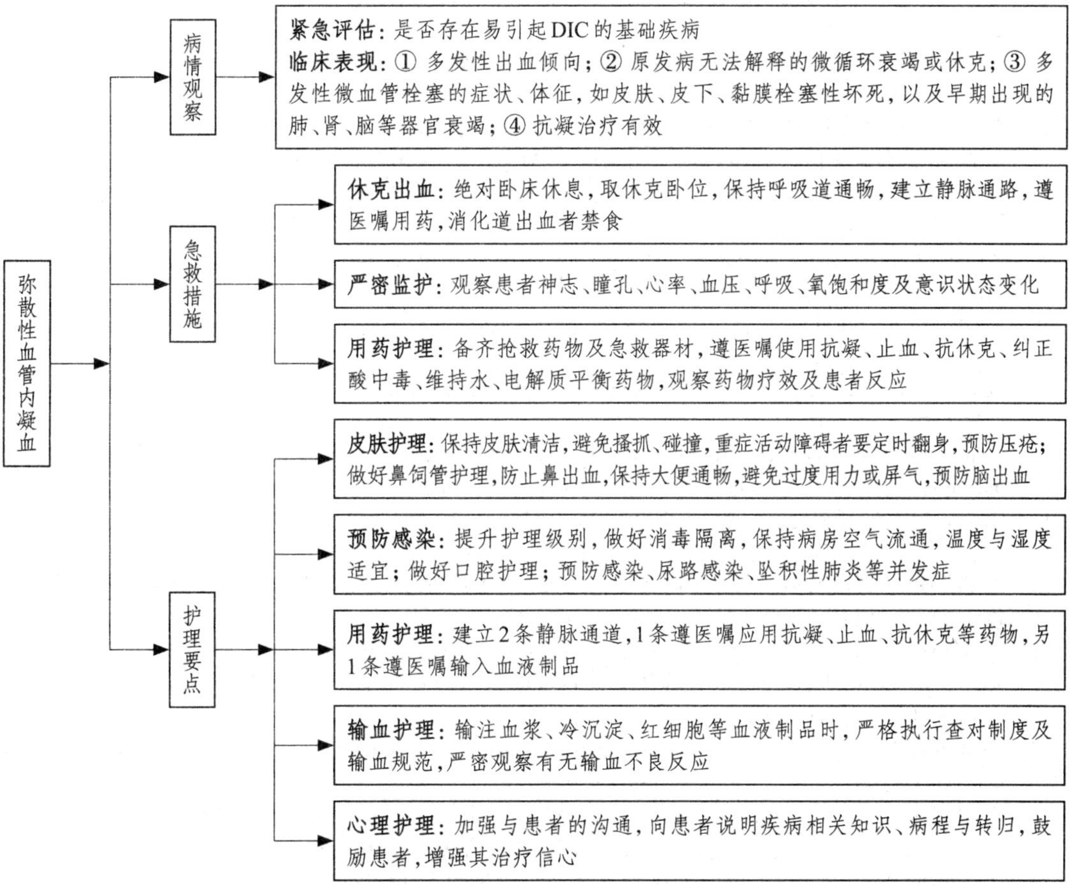

图4-9-3　弥散性血管内凝血的急救流程

【知识链接】 弥散性血管内凝血患者的治疗

由于DIC是一种不断发展变化的病理过程，故必须结合临床表现和实验室检测结果，有针对性地采取综合治疗措施。其根本原则是：原发病的治疗是终止DIC病理过程的最为关键和根本的治疗措施，纠正凝血功能紊乱的治疗是缓解疾病的重要措施。共识将DIC的主要治疗措施高度概括为16个字：① 去除诱因；② 抗凝治疗；③ 替代治疗；④ 其他治疗。

——中华医学会血液学分会血栓与止血学组.弥散性血管内凝血诊断与治疗中国专家共识[J].中华血液学杂志，2012，33(11)：978–979.

（吴慧群）

【参考文献】

[1] Dennis Kasper, Anthony Fauci, Stephen Hauser, et al. Harrison's principles of internal medicine[M]. 19th ed. New York: McGraw-Hill Education, 2016.
[2] 林江涛，冯晓凯.应高度重视支气管哮喘的疾病负担研究[J].中华医学杂志，2014，94(16)：1201–1203.
[3] 中华医学会呼吸病学分会肺栓塞与肺血管病学组.肺血栓栓塞症诊治与预防指南[J].中华医学杂志，2018，98(14)：1060–1087.
[4] 中华医学会呼吸病学分会呼吸危重症医学学组.急性呼吸窘迫综合征患者机械通气指南(试行)[J].中华医学杂志，2016，96(6)：404–424.
[5] 葛均波，徐永健，王辰.内科学[M].9版.北京：人民卫生出版社，2018
[6] 中华人民共和国卫生部.中国吸烟危害健康报告[M].北京：人民卫生出版社，2012.
[7] 中华医学会，中华医学会杂志社，中华医学会全科医学分会，等.支气管哮喘基层诊疗指南(实践版·2018)[J].中华全科医师杂志，2018，17(10)：763–769.
[8] Rossano J W. Clinical management of patients with acute heart failure[J]. Cardiology in the Young, 2015, 25(S2): 67–73.
[9] L'Italien A J. Critical cardiovascular skills and procedures in the emergency department[J]. Emerg Med Clin North Am, 2013, 31(1): 151.
[10] Somasundaram K, Ball J. Medical emergencies: atrial fibrillation and myocardial infarction[J]. Anaesthesia, 2012, 68(S1): 84–101.
[11] Chan A W, Simkus G J. Developing a system of care for emergency revascularization in acute myocardial infarction[J]. Canadian Journal of Cardiology, 2010, 26(5): 266.
[12] 丁兆红，迟玉春，侯树爱，等.急危重症护理[M].北京：科学出版社，2017.
[13] 丁炎明，郑一梅，高玲玲.心内科护理工作指南[M].北京：人民卫生出版社，2016.
[14] 中国医师协会急诊医师分会，中国高血压联盟，北京高血压防治协会.中国急诊高血压诊疗专家共识(2017修订版)[J].中国实用内科杂志，2018，38(5)：421–433.
[15] 中国急诊高血压诊疗专家共识(2017修订版)[J].中国实用内科杂志，2018，38(5)：421–433.
[16] Van B J, Beutler J J, Gaillard C A, et al. Dutch guideline for the management of hypertensive crisis — 2010 revision[J]. Netherlands J Med, 2011, 69(5): 248–255.
[17] Shimamoto K, Ando K, Fujita T, et al. The Japanese society of hypertension guidelines for the management of hypertension (JSH 2014)[J]. Hypertens Res, 2014, 37(4): 253–392.
[18] 中华医学会心血管病学分会心力衰竭学组，中国医师协会心力衰竭专业委员会，中华心血管病杂志编辑委员会.中国心力衰竭诊断和治疗指南2018[J]，中华心血管病杂志2018，46(10)：760–789.
[19] Crespoleiro M G, Metra M, Lund L H, et al. Advanced heart failure: a position statement of the heart failure association of the European society of cardiology.[J]. European Journal of Heart Failure, 2018, 20(5): 853–872.

[20] Konstam M A, Kiernan M S, Bernstein D, et al. Evaluation and management of right-sided heart failure: a scientific statement from the American heart association[J]. Circulation, 2018, 137(20): 578–622.
[21] 中国心血管病预防指南(2017)写作组，中华心血管病杂志编辑委员会.中国心血管病预防指南(2017)[J].中华心血管病杂志，2018，46(1): 10–25.
[22] 中华医学会心血管病学分会.心律失常紧急处理专家共识[J].中华心血管病杂志，2013，41(5): 363–376
[23] Ibanez B, James S, Agewall S, et al. 2017 ESC guidelines for the management of acute myocardial infarction in patients presenting with ST-segment elevation[J]. Kardiologia Polska, 2018, 76(2): 229–313.
[24] 尤黎明，吴瑛.内科护理学[M].5版.北京：人民卫生出版社，2012.
[25] 熊秀，史政荣.以器官系统为主体的上消化道出血护理模式探究[J].护士进修杂志，2018，33(5): 454–456.
[26] 邵赛丹，张王琴，邱晓娟，等.Blatchford风险评分系统联合分级护理在上消化道出血患者中的应用效果[J].中华现代护理杂志，2017，23(35): 4494–4497.
[27]《中华内科杂志》编委会，《中华医学杂志》编委会，《中华消化杂志》编委会，等.急性非静脉曲张性上消化道出血诊治指南(2015年，南昌)[J].中华消化杂志，2015，35(12): 793–797.
[28] 古川，徐小元.肝硬化上消化道出血处理研究进展[J].实用肝脏病杂志，2017，20(5): 527–528.
[29] 伊如如.内镜下行急性非静脉曲张性上消化道出血治疗的效果分析[J].中国卫生标准管理，2018，9(10): 66–67.
[30] 王瑞，黄志寅，王默进，等.防治重症急性胰腺炎临床研究进展[J].中华内科杂志，2016，55(6): 490–493.
[31] 郝文女，李晓静，李新霞.延续护理干预对急性胰腺炎患者复发率影响的系统评价[J].护理研究，2017，31(32): 4114–4118.
[32] 徐晓勋，余玫婷，梅文珍，等.重症急性胰腺炎不同营养支持方式的护理和效果[J].肠外与肠内营养，2017，24(5): 306–309.
[33] 李宏，陈静.循证护理在急性胰腺炎护理中应用观察[J].中国实用护理杂志，2015，31(S2): 19–20.
[34] 王艳，颜泽娅，张雯婕，等.重症急性胰腺炎非急性期肠内营养支持的护理[J].护士进修杂志，2015，30(4): 368–369.
[35] 王春友，李非，赵玉沛，等.急性胰腺炎诊治指南(2014)[J].中华普通外科学文献(电子版)，2015，9(2): 86–89.
[36] 周鑫，杨桂元，钱祝银.2018年美国胃肠病学会指南：急性胰腺炎的初期处理摘译[J].临床肝胆病杂志，2018，34(5): 978–981.
[37] 李乐之，路潜.外科护理学[M].5版.北京：人民卫生出版社，2012.
[38] 张宇华.急性胆道感染《东京指南(2018)》拔萃[J].中国实用外科杂志，2018，38(7): 767–774.
[39] Kiriyama S, Kozaka K, Takada T, et al. Tokyo Guidelines 2018: diagnostic criteria and severity grading of acute cholangitis (with videos)[J]. Hepatobiliary Pancreat Sci, 2018, 25(1): 17–30.
[40] 何仲恺.循证护理对提高肝炎肝硬化失代偿期患者遵医行为的效果评价[J].中国现代药物应用，2016，10(5): 221–222.
[41] 中华医学会肝病学分会.肝硬化肝性脑病诊疗指南[J].临床肝胆病杂志，2018，34(10): 2076–2089.
[42] 中华医学会糖尿病学分会.中国2型糖尿病防治指南(2020年版)[J].中华内分泌代谢杂志，2021，37(4): 311–398.
[43] 宁光.内分泌高级教程[M].北京：人民军医出版社，2011.
[44] 施雁，张佩文.内科护理[M].上海：复旦大学出版社，2015.
[45] 周莹霞.内分泌科护理基础知识与技能[M].北京：科学出版社，2010.
[46] Satoh T, Isozaki O, Suzuki A. 2016 Guidelines for the management of thyroid storm from the Japan thyroid association and Japan endocrine society (first edition).[J]. Endocrine Journal, 2016, 63(12): 1025–1025.
[47] 陈语，陈慎仁.防止肾上腺危象，及早诊治PAI有规范——《2016 TES临床实践指南：PAI的诊断与治疗》解读[J].医师在线，2016，6(10): 22–23.
[48] 中国抗癫痫协会.临床诊疗指南-癫痫病分册(2015年修订版)[M].北京：人民卫生出版社，2015.
[49] 中华医学会神经病学分会.中国急性缺血性脑卒中早期血管内介入诊疗指南(2015)[J].中华神经科杂志，2015，48(5): 356–361.
[50] 中华医学会神经病学分会，中华医学会神经病学分会脑血管病学组.中国急性缺血性脑卒中诊治指南(2018)[J].中华神经科杂志，2018，51(9): 666–682.

[51] 中国医师协会神经内科分会癫痫专委会.成人全面性惊厥性癫痫持续状态治疗中国专家共识[J].国际神经病学神经外科学杂志,2018,45(1): 1-4.
[52] 吴江,贾建平.神经病学[M].3版.北京: 人民卫生出版社,2016.
[53] 贾建平,陈生弟.神经病学[M].8版.北京: 人民卫生出版社,2018.
[54] 尤黎明,吴瑛.内科护理学[M].6版.北京: 人民卫生出版社,2017.
[55] 孙玉梅,章雅青.高级健康评估[M].北京: 人民卫生出版社,2018.
[56] 王辰,席修明.危重症医学[M].北京: 人民卫生出版社,2012.
[57] 黄培培,殷竞争,滕军放.颅内压增高及脑疝治疗进展[J].中国实用神经疾病杂志,2014,17(23): 43-45.
[58] 范惠琴.浅析循证护理在异位妊娠患者中的应用及效果评价[J].中国急救医学,2016,36(S2): 181-182.
[59] 陆琦,王玉东.2018年美国妇产科医师学会《输卵管妊娠》指南解读[J].中国实用妇科与产科杂志,2018,34(3): 270-274.
[60] 张瑞卿,訾平女.基层医院胎盘早剥预防和护理的分析研究[J].护理研究,2014(18): 2262-2263.
[61] 周媛,侯燕.对胎盘早剥患者实施急救护理的临床分析[J].中国急救医学,2015,35(S2): 6-7.
[62] 中华医学会妇产科学分会产科学组.胎盘早剥的临床诊断与处理规范(第1版)[J].中华妇产科杂志,2012,47(12): 957-958.
[63] 吴琳琳,周欣.《妊娠期高血压疾病: 国际妊娠期高血压研究学会分类、诊断和管理指南(2018)》解读[J].中国实用妇科与产科杂志,2018,34(7): 758-763.
[64] 中华医学会妇产科学分会妊娠期高血压疾病学组.妊娠期高血压疾病诊治指南(2020)[J].中华妇产科杂志,2020,55(4): 227-238.
[65] 崔焱.儿科护理学[M].北京: 人民卫生出版社,2013.
[66] 秦炯,王艺,杨志仙.热性惊厥诊断治疗与管理专家共识[J].中华儿科杂志,2016,54(10): 733-734.
[67] 郁林倩.急诊小儿高热惊厥的急救护理方法及效果分析[J].中国医药指南,2015,13(14): 248-249.
[68] 陈峰.综合护理干预在小儿高热惊厥护理中的应用效果[J].护理研究,2015,29(12): 1519-1520.
[69] 孟琰.新生儿缺氧缺血性脑病早期治疗及护理干预[J].中国卫生标准管理,2015,6(27): 256-258.
[70] 中华医学会儿科学分会神经学组.热性惊厥诊断治疗与管理专家共识(2016)[J].中华儿科杂志,2016,54(10): 723-727.
[71] 中国新生儿复苏项目专家组.中国新生儿复苏指南(2016年北京修订)[J].中国新生儿科杂志,2016,31(4): 241-246.
[72] 茹喜芳,冯琪.新生儿呼吸窘迫综合征的防治——欧洲共识指南2019版[J].中华新生儿科杂志(中英文),2019,34(3): 239-240.
[73] Via A G, Oliva F, Spoliti M, et al. Acute compartment syndrome[J]. Muscles Ligaments Tendons J, 2015, 5(1): 18-22.
[74] von Keudell A G, Weaver M J, Appleton P T, et al. Diagnosis and treatment of acute extremity compartment syndrome[J]. Lancet, 2015, 386: 1299-1310.
[75] 卢简清.骨筋膜室综合征的早期观察及护理干预[J].实用临床护理学电子杂志,2017,2(2): 61-62.
[76] Berdai A M, Shimi A, Khatouf M. Post-traumatic fat embolism syndrome[J]. Pan African Medical Journal, 2014, 17: 83-88.
[77] 陈伟伟,裴宝瑞,张雪,等.护理人员为主导的多发下肢骨折合并脂肪栓塞症的护理管理[J].护士进修杂志,2017,32(15): 1373-1375.
[78] 李建军,杨明亮,杨德刚,等."创伤性脊柱脊髓损伤评估、治疗与康复"专家共识[J].中国康复理论与实践,2017,23(3): 274-287.
[79] Shank C D, Walters B C, Hadley M N. Current topics in the management of acute traumatic spinal cord injury. Neurocrit Care, 2019, 30(2): 261-271.
[80] 郑光峰,林先军.创伤骨科救治护理[M].北京: 人民军医出版社,2012.
[81] 中华医学会血液学分会红细胞疾病(贫血)学组.自身免疫性溶血性贫血诊断与治疗中国专家共识(2017年版)[J].中华血液学杂志,2017,38(4): 265-267
[82] 邱志丽,薛秀丽.1例特发性血小板减少性紫癜脾切除患者的心理护[J].中国实用护理杂志,2015,21(4): 70-71.
[83] 中华医学会血液学分会红细胞疾病(贫血)学组.再生障碍性贫血诊断治疗专家共识[J].中华血液学杂志,

2010,31(11): 790-792.

[84] 候明.成人原发免疫性血小板减少症的治疗进展[J].临床血液学杂志,2011,24(4): 377-379.

[85] 侯明,秦平.成人原发免疫性血小板减少症诊治的中国专家共识(2016版)解读[J].临床血液学杂志,2016,29(4): 523-527.

[86] 党春玲,杨传玲,王园园.原发性血小板减少性紫癜临床护理[J].吉林医学,2008,2(4): 336.

[87] 胡豫.2012版弥散性血管内凝血诊断与治疗中国专家共识解读[J].临床血液学杂志,2013,26(23): 149-150.

[88] 中华医学会血液学分会血栓与止血学组.弥散性血管内凝血诊断与治疗中国专家共识[J].中华血液学杂志,2012,33(11): 978-979.

[89] 中华医学会血液学分会血栓与止血学组.血栓性血小板减少性紫癜诊断与治疗中国专家共识(2012年版)[J].中华血液学杂志,2012,33(11): 983-984.

第五章
急危重症专科护理技术规范

第一节　心 肺 复 苏

一、目的

心肺复苏（cardiopulmonary resuscitation，CPR）是针对心跳、呼吸停止所采取的抢救措施，即应用胸外按压形成暂时的人工循环并恢复心脏自主搏动和血液循环，用人工通气代替自主呼吸并恢复自主呼吸，达到促进苏醒和挽救生命的目的。心肺复苏主要由三部分组成，即基础生命支持、高级心血管生命支持和心脏骤停后的治疗。

二、评估

1. 评估现场环境是否安全。
2. 评估患者意识、循环、呼吸；口腔有无异物和义齿；患者颈部有无损伤。

三、观察要点

1. 意识状况。
2. 颈动脉搏动情况。
3. 面色、口唇及甲床颜色。
4. 瞳孔变化。
5. 生命体征，特别是血压与血氧饱和度。

四、物品准备

简易呼吸器、纱布、手套、除颤仪。

五、操作流程

基础生命支持(basic life support,BLS),又称初级心肺复苏,是指采用徒手和(或)辅助设备来维持心脏骤停患者的循环和呼吸的最基本抢救方法。其关键点包括胸外心脏按压、开放气道、人工通气(即C-A-B),有条件时,可考虑实施电除颤(D)治疗等。成人BLS流程见图5-1-1。

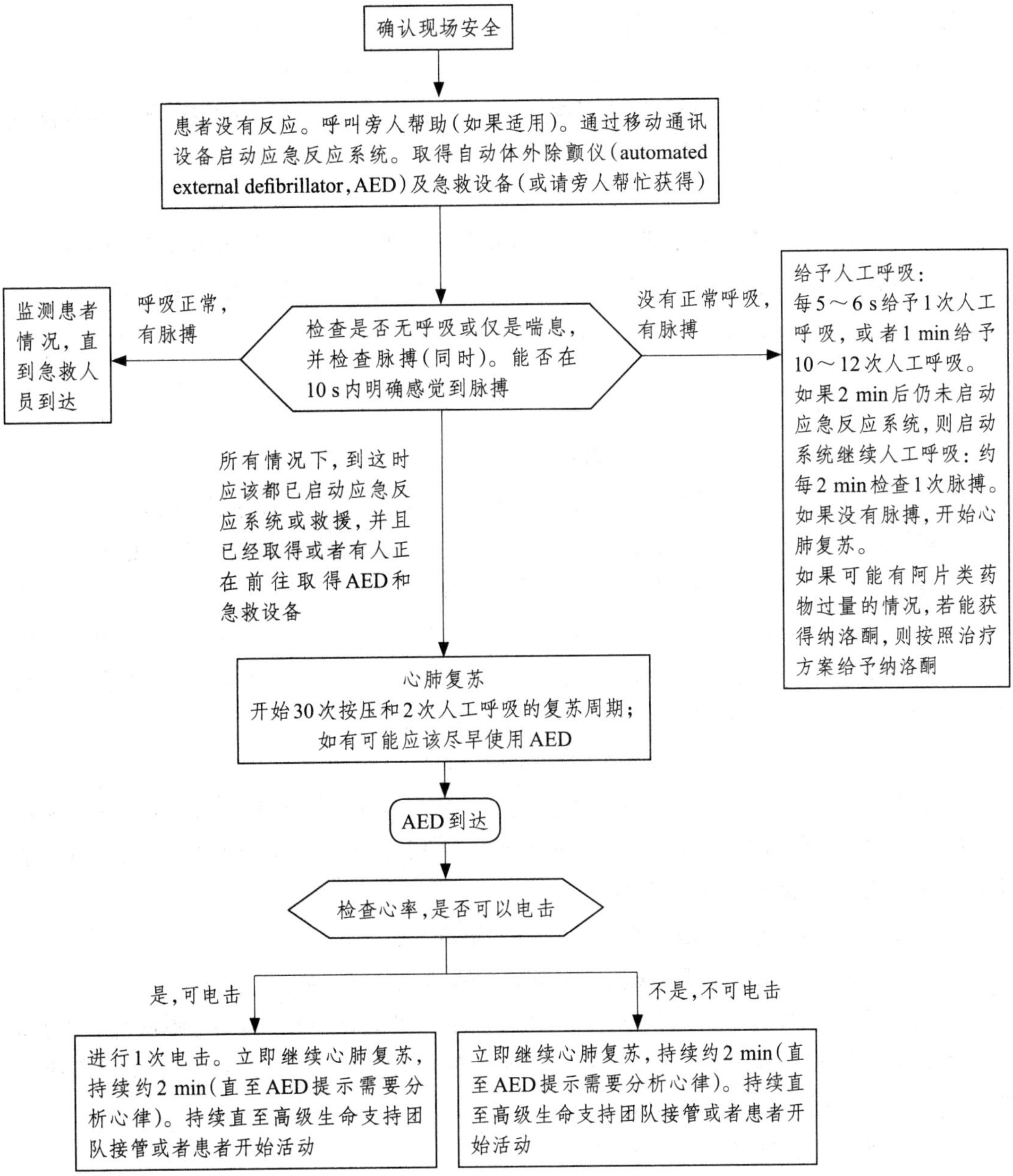

图5-1-1　成人BLS流程

六、高质量心肺复苏要点

1. 保证成人心脏按压频率

按压的频率为100～120次/min（15～18s完成30次按压）。

2. 保证成人心脏按压的深度

按压深度至少5 cm，但不超过6 cm，应避免过度按压和按压深度不足够。

3. 按压期间，保证胸廓完全回弹

放松时手掌不能离开胸壁，也不要倚靠在患者胸壁上施加任何压力。

4. 持续按压

应尽量减少胸外按压中断的次数及缩短每次中断的时间，或尽可能将中断时间控制在10s以内，以增加胸外按压的时间比。

5. 避免过度通气

人工呼吸频率<12次/min，其次是吹气时或者捏呼吸气囊时看到胸部略隆起即可。在心肺复苏过程中，人工通气的目的是维持足够的氧合和充分清除二氧化碳，但不应给予过多的通气，以免影响正常的通气/血流比例，加重胸腔内的压力。

七、操作要点

1. 双手轻拍伤病员肩膀，在其左、右耳边大声呼唤。

2. 若患者没有反应，可判断其意识丧失，立即呼叫其他人员帮助，并记录时间。

3. 触摸颈动脉，在10 s内判断患者有无颈动脉搏动，如无搏动，立即进行胸外按压。

4. 置患者于心肺复苏体位，暴露胸腹部，松开腰带。

5. 施救者将一手掌根部紧贴在患者双乳头连线中点或胸骨中下1/3处，另一手掌根部重叠放于其手背上，双臂伸直，垂直按压，使胸骨下陷5～6 cm；每次按压后使胸廓完全反弹，放松时手掌不能离开胸壁；按压频率为100～120次/min。

6. 观察口腔，如有异物，将头偏向一侧并清除。

7. 采取仰头抬颏法开放气道，头部后仰呈90°，同时快速判断患者有无自主呼吸。无自主呼吸时，将简易呼吸器连接氧气，氧流量调至8～10 L/min，将面罩扣住口鼻，用“EC”手法固定面罩，挤压气囊，通气频率为10～12次/min。

8. 二人协调配合，胸外按压与人工呼吸之比为30 ∶ 2。

9. 以同样方法操作5个循环，再次判断颈动脉搏动及自主呼吸。

10. 如出现复苏有效指征（如可触及颈动脉搏动、意识逐渐恢复、自主呼吸恢复、颜面和口唇由紫色转为红润、瞳孔等大等圆、对光反射出现）则进行高级生命支持；如未复苏成功则再进行CPR，评估时间不超过10 s。

11. 整理床单位，协助患者取舒适体位。

12. 处理用物，洗手并记录。

八、指导要点

1. 患者成功复苏后，告知患者卧床休息，保持情绪稳定，同时积极配合治疗。

2. 对于意识不清、躁动者，告知家属将予以适当约束，防止意外发生，取得理解和配合。

九、注意事项

1. 按压时，肩、肘、腕在一条直线上，并与患者身体长轴垂直，手掌掌根不能离开胸壁。

2. 胸外按压时要确保足够的频率和深度，尽可能不中断胸外按压，每次按压后要让胸廓充分回弹，以保证心脏得到充分的血液回流。

3. 开放气道时，对疑有头、颈部外伤者应避免抬颈，以避免进一步损伤脊髓。

4. 人工呼吸时，操作者双唇应紧贴患者口部，防止漏气，吹气后应放松捏鼻孔的手指，使气体从患者肺内排出。

5. 吹气时应有足够的气量，以使胸廓抬起，但一般不超过1 000 mL，吹气时防止过猛、过大。

6. 吹气时间宜短，约占一次呼吸周期的1/3。

7. 成人使用1～2 L的呼吸器，如气道开放无漏气，1 L简易呼吸器挤压1/2～2/3，2 L简易呼吸器挤压1/3。

8. 复苏过程中应密切观察患者的病情变化，判断效果。

【知识链接】 美国心脏协会心肺复苏指南

	2010年版	2015年版
施救循序（单一施救者）	C-A-B	仍为C-A-B
启动急救反应系统	医务人员判断意识、呼吸、脉搏是否正常后启动急救反应系统	一旦发现患者无意识后，同时判断呼吸脉搏后立即就近呼救，尽早启动急救反应系统
生存链	一条生存链	细分为两条生存链：院内生存链和院外生存链
除颤时机	实施CPR 1.5～3 min后再除颤	尽快使用电除颤
按压频率和深度	频率≥100次/min；深度≥5 cm	频率为100～120次/min；深度至少5 cm，不超过6 cm
与阿片类药物成瘾相关，疑似威胁生命	无	肌肉注射或者鼻内给予纳洛酮

（续表）

	2010年版	2015年版
胸外按压	每次胸外按压后使胸廓完全回弹，以便心脏在下次按压前完全充盈	减少按压中断，每次按压后胸廓充分回弹，施救者必须避免在按压间隙倚靠在患者胸上。胸外按压分数在整体心肺复苏中的目标比例至少为60%
加压素	静脉/骨内推注的40 u加压素可替代第一或第二剂肾上腺素治疗心脏骤停	联合使用加压素和肾上腺素，相比使用标准剂量的肾上腺素在治疗心脏骤停时没有优势，因此，加压素已被新版指南“除名”

——Neumar R W, Shuster M, Callaway C W, et al. Part 1: Executive Summary: 2015 American Heart Association Guidelines Update for Cardiopulmonary Resuscitation and Emergency Cardiovascular Care[J]. Circulation, 2015, 132(18 Suppl 2): S315-S367.

第二节 电除颤

一、目的

心脏电除颤（defibrillation）指利用高能量的脉冲电流，在瞬间通过心脏，使全部或大部分心肌细胞在短时间内同时除极，抑制异位置兴奋性，使具有最高自律性的窦房结发放冲动，恢复窦性心律。

二、评估

1. 现场环境评估

环境安全，符合抢救要求，无电磁波干扰。

2. 患者评估

患者发生室颤或室速、胸部皮肤完好、无伤口、无潮湿、无金属物、无起搏器。

3. 仪器评估

除颤器、电极板完好、导线正常、电量充足。

4. 用物评估

手消毒剂、导电糊在有效期内，纱布清洁、干燥，处于备用状态。

三、观察要点

患者心电监护示波（心电图）变化情况，如转为窦性心律，描记心电图，严密观察并给予其他生命支持；如未转复为窦性心律，继续抢救。

四、物品准备

除颤器、导电糊、手消毒剂、记录单、弯盘（内盛纱布数块），必要时备插线板。

五、操作步骤

电除颤操作步骤见图5-2-1。

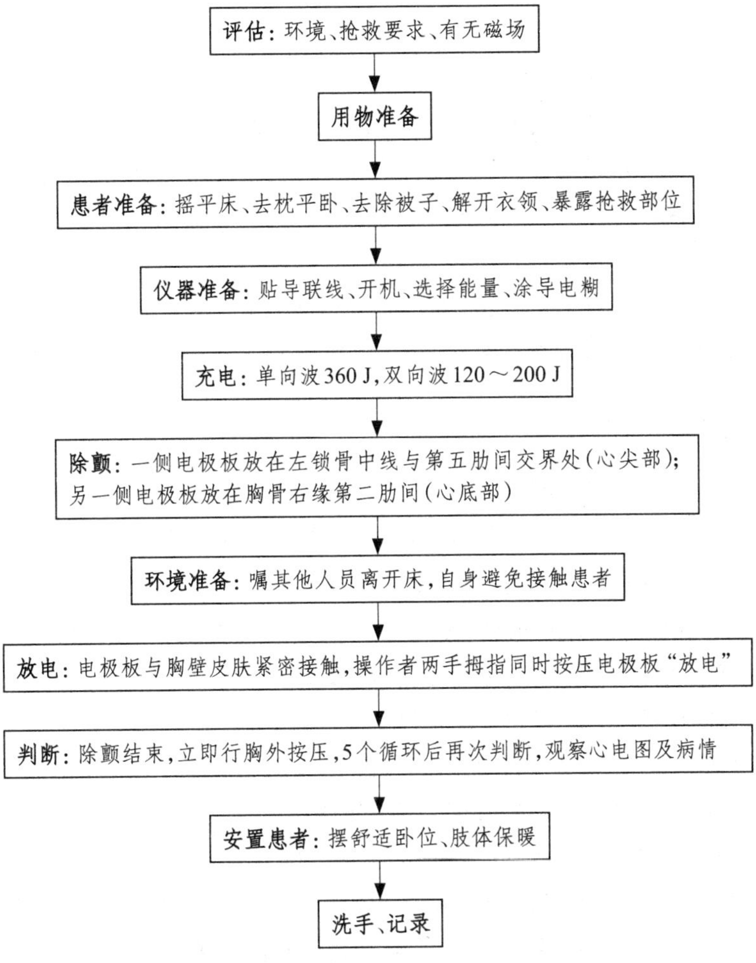

图5-2-1　电除颤操作步骤

六、操作要点

1. 确认患者发生室颤或室速，须立即准备除颤。

2. 迅速携带除颤仪至患者床旁。

3. 解开患者衣服，左臂外展，充分暴露除颤部位，评估除颤部位皮肤有无汗渍、电极片、心脏起搏器。

4. 在电极板上涂以适量的导电糊,涂抹均匀。

5. 打开除颤仪开关,确认电复律方式模式,能量选择正确。

6. 正确放置电极板:正极——左腋前线平第5肋间;负极——右锁骨中线第2肋间。

7. 电极板与皮肤紧密接触,压力适当。

8. 再次观察并确认心电监护为室颤,告知在场人员离开病床,同时操作者身体离开患者床单位,口嘱:"充电——请离开!""除颤——请离开!"双手同时按压放电按钮进行除颤。

9. 放电后立即进行心电示波观察,如转为窦性心律,记录心电图;如除颤1次无效后可重复进行,除颤成功后,撤去电极板,关闭除颤器。

10. 擦净患者皮肤,整理用物及床单位。

11. 洗手,记录电除颤时间、使用能量、除颤方式、次数、患者生命体征及心电图变化。

12. 使用后的除颤仪应进行自检,确保各参数合格,系统检测完毕后关机。

七、指导要点

1. 指导患者术后绝对卧床休息,如有不适,及时通知护士。

2. 向患者说明心律失常的诱发因素,防止再次发生。

八、注意事项

1. 除颤时应远离水及导电材料。

2. 清洁并擦干皮肤时,不能用酒精或含苯基的酊剂或止汗剂。

3. 手持电极板时不能两板相对,也不能朝向自己。

4. 放置电极板部位要准确,负极(左手电极板)位于右锁骨中线第2肋间,正极(右手电极板)位于左腋前线平第5肋间,但应避开伤口、瘢痕。

5. 充电、除颤时人员不得直接或间接接触患者。

6. 如放置电极板部位安放有医疗器械,除颤时电极板应远离医疗器械至少2.5 cm。

7. 装有起搏器的患者放置电极板时,应距起搏器至少10 cm。两电极板放置不可过近,应至少距离10 cm,同时贴紧皮肤,并施加一定的压力。

8. 如果1次除颤不能消除室颤,移开电极板后应立即进行心肺复苏,2 min后可再次除颤。

9. 电极板要均匀涂抹导电糊,不可用耦合剂或其他消毒剂代替。

10. 除颤器使用后应将电极板充分清洁,及时充电备用,并定期检查设备性能。

九、常见故障排除

1. 除颤器不除颤

检查仪器是否处于预设状态(同步或非同步),如不是此项原因,立即通知维修人员。

2. 低电压报警

为电池电压低引起,应立即接通交流电源充电。

3. 除颤无效

① 设备原因，未处于完好备用状态；② 人员原因，电极板未贴紧皮肤。

4. 记录仪不出纸

检查纸槽内是否有纸，记录仪门是否关好，查找原因，并进行相应处理。

【知识链接】 2015年心肺复苏指南关于除颤的变化

自动体外除颤仪(automated external defibrillator, AED)是一种由计算机编程与控制的，具有自动识别、鉴别和分析心电节律，自动充电、放电和自检功能的急救设备，是心肺复苏技术中一项重要组成部分。2015年10月，美国心脏病协会(American Heart Association, AHA)公布了最新的《2015美国心脏病协会心肺复苏及心血管急救指南(更新版)》，新版指南推荐当可以立即取得AED时，对于有目击的成人心脏骤停，应尽快使用除颤器。若成人在未受监控的情况下发生心脏骤停，或不能立即取得AED时，应该在他人前往获取以及准备AED的时候开始心肺复苏，而且视患者情况，应在设备可供使用后尽快尝试进行除颤。而该协会在2010版指南中推荐：如果任何施救者目睹发生院外心脏骤停且现场立即可取得AED，施救者应从胸部按压开始心肺复苏，并尽快使用AED。在有AED或除颤器的医院和其他机构治疗心脏骤停时，医务人员应立即进行心肺复苏，并且在AED或除颤器可供使用后尽快使用。以上建议旨在支持早期心肺复苏和早期除颤，特别是在发生心脏骤停而很快能获得AED或除颤器的情况下。如急救人员并未目击到院外心脏骤停发生时的情况，则可在开始心肺复苏的同时使用AED或心电图检查患者心律并准备进行除颤。在上述情况下，可以考虑进行1.5～3 min的心肺复苏，然后再尝试除颤。凡是有2名或更多施救者在场的情况，都应在去取除颤器的同时进行心肺复苏。对于院内突发心脏骤停，没有足够的证据支持或反对在除颤之前进行心肺复苏。但对于有心电监护的患者，从心室颤动到给予电击的时间不应超过3 min，并且应在等待除颤器准备就绪的同时进行心肺复苏。

指南做出变化的理由是尽管有很多研究对比了在电击前先进行特定时长(通常为1.5～3 min)的胸部按压和AED就绪后尽快给予电击两种情况，但患者预后没有出现差别。在安放AED电极片的同时应实施心肺复苏，直到AED可以分析患者心律。

——Neumar R W, Shuster M, Callaway C W, et al. Part 1: Executive Summary: 2015 American Heart Association guidelines update for cardiopulmonary resuscitation and emergency cardiovascular care [J]. Circulation, 2015, 132(18 Suppl 2): 315-367.

第三节　气管插管的口腔护理

一、目的

1. 保持口腔清洁、湿润，预防口腔感染等并发症。
2. 去除口臭、牙垢，保持患者舒适。
3. 观察口腔内的变化，提供病情变化的信息。

二、评估

1. 评估患者的病情、生命体征、意识和合作程度。
2. 评估操作环境和用物准备情况。
3. 观察口腔黏膜有无出血点、溃疡、异味及口腔内卫生情况。

三、观察要点

1. 患者气管插管刻度。
2. 患者口腔黏膜情况。

四、物品准备

压舌板、弯盘、手电筒、一次性治疗巾、口腔护理包(治疗碗、镊子、弯止血钳,无菌棉球20个)、0.9%氯化钠注射液、液体石蜡、清水杯、无菌棉球、纱布、听诊器、气囊测压表、胶布、标识、牙垫、医嘱单、快速手消毒剂、医用垃圾桶、生活垃圾桶、负压吸引器。

五、操作步骤

气管插管口腔护理操作步骤见图5-3-1。

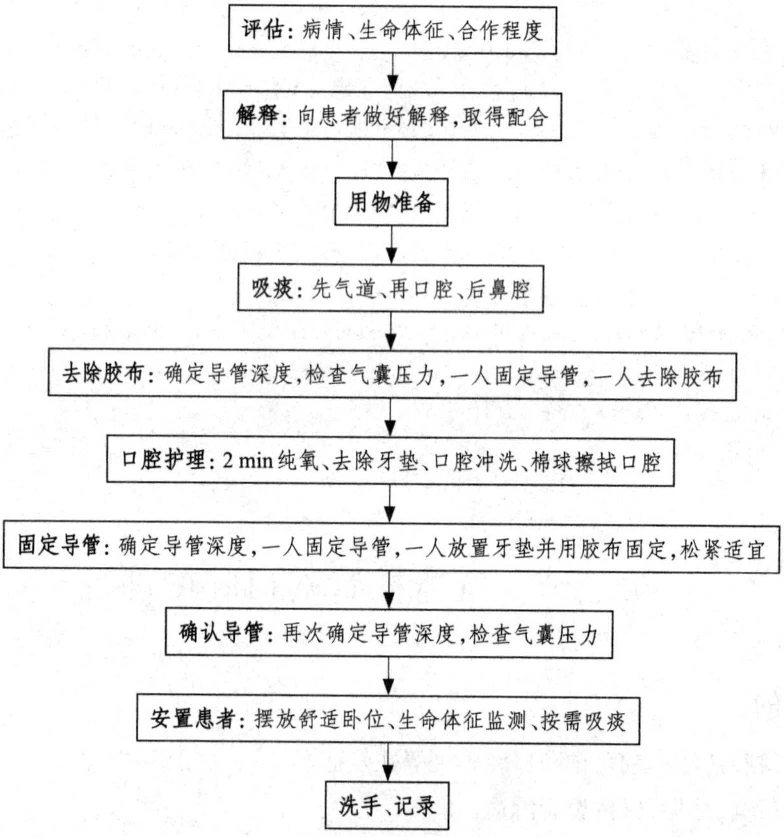

图5-3-1 气管插管口腔护理操作步骤

六、操作要点

1. 仪表端庄，着装整齐。

2. 核对医嘱及患者床号、姓名（核对手腕带），自我介绍，解释操作目的，取得患者配合。

3. 评估患者病情、生命体征、意识、合作程度。

4. 评估操作环境和用物准备情况。

5. 操作前按照七步洗手法洗手，戴口罩。

6. 测量气囊压力（20～30 cmH_2O），吸净气管内及口腔内分泌物。

7. 记录气管导管与门齿咬合刻度。

8. 撕胶布，观察口腔黏膜有无出血点、溃疡、异味及口腔卫生状况。

9. 协助患者侧卧或平卧，头偏向一侧，面向护士。

10. 取治疗巾围于颌下，弯盘置口角旁。

11. 患者口唇及口角干裂时，先湿润；两人配合（一人擦洗、一人固定）。

12. 口腔护理

1）*刷牙式护理法*　两人同时操作，一人一手拿压舌板，一手拿沾少许牙膏的软毛刷清洗牙齿各面，再用注射器抽吸生理盐水，边冲洗口腔边吸痰，由另一人负责吸痰，将吸痰管放口腔下方操作，直至冲洗干净。

2）*擦拭法*

（1）打开口腔护理包，倒无菌溶液，清点棉球数量。

（2）再次查对患者的床号、姓名、用弯止血钳夹取含有生理盐水的棉球，拧干。

（3）用压舌板轻轻撑开左侧颊部，先擦洗左侧牙齿外上侧面、外下侧面、纵向擦洗，按顺序由内洗向门齿。同法擦洗右侧。

（4）嘱患者张开上下齿，擦洗牙齿左上内侧面、左上咬合面、左下内侧面、左下咬合面，以弧形擦洗左侧颊部，擦洗左侧气管导管。同法擦洗右侧。

（5）擦洗硬腭部、舌面、舌下、口腔底。

（6）用纱布擦净口唇及面部。

13. 检查口腔是否干净，用液体石蜡湿润口唇及口角。

14. 撤去弯盘及治疗巾，清点棉球数是否与操作前相等。

15. 测量导管外露长度及气囊压力，听诊双肺呼吸音，观察双侧胸廓起伏是否对称。

16. 更换牙垫，固定胶布。

17. 操作后再次查对患者信息，协助患者取舒适体位，整理床单位，观察患者情况。

18. 分类整理用物，洗手并记录。

七、指导要点

1. 嘱患者勿咬管。

2. 嘱患者配合。

八、注意事项

1. 操作时动作应轻柔，避免金属钳碰到牙齿、损伤黏膜及牙龈，对凝血功能障碍者应当特别注意。

2. 对昏迷患者应当注意棉球干湿度，禁止漱口。

3. 使用开口器时应从臼齿处放入。

4. 擦洗时须用止血钳夹紧棉球，每次一个，防止棉球预留在口腔内。

5. 如患者有活动义齿，应先取下再进行操作。

6. 护士操作前后应当清点棉球数量。

九、常见故障排除

1. 气囊压力不够

打入适量气体。

2. 呼吸机突然停止工作

立即呼叫，脱离呼吸机，使用简易呼吸器人工加压给氧。

3. 导管意外滑脱

口腔护理时双手固定导管，烦躁患者给予镇静，意外滑脱后应紧急置管或用简易呼吸器加压给氧后观察患者生命体征。

4. 患者出现误吸

口腔护理时，冲洗速度宜慢，冲洗量适中，鼻饲患者口腔护理前暂停鼻饲。

5. 口护棉球不慎脱落

一次擦洗使用一个棉球，使用有齿镊子。

6. 皮肤黏膜破损

口腔护理时镊子包裹在棉球内，若有口腔炎症遵医嘱对症用药。

【知识链接】 气管插管的口腔护理

近些年来人们发现气管插管患者的口腔卫生状况和呼吸机相关性肺炎（ventilator associated pneumonia, VAP）的发生有着直接的关系，不同的口腔干预可有效降低VAP的发生率。一项关于研究预防呼吸机相关性肺炎口腔护理方案效果的Meta分析显示有效的口腔护理方案包括：口腔护理的详细操作流程、对操作者的要求、床头抬高、气囊管理、口腔护理方法、口腔护理液的选择、每天口腔护理的次数、操作注意事项、恰当镇静等。该方案能够显著降低ICU气管插管的危重患者VAP及口腔并发症的发生率，降低机械通气的时间，减少住院时间。

目前，临床上无确定的口腔护理频率、护理程序和可用的标准评估工具，口腔护理方法正在实践中不断完善。国外开展的研究中，口腔护理采用的频次及方法的不同，得出的结果也不甚一致。目前尚需通过严谨的临床对照研究确定最为理想的口腔护理方法，以指导临床护士对气管插管的患者采用积极有效和安全的口腔护理方法，预防和降低呼吸性相关性肺炎的发生，提高气管插管患者的生活质量。

——赵兰菊，李云阳，徐翠莲，等.预防呼吸机相关性肺炎口腔护理方案效果的Meta分析[J].中华医院感染学杂志，2017，27(08)：1766-1770.

第四节　简易人工呼吸器使用

一、目的

人工呼吸器(artificial respirator)是进行人工呼吸最有效的方法之一，可通过人工或机械装置产生通气，对无呼吸患者进行强迫通气，对通气障碍的患者进行辅助呼吸，达到增加通气，改善换气功能，减轻呼吸肌做功的目的。

二、评估

1. 现场环境

现场环境安全，符合抢救要求。

2. 患者评估

呼吸停止或叹息样呼吸；口腔无异物、无义齿。

3. 设备评估

简易人工呼吸器连接完好，无漏气。

4. 用物评估

物品在有效期内，处于完好、备用状态。

三、观察要点

1. 简易人工呼吸器辅助呼吸是否有效。
2. 患者胸廓起伏情况。
3. 面色、口唇、甲床、末梢循环情况，血氧饱和度等是否改善。

四、物品准备

治疗车、快速手消毒剂、治疗盘、简易人工呼吸器、纱布、氧气连接管、治疗碗、弯盘。

五、操作步骤

简易人工呼吸器操作步骤见图5-4-1。

评估：周围环境，检查用物是否处于备用状态

↓

判断：意识、脉搏、呼吸

↓

呼救：记录抢救时间，摇平床，去枕平卧

↓

检查口腔：判断颈部无损伤；头偏向一侧，清除口鼻腔异物，取下义齿

↓

开放气道：仰头举颏法/仰头抬颈法/双手托下颌法

↓

连接简易呼吸器：氧流量8～10 L/min，EC手法固定面罩，球囊按压深度1/2～2/3；潮气量500～600 mL，按压频率16～20次/min（成人）或12～14次/min（儿童），吸呼比为1 ：（1.5～2）

↓

确认有效通气：确认面罩无漏气，观察胸廓起伏；观察血氧饱和度上升情况

↓

有效指征：血氧饱和度上升至90%以上；患者自主呼吸恢复；口唇、甲床、面色转红润，意识转清

↓

复苏成功：汇报结束时间

↓

体位安置：舒适卧位；头偏向一侧，解释；心理护理

↓

用物处理，洗手，记录

图5-4-1　简易呼吸器操作步骤

六、操作要点

1. 确定患者发生呼吸停止或叹息样呼吸，立即呼叫。

2. 开放气道，去枕仰卧，头后仰。

3. 检查口腔，清除口腔分泌物及义齿，昏迷患者防止舌咬伤、舌后坠。

4. 抢救者位于患者头部后方，将患者头部后仰，仰额抬颈法开放气道，保持气道通畅。

5. 球囊末端接通氧源，调节氧流量（8～10 L/min）。

6. 连接气囊-面罩。面罩紧扣口鼻，一手中指、无名指勾起患者下颌角往上提，拇指、食指分别固定面罩，另一手挤压气囊，观察胸廓起伏情况（即用“EC”手法固定面罩与球囊，

贴近患者口鼻面部，规律地挤压球囊，将气体送入肺内）。成人使用1～2 L的简易人工呼吸器，1 L简易人工呼吸器挤压球囊1/2～2/3，2 L简易人工呼吸器挤压球囊1/3；挤压时每次送气500～600 mL，频率为10～12次/min。

7. 操作过程中密切观察，其他人员到达后，给予进一步支持，整理用物。

8. 记录抢救时间及过程。

9. 抢救结束后，复苏球送供应室消毒。

七、指导要点

指导患者配合简易人工呼吸器呼吸的方法及节律。

八、注意事项

1. 选择适宜通气量，每次送气500～600 mL，1 L球囊挤压1/2～2/3，2 L球囊挤压1/3。

2. 选择适宜的呼吸频率，每分钟送气次数为10～12次。

3. 外接氧源时调节氧流量为8～10 L/min。

4. 使用简易人工呼吸器过程中密切观察患者通气效果、胸廓起伏、皮肤颜色、生命体征、血氧饱和度等。

5. 简易人工呼吸器使用后应送供应室消毒。

九、常见故障排除

1. 不送气

检查管路连接是否正确、严密，及时将管路接好，排除原因。

2. 送气时送气阀门不张开

鸭嘴阀安装错误，应重新安装。

3. 球囊挤压后不能回弹

球囊破损、漏气，应更换气囊。

4. 患者呼气时面罩内无雾气

送气功能障碍或面罩漏气、未扣紧，检查管路和患者呼吸道是否堵塞，如呼吸道堵塞应立即吸痰，如面罩漏气未扣紧，应紧扣面罩。

【知识链接】　简易呼吸器使用禁忌证

1. 中等以上活动性咯血。

2. 颌面部外伤或严重骨折。

3. 大量胸腔积液。

——张波，桂莉．急危重症护理学［M］．北京：人民卫生出版社，2017：312-312.

第五节　全自动洗胃机使用

一、目的

1. 清除胃内有毒物质或刺激物,避免肠道吸收。

2. 减轻胃黏膜水肿。

3. 为某些手术或检查做准备。

二、评估

1. 现场环境安全,光线明亮,温度适宜,符合抢救要求。

2. 患者年龄、病情、医疗诊断、意识状态、生命体征等；口鼻黏膜有无损伤,口腔无异物、无义齿；心理状态以及对洗胃的耐受能力、合作程度、知识水平、既往经验等。

3. 洗胃物品是否完好,处于备用状态。

三、观察要点

1. 观察患者生命体征的变化。

2. 观察洗出液的色、质、量。

四、物品准备

洗胃液(最常用温开水)、洗胃盘一套(粗号胃管或漏斗式洗胃器,50 mL或100 mL注射器、开口器、舌钳、石蜡油、纱布、治疗巾、橡皮布)、电动洗胃机、量杯、水桶、检验标本瓶。

五、操作步骤

洗胃(gastric lavage)是将胃管插入患者胃内,反复注入和吸出一定量的溶液,以冲洗并排除胃内容物,减轻或避免吸收中毒的胃灌洗方法。洗胃操作步骤见图5-5-1。

六、操作要点

1. 着装整洁,举止端庄。

2. 洗手、戴口罩。

3. 备齐物品,放置合理,向患者解释,取得患者配合。

4. 检查胃管,测量插入长度,一般为鼻尖-耳垂-剑突或前额发际至剑突。

5. 润滑胃管头端,经鼻或经口插入胃管。3种方法证实胃管在胃内：① 将胃管末端接无菌注射器回抽,可抽出胃液；② 将导管末端放入盛有水的碗中,无气泡溢出,如有大量气泡,证明

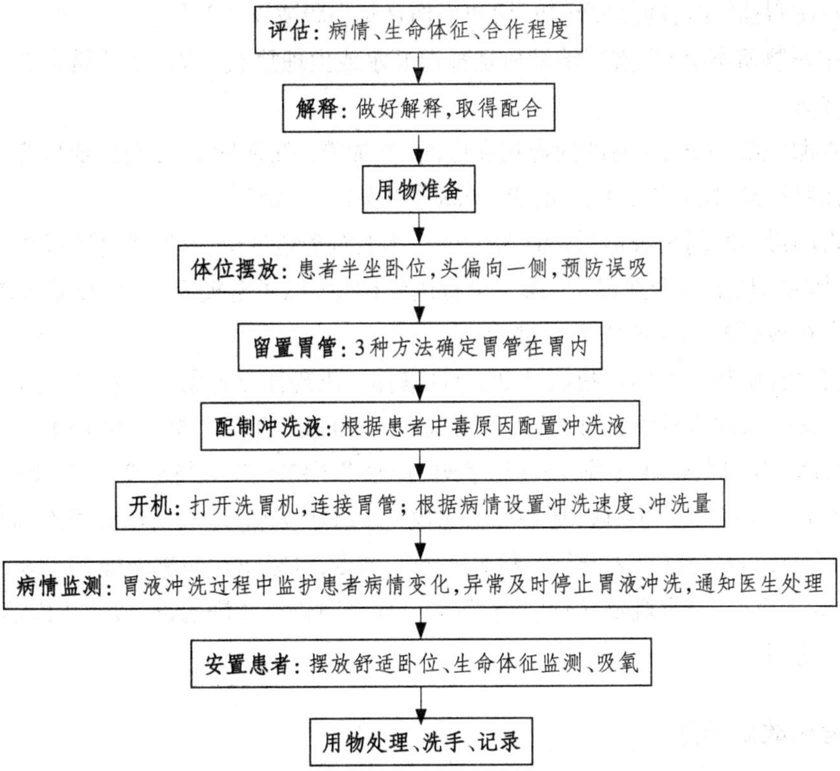

图5-5-1　洗胃操作步骤

已误入气管；③将听诊器放在患者胃部，用无菌注射器迅速注射10 mL空气，可听到气过水声。

6. 吸净胃内容物，必要时留取适量标本。

7. 洗胃过程中密切观察患者生命体征，以及洗出液的色质量。

8. 洗胃完成夹紧胃管，迅速拔出。

9. 整理床单位，安慰患者。

10. 清理用物，洗手并记录。

七、指导要点

1. 指导患者配合操作。

2. 指导洗胃后注意事项：洗胃后，患者要禁食24 h，24 h后可以进食流食，3～5 d后可以进食半流食，等身体痊愈康复之时即可恢复正常饮食。洗胃后胃黏膜受到一定的损伤，要避免其受刺激，饮食上应以清淡易消化食物为主，生冷粗糙的食物不宜食用，会刮伤胃腔，引起出血；忌食生冷、酸辣、刺激性的食物，少食多餐。

八、注意事项

1. 清醒患者应先催吐，以防食物残渣堵塞胃管。

2. 进行洗胃插管时，动作要轻快，切勿损伤食管黏膜或误入气管。

3. 当中毒物质不明时，洗胃溶液应选择温开水或生理盐水；待毒物性质明确后，再采用其拮抗剂洗胃。

4. 若吞服强酸、强碱等腐蚀性毒物和煤油、汽油等，切忌洗胃，以免造成胃穿孔。此时，可予物理性对抗剂，如牛奶、豆浆、蛋清、米汤等以保护胃黏膜。

5. 洗胃的最佳时间为服毒后6 h内，不过临床上对于超过6 h的患者仍进行洗胃。

6. 如为幽门梗阻患者洗胃时，需记录胃内潴留量，以了解梗阻情况，供临床输液参考。一般洗胃宜在饭后4～6 h或空腹时进行。

7. 洗胃过程中如患者感到腹痛，洗出血性液体或出现休克现象时，应立即停止洗胃。

8. 洗胃液每次注入量不宜过大，成人为300～500 mL，儿童为50～100 mL。

9. 全自动洗胃机在移动、工作、消毒及存放时应水平平稳放置，保持环境通风良好，无高温、高压及腐蚀性气体，避免震动与磕碰，避免强磁场，电气接口处应防止溅水，禁止机器在潮湿时使用。

10. 洗胃时，尽量保证患者与洗胃机处于同一高度，且距离地面进液桶70～80 cm。

11. 洗胃结束后，洗胃机及导管、胃管等附件应及时进行清洗消毒，以免机内油污沉积影响机器再次使用。

九、常见故障排除

1. 出胃指示灯不亮，机器不工作

更换发光二极管；准确、牢固连接电路；合理调节电压；更换熔丝管。

2. 不吸液或吸液减少

正确、牢固连接管路；及时清除进水口接头滤网处异物，防堵塞；请专业人员检修。

3. 进胃液量大于出胃液量

选用较粗的胃管和随机附带接头。

4. 不进胃或不排液

清理污物；请专业人员检修。

【知识链接】 常用洗胃液

毒物种类	常用溶液	禁忌药物
酸性物	镁乳、蛋清水、牛奶	/
碱性物	5%醋酸、白醋、蛋清水、牛奶	/
氰化物	3%过氧化氢溶液引吐后，1：1 500～1：2 000高锰酸钾	/
敌敌畏	2%～4%碳酸氢钠，1%盐水，1：1 500～1：2 000高锰酸钾	/

（续表）

毒物种类	常用溶液	禁忌药物
1605、1509、4049（乐果）	2%～4%碳酸氢钠	高锰酸钾
敌百虫	1%盐水或清水，1 ∶ 1 500～1 ∶ 2 000高锰酸钾	碱性药物
DDT（灭害灵）、666	温开水或生理盐水洗胃，50%硫酸镁导泻	油性药物
酚类、煤分类	用温开水、植物油洗胃至无酚味为止，洗胃后多次服用牛奶、蛋清保护胃黏膜	液体石蜡
苯酚（石炭酸）	1 ∶ 1 500～1 ∶ 2 000高锰酸钾	/
巴比妥类（安眠药）	1 ∶ 1 500～1 ∶ 2 000高锰酸钾，50%硫酸镁导泻	硫酸镁
异烟肼	1 ∶ 1 500～1 ∶ 2 000高锰酸钾，50%硫酸镁导泻	/
灭鼠药（抗凝血类）	催吐、温水洗胃、硫酸钠导泻	碳酸氢钠溶液

——李小寒，尚少梅.基础护理学[M].北京：人民卫生出版社，2018：505

第六节　吸　痰

一、非气管插管患者的吸痰技术规范

（一）目的

1. 及时清除分泌物，保持呼吸道通畅。
2. 预防吸入性肺炎、肺不张、窒息等并发症。

（二）评估

1. 评估患者病情、治疗情况、意识状态、呼吸状态及心理状态。
2. 评估患者对吸痰的认可程度和合作程度。
3. 评估患者肺部情况。

（三）观察要点

1. 观察患者呼吸是否通畅。
2. 观察患者面色以及生命体征的变化。

（四）物品准备

治疗盘、吸痰管、纱布、棉签、压舌板、开口器、生理盐水、镊子、弯盘。

（五）操作步骤

吸痰法（aspiration of sputum）指经口、鼻腔、人工气道将呼吸道的分泌物吸出，以保持呼吸道通畅，预防吸入性肺炎、肺不张、窒息等并发症的一种方法。经口、鼻吸痰操作步骤见图5-6-1。

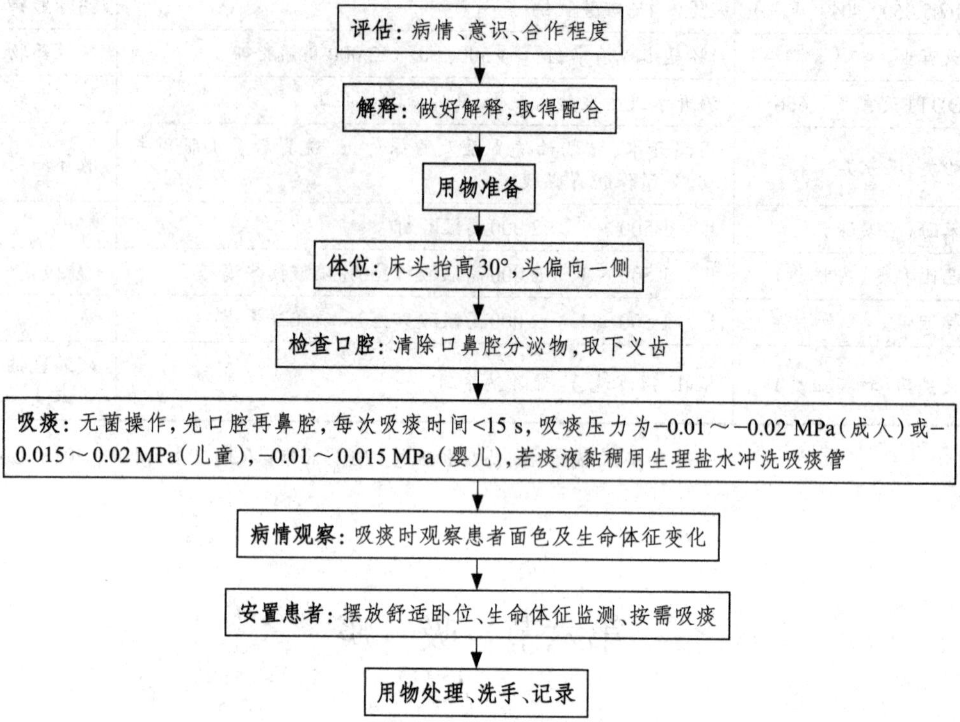

图5-6-1 吸痰操作步骤

（六）操作要点

1. 洗手、戴口罩。

2. 备齐用物，携至患者床旁，核对，解释。

3. 接上电源，打开开关，检查吸引器的性能是否良好，连接是否正确。

4. 调节负压，吸痰压力为−0.01～−0.02 MPa（成人），−0.015～0.02 MPa（儿童），−0.01～0.015 MPa（婴儿），用生理盐水试吸，检查导管是否通畅。

5. 左手持吸痰管，右手持镊子，折闭吸痰管，将吸痰管快速插入气管导管内，遇到阻力，退回2 cm，松开负压，上提退出，左右旋转吸引，痰多时稍作停留。

6. 如从口腔吸痰有困难者，可从鼻腔抽吸。

7. 在吸痰过程中，随时擦净喷出的分泌物，观察吸痰前后呼吸频率的改变，同时注意吸出物的性状、量及颜色，做好记录。

8. 吸痰结束，关闭吸引开关。

9. 协助患者取舒适体位。

10. 整理用物，洗手，记录。

（七）指导要点

嘱患者在吸痰的过程中不要紧张，配合操作。

（八）注意事项

1. 按照无菌操作原则，插管动作轻柔，敏捷。

2. 吸痰前后应当给予高流量吸氧，吸痰时间不宜超过15 s，如痰液较多，需要再次吸引，应间隔3～5 min，患者耐受后再进行。

3. 一根吸痰管只能使用一次。

4. 如患者痰稠，可以配合翻身叩背，雾化吸入，患者发生缺氧症状，应立即停止吸痰，休息后再吸。

5. 观察痰液的性质、颜色以及量。

（九）常见故障排除

1. 吸痰装置密闭性差

检查吸痰装置，必要时更换密封瓶或连接管。

2. 吸痰器上按钮失灵

可使用脚踏板控制吸痰装置。

3. 吸痰装置损坏

紧急情况下使用20 mL针筒连接吸痰管吸痰或口对口人工吸痰，并报修故障。

4. 吸痰压力不够

更换负压吸引装置，报修故障。

5. 患者缺氧

注意每次吸痰时间<15 s，吸痰过程中观察患者生命体征变化，吸痰过程中给予患者间断吸氧，吸痰后持续吸氧，保持呼吸道通畅。

二、气管插管患者的吸痰技术规范

（一）目的

1. 及时清除呼吸道分泌物，保持呼吸道通畅；防止痰液及痰痂等异物堵塞气管。

2. 防止气道内分泌物蓄积于肺内而发生肺不张或肺部感染。

（二）评估

1. 评估患者病情、意识状态、配合程度。

2. 评估呼吸机参数设置情况。

3. 对清醒患者应当进行解释，取得患者配合。

4. 听诊患者痰鸣音，评估患者吸痰的必要性。

（三）观察要点

吸痰过程中密切观察患者病情变化，尤其要注意血氧饱和度和心电图变化，防止心脏骤停及严重缺氧。

（四）物品准备

治疗盘、一次性吸痰管、换药碗、镊子、纱布、生理盐水、无菌手套、听诊器，检查吸引装置连接是否正确，负压是否有效，必要时备电动吸引器。

（五）操作步骤

经人工气道吸痰操作步骤见图5-6-2。

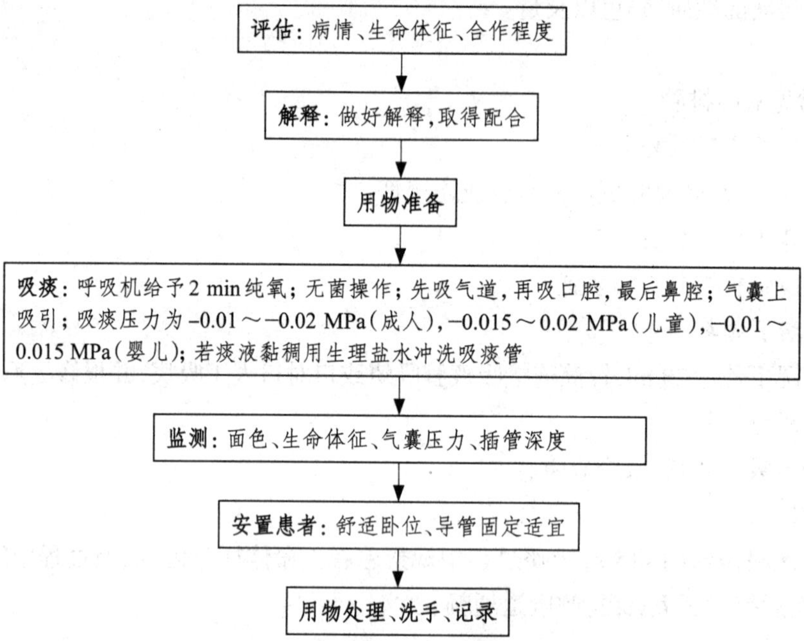

图5-6-2　气管插管吸痰操作步骤

（六）操作要点

1. 做好准备，携物品至患者旁，核对患者。

2. 向患者解释操作目的及方法，取得配合。

3. 评估患者吸痰指征，做到适时、按需吸痰。

4. 洗手、戴口罩。

5. 将呼吸机的氧浓度调至100%，给予患者纯氧2 min。

6. 接负压吸引器电源或者中心负压吸引装置，调节压力为−0.01～−0.02 MPa（成人），−0.015～0.02 MPa（儿童），−0.01～0.015 MPa（婴儿）。

7. 打开生理盐水倒入吸痰治疗碗内。

8. 撕开吸痰管外包装前端，一只手戴无菌手套，将吸痰管抽出并盘绕在手中，根部与负压管相连，吸痰管先在治疗碗内试吸是否通畅。

9. 打开双旋转三通盖帽，将吸痰管在无负压状态下迅速并轻柔地经双旋转三通插入气管插管内，当遇到阻力时退回1～2 cm，放开负压，边旋转上提边吸引，痰多时稍作停留，时间小于15 s。

10. 吸痰过程中观察患者生命体征及痰液的性质、量、颜色。

11. 吸痰后关闭三通盖帽。

12. 回吸生理盐水冲管，将吸痰管缠绕手中，翻折右手手套，扔入医用垃圾袋。

13. 给予患者纯氧2 min。

14. 听诊呼吸音，观察患者有无不适反应，协助患者取舒适体位。

15. 告知患者操作完毕，整理床单位，收拾用物。

16. 洗手、记录。

（七）指导要点

嘱患者在吸痰的过程中不要紧张，配合操作。

（八）注意事项

1. 操作动作应轻柔、准确、快速，每次吸痰时间不超过15 s，连续吸痰不得超过3次，吸痰间隔予以纯氧吸入。

2. 注意吸痰管插入是否顺利，遇到阻力时应分析原因，不可粗暴盲插。

3. 吸痰管最大外径不能超过气管导管内径的1/2。负压不可过大，进吸痰管时不可给予负压，以免损伤患者气道。

4. 注意保持呼吸机接头不被污染，戴无菌手套确保持吸痰管的手不被污染。

5. 吸痰治疗碗应分别注明吸引气管插管、吸引口鼻腔之用，不能混用。

6. 吸痰过程中应当密切观察患者的病情变化，如有心率、血压、呼吸、血氧饱和度的明显改变时，应当立即停止吸痰，立即接呼吸机通气并给予纯氧吸入。

7. 吸痰指征：直接观察到气管导管内有分泌物或肺部听诊大气道可闻及痰鸣音；机械通气监测高压报警、低潮气量报警、流速-曲线监测呈锯齿状改变；氧饱和度下降或呼吸频率过快、心率加快。

8. 吸痰时，已提出的吸痰管要避免再次进入人工气道；如需再次吸引需更换吸痰管重新吸引。

9. 观察痰液的性质、颜色、量，判断痰液的黏稠度。

10. 痰液收集器内溶液达容积的2/3时应及时更换。

11. 若患者病情危重，分泌物多，对缺氧耐受性差，吸痰时不宜一次吸净，应分次吸痰（间隔时间至少3～5 min）或使用密闭式吸痰管。

（九）常见故障排除

1. 吸痰装置密闭性差

检查吸痰装置，必要时更换密封瓶或连接管。

2. 吸痰器上按钮失灵

可使用脚踏板控制吸痰装置。

3. 吸痰装置损坏

紧急情况下使用20 mL针筒连接吸痰管吸痰并报修故障。

4. 吸痰压力不够

更换负压吸引装置，报修故障。

5. 患者缺氧

吸痰前通过呼吸机给予患者2 min纯氧，吸痰过程中观察生命体征变化，保持呼吸道通畅，吸痰前暂停鼻饲，防止误吸。

6. 人工吸痰效果不佳

可使用纤维支气管镜吸痰或肺灌洗。

【知识链接】 机械通气吸痰深度的选择

根据美国呼吸治疗协会（American Association for Respiratory Care，AARC）的相关指南和临床实践研究，吸痰深度可划分为浅吸痰、深部吸痰和改良深部吸痰3种。

1. 浅吸痰

即吸痰管头端深度在气管插管或气切套管内部最前端。

浅吸痰适合人群：婴幼儿和儿童。

优点：对气道损伤小、安全，对血流动力学影响更小，黏膜出血、低氧血症等不良反应更少。即在保证吸痰效果一致的前提下，浅层吸痰能降低机体的应激反应。因为婴幼儿和儿童各器官发育不成熟，对心率、血压等血流动力学的短暂波动，耐受性更差，所以对患儿来说浅部吸痰更适宜。

缺点：只能吸尽人工气道内的分泌物，不能彻底吸出气管深部的痰液。如果患者肺部感染严重、咳嗽反射差、气道分泌物多时，痰液不能及时有效地排到大气道，淤积在深部支气管，浅部吸痰不能有效清除痰液。

2. 深部吸痰

即吸痰管插至遇到阻力后再上提0.5～1.0 cm。

深部吸痰适宜人群：咳嗽反射减弱甚至没有咳嗽反射，如昏迷或镇静程度较深的患者。

优点：对于机械通气的危重患者，深部吸痰有利于彻底清理呼吸道内分泌物，延长吸痰间隔时间，降低气道阻力，改善机体缺氧，并降低肺部感染的发生风险。

缺点：深部吸痰会造成气管黏膜的损伤，增加感染概率；引起低氧血症；导致血压和颅内压增高；易出现支气管痉挛、肺不张；造成患者的痛苦和压力。

3. 改良深部吸痰

即吸痰管头端插至气管插管或气切套管长度后再插入1～2 cm。

优点：既达到了深部吸痰的效果，又减少了吸痰管对气管黏膜造成的损伤；减少了刺激性咳嗽、痰痂堵塞及肺部感染；是较浅吸痰、深部吸痰更可取的吸痰深度。

——Restrepo R D, Walsh B K. Humidification during invasive and noninvasive mechanical ventilation: 2012[J]. Respiratory Care, 2012, 57(5): 782-788.

第七节　动 脉 采 血

一、目的

采集动脉血进行血气分析，判断患者氧合情况，为治疗提供参考。

二、评估

1. 评估患者的体温、吸氧状况或呼吸机参数设置。
2. 评估患者穿刺部位皮肤及动脉搏动情况。
3. 向患者解释动脉采血的目的及穿刺方法，取得患者配合。

三、观察要点

1. 观察患者病情、意识状态、皮肤情况以及配合能力。
2. 观察患者动脉搏动情况。

四、物品准备

血气针（或注射器、肝素适量）、消毒棉签、治疗巾、胶布、无菌纱布、橡胶塞、采血条形码标签、医嘱单、快速手消毒剂、医用垃圾桶、生活垃圾桶、锐器盒、必要时戴的手套。

五、操作步骤

操作步骤见图5-7-1。

六、操作要点

1. 核对医嘱及患者。
2. 双向核对患者，自我介绍，解释目的，取得患者配合。
3. 评估患者神志、吸氧情况、穿刺点部位的皮肤及动脉搏动情况，半小时内有无运动、洗

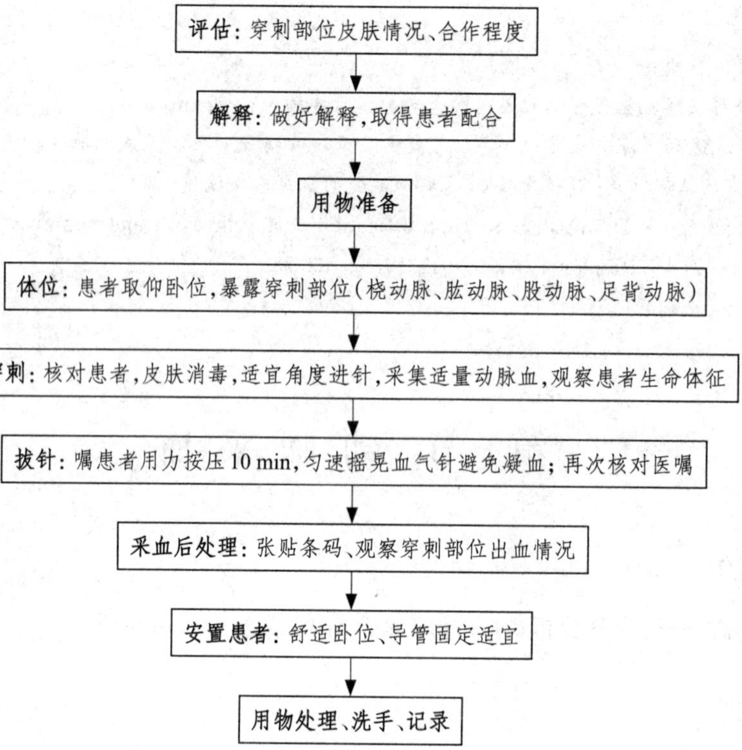

图5-7-1　动脉采血操作步骤

澡，评估体温及有无凝血功能障碍。

4. 七步洗手法洗手，戴口罩。

5. 协助患者取舒适体位，再次核对，暴露穿刺部位，铺治疗巾。

6. 常规消毒患者皮肤并消毒操作者左手示指（食指）、中指、环指（无名指）。

7. 规范穿刺方法

1）桡动脉　一般选择桡骨茎突尺侧1 cm为穿刺点，操作者面向床头，常规消毒穿刺部位及左手无名指、中指、食指，自穿刺部位由远至近依次放于患者桡动脉搏动最强处，无名指及中指固定欲穿刺的动脉，食指所指部位即为穿刺的靶点，三指所指路线即为进针方向，右手执笔式持血气针，即采血针针尾置于采血护士虎口之上，针尖斜面向上以30°～45°进针，进针深度为0.5～1.0 cm，见有鲜红色回血后固定，不要移位，抽取动脉血1～2 mL后拔针。

2）肱动脉　食指由肘窝近心端向远心端方向触摸肱动脉，在搏动最明显处用指尖划痕做一标记，操作者左手中指固定肱动脉，食指扪及指尖划痕标记处略抬起，右手持采血器沿左手食指指腹以30°～45°进针，待采足2 mL动脉血后迅速拔针。

3）股动脉　操作人员在患者腹股沟韧带中点摸到股动脉搏动，按照患者体型胖瘦选择适合长度的针头，左手中指指尖触及股动脉搏动最强点，食指及无名指用力按压固定皮肤后将中指抬起，右手持动脉采血针成90°从无名指、食指间进针，待采足2 mL动脉血后迅速拔针。

4）足背动脉　操作者用左手食指、中指触及足背动脉搏动最明显处，通常以第二足趾中点为起点沿直线到足背2/3处左右为穿刺点，右手以握笔姿势握住采血针，小鱼际轻压足背，在搏动最强点以约20°角进针，针尖斜面向下，待采足2 mL动脉血后迅速拔针。

8. 采血后迅速拔出针头，局部加压止血5～10 min。

9. 立即将针头斜面刺入橡胶塞或专用凝胶针帽隔绝空气。

10. 按压穿刺点5～10 min，若穿刺点出血，继续按压并重新计时。

11. 标本轻搓5～15 s，再次核对，粘贴标签及时送检。

12. 再次核对，协助患者取舒适体位，整理床单位。

13. 清理用物，洗手，记录。

七、指导要点

1. 抽血时，指导患者尽量放松，平静呼吸，避免影响血气分析结果。

2. 告知患者正确按压穿刺点，并保持穿刺点清洁、干燥。

八、注意事项

1. 消毒面积应较静脉穿刺点大，严格执行无菌操作技术，预防感染。

2. 患者穿刺部位应当压迫至不出血为止。

3. 若患者饮热水、洗澡、运动后需休息30 min再抽血，避免影响检查结果。

4. 做血气分析时注射器内不可有空气。

5. 有出血倾向的患者慎采。

6. 采血适量，标本宜在30 min内送检。

7. 使用前将血气针栓推至0刻度，抽拉到最大刻度，再推至相应刻度处备用，可使抗凝剂充满管壁。

8. 尽量使用能够自充盈的预设式血气针。

九、常见故障排除

1. 穿刺部位皮肤不完整

选择合适部位穿刺。

2. 动脉血气针质量问题

如针内无抗凝剂、密封性差，此时应更换血气针。

3. 采集部位

选择合适的采集部位，注意穿刺角度。

4. 抽不出动脉血

更换穿刺角度；血气针凝血时更换血气针；动脉搏动差可更换穿刺部位。

【知识链接】 动脉血气分析操作过程中采血人员的安全保障措施

个人防护装备：由于采血时可能接触到患者血液，采血人员应采取标准预防措施。为减少皮肤与患者血液的接触，采血人员应戴乳胶手套。为避免针刺伤，推荐使用安全采血装置，禁止回套针帽。

职业暴露防护：应建立健全职业暴露防护相关制度；开展职业防护相关培训；建立员工健康档案，提供主动和被动免疫。对发生职业暴露的采血人员启动暴露后预防措施，根据暴露源的特点及采血人员的免疫状态，进行相应的监测，并早期诊断，及时治疗。

——胥小芳，孙红，李春燕，等.《动脉血气分析临床操作实践标准》要点解读[J].中国护理管理，2017，17(9)：1158-1161.

第八节 中心静脉压监测

一、目的

测腔静脉与右心房交界处压力，反映右心前负荷。

二、评估

1. 患者病情、治疗情况、心理及意识状态、皮肤情况、合作程度。
2. 深静脉置管处皮肤情况及管道通畅情况。
3. 病房环境是否安静整洁、宽敞明亮。

三、观察要点

1. 观察患者的生命体征和意识。
2. 观察患者心脏负荷情况。
3. 观察深静脉管路通畅情况。

四、物品准备

500 mL生理盐水1袋、压力传感器、压力模块、压力导线、治疗碗、治疗巾、肝素生理盐水、记录单、20 mL注射器、快速手消毒剂、医用垃圾桶、生活垃圾桶。

五、操作步骤

中心静脉压测量操作步骤见图5-8-1。

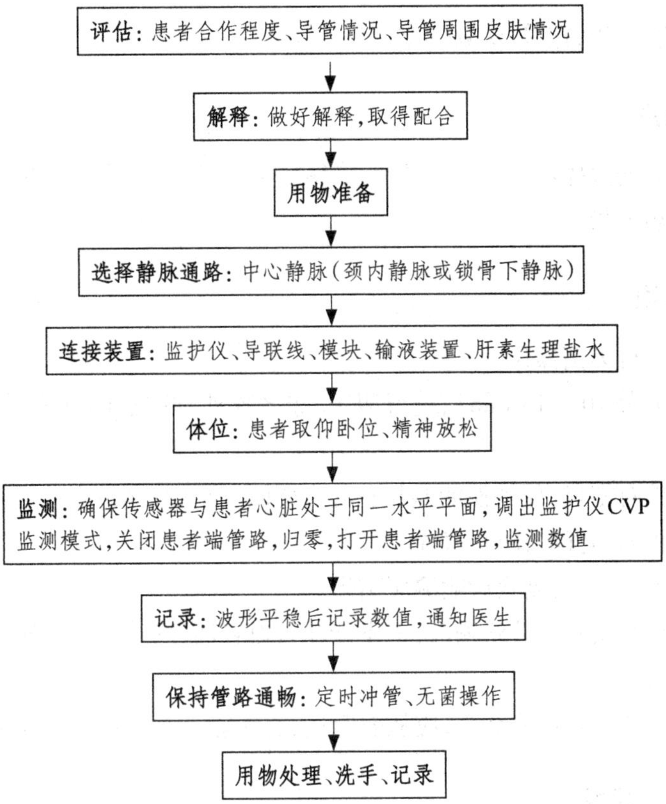

图5-8-1　中心静脉压测量操作步骤

六、操作要点

1. 双人核对医嘱。

2. 核对患者，自我介绍，解释目的，取得患者配合，评估患者中心静脉导管外露刻度、穿刺点情况。

3. 洗手，戴口罩。

4. 准备物品，携用物至床旁，再次核对患者及医嘱。

5. 安装监测模块，连接导线，设定标名为“CVP”，设定合适标尺。

6. 选择合适位置放置中心静脉导管，连接压力套装与中心静脉导管主腔，期间须严格遵守无菌操作规范。

7. 检查导管通畅，冲洗管腔，确认波形。

8. 将患者置于平卧位，压力传感器位于腋中线第4肋间隙。

9. 嘱患者平静呼吸。

10. 压力传感器与大气相通后调零点。

11. 将测压腔与压力传感器相通，观察波形并记录。

12. 告知患者操作已完毕，整理床单位，将患者置于舒适体位。

13. 告知患者注意事项：不可自行调整压力传感器，翻身时避免牵拉等。

14. 整理用物，洗手，记录，医嘱签字。

七、指导要点

1. 患者勿随意变换体位。

2. 严格记录出入量。

八、注意事项

1. 必须严格执行无菌操作。

2. 应在患者安静10～15 min后进行测压，患者躁动、咳嗽、呕吐或用力时，均可影响检测数值。

3. 测压前应校对零点，保持换能器与右心房在同一平面，体位变动后应重新调零点。测压时应排尽测压管内的气泡，防止气栓。

4. 导管应保持通畅，否则会影响测压结果。

5. 如有需要可利用测压管路输液，但不能输入血管活性药物，防止测压时药物输入速度变化引起病情变化。

6. 评价中心静脉压高低的意义，应从血容量、心功能及血管状态三方面考虑。

九、常见故障排除

1. 不能校零

可考虑调整换能器的位置或拧下大气端螺旋帽进行校零，若是深静脉置管堵塞导致不能正常校零，需要更换深静脉置管。

2. 波形低平

首先考虑是否因管路不通畅所致，进行冲管，调整换能器位置；重新选择显示器上自动标尺；若是深静脉置管堵塞导致不能正常校零，需要更换深静脉置管。

3. 波形干扰

可能因为管路内液体及血液残留影响所致，首先进行冲管，确保管路通畅；另外，可调整显示屏血压滤波至20 Hz，以排除干扰。

4. 测量不准

更换测量装置或更换测量部位。

【知识链接】 三通开关数量对中心静脉压测量的影响

在中心静脉导管与压力传感器之间加入三通接头会延长压力传感器的总长度，并使压力传导系统内径缩小，从而低估CVP数值。这提示我们，CVP的监测最好使用单独的通道。若必须在测压管路上连接三通接头同时测压和泵入药物时，压力传感器应尽可能与离中心静脉最近的三通接头侧孔连接。如果一定要与三通接头直线孔连接，其数目最多不能超过3个，以保证监测数据的准确性。

——程秀玲.中心静脉导管与压力传感器之间加入三通接头对中心静脉压数值的影响[J].中华危重症急救医学,2015,8(27): 691—694.

第九节　有创血压监测

一、目的

1. 连续监测动脉收缩压、舒张压、平均动脉压，及时观察病情变化。

2. 需要反复抽取动脉血标本进行血气分析。

二、评估

1. 评估患者病情、治疗情况、心理及意识状态和合作程度。

2. 评估穿刺部位及周围皮肤情况；动脉穿刺管是否通畅；观察被测肢体的末梢血运情况及皮肤温度和颜色。

3. 评估输入的药物名称及剂量。

4. 评估环境是否安静整洁、宽敞明亮。

三、观察要点

观察监测仪上动脉波形，若波形变小，可能由于血压减低、心包填塞或缩窄性心包炎引起。

四、物品准备

监护仪、加压袋、压力模块、压力导线、消毒用物、肝素生理盐水、医疗废物桶、生活垃圾桶、锐器盒、记录单。

五、操作步骤

有创血压监测操作步骤见图5-9-1。

六、操作要点

1. 将肝素生理盐水与压力套装连接，各接头连接紧密，将肝素生理盐水装入压力袋中，压力调至300 mmHg，确保排气方法正确，管路内无气泡。

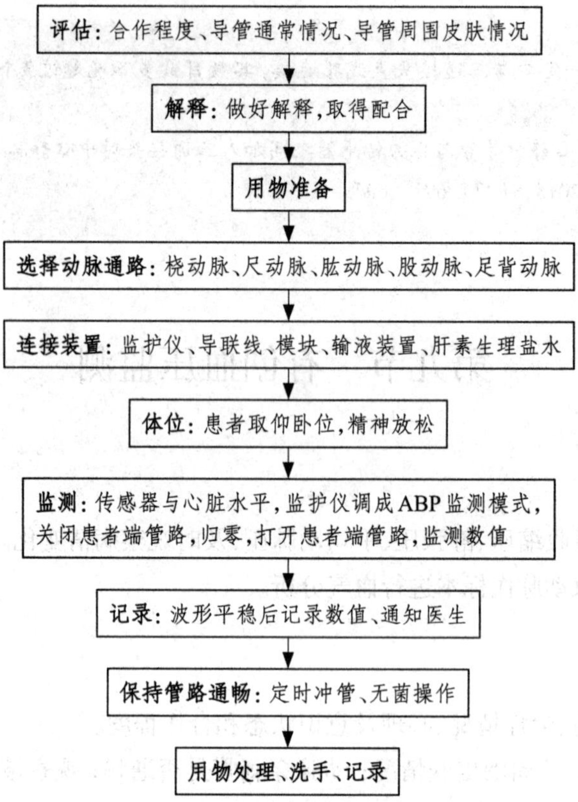

图5-9-1　有创动脉监测操作步骤

2. 在监护仪上安装监测模块及传感导线，设定标名“ABP”，设定最适标尺。
3. 按照无菌操作规范连接压力套装与桡动脉穿刺套管。
4. 检查管路通畅，冲洗管腔，确认波形。
5. 患者取平卧位，将传感器置于腋中线第4肋间平齐的位置。
6. 压力传感器与大气相通后调零点，将测压腔与压力传感器相通，观察波形并读数。
7. 告知患者注意事项：不可自行调整压力传感器，翻身避免牵拉。
8. 整理床单位，将患者置于舒适体位。
9. 整理用物，洗手，记录，医嘱签字。

七、指导要点

告知患者此操作的目的及意义，取得患者的合作。指导患者妥善保护穿刺部位，防止导管移动或脱出。

八、注意事项

1. 确认各连接处连接紧密，压力监测装置内无气泡。
2. 保持测压管路连接紧密、通畅。

3. 换班及体位改变时调定零点，对监测数据、波形有疑问时随时调零。

4. 经测压管抽取动脉血后，应立即用肝素生理盐水进行快速冲洗，保持加压带压力在300 mmHg。

5. 在校对零点、取血等操作过程中严防气体进入动脉。

6. 注意观察动脉置管远端肢体血供及皮温情况。

7. 每天检查穿刺部位皮肤情况。

九、常见故障排除

1. 不能校零

可考虑调整换能器的位置或拧下大气端螺旋帽进行校零，若是深静脉置管堵塞导致不能正常校零，需要更换深静脉置管。

2. 波形低平

首先考虑是否因管路不通畅所致，进行冲管，调整换能器位置；重新选择显示器上自动标尺；若是深静脉置管堵塞导致不能正常校零，需要换深静脉置管。

3. 波形干扰

可能是受管路内液体及血液残留影响所致，首先应进行冲管，确保管路通畅；另外，可调整显示屏血压滤波至20 Hz，以排除干扰。

4. 测量不准

更换测量装置或更换测量部位。

【知识链接】 有创动脉穿刺选择部位

有创动脉测量是经体表插入各种导管或监测探头到心脏或血管腔内直接测定血压的方法。与临床常见的无创血压监测相比，有创血压可以提供连续、可靠、准确的监测数据。桡动脉、尺动脉、肱动脉、股动脉、足背动脉等为常见的动脉置管穿刺部位。目前公认桡动脉是有创血流动力学检测的首选途径，测得血压精确可靠。

——魏芳.动脉置管的临床应用及护理进展[J].护理学杂志，2014，29(24)：85-86.

第十节 冰毯、冰帽使用

一、目的

为高热患者降温，保护脑细胞，减少脑细胞死亡，减少脑损伤，保护脑功能。

二、评估

1. 患者病情、生命体征、意识状态、合作程度。
2. 患者皮肤情况。
3. 有无禁忌证。
4. 用物是否齐全，处于备用状态。
5. 环境是否安静，温、湿度是否适宜，避光。

三、观察要点

1. 观察患者意识状态，瞳孔、生命体征变化，尿量。
2. 观察患者皮肤情况。
3. 观察患者循环情况。

四、物品准备

降温仪、冰毯、冰帽、床单、快速手消毒剂、毛巾，另备清洁病号服1套。

五、操作步骤

冰毯、冰帽使用的操作步骤见图5-10-1。

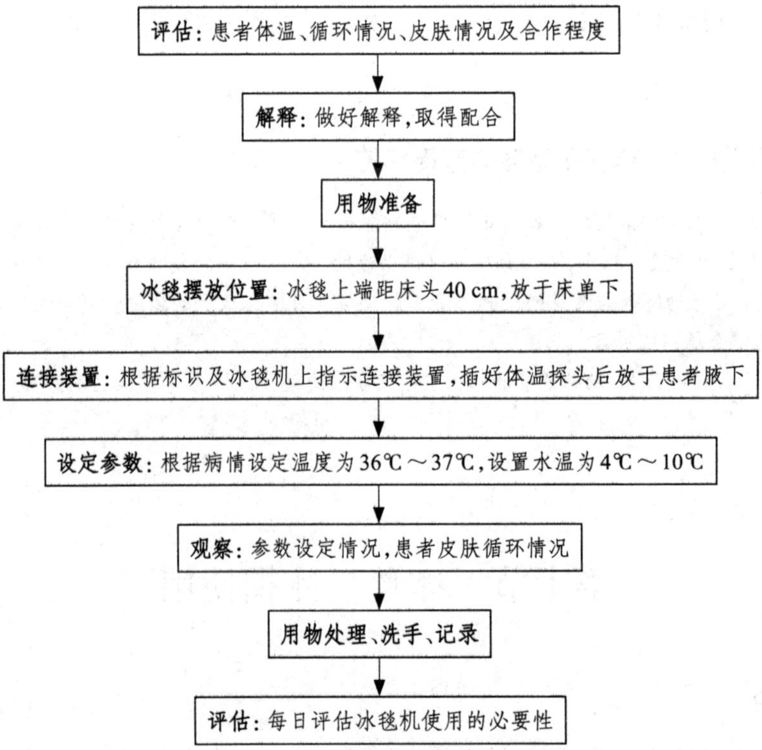

图5-10-1 冰毯、冰帽使用的操作步骤

六、操作要点

1. 仪表端庄，着装整齐。

2. 双向核对患者，自我介绍，解释操作目的、方法。

3. 评估患者病情、意识状态、体温、皮肤情况、配合能力等。

4. 洗手、戴口罩，协助患者取平卧位。

5. 用连接管将主机与冰毯机、主机与冰帽连接好，检查连接是否紧密，毯面平铺于患者背部，避免毯面折叠与褶皱，毯面用床单铺好，冰帽戴于患者头部，用毛巾保护枕部与双耳。

6. 将测温传感器置于肛门（插入深度3～4 cm）或腋下，若患者有大便失禁，则将测温传感器置于腋下并妥善固定。接通电源，打开开关，按医嘱设定温度，按“运行”键，观察机器是否正常运行。

7. 整理用物，洗手。

8. 告知相关知识。

9. 记录使用冰毯、冰帽的时间、效果、患者情况。

七、指导要点

1. 随时观察患者降温情况。

2. 及时查看患者生命体征及循环情况。

3. 告知患者如出现局部皮肤麻木、疼痛、寒战等异常情况，及时通知护士。

八、注意事项

1. 严密观察病情变化（如意识状况、瞳孔、体温、脉搏、呼吸和血压变化），监测体温，并每小时记录。同时，注意观察患者的面色，肢端温度、末梢循环情况。

2. 观察降温仪的运行情况，确保温度传感器放置妥当，保持与皮肤接触良好，并随时注意检查测温传感器头的位置是否移位，有无滑脱，机器是否处于工作状态。

3. 加强基础护理，患者取平卧位或侧卧位，协助患者翻身时避免降温毯移位，定时翻身，及时更换衣服，保持皮肤干燥、清洁、避免冻疮和压疮的发生，尤其是枕后、耳郭处。

九、常见故障排除

1. 面板按键失灵

重新插牢排线或更换面板。

2. 压缩机、水泵一直工作

更换可控硅，拧紧电源与电源线连接处的螺丝。

3. 冰毯、冰帽不制冷

加入1 ： 1的循环水（乙醇/水）；把硅胶管折弯部分切掉，重新接好。

4. 压缩机工作异常(启动线圈时常跳起)

如果不是工作环境温度过高,则需要更换过流保护器或清理冷凝器处灰尘。

【知识链接】 心肺复苏后如何减轻脑损伤?

1. 对于初始心脏节律为室速、室颤的昏迷患者,目标温度32℃～34℃、持续24 h的治疗性低温很可能改善患者的存活率和神经功能,建议应用(Ⅰ级证据,A级推荐)。

2. 对于初始心脏节律为室速、室颤、无脉性电活动或心脏停搏的昏迷患者,进行目标性体温管理(36℃维持24 h,8 h内复温至37℃,再控制温度≤37.5℃持续72 h),在改善患者的存活率和神经功能上可能与治疗性低温同等有效,建议作为治疗性低温的替代方法(Ⅰ级证据,B级推荐)。

3. 对于初始心脏节律为室颤的昏迷患者,没有足够证据支持或反对使用32℃取代34℃作为治疗性低温的目标温度(Ⅲ级证据,U级推荐)。

4. 对初始心脏节律为无脉性电活动、心脏停搏的昏迷患者,治疗性低温可能改善患者出院时的神经功能与存活率,可考虑使用(Ⅲ级证据,C级推荐)。

5. 对于昏迷状态的心脏骤停患者,院前降温并不能帮助院内低温治疗进一步改善患者的存活率和神经功能,不建议使用(Ⅰ级证据,A级推荐)。

6. 对于昏迷状态的院外心脏骤停患者,在治疗性低温的基础上加用辅酶Q_{10}可提高复苏后3月的存活率,但不改善神经功能,可考虑使用(Ⅱ级证据,C级推荐)。

7. 对于初始心脏节律为室速、室颤的目击的院外心脏骤停患者,没有足够证据支持或反对临床常规使用氙气作为治疗性低温的辅助手段(U级推荐)。

8. 对于院外心脏骤停患者,没有足够证据支持或反对使用尼莫地平(U级推荐)。应用利多氟嗪并不能改善患者的存活率和神经功能,不建议使用(Ⅱ级证据,C级推荐)。单一负荷剂量的硫喷妥钠也不改善该类患者的存活率和神经功能,不建议使用(Ⅰ级证据,B级推荐)。

9. 没有足够证据支持或反对复苏后即刻使用纯氧进行治疗(Ⅰ级证据,U级推荐),亦没有足够证据支持或反对使用高容量血液滤过治疗(Ⅰ级证据,U级推荐)。

——徐杰丰,张茂.美国神经学会关于减轻心肺复苏后脑损伤的临床实践指南概要[J].中华急诊医学杂志.2017,26(8): 857-858.

第十一节 机 械 通 气

一、有创机械通气

(一) 目的

1. 维持适当的通气量,使肺泡通气量满足机体需要。
2. 改善气体交换功能,维持有效的气体交换。
3. 减少呼吸肌做功,进行肺内雾化吸入治疗。
4. 开胸术后、败血症休克、严重创伤情况下的呼吸衰竭预防性治疗。

（二）评估

1. 评估患者气道情况、人工气道类型（经鼻或经口气管插管、气管切开）。

2. 评估患者进行机械通气的原因，如呼吸肌无力、创伤后神经功能障碍、迷醉、药物过量、顽固性呼吸性酸中毒、可能发生呼吸衰竭等。

3. 评估患者病情、治疗情况、心理及意识状态和合作程度。

（三）观察要点

1. 观察患者情况，适当予以镇静镇痛，减少患者不适，预防意外拔管。

2. 使用前检查呼吸机的工作性能及运作情况，用膜肺与呼吸机连接进行试通气，确认呼吸机无异常。

（四）物品准备

呼吸机、500 mL灭菌注射用水、治疗碗、输液器。

（五）操作步骤

有创机械通气的操作步骤见图5-11-1。

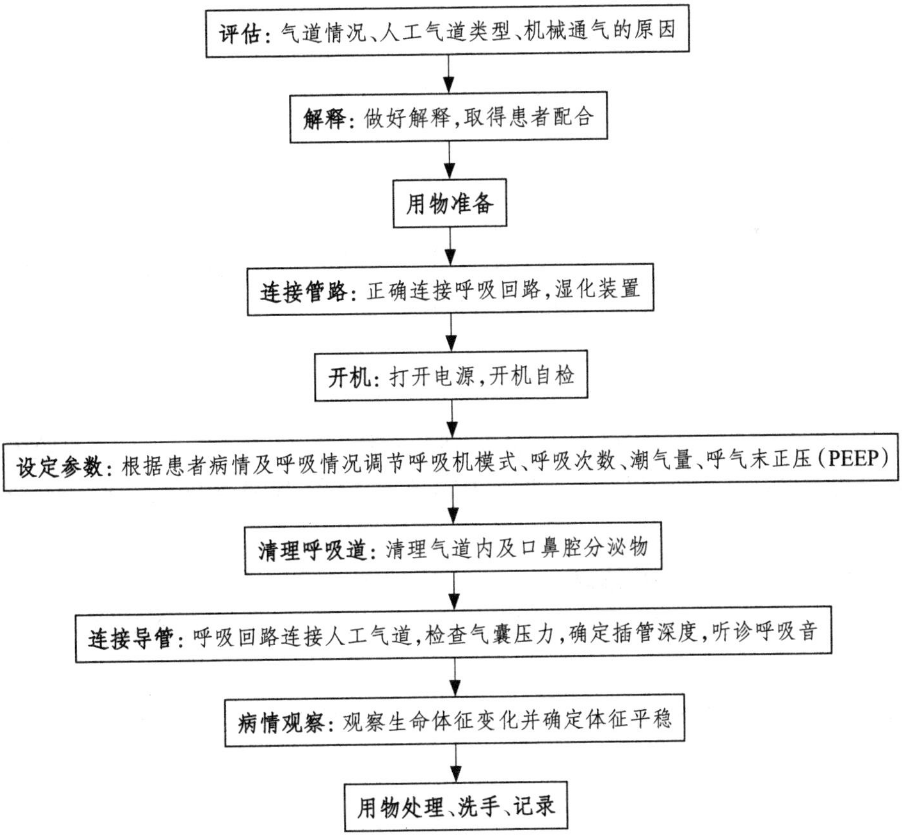

图5-11-1　有创机械通气的操作步骤

（六）操作要点

1. 核对医嘱及患者。

2. 向患者及家属解释操作目的及方法，取得合作。

3. 准备用物。

4. 连接呼吸机管路，需经两人确认准确无误。

5. 在使用呼吸机前进行全面检查，包括电源、气源、通气模式、参数设置、报警设置以及仪器有无异常声响。根据患者病情、体重、性别预设呼吸机模式及各参数等，调整参数报警的上下限，如：潮气量、每分钟通气量、气道压等，保证呼吸机处于完好备用状态。

6. 向患者解释使用呼吸机的目的及安全性，建立有效静脉通路，根据情况适当约束患者双手。

7. 正确连接呼吸机管路与患者的人工气道，听诊两侧肺部呼吸音是否对称，开启加温装置并加入灭菌注射用水至标记线内，评估气道情况，选择合适的温度。

8. 用呼吸机管路固定架固定呼吸机管路，防止牵拉，使呼吸机管路低于人工气道，且回路端的集水罐处于最低位置，以进行有效的冷凝水引流。呼吸机管路保持连接紧密，无漏气。

9. 严格监测动脉血气、生命体征的变化，尤其是血氧饱和度、呼吸等情况。

10. 保持呼吸道通畅，按需吸痰，吸痰前后常规予以纯氧 2 min。

11. 对清醒患者做好解释工作。

12. 整理床单位，收拾用物。

13. 洗手、记录。

（七）指导要点

向清醒患者进行健康宣教，采取有效的交流方式和示意方法，如写字板、认字板、图示，方便患者表达自己的想法和要求，实现有效的沟通。

（八）注意事项

1. 患者无特殊要求，床头抬高大于30°～45°；吸痰时严格无菌操作；加强口腔护理。

2. 评估患者情况，适当予以镇痛、镇静，减少患者不适；加强镇静评估，避免镇静过长或过深。

3. 定时评估气道情况、湿化罐温度。

4. 患者自主呼吸与呼吸机对抗时，及时查找原因，调整呼吸模式，必要时予以镇静剂或肌松剂。

5. 气囊压力维持在20～30 cmH_2O，能够有效避免误吸和气管黏膜损伤。

6. 及时倾倒冷凝水。

7. 及时处理呼吸机报警。

8. 床旁备有简易呼吸器及氧气吸入装置。

9. 发生呼吸机故障或停电时，应立即将人工气道与呼吸机脱离，用简易呼吸器为患者进行人工呼吸，通知医生检查处理故障或更换备用呼吸机。

（九）常见故障排除

1. 呼吸机备用电不足

充电备用，电池质量差时则更换电池。

2. 呼吸机自检障碍

查找原因，无法使用时更换呼吸机并报修。

3. 湿化加热器不加温

检查是否连接完好，确定是加热器问题则更换加热器。

4. 连接呼吸机出现异常报警

根据报警条件检查报警原因并排除。

5. 湿化过度

检查加湿器是否加湿过度并调小加热条件，及时倾倒积水杯内液体，避免误吸。

【知识链接】　有创机械通气撤机时机

2016年美国胸科学会（American College of Chest Physicians，ATS）和美国胸科医师学会（American Thoracic Society Clinical Practice，ACCP）危重症患者机械通气撤机临床实践指南建议：

1. 对急性住院，机械通气超过24 h患者，建议进行自主呼吸实验（spontaneous breathing trail，SBT），应用吸气压力增加（5～8 cmH_2O），而不是没有压力增加的T形管或持续气道正压通气（CPAP）模式（有条件建议，中等质量证据）。

2. 急性住院，机械通气超过24 h的患者，建议尝试最小化标准流程化镇静（有条件建议，低质量证据）。

3. 对于接受机械通气超过24 h且通过SBT实验拔管失败风险高的患者，推荐拔管后预防性无创通气（non-invasive ventilation，NIV）（强推荐，中等质量证据）。

备注：拔管失败风险高的患者包括那些患有高碳酸血症，慢性阻塞性肺疾病，充血性心力衰竭或其他严重的合并症的患者。对于特异性患者（包括但不限于不能通过面罩或类似接口接收通气患者），医生可以选择避免拔管后NIV。选择使用NIV的医生应该在拔管后立即应用这种治疗，以体现这种治疗的益处。

4. 对于急性住院机械通气>24 h的成年人，建议早期活动，进行标准流程化康复（条件建议，低质量证据）。

备注：没有足够的证据推荐任何标准流程化康复。

5. 建议在治疗急性住院的成人患者，机械通气>24 h时应使用呼吸机撤机协议（条件推荐，低质量证据）。

备注：呼吸机撤机协议可以人员驱动或计算机驱动。

6a. 建议机械通气的成人危重症患者符合拔管标准或者认为高风险拔管相关性喘鸣(the post-extubation stridor, PES)的应进行气囊漏气试验(cuff leak test, CLT)(有条件建议,极低质量的证据)。

6b. 对于CLT试验阴性但准备拔管的成年人,建议至少在拔管4 h前使用全身糖皮质激素;重复CLT不是必须的(有条件建议,中等质量证据)。

备注:PES的风险因素包括因创伤插管,插管>6 d,大口径插管,女性,以及非计划拔管后的重新插管。全身应用糖皮质激素后,不需要重复CLT。

——Girard T D, Alhazzani W, Kress J P, et al. An official American Thoracic Society/American College of Chest Physicians clinical practice guideline: liberation from mechanical ventilation in critically Ⅲ adults: rehabilitation protocols, ventilator liberation protocols, and cuff leak tests[J]. Am J Respir Crit Care Med, 2017, 195(1): 120–133.

二、无创机械通气

(一)目的

改善氧合和通气,纠正低氧血症和高碳酸血症,同时可减轻患者的呼吸做功和氧耗,支持呼吸和循环功能。

(二)评估

1. 评估患者病情、治疗情况、心理及意识状态和合作程度。
2. 评估患者进行机械通气的原因。

(三)观察要点

1. 观察患者情况,适当予以镇静镇痛,减少患者不适。
2. 观察患者机械通气效果,治疗过程中有无不适。

(四)物品准备

无创呼吸机1台、快速手消毒剂、医疗废弃物垃圾桶、生活垃圾桶。

(五)操作步骤

无创机械通气的操作步骤见图5-11-2。

(六)操作要点

1. 自身准备完善。
2. 评估患者意识、呼吸、氧饱和度以及血气分析结果。
3. 备齐用物携至床旁,严格执行查对制度,杜绝发生差错。

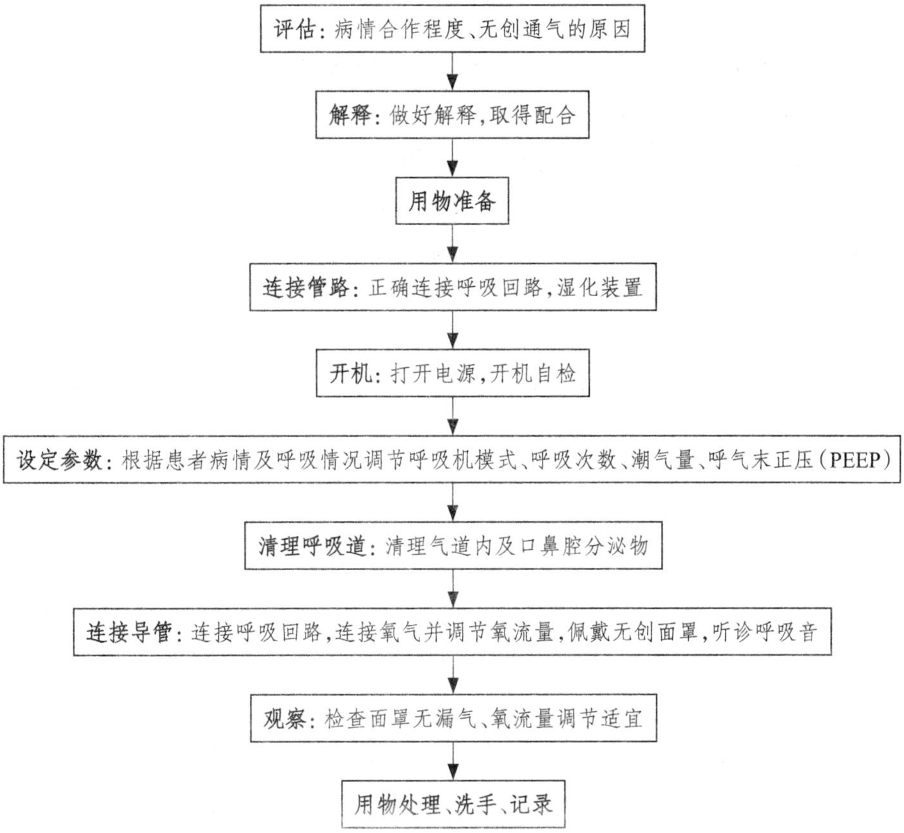

图5-11-2　无创机械通气的操作步骤

4. 向患者解释安置呼吸机的目的，注意事项等，消除患者顾虑，取得患者配合。

5. 协助患者取舒适体位，保持呼吸道通畅，必要时吸痰。

6. 连接氧源。

7. 安置湿化罐，呼吸机湿化罐内湿化液为无菌蒸馏水。

8. 根据患者的面部情况，选择合适的鼻罩/面罩，正确连接呼吸机管路，检查有无漏气情况。

9. 连接呼吸机电源，启动呼吸机并调节温度。

10. 根据患者情况，选择合适的通气模式，调整参数。

11. 固定鼻罩/面罩，头带松紧度适宜，指导患者有效的呼吸技巧。

12. 观察病情，根据患者病情及氧合情况逐渐调整参数，提高患者依从性，观察有无不适。

13. 整理床单位，协助患者取舒适体位。

14. 洗手后再次检查并签字记录。

（七）指导要点

指导患者有效呼吸。

（八）注意事项

1. 体位：取坐位或者半坐位，头抬高30°以上，以保证上气道的通畅。

2. 饮食：患者病情稳定时可正常进食。

3. 保持情绪稳定，有规律地放松呼吸，尽量闭嘴，用鼻呼吸，防止腹胀。

4. 排痰：注意多饮水，勤换体位，及时将痰液咳出。

5. 如咳嗽咳痰或呕吐时应迅速拆除连接，避免误吸。

6. 注意保护鼻梁处皮肤，必要时可予敷贴保护。

7. 注意面罩漏气情况，及时调整头罩松紧度。

8. 若病情好转，可遵医嘱逐渐撤机；若病情加重，可考虑建立人工气道，行有创机械通气。

（九）常见故障排除

1. 上机后不同步

常因患者张嘴呼吸，导致漏气太多引起，指导清醒患者闭口呼吸，如患者不能闭口则换用口鼻面罩；患者初次使用呼吸机，精神紧张，应对患者进行耐心的辅导训练，甚至亲自示范。

2. 上机后患者主诉呼吸困难不改善或加重

再次检查是否有无创通气禁忌证；检查氧流量是否适宜；过度焦虑烦躁患者予少量镇静剂；调节适宜的压力；排除其他原因。

3. 潮气量过小

加大吸气相气道正压（inspiratory positive airway pressure，IPAP）和呼气相气道正压（expiratory positive airway pressure，EPAP）的差值。

4. 二氧化碳潴留改善不理想

考察EPAP是否足够，必要时适当提高EPAP；给氧量维持在4～5 L/min；必要时使用呼吸兴奋剂。

【知识链接】 无创正压通气模式的选择

无创正压通气模式有持续气道正压（continuous positive airway pressure，CPAP）、双水平气道正压（bi-phasic positive airway pressure，BIPAP）以及保证平均容量的压力支持（average volume assured pressure support，AVAPS）等。

1. CAPA模式

呼吸机给予患者一个基准压力，在吸气时不增加压力来降低呼吸功。常用于睡眠呼吸暂停、急性心源性水肿等患者。

2. BIPAP模式

是时间切换-压力控制的机械通气模式，可分别调节IPAP和EPAP，是CPAP模式的扩展。

3. 患者自主呼吸并使其与呼吸机有较好配合

采用小吸气流量触发预置的IPAP可避免吸气相内压力下降过快，减少患者吸气做功，增加肺泡通气量；但过低的吸气流量触发易于被非呼吸因素误触发，导致人机不协调。EPAP可防止呼气相小气道过早闭合，促进人工气道内CO_2排出。自主呼吸时，IPAP和EPAP两个压力水平各自的时间由设定的呼吸时间决定。

——张新超，钱传云，张劲农，等.无创正压通气急诊临床实践专家共识(2018)[J].临床急诊杂志，2019，20(01)：1-12.

第十二节 呼吸道异物梗阻清除

一、目的

保持呼吸道通畅，防止窒息。

二、评估

1. 评估梗阻部位，患者配合程度，异物梗阻的原因。
2. 评估患者有无颈椎损伤，有无肋骨骨折。

三、观察要点

1. 观察患者口腔内有无异物，梗阻部位有无其他异常。
2. 观察患者神志变化、呼吸、循环情况。
3. 观察异物是否清除干净。
4. 观察抢救效果。

四、物品准备

无菌咽喉异物钳、麻醉药、镇静药、简易呼吸器、氧气袋、气管切开包（备用）、纱布、弯盘、无菌手套。

五、操作步骤

呼吸道异物梗阻清除操作步骤见图5-12-1。

六、操作要点

1. 准确评估气道异物的位置及性质。

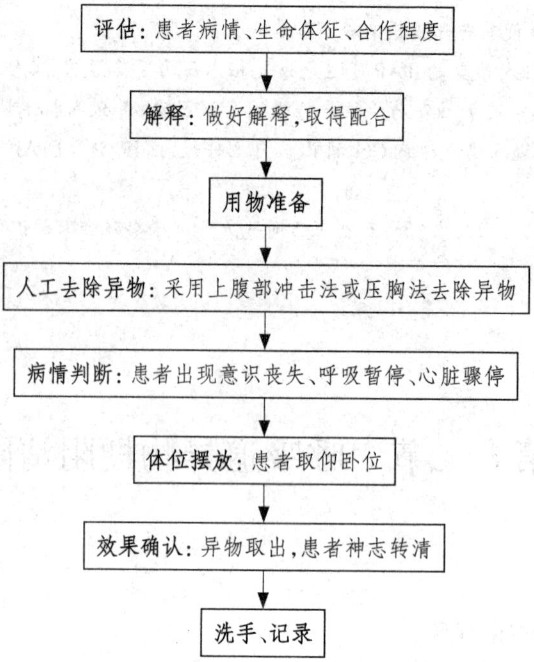

图 5-12-1　呼吸道异物梗阻清除操作步骤

2. 异物取出手法正确。

3. 患者出现意识丧失、心脏骤停等现象按照心脏骤停技术流程施救，必要时行气管切开。

七、指导要点

1. 准确评估患者病情。
2. 准确评估患者意识及循环情况。
3. 对于烦躁患者使用镇静剂。
4. 施救过程中注意无菌原则。

八、注意事项

1. 注意患者有无颈部损伤。
2. 注意抢救时机，操作到位、有效。

九、常见故障排除

1. 异物未取出

确保施救手法正确，若借助异物钳仍无法取出异物应立即行气管切开。

2. 颈椎受伤患者开放气道

使用抬下颌法开放气道。

【知识链接】 海姆里克腹部冲击法

海姆里克腹部冲击法(Heimlich maneuver)也称海氏手技，是美国医生海姆里克先生发明的。1974年，他首先应用该法成功抢救了1名因食物堵塞了呼吸道而发生窒息的患者，从此该法在全世界被广泛应用，拯救了无数患者。具体操作方法是：急救者首先以前腿弓，后腿蹬的姿势站稳，然后使患者坐在自己弓起的大腿上，并让其身体略前倾。然后将双臂分别从患者两腋下前伸并环抱患者。左手握拳，右手从前方握住左手手腕，使左拳虎口贴在患者胸部下方，肚脐上方的上腹部中央，形成“合围”之势，然后突然用力收紧双臂，用左拳虎口向患者上腹部内上方猛烈施压，迫使其上腹部下陷。这样由于腹部下陷，腹腔内容物上移，迫使膈肌上升而挤压肺及支气管，这样每次冲击可以为气道提供一定的气量，从而将异物从气管内冲出。施压完毕后立即放松手臂，然后再重复操作，直到异物被排出。

——张波，桂莉.急危重症护理学[M].北京：人民卫生出版社，2017：307-308.

第十三节　连续性血液净化治疗护理

一、目的

1. 清除血液中的代谢废物，纠正机体中水、电解质和酸碱平衡紊乱，替代肾脏功能。
2. 清除体内炎症介质、肿瘤坏死因子等，辅助治疗全身炎症反应综合征、多器官功能障碍，急性呼吸窘迫综合征等疾病。

二、评估

1. 双人核对医嘱。
2. 核对患者信息。
3. 评估患者基本生命体征，以及意识状态、配合程度。
4. 评估中心静脉导管的通畅情况。

三、观察要点

1. 观察患者生命体征及生化检查指标变化。
2. 观察管路通畅情况。
3. 观察治疗过程中患者有无不适及机器运转情况。

四、物品准备

血透机完好备用、安尔碘、20 mL注射器、生理盐水500 mL、无菌纱布一包、快速手消毒剂、医疗废弃物垃圾桶、生活垃圾桶、锐器桶。

五、操作步骤

连续血液透析技术操作步骤见图5-13-1。

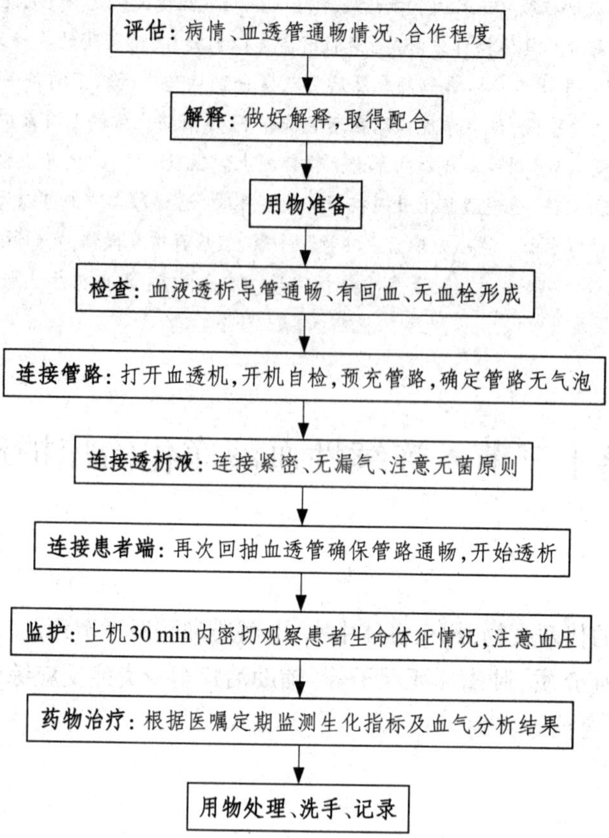

图5-13-1 连续血液透析技术操作步骤

六、操作要点

1. 核对患者床号、姓名、病历号和手腕带（双向核对）。

2. 接通电源，开机自检，监测正常后方可安装管路、滤器及各监测传感器，按照机器提示进行下一步预冲操作。

3. 预冲血滤器、管路：用生理盐水3 000 mL（遵医嘱加入或不加入肝素钠），预冲量为80 mL/min，排净滤器及管路中空气后，以再循环方式预冲30 min，使肝素与滤器中空纤维膜充分结合，遵医嘱使用生理盐水1 000 mL将肝素盐水冲净。

4. 根据治疗需要，遵医嘱设定血流量、置换液量、除水量、肝素量以及透析液量等数值。

5. 按医嘱配置置换液。

6. 治疗过程中可遵医嘱根据患者实验室检查结果情况进行药物调整。置换液以滤过器前的动脉端进入血液循环称前置换（前稀释），置换液量为2 000～4 000 mL/h。置换液以滤过器后的静脉端进入血液循环称后置换（后稀释），置换液量为1 500～2 000 mL/h。

7. 检查血液管导管动、静脉端的通畅及血流量情况，治疗过程中要保证足够的血流量，以确保治疗的顺利进行。

8. 治疗开始后，根据医嘱给予抗凝治疗。

9. 治疗结束后，充分回流血液，停机。

10. 中心静脉置管封管规范：分别向动、静脉端注入生理盐水10 mL冲至管内透明，依据血液导管标识的剂量，嘱医嘱注入肝素或枸橼酸钠或其他抗凝剂，每3 d封管一次，肝素注入导管后，应立即关闭导管夹，使导管内保持一定压力，防止血液逆流到导管内发生凝血。

11. 用无菌纱布包裹固定中心静脉导管。

12. 处理用物，清洁仪器。

13. 洗手，书写护理记录单。

七、指导要点

指导患者透析期间动作轻柔，配合治疗。

八、注意事项

1. 操作前告知患者治疗的目的与作用，缓解患者焦虑，取得患者配合。

2. 指导清醒患者在治疗过程中要注意保护留置血滤管的肢体，尽量避免肢体弯曲，以免造成回血，堵塞导管。

3. 翻身、活动时指导患者要缓慢、轻柔，以免剧烈活动对治疗造成影响。

4. 治疗期间严密监测患者血压、脉搏，观察病情变化并记录。

5. 观察透析器及管路有无凝血、漏血，穿刺部位有无渗血，导管有无滑脱。

6. 使用无肝素透析模式的患者，密切观察管路有无凝血迹象，并将情况及时报告医生，遵医嘱给予处理。

7. 在透析期间，除特殊情况外，尽量不输血液制品或黏稠度较高的液体，防止堵塞滤器，造成凝血现象。

8. 透析结束回血时，用生理盐水回血，禁止打开气泡监测夹子，严防空气进入体内。

九、常见故障排除

1. 预冲时有气泡

预冲时检查、更换置换液。

2. 血液中有气泡

检查各连接头是否连接紧密，使用足够量的生理盐水进行预冲，如发现管路有破损及时更换管路。

3. 静脉压高

检查静脉管道是否夹住或打折，静脉管路里有无凝血，保证导管在静脉内未偏移。

4. 动脉压低

检查动脉导管是否夹住或扭曲，动脉采血导管有无凝血，保证导管在静脉内未偏移。

【知识链接】 连续性肾脏替代治疗患者中心静脉导管冲管和封管的最佳证据总结（2021年）

1. 冲管技术

1）启用中心静脉导管应先从各端口抽出封管肝素和血液3～5 mL，然后用生理盐水冲洗各管腔（level 5b，A级推荐）。

2）透析后向管腔注入10 mL生理盐水，然后再注入封管液（level 5b，A级推荐）。

3）选择10 mL注射器或10 mL管径的预充式导管冲洗器（level 1a，A级推荐）。

4）采用脉冲式冲管，即"推一停一推"方法冲洗导管（level 1a，A级推荐）。

2. 封管技术

1）通常采用10 mg/L的普通肝素钠溶液封管，高凝患者可以采用更高浓度的肝素钠溶液甚至肝素钠原液（level 5b，B级推荐）。

2）低浓度枸橼酸盐（<5%）封管有助于预防导管相关性血流感染和中心静脉导管功能障碍（level 5b，B级推荐）。

3）每周预防性使用1次重组组织型纤溶酶原激活剂可改善导管血流量和降低导管凝血发生率（level 5b，B级推荐）。

4）不要为了预防导管相关菌血症而常规使用抗微生物制剂封管（level 5b，B级推荐）。

5）透析治疗完成时，严格按照导管标记的管腔容量精准推注封管溶液（level 5b，A级推荐）。

6）采取正压封管方法，防止导管内血液反流（level 2a，A级推荐）。

——姜艳华，邢唯杰，周兴梅，等.连续性肾脏替代治疗患者中心静脉导管维护的最佳证据总结[J].护士进修杂志，2021，36(06)：533-539.

（邱昌翠）

【参考文献】

[1] 冯庚.高质量基础心肺复苏的5个要素[J].中华卫生应急电子杂志，2017，3(04)：209-211.

[2] 张波，桂莉.急危重症护理学[M].北京：人民卫生出版社，2017.

[3] 郑杨，赵巍.2015年AHA心肺复苏及心血管急救指南更新解读[J].中国实用内科杂志，2016，36(04)：292-294.

[4] American Heart Association. 2015年美国心脏学会心肺复苏与心血管急救指南更新摘要-中文版[EB/OL](2015-10-15)[2021-12-15]. http://guide.medlive.cn/guidelinesub/2910.

[5] 赵兰菊，李云阳，徐翠莲，等.预防呼吸机相关性肺炎口腔护理方案效果的Meta分析[J].中华医院感染学杂志，2017，27(08)：1766-1770.

[6] 鲍桂军，邹满意，李萍.经口气管插管机械通气患者口腔护理研究进展[J].中华医院感染学杂志，2013，23

(11): 2779–2780.
[7] 李小寒,尚少梅.基础护理学[M].北京: 人民卫生出版社,2018.
[8] 叶秋莲,苏敏谊,孔慕贤,等.浅层吸痰法在早产肺出血机械通气患儿中的应用[J].护理学报,2014,21(02): 51–52.
[9] 张巧妮,程青虹,王子迎.ICU机械通气患者人工气道内两种吸痰深度的效果比较[J].护士进修杂志,2009,24(11): 966–968.
[10] 肖丹.改良吸痰法在气管切开患者中的应用效果[J].中西医结合护理(中英文),2017,3(02): 86–87.
[11] 胥小芳,孙红,李春燕,等.《动脉血气分析临床操作实践标准》要点解读[J].中国护理管理,2017,17(9): 1158–1161.
[12] 程秀玲.中心静脉导管与压力传感器之间加入三通接头对中心静脉压数值的影响[J].中华危重症急救医学,2015,8(27): 691–694.
[13] 魏芳.动脉置管的临床应用及护理进展[J].护理学杂志,2014,29(24): 85–86.
[14] 徐杰丰,张茂.美国神经学会关于减轻心肺复苏后脑损伤的临床实践指南概要[J].中华急诊医学杂志,2017,26(8): 857–858.
[15] Schmidt G A, Girard T D, Kress J P, et al. Liberation from mechanical ventilation in critically Ⅲ adults: executive summary of an official American College of Chest Physicians/American Thoracic Society Clinical practice guideline[J]. Chest, 2017, 151(1): 160–165.
[16] 张新超,钱传云,张劲农,等.无创正压通气急诊临床实践专家共识(2018)[J].临床急诊杂志,2019,20(1): 1–12.

第六章
急危重意外情况应急预案

第一节　气管切开导管意外滑脱

一、目的

熟练掌握气管切开患者意外脱管应急预案，意外发生后应及时采取有效应对措施保障患者安全，使突发事件的负面影响降至最低。

二、应急预案

1. 立即开放气道，同时通知医生，由医生判断是否需要重新插管。根据患者情况准备用物，同时使用简易呼吸器连接氧气进行通气。严密观察患者生命体征及血氧饱和度。

2. 评估患者意识，若为清醒患者应做好患者心理护理，避免过度紧张影响通气。

3. 判断气管切开时间，当患者气管切开时间超过一周，窦道形成时，更换导管重新置入，连接呼吸机，调节氧浓度至100%，然后根据病情再调整。

4. 如气管切开时间在1周以内，用纱布盖住气管切开处，保持呼吸道通畅，通知麻醉医生再行气管插管或气管切开改善通气，并连接呼吸机。

5. 其他医护人员应迅速准备好抢救药品和物品，如患者出现心脏骤停，立即给予心脏按压。

6. 配合医生留取动脉血气标本，根据血气分析结果调整呼吸机参数。

7. 抢救期间严密观察患者生命体征、神志、瞳孔及血氧饱和度的变化，如有异常及时通知医生进行处理。

8. 病情稳定后，专人护理，做好抢救记录。

9. 注意预防意外脱管，护理人员应注意以下几点。

1）有效固定导管。及时更换和调整固定带，采用新型气管导管固定带替代传统的白纱带固定，并可根据患者的颈围调节松紧，移动宽度限能容下1个手指。更换固定带时，应两人操作，1人固定导管，1人更换。推荐气切导管气囊压力维持在25～30 cmH_2O，不能超过30 cmH_2O。建议每6～8 h检查1次压力大小。

2）选择大小合适的导管。根据患者的年龄、体形、胖瘦选择合适的导管型号，对于颈部短粗的患者，应使用加长型气管导管，并有效固定。

3）加强气道湿化，减轻呼吸道刺激症状，避免因剧烈咳嗽引起导管滑脱。

4）有效镇静。对于烦躁不安的患者，给予必要的肢体约束，必要时根据医嘱给予镇静药物。

5）根据导管的直径选择吸痰管。选择质软、圆头、外径不超过气管导管直径1/2的硅胶管，吸痰时动作应轻柔规范，每次吸痰前应湿润吸痰管，中断负压，自气管导管插入10～12 cm，然后打开负压，边捻转边吸引边退出吸痰管。每次吸痰时间不超过15 s，不可反复上下提插，避免损伤气道黏膜。

6）为患者实施各种治疗（如翻身、叩背、吸痰、更换导管等）时应专人固定导管，以防导管受呼吸机管道重力作用而致脱管。

7）加强清醒患者心理护理。提高与患者交流的频率，做好安抚工作，明确告诉患者行气管插管会带来不适，但是置管对治疗疾病有明显作用，从而取得患者的配合，减少因患者自身因素所致的意外脱管。

（8）必要时给予约束。

三、气管切开导管意外滑脱应急流程

气管切开导管意外滑脱应急流程见图6-1-1。

【知识链接】 气管切开相关护理方案

1. 气管切开术后即刻护理

1）由具备气管切开（以下简称气切）管理相关能力的人员进行护理。

2）气切导管位置的确认（标记点），从气切导管底部内腔至导管末端为4～6 cm，固定导管（皮肤缝合、布带或尼龙绳），避免过紧或过松（移动宽度限能容下1个手指）。

3）检查气道是否通畅。气管内吸引顺畅，监测呼气末CO_2分压，气道峰压（与气切前的数值比较），颈胸部无皮下气肿，血流动力学稳定，无新发心律失常。

4）检查气切套管的位置（X线胸片）。

5）根据指南推荐检查气囊压力（25～30 cmH_2O）。

6）室内或床旁设气管插管或气管切开的装置，以防早期意外脱管。

2. 气切后0～4 d的护理

1）气切术后每3 h对伤口局部或气切处吸引的分泌物进行出血迹象监测。

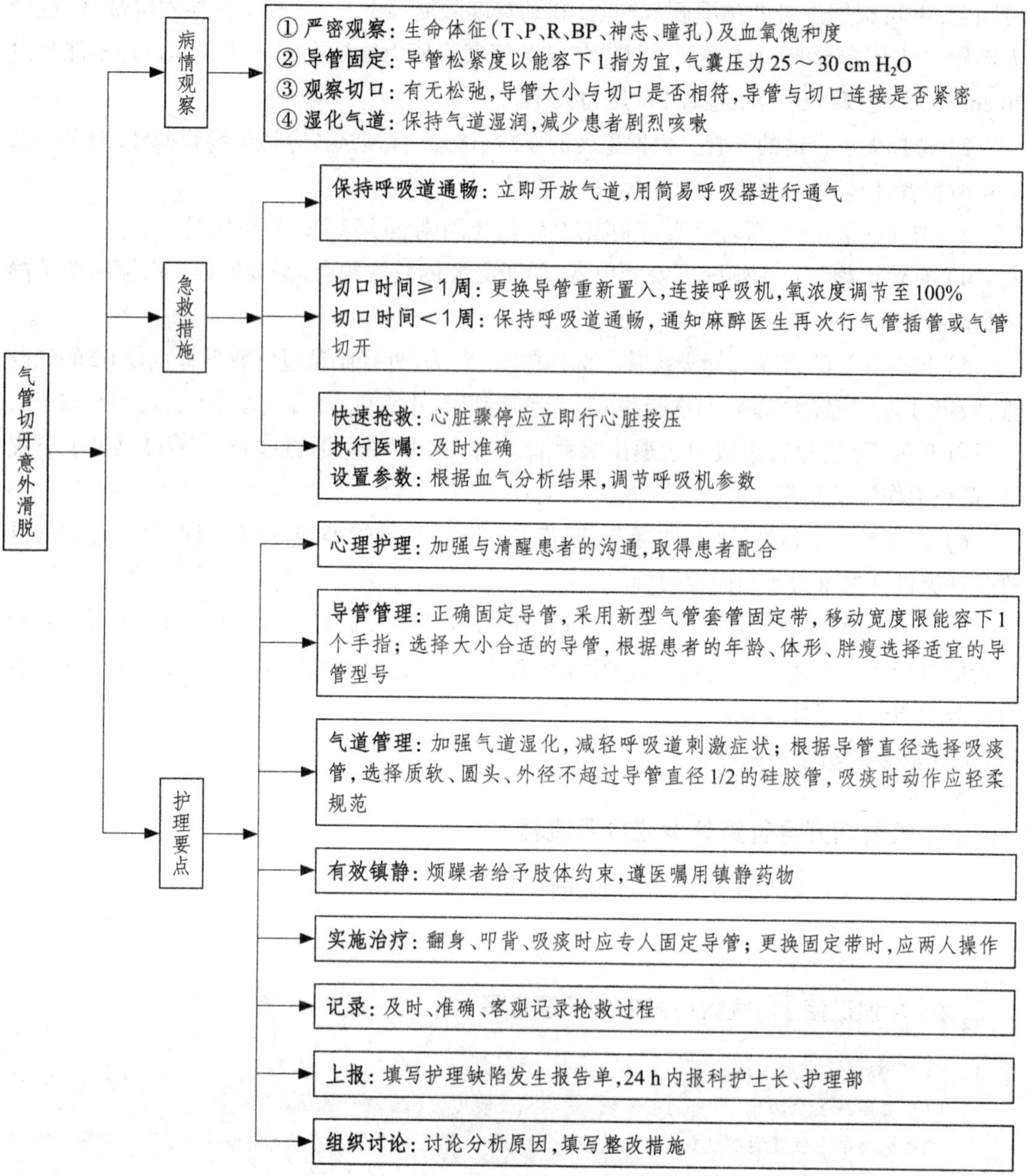

图6-1-1 气管切开导管意外滑脱应急流程

2）检查气切伤口局部有无感染。

3）每24 h用生理盐水更换3次气切垫（避免分泌物及水分在伤口的聚集）。

4）气管内吸引可依据日常操作习惯（既定的频率或按需），测量最大深度（气切套管底部至距尖端1 cm，并做标记）。

5）气道湿化（必要时可加温加湿）。

6）抬高床头30℃，保持合适的体位，注意在搬动患者和变换体位时保持头与躯干的同一水平。

7）保证呼吸管路没有对气切伤口局部造成压迫。

3. 后续的护理

1）每日更换气切垫，如有渗出（出血或脓液）可增加更换频率。

2）每日对气切刀口进行检查。

3）局部应用生理盐水进行清洁。

——Trouillet J L, Collange O, Belafia F, et al. Tracheotomy in the intensive care unit: guidelines from a French expert panel[J]. Ann Intensive Care, 2018, 8(1): 37-37.

第二节　气管插管导管意外滑脱

一、目的

掌握气管插管意外滑脱应急处理流程，意外发生后应及时采取有效应对措施保障患者安全，将突发事件的负面影响降至最低。

二、应急预案

1. 立即保持呼吸道通畅，给予氧气吸入。同时通知医生，判断是否需要重新插管。期间严密观察患者生命体征及血氧饱和度。

2. 评估导管滑脱程度，导管脱出≤5 cm者，放出气囊内气体，吸净气管插管和口、鼻腔内分泌物，重新将气管插管轻轻送入，并听双肺呼吸音是否对称；导管脱出>5 cm者，放出气囊内气体，在医生指导下立即拔出气管插管，吸净口、鼻腔内分泌物，根据病情给予简易呼吸器辅助通气或有效吸氧。

3. 评估患者意识，若为清醒患者应做好患者心理护理，避免过度紧张影响通气。

4. 判断患者呼吸情况，无自主呼吸患者，应再次行气管插管，同时给予简易呼吸器辅助通气；有自主呼吸患者，给予氧气吸入（鼻导管，面罩）。

5. 其他医护人员应迅速准备好抢救药品和物品，如患者出现心脏骤停，立即给予心脏按压。

6. 配合医生留取动脉血气标本，根据血气分析结果判断是否需要重新插管。

7. 抢救期间严密观察患者生命体征及神志、瞳孔、血氧饱和度的变化，如有异常及时通知医生进行处理。

8. 病情稳定后，专人护理，做好抢救记录。

三、气管插管导管意外滑脱急救流程

气管插管导管意外滑脱急救流程见图6-2-1。

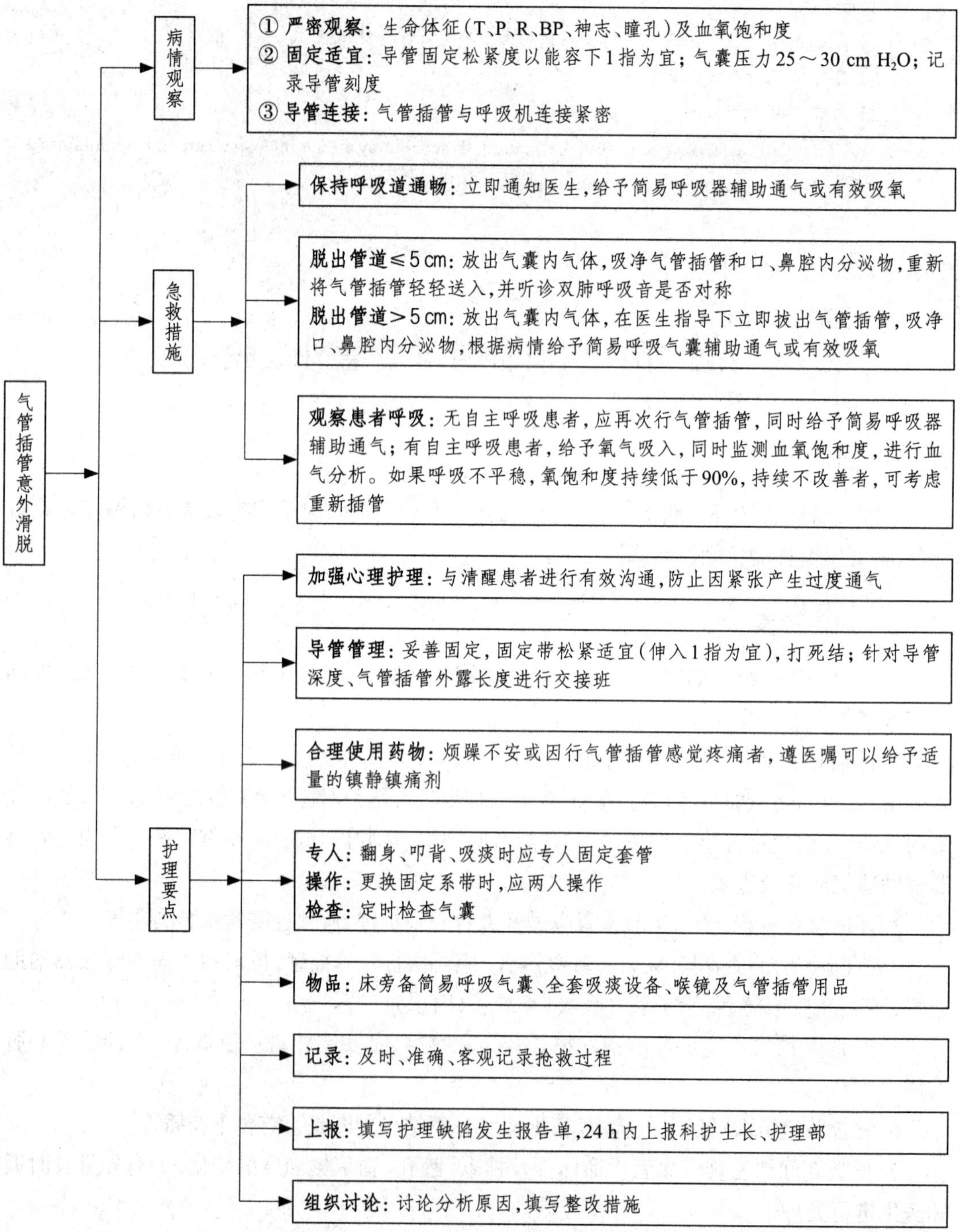

图6-2-1 气管插管导管意外滑脱急救流程

四、气管插管导管转运途中应急预案

1. 转运途中应有专人负责导管护理，若发生意外滑脱，需密切观察患者生命体征及血氧饱和度情况，做好抢救准备。

2. 带好抢救设备（氧气面罩、气管插管、喉镜、简易呼吸器），依照具体情况迅速给氧，或者重新置管。

五、气管插管转运途中意外滑脱急救流程

气管插管转运途中意外滑脱急救流程见图6-2-2。

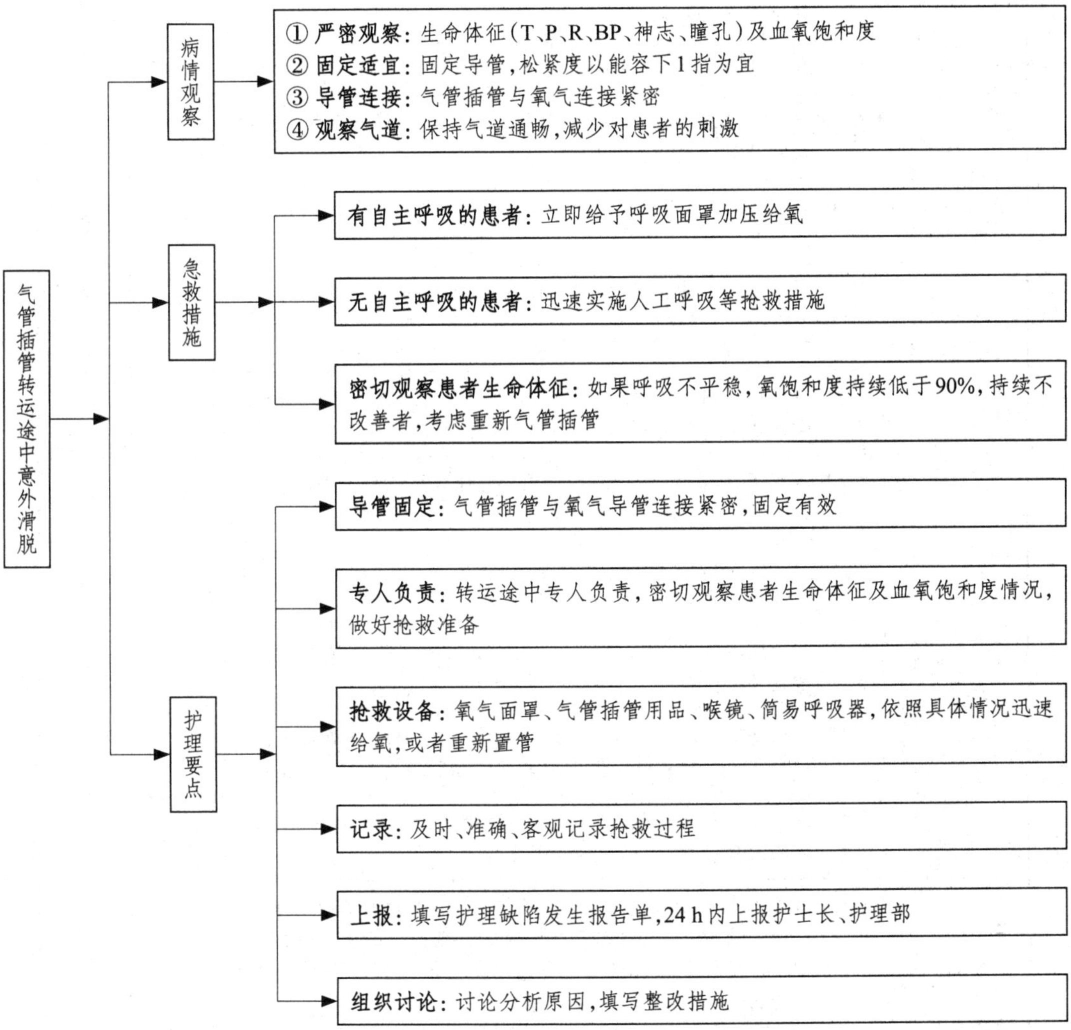

图6-2-2　气管插管转运途中意外滑脱急救流程

【知识链接】 预防成人经口气管插管非计划性拔管护理实践专家共识(2019年)

策　略	措　施	证据等级	推荐等级
策略1：综合判断气管插管非计划性拔管风险	1. 关注高危人群,依据患者肌力、意识、疼痛、躁动、谵妄等病情综合判断非计划性拔管风险等级	Ⅱa	A
	2. 评估工具可选用MRC肌力分级方法、GCS、RASS、CAM-ICU/ICDSC、NRS/CPOT	Ⅱa	A
	3. 每班评估非计划性拔管风险,结合患者疼痛、躁动和谵妄状况予以动态评估	Ⅴb	A
	4. 非计划性拔管中,高度风险建立分级风险提示	Ⅴb	B
策略2：遵医嘱实施镇痛,维持浅镇静	5. 遵医嘱实施目标化镇痛、镇静,每2～4 h评估效果,医护协作及时调整镇痛、镇静方案	Ⅰc	A
	6. 结合镇痛、镇静药物种类、计量,观察用药效果,预防相关并发症	Ⅱa	B
	7. 每日进行谵妄评估,RASS评分波动时重新进行谵妄评估	Ⅱa	A
策略3：医护合作预防延迟拔管	8. 遵医嘱对深镇静患者实施唤醒,避免延迟拔管	Ⅰa	A
	9. 观察患者呼吸功能、气道自我保护能力恢复情况,配合主管医生进行气管插管留置必要性评估	Ⅱa	A
策略4：定时评估,及早缩减约束	10. 依据患者意识状态、配合程度,选择合适的约束部位及约束工具	Ⅳa	B
	11. 对气管插管非计划性拔管高风险患者,遵医嘱实施约束,约束前与患者及家属有效沟通,做到知情同意	Ⅳa	A
	12. 对于需要身体约束的患者,合理使用约束替代方法,尽量缩减约束	Ⅳa	B
	13. 约束过程中应使患者肢体处于功能位,保持适当活动度(采用腕部约束时需要保证手部与气管插管距离至少20 cm)	Ⅱa	A
	14. 每8 h重新评估约束需要,有特殊情况随时评估,每2 h评估约束部位皮肤,必要时更换约束部位	Ⅱa	A
策略5：关注固定效果,防止插管移位	15. 依据患者配合程度、皮肤情况、插管留置时间选择适宜固定材料及方法,如胶带固定、系带固定、气管插管固定器。对咬合不佳或无明显咬管行为患者可不放置牙垫,宜采用口角固定	Ⅳb	B
	16. 每8 h检查插管深度,如果导管移动>1 cm,通知医生确认导管位置后重新固定并做好记录	Ⅱa	B

（续表）

策 略	措 施	证据等级	推荐等级
	17. 更换导管固定应双人进行，避免导管移位或脱出	Ⅳa	B
	18. 对松脱、污染、干结变硬系带及时调整更换，每次口腔清洁时应更换固定胶带，检查系带松紧度，系带松紧度以能插入1～2指为宜	Ⅳa	B
	19. 气管插管气囊压力应维持在25～30 cmH_2O，可采用自动充气泵维持气囊压力，或利用气囊压力表每6～8 h监测1次	Ⅴb	B
策略6：提升患者舒适度	20. 依据患者沟通接受程度，向患者讲解气管插管配合要点，达到患者配合最大化	Ⅰa	B
	21. 了解并满足患者需求，解除不良刺激	Ⅴb	B
	22. 利用音乐、阅读、家属支持等缓解患者焦虑、烦躁	Ⅳb	B
	23. 护士与医生、康复治疗师等协作进行患者早期被动及主动运动，改善呼吸肌功能	Ⅰa	A

——王莹，夏欣华，王欣然，等. 预防成人经口气管插管非计划性拔管护理专家共识[J]. 中华护理杂志，2019，54(06)：822-828.

第三节 胸管意外滑脱

一、目的

掌握胸管意外滑脱应急处理流程，意外发生后应及时采取有效应对措施保障患者安全，将突发事件的负面影响降至最低。

二、应急预案

1. 引流管与引流瓶滑脱或引流瓶损坏：立即夹闭或反折近胸端引流管，及时通知医生，按无菌操作更换整个装置，妥善固定，必要时予适当约束、镇静。

2. 引流管从胸腔滑脱：立即嘱患者屏气，用手捏紧引流口周围皮肤（注意不要直接接触伤口），消毒后用凡士林纱布封闭伤口，协助医生做进一步的处理。

3. 注意观察患者有无胸闷、憋气、皮下气肿、伤口渗液及出血等症状，有异常及时通知医生。

三、胸管意外滑脱应急处理

胸管意外滑脱应急处理流程见图6-3-1。

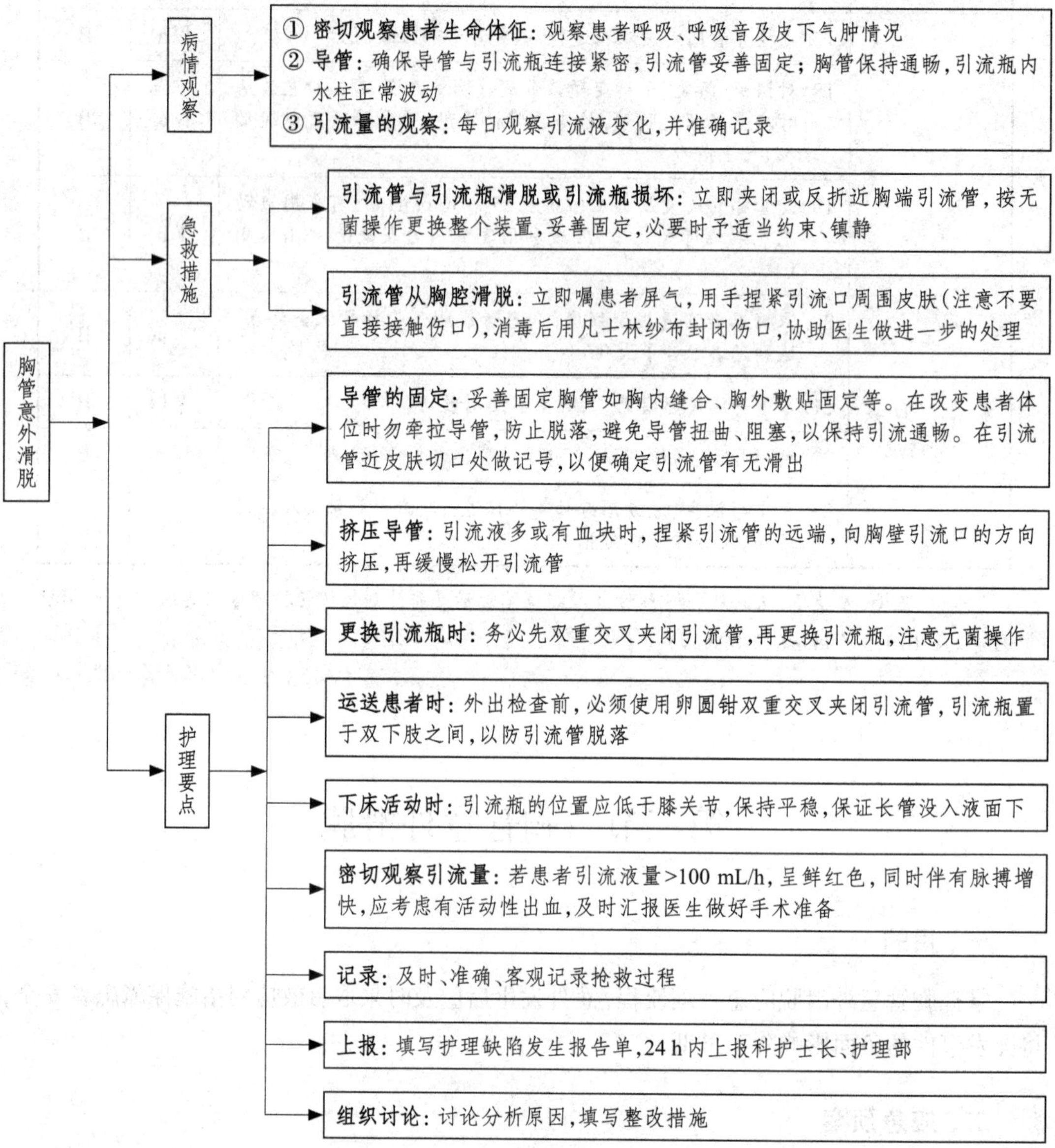

图6-3-1 胸管意外滑脱应急处理

四、胸腔闭式引流的护理操作要点

1. 使用闭式胸腔引流装置前检查引流装置的密闭性能，保持连接处紧密，防止滑脱。
2. 根据病情尽可能采取半卧位。
3. 引流装置应保持密闭、无菌，胸壁引流口处敷料清洁、干燥、无渗出。

4. 引流瓶低于胸壁引流口平面60～100 cm，水封瓶长管没入无菌生理盐水中3～4 cm，并保持直立。

5. 定时挤压引流管，引流液多或有血块则按需正确挤压。捏紧引流管的远端，向胸壁引流口的方向挤压，再缓慢松开引流管，防止引流瓶中的液体倒吸入胸腔；如连接有负压装置，保持吸引压力适宜，过大的负压可引起胸腔内出血及患者疼痛。

6. 引流瓶内无菌生理盐水每天更换，引流瓶每周更换，床旁备2个卵圆钳，更换时必须双重交叉夹闭引流管，防止空气进入胸膜腔引起气胸。

7. 根据病情需要定时记录引流量。

第四节　猝　死

一、目的

掌握猝死应急处理流程，使患者在发生猝死时得到及时、有效的紧急处理，挽救患者生命。

二、应急预案

1. 护士定时巡视患者，尤其对危重患者应按要求巡视，及早发现病情变化，尽快采取抢救措施。

2. 急救药品、物品做到定点放置，班班清点，同时检查急救物品性能，完好率达到100%，急用时可随时使用。

3. 护士熟练掌握心肺复苏流程，常用急救仪器性能、使用方法及注意事项，仪器及时充电，防止电池耗竭。

4. 抢救时护士能够及时呼叫应急人员，包括护士、医生、麻醉师等。

5. 发现患者猝死，护士应立即做出判断，积极配合医生进行快速、有效的抢救，密切观察患者生命体征变化，及时、准确做好病情记录和抢救记录。

三、应急处理

1. 发现患者在病房内猝死，应迅速做出准确判断，第一发现者不要离开患者，应立即进行心脏按压、人工呼吸或简易呼吸器辅助呼吸等急救措施，同时请旁边的患者或家属帮助呼叫其他医务人员。

2. 增援人员到达后，立即根据患者情况，依据本科室的心肺复苏抢救程序配合医生采取各项抢救措施。

3. 抢救中应注意心、肺、脑复苏，开放静脉通路，必要时开放两条肘前静脉（如肘正中静脉或贵要静脉)、颈外静脉通路。

4. 给予心电监护，观察患者心率、血压、呼吸、瞳孔、尿量变化，做好病情记录及抢救记录。

5. 预防及处理各种并发症，如感染、电解质紊乱、脑水肿等。

6. 发现患者在走廊、厕所等病房以外的环境发生猝死，迅速做出正确判断后，立即就地抢救，行胸外心脏按压、开放气道、人工呼吸等急救措施，同时请旁边的患者或家属帮助呼叫其他医务人员。

7. 其他医务人员到达后按心肺复苏抢救流程迅速采取心肺复苏，及时将患者搬至病床上，搬运过程中不可间断抢救。

8. 在抢救中，护士及医生的站位和分工应明确合理，同时注意随时清理环境，合理安排呼吸机、除颤仪、急救车等各种仪器的摆放位置，腾出空间，利于抢救。

9. 参加抢救的各位人员应注意互相密切配合，有条不紊，严格查对，并认真做好与家属的沟通、安慰等心理护理工作。

10. 在抢救过程中，要注意对同室患者进行安慰。

11. 按《医疗事故处理条例》规定，在抢救结束后6 h内，据实、准确地记录抢救过程。

12. 抢救无效死亡应等家属确认或遵医嘱后方可撤去抢救仪器及物品，再行尸体料理。

13. 将抢救过程及抢救结果上报护士长、护理部及医务处。

四、猝死处理流程

猝死处理流程见图6–4–1。

第五节 输血反应

一、目的

掌握输血反应应急处理流程，保障患者安全。

二、应急预案

1. 发生输血反应时，应立即减慢输血速度或停止输血，更换输血器，用生理盐水维持静脉通道，保留余血及血袋以备送检。病情严重者准备好抢救药品及物品并给予氧气吸入。

2. 报告主管医生及护士长，并遵医嘱积极配合抢救，做好基础护理预防并发症。

3. 若为一般输血反应，如发热（体温≥38.5℃且升高1℃～2℃）或瘙痒、皮疹而没有其他表现，建议在给予适当对症治疗并在直接观察下继续输血，面对清醒患者，注意倾听患者

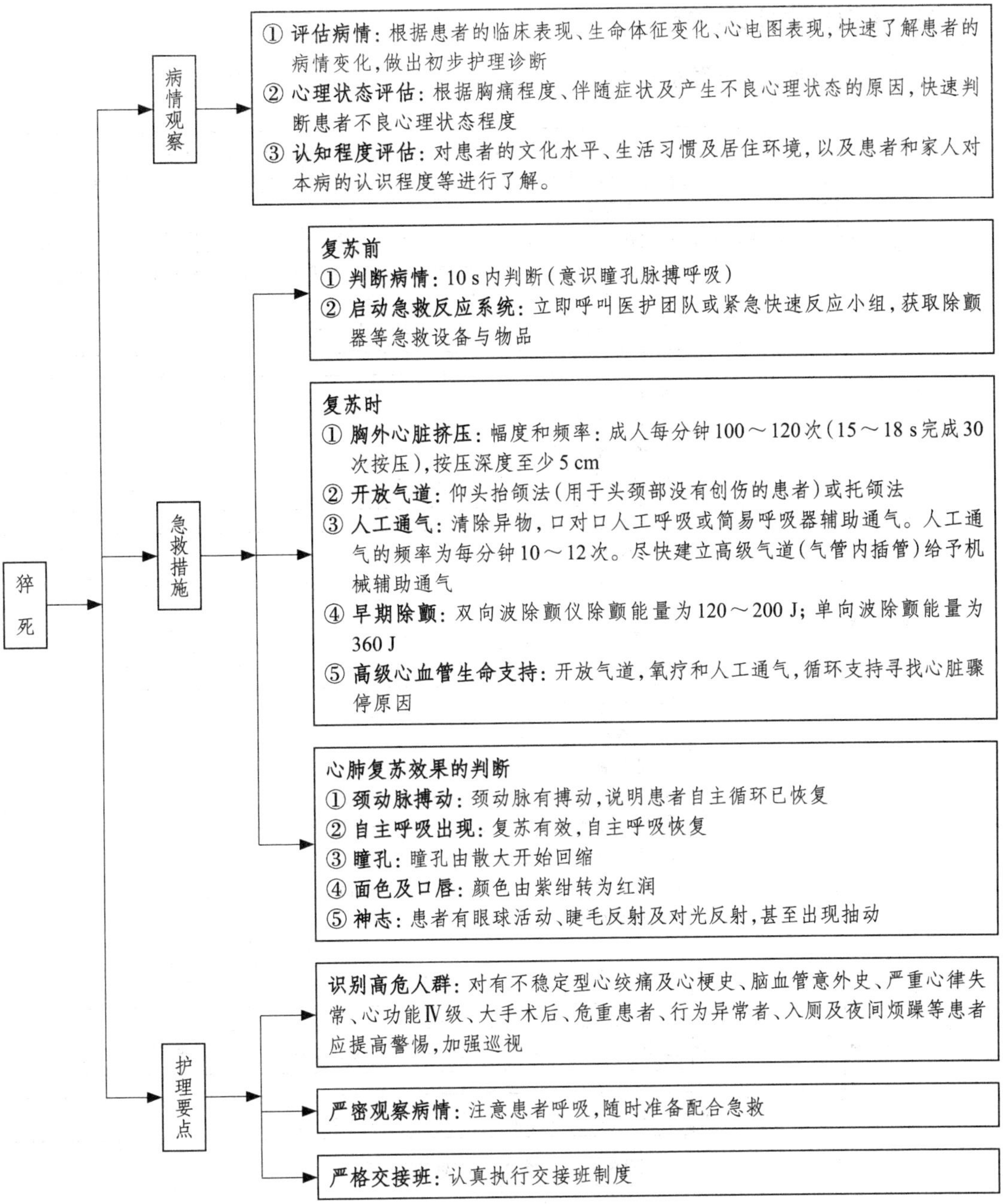

图6-4-1 猝死处理流程

主诉。严重过敏反应宜按照UKRC指南遵医嘱予以肌注肾上腺素治疗，血小板减少症或凝血功能紊乱患者发生严重过敏反应时也应肌注肾上腺素。

4. 怀疑溶血等严重反应时，应立即配合抢救，严密观察生命体征及尿量，保留血袋，并抽取患者血样，一起送检。做好抢救记录，逐级上报。

5. 患者家属如有疑问时，应立即按有关程序对输血器具及余血进行封存。

三、输血反应处理流程

输血反应处理流程见图6-5-1。

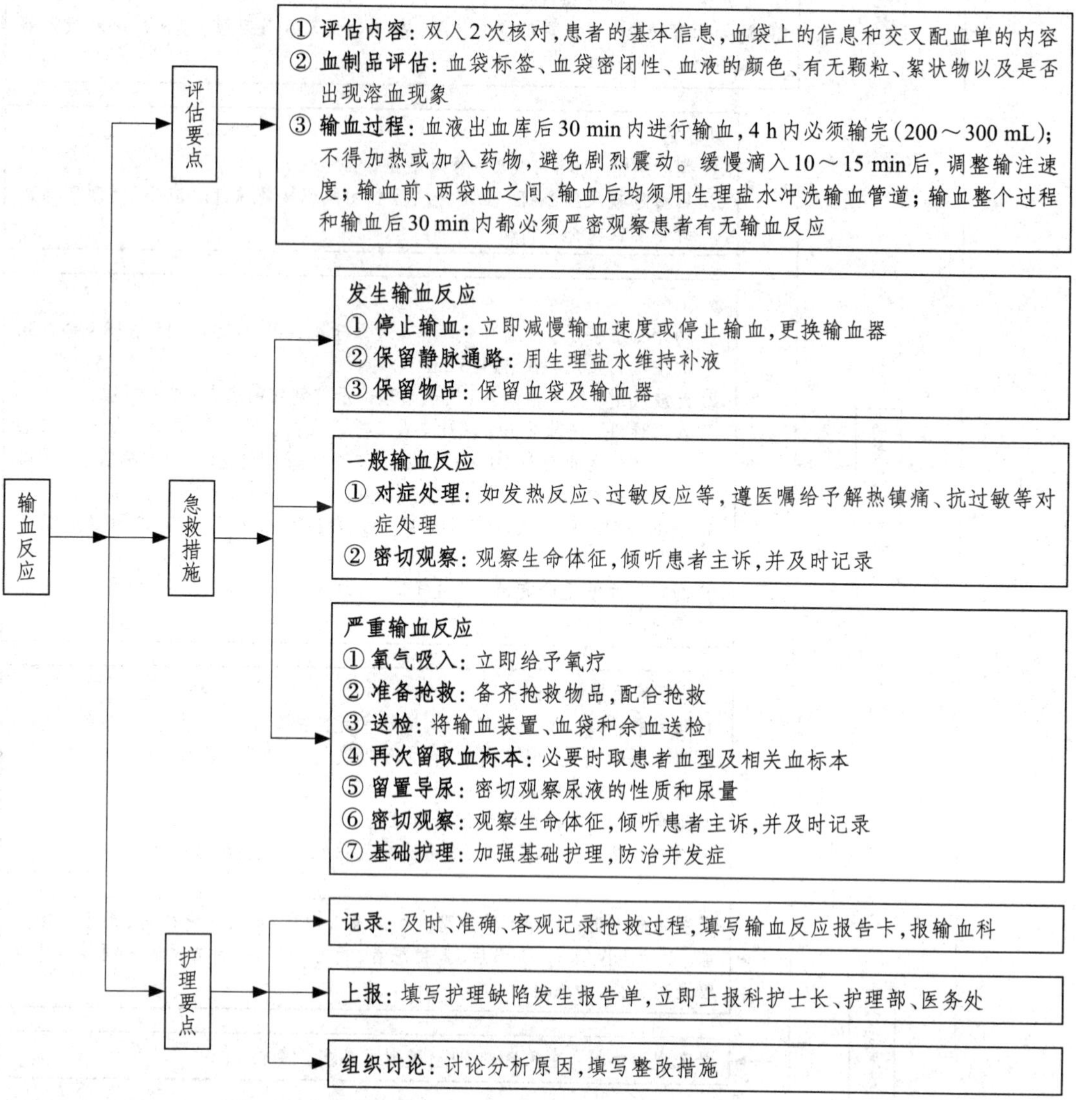

图6-5-1 输血反应处理流程

第六节 过敏性休克

一、目的

掌握过敏性休克应急处理流程保障患者安全，将突发事件的负面影响降至最低。

二、过敏性休克应急预案

1. 患者一旦发生过敏性休克，立即停止使用引起过敏的药物，切忌拔针，应更换输液器，输入生理盐水，就地抢救，并迅速报告医生。

2. 立即取平卧或中凹卧位，遵医嘱皮下或肌内注射0.1%肾上腺素1 mL，小儿酌减。如症状不缓解，每隔30 min再皮下注射或静脉注射0.5 mL，直至脱离危险期，同时注意保暖。

3. 改善缺氧症状，给予氧气吸入，呼吸抑制时应遵医嘱给予人工呼吸或简易呼吸器辅助呼吸，喉头水肿影响呼吸时，应立即通知麻醉科行气管插管，必要时配合施行气管切开。

4. 迅速建立静脉通路，补充血容量，必要时建立两条肘前静脉（如肘正中静脉或贵要静脉）、颈外静脉通路。遵医嘱应用晶体溶液、升压药维持血压，应用氨茶碱解除支气管痉挛，给予呼吸兴奋剂，此外还可给予抗组织胺及皮质激素类药物。

5. 发生心脏骤停，立即进行胸外按压、人工呼吸等心肺复苏的抢救措施。

6. 密切观察患者的意识、体温、脉搏、呼吸、血压、尿量及其他临床变化，患者未脱离危险前不宜搬动。

7. 按《医疗事故处理条例》规定，6 h内及时、准确地记录抢救过程。

三、过敏性休克处理流程

过敏性休克处理流程见图6-6-1。

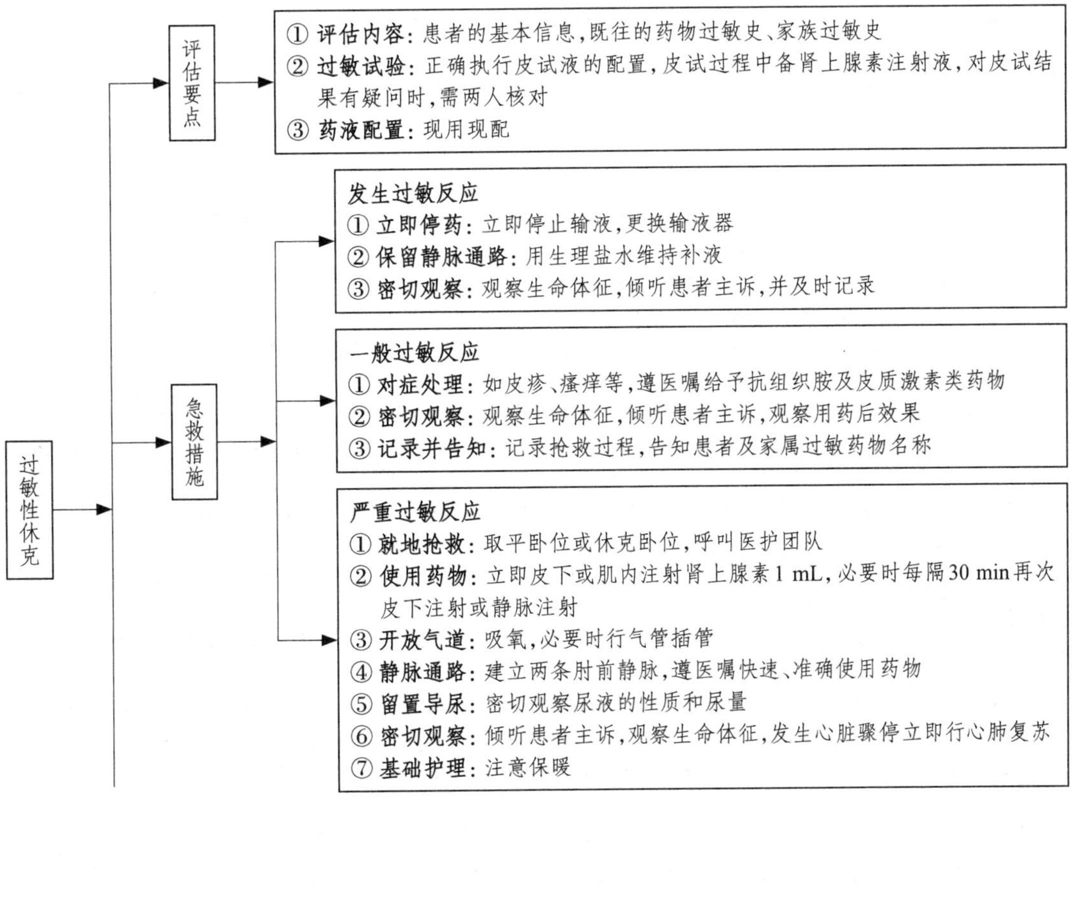

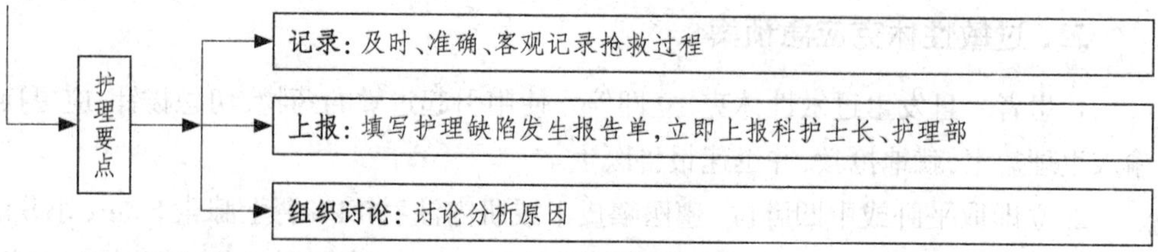

图6-6-1 过敏性休克处理流程

（王 芳）

【参考文献】

[1] 葛向煜，朱晓玲，胡雁，等.预防成人气管插管非计划性拔管护理实践现状的质性研究[J].中国实用护理杂志，2014，30(28)：6-9.

[2] Vats A, Hopkins C, Hatfield K M, et al. An airway risk assessment score for unplanned extubation in intensive care pediatric patients[J]. Pediatr Crit Care Med, 2017, 18(7): 661-666.

[3] Crezeé K L, DiGeronimo R J, et al. Reducing unplanned extubations in the NICU following implementation of a standardized approach[J]. Respir Care, 2017, 62(8): 1030-1035.

[4] 丁留敏，张秀敏，刘维丽，等.前馈控制降低ICU气管插管患者非计划性拔管[J].护理学杂志，2017，32(3)：58-61.

[5] 吴杏菊，高志娟，林争怡.AIDET高效沟通模式在预防非计划性拔管中的可行性分析[J].护理实践与研究，2017，14(10)：123-124.

[6] Satoh Y. Management of chest drainage tubes after lung surgery[J]. Gen Thorac Cardiovasc Surg, 2016, 64(6): 305-308.

[7] Zardo P, Busk H, Kutschka I. Chest tube management: state of the art[J]. Curr Opin Anaesthesiol, 2015, 28(1): 45-49.

[8] 李肖静，王晓东，麻彦.专科护理质量指标在中心静脉导管胸腔闭式引流患者管理中的应用[J].护士进修杂志，2018，33(10)：898-900.

[9] 白井双，吴淑华.急性冠状动脉综合征患者决策延迟的影响因素分析[J].中国实用护理杂志，2015，31(15)：1168-1170.

[10] 中国研究型医院学会心肺复苏学专业委员会，中华医学会科学普及分会.2018中国心肺复苏培训专家共识[J].中华危重病急救医学，2018，30(5)：385-400.

[11] 戴艺，朱珂漫，高丽珍，等.心脏性猝死高危患者护理可预见性危险性评估指标体系的建立[J].中国实用护理杂志，2014，30(2)：4-5.

[12] Craig-Brangan K J, Day M P. Update: 2017/2018 AHA BLS, ACLS, and PALS guidelines[J]. Nursing, 2019, 49(2): 46-49.

[13] Bonnes J L, Brouwer M A, Navarese E P, et al. Manual cardiopulmonary resuscitation versus CPR including a mechanical chest compression device in out-of-hospital cardiac arrest: a comprehensive Meta-analysis from randomized and observational studies[J]. Ann Emerg Med, 2016, 67(3): 349-360.

[14] Cheskes S, Schmicker R H, Rea T, et al. The association between AHA CPR quality guideline compliance and clinical outcomes from out-of-hospital cardiac arrest[J]. Resuscitation, 2017, 116: 39-45.

[15] 余晓，张灿，张小红，等.输血核对表在重症监护病房安全管理中应用的效果评价[J].中国实用护理杂志，2015，31(26)：2006-2008.

[16] 李进，冯先琼，聂孟珍.1例AB型RhD阴性血型失血性休克患者的护理[J].中华护理杂志，2016，51(3)：378-380.

[17] Goodnough L T, Panigrahi A K. Blood transfusion therapy[J]. Med Clin North Am, 2017, 101(2): 431-447.

[18] Yang J C, Wang Q S, Dang Q L, et al. Investigation of the status quo of massive blood transfusion in China and a synopsis of the proposed guidelines for massive blood transfusion[J]. Medicine (Baltimore), 2017, 96(31):

e7690–e7690.

[19] Gouel-Chéron A, Harpan A, Mertes P M, et al. Management of anaphylactic shock in the operating room[J]. Presse Med, 2016, 45(9): 774–783.

[20] Bălan H, Gurghean A. Anaphylactic shock: are we doing enough and with the right timing and order?[J]. Romanian Journal of Internal Medicine, 2015, 53(3): 191–198.

[21] Giavina-Bianchi P, Aun M V, Kalil J. Drug-Induced Anaphylaxis: is it an epidemic?[J]. Current opinion in alley and clinical immunology, 2018, 18(1): 59–65.